高等卫生职业院校课程改革规划教材

供高职医学检验技术专业使用

案例版™

免疫检验技术

主　　编　夏金华　舒　文
副主编　王　挺　王传生　蒋　斌
编　　委　（按姓氏汉语拼音排序）

胡　荣　永州职业技术学院
江凌静　红河卫生职业学院
蒋　斌　合肥职业技术学院
旷兴林　重庆医药高等专科学校
卢　杰　大庆医学高等专科学校
梅　蕾　黑龙江农垦职业学院护理分院
曲亚丽　南阳医学高等专科学校
舒　文　宜春职业技术学院
苏　琰　合肥职业技术学院
王　挺　南阳医学高等专科学校
王传生　承德护理职业学院
王富英　惠州卫生职业技术学院
王丽欣　海南医学院热带植物与检验学院
夏金华　广州医科大学卫生职业技术学院
熊丽丽　首都医科大学燕京医学院
张　凯　广州医科大学卫生职业技术学院
左江成　三峡大学第一临床医学院

编写秘书　王富英

科 学 出 版 社

北 京

内 容 简 介

本教材为高等卫生职业院校课程改革规划教材之一。全书分免疫学基础、免疫检验技术和临床免疫及检验三篇,共 25 章,以彩色版形式呈现。在每章正文外配有学习目标、链接、案例和目标检测等,在书后附有实验指导、目标检测选择题参考答案和教学大纲。本教材配套制作了全部课程内容的 PPT 课件,方便师生使用。全书文字简练流畅,彩色图表形象生动,链接、案例典型风趣,有助于拓展学生的视野,提高学习兴趣和学习效果。

本教材供高职医学检验技术专业师生使用。

图书在版编目(CIP)数据

免疫检验技术 / 夏金华,舒文主编 . —北京:科学出版社,2016. 1
高等卫生职业院校课程改革规划教材
ISBN 978-7-03-046604-4

Ⅰ. 免…　Ⅱ.①夏…②舒…　Ⅲ. 免疫诊断-高等职业教育-教材
Ⅳ. R446. 6

中国版本图书馆 CIP 数据核字(2015)第 292271 号

责任编辑:丁海燕 / 责任校对:何艳萍
责任印制:徐晓晨 / 封面设计:金舵手世纪

科 学 出 版 社 出版
北京东黄城根北街 16 号
邮政编码:100717
http://www.sciencep.com
北京建宏印刷有限公司 印刷
科学出版社发行　各地新华书店经销

*

2016 年 1 月第 一 版　开本:787×1092　1/16
2020 年 7 月第五次印刷　印张:20 1/2
字数:486 000
定价:79.80 元
(如有印装质量问题,我社负责调换)

前 言

为适应国家加快发展现代职业教育,培养高素质技术技能型人才的总要求,科学出版社组织全国几十所高职高专院校的骨干教师编写了医学检验技术专业系列教材,《免疫检验技术》是该专业主干课程的教材之一。

本教材在编写中强调适应卫生职业教育、教学的发展趋势,体现"以就业为导向,以能力为本位,以发展技能为核心"的职业教育理念,理论知识强调"必需、够用",强化技能培养,突出实用性,体现以学生为中心的教材编写理念。在编写时进行了以下处理。

1. 在内容组织上 将主教材分为免疫学基础、免疫检验技术和临床免疫及检验三篇,共25章。着重使学生在掌握免疫学基础理论的前提下,进一步加深对免疫检验技术原理的理解、临床应用和方法学评价,使免疫学理论、检验技术和临床免疫相关疾病三者紧密结合。在每章的正文外还配有学习目标、链接、案例和目标检测等,有助于拓宽学生的临床视野,培养学生独立思考及分析解决问题的能力。

2. 在教材排列上 将实验指导与主教材合为一体,紧随其后;在实验项目和内容的编写中,力求经典精炼并跟临床接轨。目标检测选择题参考答案和教学大纲附录在后,供参考使用。

3. 在呈现形式上 以彩色版形式呈现,形象生动。本书还配套制作了全部课程内容的PPT课件,方便师生使用。

由于时间紧迫,加之我们的学术水平和能力有限,本教材难免有不妥和疏漏,恳请专家、同行和师生们指正。

编 者

2015 年 4 月

目　　录

绪论 ……………………………………………………………………………… (1)

第1节　免疫学的基本知识 ……………………………………………………… (1)

第2节　免疫学及检验技术的发展 ……………………………………………… (2)

第3节　免疫学检验技术的临床应用 …………………………………………… (3)

第一篇　免疫学基础

第1章　免疫系统 ………………………………………………………………… (7)

第1节　免疫器官 ………………………………………………………………… (8)

第2节　免疫细胞 ………………………………………………………………… (10)

第3节　免疫分子 ………………………………………………………………… (15)

第2章　抗原 ……………………………………………………………………… (18)

第1节　抗原的概念、特性与分类 ……………………………………………… (18)

第2节　决定抗原免疫原性的因素 ……………………………………………… (19)

第3节　抗原的特异性与交叉反应 ……………………………………………… (20)

第4节　医学上重要的抗原物质 ………………………………………………… (22)

第3章　免疫球蛋白与抗体 ……………………………………………………… (27)

第1节　免疫球蛋白的结构与类型 ……………………………………………… (27)

第2节　各类免疫球蛋白的特性与功能 ………………………………………… (31)

第3节　抗体的人工制备及其应用 ……………………………………………… (33)

第4章　补体系统 ………………………………………………………………… (36)

第1节　概述 ……………………………………………………………………… (36)

第2节　补体系统的激活与调节 ………………………………………………… (37)

第3节　补体的生物学作用 ……………………………………………………… (41)

第4节　血清补体异常与疾病 …………………………………………………… (42)

第5章　主要组织相容性复合体及其编码分子 ………………………………… (44)

第1节　概述 ……………………………………………………………………… (44)

第2节　HLA 的结构、分布与功能 ……………………………………………… (45)

第3节　HLA 在医学上的意义 …………………………………………………… (47)

第6章　免疫应答 ………………………………………………………………… (49)

第1节　概述 ……………………………………………………………………… (49)

第2节　固有性免疫应答 ………………………………………………………… (50)

第3节　适应性免疫应答——B 细胞介导的体液免疫应答 …………………… (54)

第4节　适应性免疫应答——T 细胞介导的细胞免疫应答 …………………… (57)

第5节　免疫耐受与免疫调节 …………………………………………………… (60)

第7章　超敏反应 ………………………………………………………………………………（64）
　第1节　Ⅰ型超敏反应 ………………………………………………………………………（64）
　第2节　Ⅱ型超敏反应 ………………………………………………………………………（68）
　第3节　Ⅲ型超敏反应 ………………………………………………………………………（70）
　第4节　Ⅳ型超敏反应 ………………………………………………………………………（72）
第8章　免疫学防治 ……………………………………………………………………………（75）
　第1节　免疫预防 ……………………………………………………………………………（75）
　第2节　免疫治疗 ……………………………………………………………………………（78）

第二篇　免疫检验技术

第9章　抗原抗体反应 …………………………………………………………………………（85）
　第1节　抗原抗体反应的基本原理 …………………………………………………………（85）
　第2节　抗原抗体反应的特点 ………………………………………………………………（86）
　第3节　抗原抗体反应的影响因素 …………………………………………………………（88）
　第4节　抗原抗体反应的基本类型 …………………………………………………………（89）
第10章　免疫原和免疫血清的制备 …………………………………………………………（91）
　第1节　免疫原的制备 ………………………………………………………………………（91）
　第2节　免疫血清的制备 ……………………………………………………………………（95）
　第3节　单克隆抗体的制备 …………………………………………………………………（99）
第11章　凝集反应 ……………………………………………………………………………（104）
　第1节　直接凝集试验 ………………………………………………………………………（104）
　第2节　间接凝集反应 ………………………………………………………………………（106）
　第3节　其他凝集试验 ………………………………………………………………………（109）
第12章　沉淀反应 ……………………………………………………………………………（113）
　第1节　液相内沉淀试验 ……………………………………………………………………（113）
　第2节　凝胶内沉淀试验 ……………………………………………………………………（116）
　第3节　凝胶免疫电泳技术 …………………………………………………………………（119）
　第4节　沉淀反应的方法评价与临床应用 …………………………………………………（121）
第13章　酶免疫分析技术 ……………………………………………………………………（124）
　第1节　酶标记技术——酶标志物的制备 …………………………………………………（124）
　第2节　酶联免疫吸附试验 …………………………………………………………………（126）
　第3节　其他酶免疫检测技术 ………………………………………………………………（133）
第14章　荧光免疫技术 ………………………………………………………………………（139）
　第1节　荧光及荧光标志物的制备 …………………………………………………………（140）
　第2节　荧光免疫显微技术 …………………………………………………………………（143）
　第3节　荧光免疫分析 ………………………………………………………………………（146）
　第4节　流式细胞术 …………………………………………………………………………（149）
　第5节　免疫芯片技术 ………………………………………………………………………（155）
第15章　放射免疫技术 ………………………………………………………………………（158）
　第1节　放射性核素标志物的制备 …………………………………………………………（158）

第 2 节　放射免疫分析 ……………………………………………………………（161）
第 3 节　免疫放射分析 ……………………………………………………………（164）
第 16 章　金免疫技术 ………………………………………………………………（167）
第 1 节　胶体金与免疫金的制备 …………………………………………………（167）
第 2 节　斑点金免疫渗滤技术 ……………………………………………………（170）
第 3 节　斑点金免疫层析技术 ……………………………………………………（171）
第 17 章　化学发光免疫技术 ………………………………………………………（175）
第 1 节　概述 ………………………………………………………………………（175）
第 2 节　化学发光剂和标记技术 …………………………………………………（176）
第 3 节　发光免疫分析技术 ………………………………………………………（180）
第 4 节　方法评价与临床应用 ……………………………………………………（182）
第 18 章　免疫组织化学技术 ………………………………………………………（184）
第 1 节　免疫组织化学技术要求 …………………………………………………（184）
第 2 节　酶免疫组织化学技术 ……………………………………………………（188）
第 3 节　荧光免疫组织化学技术 …………………………………………………（191）
第 4 节　其他免疫组织化学技术 …………………………………………………（193）
第 19 章　免疫细胞的分离及其功能检测 …………………………………………（195）
第 1 节　免疫细胞的分离 …………………………………………………………（195）
第 2 节　免疫细胞检测 ……………………………………………………………（201）
第 20 章　免疫学检验的质量控制 …………………………………………………（209）
第 1 节　免疫检验质量控制概述 …………………………………………………（209）
第 2 节　免疫检验质量控制的内容 ………………………………………………（210）
第 3 节　免疫学实验常用评价指标 ………………………………………………（213）
第 4 节　质量控制的方法与评价 …………………………………………………（214）
第 5 节　实验室质量控制数据的管理和信息系统 ………………………………（217）

第三篇　临床免疫及检验

第 21 章　常见感染性疾病的免疫检验 ……………………………………………（221）
第 1 节　细菌感染性疾病的免疫检测 ……………………………………………（221）
第 2 节　病毒感染性疾病的免疫检测 ……………………………………………（223）
第 3 节　性传播疾病的免疫检测 …………………………………………………（226）
第 4 节　先天性感染的免疫检测 …………………………………………………（228）
第 22 章　超敏反应性疾病的免疫检验 ……………………………………………（231）
第 1 节　Ⅰ型超敏反应的免疫检测 ………………………………………………（231）
第 2 节　Ⅱ型超敏反应的免疫检测 ………………………………………………（233）
第 3 节　Ⅲ型超敏反应的免疫检测 ………………………………………………（235）
第 4 节　Ⅳ型超敏反应的免疫检测 ………………………………………………（236）
第 23 章　自身免疫病及检验 ………………………………………………………（239）
第 1 节　概述 ………………………………………………………………………（239）
第 2 节　自身免疫病的发病机制 …………………………………………………（241）

第3节　常见自身免疫病的检验 ……………………………………………………（243）

第24章　肿瘤标志物的检测 ……………………………………………………（251）

第1节　概述 …………………………………………………………………………（251）

第2节　机体抗肿瘤的免疫效应机制 ………………………………………………（253）

第3节　常见肿瘤标志物 ……………………………………………………………（254）

第4节　肿瘤标志物的检测及其联合应用 …………………………………………（259）

第25章　器官移植的免疫学检验 ………………………………………………（263）

第1节　概述 …………………………………………………………………………（263）

第2节　组织配型及方法 ……………………………………………………………（266）

第3节　排斥反应的免疫监测 ………………………………………………………（268）

第4节　移植排斥反应的预防 ………………………………………………………（269）

实验 ……………………………………………………………………………………（272）

实验1　豚鼠过敏反应试验 …………………………………………………………（272）

实验2　伤寒沙门菌抗血清制备 ……………………………………………………（273）

实验3　直接凝集试验——玻片法 …………………………………………………（275）

实验4　肥达反应 ……………………………………………………………………（276）

实验5　梅毒 TRUST 试验 …………………………………………………………（280）

实验6　抗链球菌溶血素"O"（ASO）和类风湿因子（RF）的检测（定性和定量） …（282）

实验7　对流免疫电泳技术 …………………………………………………………（283）

实验8　血清 IgG、IgM 和 IgA 定量检测（透射比浊法） …………………………（284）

实验9　补体 C3、C4 定量检测（免疫比浊法） ……………………………………（286）

实验10　循环免疫复合物（CIC）检测 ……………………………………………（287）

实验11　乙型肝炎病毒感染检查（"两对半"试验 ELISA 法） …………………（290）

实验12　抗-HAV-IgM 检测（ELISA 捕获法） ……………………………………（294）

实验13　抗 HIV（1/2 型）检测（ELISA 法） ……………………………………（295）

实验14　抗 HCV-IgG 检测（ELISA 法） …………………………………………（297）

实验15　抗核抗体（ANA）检测 ……………………………………………………（299）

实验16　尿液 hCG 检测（斑点金免疫层析法） …………………………………（302）

实验17　血清 AFP 和 CEA 检测（化学发光免疫技术） …………………………（303）

实验18　外周血单个核细胞的分离技术 …………………………………………（305）

实验19　T 淋巴细胞转化试验（微量全血法） ……………………………………（306）

实验20　吞噬细胞吞噬试验 ………………………………………………………（308）

实验21　变应原测定（免疫印迹法） ………………………………………………（309）

实验22　优生优育抗体检测（弓形虫、风疹病毒 IgM 抗体检测） ………………（310）

参考文献 ……………………………………………………………………………（312）

《免疫检验技术》教学大纲 ………………………………………………………（313）

目标检测选择题参考答案 ………………………………………………………（319）

绪　论

学习目标

1. 掌握:免疫的概念和功能。
2. 熟悉:免疫的生理和病理表现。
3. 了解:免疫学及检验技术的发展史。

第1节　免疫学的基本知识

▶▶ 一、免疫的概念

在医学中,最初的免疫现象是人们在跟传染病的斗争中被逐渐认识的,因此在相当长的时期内免疫被认为是"免除瘟疫",这也使人们局限地认为免疫就是机体对传染病的抵抗能力。然而,进入20世纪以后,免疫学的发展逐渐突破了抗感染研究的局限。一些与抗感染无关的免疫现象被逐步阐明,如血型不符的输血会引起输血反应及移植排斥反应等,人们逐步认识到机体不仅对微生物,而且对各种非己物质均能进行识别和清除,这就形成了现代免疫的概念。

因此,现代免疫(immunity)是指机体免疫系统识别和排除抗原性异物,以维持机体生理平衡的功能。而且,免疫对机体不一定都是有利的,有时也是有害的。

免疫学(immunology)是研究机体免疫系统的组成、结构与功能,免疫应答的发生机制,以及免疫学在疾病诊断与防治中应用的一门科学。随着免疫学的发展与各学科间的相互渗透,产生了许多免疫学的分支学科,如基础免疫学、免疫遗传学、分子免疫学、免疫药理学、免疫病理学、移植免疫学、生殖免疫学、肿瘤免疫学和临床免疫学等。这些分支学科从不同领域共同促进了免疫学的发展,也在疾病的控制,特别是传染病、肿瘤、免疫性疾病的防治以及器官移植、生殖控制和延缓衰老等方面推动着医学的进步。

医学免疫学(medical immunology)是研究人体免疫系统的结构与功能,阐述免疫系统识别抗原后发生免疫应答及清除抗原的原理,探讨免疫功能异常情况下所致免疫相关疾病发生机制以及免疫学诊断和防治的一门生物科学。医学免疫学已成为当今生命科学的前沿学科和现代医学的支撑学科之一。

▶▶ 二、免疫的功能

免疫对机体具有双重性,既有有利的一面,有时也有有害的一面。在正常情况下,机体免疫系统不仅能识别并清除外来的病原生物等抗原性异物,还能及时识别和清除体内衰老死亡和发生突变的细胞,对机体起保护作用。但在某些情况下,免疫功能过高、过低或紊乱也能造成对机体的损伤,如引发超敏反应、自身免疫性疾病、免疫缺陷病或肿瘤等。机体的免疫功能主要表现为以下三方面。

1. 免疫防御(immune defence) 是指防止外界病原生物(如细菌、病毒、真菌、寄生虫等)入侵及清除已入侵的病原生物及其产物,保护机体免受损害的功能,即抗感染免疫。该功能若低下或缺如,可导致免疫缺陷病;若反应过于强烈,则会造成自身组织损害,引发超敏反应。

2. 免疫稳定(immune homeostasis) 是指机体识别和清除自身体内损伤和衰老死亡细胞,维持自身内环境稳定的功能。若此功能发生异常,则可损伤自身组织细胞,引起自身免疫性疾病。

3. 免疫监视(immune surveillance) 是指机体识别和清除体内出现的突变细胞(包括肿瘤细胞)和病毒感染细胞的一种生理性保护作用。免疫监视功能异常可导致恶性肿瘤的发生。

三、免疫学检验

自 1896 年 G. Widal 和 A. Sicad 应用凝集反应诊断伤寒起,免疫学就与医学检验结下了不解之缘。随着免疫学和免疫学技术的发展,免疫学检验(laboratory immunology)已成为医学检验中的一个重要部分。免疫学检验是研究免疫学技术及其在医学领域应用的一门学科。

免疫检验技术主要阐述免疫检验技术的原理、类型、技术要点、临床应用及其方法学评价。它是依据免疫学原理,尤其是抗原抗体反应的原理,结合各种敏感的标记和示踪技术,超微量、特异地分析检测样本中的免疫性物质,从而对疾病进行诊断、疗效评估和预后判断的一类医学检验技术。因此,免疫学检验是构筑基础免疫学与临床免疫学之间的桥梁,是临床医生借以研究疾病的技术手段。近年来随着科学的迅猛发展,自动化操作及新技术、新材料的应用,为免疫学快速检验带来了新的契机,极大地促进了免疫技术的更新。免疫检验技术正朝着特异性强、敏感度高、稳定、简便和快速的方向发展。

第 2 节 免疫学及检验技术的发展

一、医学免疫学的发展简史

免疫学起源于中国,从中国人接种人痘苗预防天花算起,免疫学的形成和发展已历经两千多年,一般认为,医学免疫学的发展历程大致可分为三个阶段。

1. 经验免疫学时期 公元前 400 年至 18 世纪末是经验免疫学时期。我国唐代开元年间(公元 713~741 年)就创用将天花患者康复后的皮肤痂皮磨碎成粉,吹入未患病的儿童的鼻腔预防天花的人痘苗法,这是世界上最早的原始疫苗。至 10 世纪已在我国民间广为流传,这实际上是人类认识免疫学的开端。至 17 世纪时,这种种痘的方法后来传到俄国、朝鲜、日本、土耳其和英国等国家。种人痘预防天花具有一定的危险性,但为日后牛痘苗的发明提供了宝贵的经验。

2. 科学免疫学时期 18 世纪末至 20 世纪中叶为经典免疫学时期,或称为科学免疫学时期。18 世纪末,英国乡村医生 E. Jenner 发明了用牛痘苗预防天花的方法,较人痘更安全可靠,为预防天花开辟了新途径。但当时微生物学尚未发展起来,人们尚不认识天花和牛痘的病原体,所以这种孤立的成功并未得到理论上的升华。此后一个世纪内,免疫学一直停留在这种原始的经验状态,直到 19 世纪后期,微生物学的发展为免疫学的形成奠定了基础。法国微生物学家 L. Pasteur 成功研制了减毒活疫苗,为实验免疫学奠定了基础;德国医师 E. von Behring 和日本学者北里(S. Kitasato)研制了白喉抗毒素,应用于白喉病人的治疗,开创了人工被动免疫;俄国动物学家 E. Metchnikoff 发现了白细胞的吞噬作用并提出了细胞免疫(cellular immunity)学说;德国学者 P. Ehrlich 提出了体液免疫(humoral immunity)学说;澳大利亚学者 F. Burnet 提出了克隆选择学说,奠定了免疫学的科学理论基础。

与此同时,对抗原抗体反应的研究也逐渐兴起。1896 年 H. Durham 等发现了凝集反应,1897 年 R. Kraus 发现了沉淀反应,1900 年 K. Landsteiner 发现了人类 ABO 血型,J. Border 发现了补体结合反应,1975 年 G. Köhler 和 C. Milstein 等用 B 细胞杂交瘤技术制备出单克隆抗体,这些实验方法逐渐在临床检验中得到应用。

3. 现代免疫学时期　20 世纪中叶至今为现代免疫学时期。在这个时期,随着生物学、遗传学的进展,临床医学的推动,分子生物学技术的进步,免疫学进入飞速发展的时期。免疫学的理论和技术也渗透到相关学科,使免疫学出现了许多新的交叉学科。免疫学检测技术已广泛用于临床疾病的诊断与检测及免疫学研究中。免疫学技术的独特优势也有力地推动了医学和生物学各领域的研究,并促进了临床医学的进步。目前,免疫学已经成为医学和生物学领域的带头学科之一。

在免疫学的发展中,全球有 60 多位科学家荣获诺贝尔生理学或医学奖,可见其在生命科学中的重要地位。我国学者汤飞凡、朱既明、余潆、谢少文、林飞卿等老一辈微生物学与免疫学家,为我国医学微生物学与免疫学的发展做出了不可磨灭的贡献。

▶▶ 二、免疫学及其检验技术在医学中的地位和作用

免疫学及其检验技术已广泛应用于临床、科研和教学等各个方面。免疫学是当今生命科学和现代医学的前沿阵地之一,分子生物学的兴起,极大地促进了免疫学的发展。免疫诊断已成为诊断疾病的临床最重要的手段之一;疫苗的研制与接种是预防和消灭传染性疾病的重要途径,免疫生物治疗已经成为临床治疗疾病的一个重要的手段。如今,细胞因子及其受体和信号转导的研究已成为现代免疫学的重要研究领域,免疫学及其检验技术在 21 世纪的生命科学和医学的发展中将发挥更加重要的作用。

第 3 节　免疫学检验技术的临床应用

免疫学测定已成为微量分析检测方法,其应用范围已遍及临床检验的各个领域。

▶▶ 一、感染性疾病的诊断

感染性疾病是由各种病原体引起的,能在人与人、动物与动物或人与动物之间相互传播的一类疾病。病原体中大部分是微生物,小部分为寄生虫。该类疾病的早期诊断对临床治疗和预后评估具有重要的指导作用。免疫学检测主要通过对此类病原体的抗原及其抗体进行检测,从而明确病原体,及早治疗,并进行相应的流行病学调查。

▶▶ 二、免疫性疾病的诊断

免疫性疾病主要包括超敏反应性疾病、自身免疫性疾病、免疫缺陷病和免疫增殖病。

它们的病因、发病机制不同,因而检测的指标和方法各异。超敏反应性疾病主要是通过皮肤试验、亲细胞 IgE 抗体检测、不完全抗体检测、循环免疫复合物(CIC)检测等进行诊断;自身免疫性疾病主要通过检测其自身抗体进行诊断;免疫缺陷病主要通过对免疫细胞的数量及功能、抗体和补体量检测进行诊断;免疫增殖病主要通过一些免疫球蛋白的测定与分析进行诊断和判断预后。

▶▶ 三、肿瘤的诊断

肿瘤的免疫检验主要是通过免疫学检测方法对肿瘤进行辅助诊断、疗效观察、复发监测,以及对患者免疫功能状态的评估。肿瘤标志物(tumor marker)是肿瘤实验室诊断的常用检测指标,随着肿瘤发生的基础理论和新检测技术的应用,新的早期筛查及预后判断的标志物正不断被发现,并逐步应用于临床。

▶▶ 四、组织器官移植配型

移植能否成功,在很大程度上取决于是否发生移植排斥反应和反应的强弱。表达在组织细胞表面的组织相容性膜分子是引发受体对移植物排斥的抗原分子,其中 HLA-Ⅰ 类、HLA-Ⅱ 类分子是移植排斥反应的首要抗原。一般而言,HLA 型别相同或相近个体间的器官移植成功率高,因此,应用 HLA 分型的方法进行组织配型是延长移植物存活时间的重要监测手段。

另外,检测特异性抗体水平、补体含量、细胞活性、细胞因子含量等机体的免疫状态指标和尿微量蛋白、急性时相反应物的检查,可帮助诊断和监测排斥反应的发生。

(夏金华)

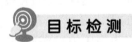 **目标检测**

一、名词解释
免疫

二、单项选择题

1. 免疫监视功能异常可出现
   A. 超敏反应　　　B. 自身免疫性疾病
   C. 免疫缺陷病　　D. 发生肿瘤
   E. 以上均是

2. 免疫的概念是
   A. 机体的抗微生物感染功能
   B. 机体清除损伤和衰老细胞的功能
   C. 机体排除非自身物质的功能
   D. 机体识别、杀灭与清除外来微生物的功能
   E. 机体识别和排除抗原性异物的功能

3. 免疫应答对机体是
   A. 有利的反应
   B. 不利的反应
   C. 有时有利,有时不利
   D. 适当时有利,不适当时不利
   E. 以上都不是

4. 免疫功能在正常情况下可表现为
   A. 阻止病原微生物入侵
   B. 对自身组织成分的耐受
   C. 清除体内损伤、衰老的细胞
   D. 防止肿瘤发生
   E. 以上均是

5. 免疫稳定功能异常可出现
   A. 超敏反应　　　B. 自身免疫性疾病
   C. 免疫缺陷病　　D. 发生肿瘤
   E. 以上均是

三、简答题
试述免疫的功能及其病理表现。

第一篇 免疫学基础

第1章 免疫系统

学习目标

1. 掌握:免疫系统的构成、免疫细胞的种类及功能。
2. 熟悉:免疫器官的组成及功能。
3. 了解:免疫分子的种类及其功能。

免疫系统(immune system)是机体识别"自己"与"非己",行使免疫功能,维持自身生理功能平衡与稳定的物质基础,由具有免疫功能的器官、细胞和分子组成。

免疫器官主要由淋巴组织构成,与免疫细胞和免疫分子的产生直接相关,分为中枢免疫器官和外周免疫器官。免疫细胞主要是淋巴细胞,还包括免疫辅佐细胞和其他与免疫反应有关的细胞。免疫分子包括存在于细胞表面的蛋白分子和免疫细胞分泌的可溶性分子,如抗体、补体、细胞因子、CD分子、黏附分子、MHC分子等。免疫器官、免疫细胞和免疫分子之间相互关联、相互作用,共同协调执行机体的免疫功能。免疫系统的组成要素见图1-1。

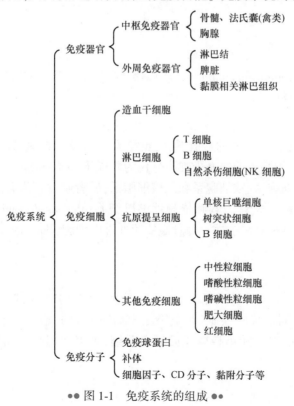

●● 图1-1 免疫系统的组成 ●●

第 1 节　免　疫　器　官

免疫器官(immune organ)指与免疫细胞的产生、分化成熟、定居分布有关的,能执行免疫功能的器官与组织。根据其功能不同,分为中枢免疫器官和外周免疫器官(图 1-2)。

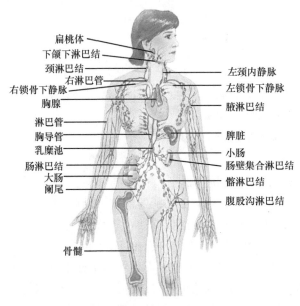

扁桃体
下颌下淋巴结
颈淋巴结
右淋巴管
右锁骨下静脉
胸腺
淋巴管
胸导管
乳糜池
肠淋巴结
大肠
阑尾
骨髓

左颈内静脉
左锁骨下静脉
腋淋巴结
脾脏
小肠
肠壁集合淋巴结
髂淋巴结
腹股沟淋巴结

●● 图 1-2　淋巴组织在全身的分布 ●●

▶▶ 一、中枢免疫器官

中枢免疫器官(central immune organ)包括胸腺、骨髓和禽类的法氏囊,是各类免疫细胞发生、分化和成熟的场所。

(一) 骨髓

骨髓(bone marrow)是主要的造血器官,也是人类和哺乳类动物的中枢免疫器官,各类免疫细胞在此发生。骨髓中的造血干细胞分化为髓样干细胞和淋巴干细胞,前者进一步分化为红细胞系、单核细胞系、粒细胞系和巨核细胞;后者则发育为各种淋巴细胞的前体细胞,其中一部分进入胸腺发育为胸腺依赖性淋巴细胞(thymus dependent lymphocyte),即 T 细胞,另一部分则继续在骨髓内发育为骨髓依赖性淋巴细胞(bone marrow dependent lymphocyte),即 B 细胞。

(二) 胸腺

胸腺(thymus)位于胸骨后纵隔上前方。在胚胎第六周时,在第三对咽囊的腹侧面形成胸腺的胚基,第九周形成胸腺雏形,至第二十周时发育成熟。出生时胸腺重量约 20g,青春期达顶峰约 40g,以后随年龄增长而逐渐萎缩,到老年时仅余 10g 左右,且多被脂肪组织所取代。

1. 胸腺的结构 胸腺分为左右两叶,其基本结构是胸腺小叶。胸腺小叶分皮质和髓质两部分,外周为皮质,中央为髓质。胸腺实质由胸腺细胞和基质细胞组成,胸腺细胞大多为未成熟的 T 细胞,胸腺基质细胞包括胸腺上皮细胞、巨噬细胞、树突状细胞、抚育细胞、成纤维细胞等。这些基质细胞不仅构成胸腺组织的支架,还与其分泌的胸腺激素和细胞因子等构成了胸腺细胞发育的微环境。

2. 胸腺的免疫功能

(1) 培养和输出成熟的 T 细胞:经骨髓分化的前 T 细胞在胸腺微环境影响下进行增殖和分化,只有 5%~10% 的胸腺细胞继续分化成熟为具有不同功能的 T 细胞亚群,输出到外周免疫器官的特定区域。胸腺向外周淋巴器官输出 T 细胞的过程主要发生在出生前后,成年后 T 细胞输出量较低,外周成熟的 T 细胞也极少返回胸腺。

(2) 分泌胸腺激素:胸腺上皮细胞可产生多种激素,如胸腺素、胸腺生成素、胸腺体液因子等。这些激素可促使未成熟的前 T 细胞分化为成熟的 T 细胞,其中胸腺激素对外周成熟的 T 细胞也具有一定的调节作用。目前临床已应用胸腺激素制剂辅助治疗某些免疫性疾病。

(三) 法氏囊

法氏囊又称腔上囊,是禽类所特有的淋巴器官,是位于胃肠道末端、泄殖腔背侧的囊状组织。前 B 细胞在囊内微环境和囊激素的作用下分化为成熟的 B 细胞,经血流迁移到外周免疫器官的非胸腺依赖区定居。禽类在孵出前后若摘除法氏囊,可引起 B 细胞介导的体液免疫功能缺陷。

▶▶ 二、外周免疫器官及组织

外周免疫器官(peripheral immune organ)包括脾脏、淋巴结、黏膜相关淋巴组织和皮肤相关淋巴组织等,是成熟 T 细胞、B 细胞和其他免疫细胞定居与增殖的场所,也是这些细胞接受抗原刺激后发生免疫应答的部位。

(一) 淋巴结

1. 淋巴结的结构 淋巴结分布于全身各处,与淋巴管相通,是人体内数量最多的免疫器官。淋巴结实质分为皮质区和髓质区,皮质区又分为浅皮质区和深皮质区。浅皮质区为非胸腺依赖区,内含淋巴小结,又称初级淋巴滤泡,主要由 B 细胞聚集而成。受抗原刺激后,B 细胞增殖分化形成生发中心,又称次级淋巴滤泡。深皮质区为胸腺依赖区,主要含有 T 细胞、树突状细胞等。髓质区由髓索和髓窦组成,富含巨噬细胞、浆细胞等。血中的淋巴细胞可通过深皮质区的毛细血管后静脉进入淋巴结相应区域内定居,随后再移行至髓窦,经输出淋巴管进入胸导管返回血液循环,形成淋巴细胞的再循环。

2. 淋巴结的功能

(1) 过滤淋巴液:侵入机体的病原菌、毒素和其他有害异物可随淋巴液进入局部淋巴结,被淋巴窦中的巨噬细胞和抗体有效地吞噬和清除,从而起到过滤和净化淋巴液的作用。

(2) 免疫应答发生的场所:淋巴结是成熟 T、B 淋巴细胞定居的主要部位,T 细胞约占75%,B 细胞占 25%。抗原进入淋巴结后,树突状细胞将抗原捕获、处理和提呈给 T 细胞;B细胞亦识别和结合抗原。T、B 淋巴细胞接受抗原刺激后,活化、增殖、分化成为效应 T 细胞和浆细胞,发挥免疫效应。

(3) 参与淋巴细胞再循环:淋巴细胞随血流经过淋巴结,可穿过高内皮静脉进入淋巴结,向髓质移行,最终经输出淋巴管到达胸导管,回到血液循环。

(二) 脾脏

1. 脾脏的结构 脾脏是人体最大的免疫器官。脾脏实质分为白髓和红髓,白髓是 B 细胞定居的部位。小动脉周围淋巴鞘富含 T 细胞和并指状树突细胞(IDC)。小动脉周围淋巴鞘与红髓交界区为边缘区,富含大量 B 细胞。红髓位于白髓周围,分为髓索和髓窦,髓索内含大量 B 细胞、浆细胞、巨噬细胞、树突状细胞等;髓窦内充满血液,有大量巨噬细胞分布,能够吞噬血液中的细胞碎片和外来异物,并有抗原提呈作用。

2. 脾脏的功能

(1) 造血和血液滤过作用:在胚胎期,脾脏是重要的造血器官,出生后造血功能停止,但仍是血细胞尤其是淋巴细胞再循环池的最大储库。机体约 90% 的循环血液要经过脾脏,脾脏中的巨噬细胞可吞噬和清除血液中的病原体、衰老死亡的红细胞、白细胞、某些蜕变细胞、免疫复合物及其他异物,发挥滤过和净化血液的作用。

(2) 免疫应答发生的场所:脾脏是各种成熟淋巴细胞定居的场所,其中 B 细胞约占 60%,T 细胞约占 40%。抗原通过血液进入脾脏,脾脏中定居的大量淋巴细胞和其他免疫细胞可对其发生应答反应,产生效应 T 细胞和浆细胞。脾脏是全身最大的抗体产生器官,主要产生 IgM 和 IgG 类抗体。因此,临床上因自身抗体产生过多而导致的自身免疫病,可采用脾切除的方法来缓解。但脾切除后,抗感染能力也会下降。

(3) 生物合成作用:脾脏可合成补体(C5、C8 等)、备解素等免疫效应分子,还可产生干扰素,增强巨噬细胞和中性粒细胞的吞噬作用。

(三) 黏膜相关淋巴组织

1. 黏膜相关淋巴组织的构成 黏膜相关淋巴组织(mucosa-associated lymphoid tissue, MALT)无包膜,不构成独立的器官,由广泛分布于呼吸道、肠道和泌尿生殖道黏膜上皮下的散在淋巴组织和一些带有淋巴滤泡结构的器官化淋巴组织构成,是全身免疫系统的重要组成部分。机体淋巴组织的 50% 左右存在于黏膜系统,包括:①具有一定结构的淋巴滤泡,即小肠派氏集合淋巴结、扁桃体、阑尾、呼吸道、消化道及泌尿生殖道黏膜下层的淋巴小结;②弥散淋巴组织,即广泛分布于黏膜固有层中的含活化的 B 细胞、浆细胞、NK 细胞和 T 细胞等的淋巴组织。

2. 黏膜相关淋巴组织的功能 MALT 在呼吸道、消化道和泌尿生殖道黏膜构成了一道免疫屏障,是参与局部特异性免疫应答的主要部位,在黏膜局部抗感染免疫中发挥重要作用。

第 2 节 免疫细胞

免疫细胞(immunocyte)指参与免疫应答或与免疫应答有关的细胞,包括 T 淋巴细胞、B 淋巴细胞、NK 细胞、树突状细胞、巨噬细胞及粒细胞等。可分为淋巴细胞、抗原提呈细胞(APC)和其他免疫细胞三大类。

案例 1-1

患者,男性,35 岁。间断发热、咳嗽 10 个月,头痛 2 个月。患者 10 个月前出现发热,体温 40℃ 以上,伴有畏寒、咳嗽、咳痰,诊断为结核病,抗结核治疗 4 个月。2 个月前出现头痛,伴有恶心、呕吐,呈喷射性,诊断为隐球菌性脑膜炎,HIV 抗体确诊试验阳性。6 年前曾有输血史,1 年前曾患带状疱疹,半年来体重下降 15kg。

问题:

1. 此患者艾滋病症状的出现与其免疫系统功能有何关系?

2. 为明确该患者免疫系统功能状态,还可进一步做哪些检查?

▶ 一、淋巴细胞

淋巴细胞(lymphocyte)来源于淋巴干细胞,是构成机体免疫系统的主要细胞群,在机体免疫应答中起核心作用。淋巴细胞可分为许多形态相似而表型和功能不同的群体,如 T 细胞、B 细胞、NK 细胞等。

(一) T 淋巴细胞

T 淋巴细胞起源于骨髓造血干细胞,在胸腺中发育成熟,故又称为胸腺依赖性淋巴细胞,简称 T 细胞。它是血液和淋巴细胞再循环中的主要淋巴细胞,在外周血中占淋巴细胞总数的 65% ~ 75%,在胸导管中高达 95% 以上。

1. T 细胞的发育 胸腺是 T 细胞分化、成熟的唯一场所。来源于骨髓造血干细胞的祖 T 细胞在胸腺上皮细胞分泌的细胞因子作用下,经过三个阶段:早期发育阶段、阳性选择阶段和阴性选择阶段后,逐渐发育成熟,最终离开胸腺,到外周免疫器官定居。

(1) 早期发育阶段:指祖 T 细胞进入胸腺的最初阶段。进入胸腺的祖 T 细胞不表达 CD4 和 CD8,称之为双阴性细胞。

(2) 阳性选择阶段:早期的双阴性细胞进入胸腺深皮质区,增殖、分化表达 CD4 和 CD8,称为双阳性细胞。双阳性细胞离开胸腺皮质,向胸腺皮、髓质之间迁移,并与胸腺上皮细胞相遇,双阳性细胞表面的 CD4 和 CD8 与胸腺上皮细胞膜表面的 MHC Ⅰ 类或 MHC Ⅱ 类分子发生结合,该细胞就被选择(即不发生凋亡),而继续发育成为具有 TCR 的 $CD4^+$ 或 $CD8^+$ 的单阳性细胞。通过此阶段可使表达 $CD4^+$ 或 $CD8^+$ 的 T 细胞获得识别抗原肽-MHC Ⅱ 类或抗原肽- MHC Ⅰ 类复合物的能力,即获得受 MHC 限制的特征。这是 T 细胞对抗原识别受 MHC 限制的原因。

(3) 阴性选择阶段:经阳性选择后的单阳性细胞如其 TCR 能与巨噬细胞、树突状细胞表达的自身抗原肽-MHC Ⅱ/Ⅰ 类分子复合物发生有效结合,这些细胞将对自身抗原发生反应而停止发育。即对该种自身抗原具有反应性的 T 细胞克隆被清除,或成为丧失功能的 T 细胞克隆。阴性选择是去除自身反应性 T 细胞实现自身免疫耐受的关键。

2. T 细胞的表面分子 T 细胞能表达多种不同的细胞膜分子,包括膜抗原分子和膜受体分子。这些膜分子不仅赋予不同 T 细胞亚群以不同的功能,还与 T 细胞对抗原的识别、细胞的活化、信号的转导、细胞的增殖分化、T 细胞的功能表达等相关。主要的 T 细胞表面分子有以下几种。

(1) T 细胞表面受体

1) T 细胞抗原受体(T cell antigen receptor, TCR):是 T 细胞表面能识别和结合抗原的结构,与 CD3 分子呈非共价键结合,形成 TCR-CD3 复合体。TCR 识别 MHC-抗原肽,CD3 分子转导 TCR 接受的抗原刺激信号。TCR 为异二聚体结构,根据其组成不同,分为 TCRαβ 和 TCRγδ。大部分 T 细胞表达 TCRαβ。TCR 不能直接识别和结合游离的可溶性抗原,只能识别经抗原提呈细胞加工处理后表达于抗原提呈细胞表面的与 MHC 分子结合的抗原。

A. TCRαβ:TCR 是 T 细胞识别蛋白抗原的特异性受体。大多数成熟 T 细胞(约占 95%)的 TCR 分子是由 α 和 β 两条异二聚体肽链组成的 TCRαβ 分子。TCR 的特异性是由 α 链和 β 链的 V-J 及 V-D-J 基因片段决定的,两条链基因重排后可形成不同特异性的 TCR 分子,故可识别环境中多种多样的抗原。在通常情况下,异种蛋白抗原分子必须与细胞表面的自身 MHC 分子结合才能被 TCR 识别。

B. TCRγδ:另一种 TCR,是由 γ 和 δ 链组成的 TCRγδ 分子。这种 T 细胞的生理功能尚不清楚,可能是具有原始受体的第一防线的防御细胞,与清除表皮及上皮细胞内异物有关。

2)T 细胞的辅助受体:为 CD4 分子和 CD8 分子,其主要功能是辅助 TCR 识别抗原,参与 T 细胞的活化。CD4 分子能与 MHC Ⅱ 类分子结合,CD4 分子还是 HIV 外壳蛋白 gp120 受体,是 HIV 感染 CD4$^+$T 细胞的机制之一。CD8 分子能与 MHC Ⅰ 类分子结合。

3)绵羊红细胞受体:即 CD2 分子,又称 E 受体,存在于成熟 T 细胞和胸腺细胞,亦可发现于 NK 细胞,在 T 细胞活化时表达水平升高。其配体是淋巴细胞功能相关抗原-3(LFA-3,CD58)。CD2 分子可介导 T 细胞与 APC 间的黏附,增强 TCR 与抗原肽-MHC 分子复合物的结合。CD2 也是信号传导分子,可使 T 细胞活化,它不依赖于 TCR 途径,是 T 细胞活化的第二途径。T 细胞在一定条件下可与绵羊红细胞结合形成玫瑰花样的花结,称为 E 花结试验,该试验可用于检测外周血 T 细胞的数量,间接反映机体细胞免疫功能状态。

4)丝裂原受体:在免疫学中,丝裂原主要是指刺激多克隆 T、B 淋巴细胞增殖分化,发生有丝分裂的物质,包括植物血凝素(PHA)、刀豆蛋白 A(Con-A)、美洲商陆(PWM)。T 细胞表面具有 PHA 受体、Con-A 受体和 PWM 受体,能接受相应丝裂原刺激发生有丝分裂而转化为淋巴母细胞。据此,在体外一定条件下,建立淋巴细胞转化试验,在一定程度上可反映 T 细胞的免疫功能状态。

5)细胞因子受体:多种细胞因子可参与 T 细胞接受抗原刺激活化的过程,如白细胞介素(IL)。这些细胞因子通过与 T 细胞表面相应的受体结合而发挥调节作用。

(2)T 细胞表面抗原

1)MHC 抗原:所有 T 细胞均表达 MHC Ⅰ 类分子,人 T 细胞被激活后表达 MHC Ⅱ 类分子。MHC 分子在 T 细胞介导免疫应答对抗原的识别、对 B 细胞的活化起重要作用。

2)白细胞分化抗原(leukocyte differentiation antigen):是指血细胞在分化成熟为不同谱系、不同分化阶段及细胞活化过程中,出现或消失的细胞表面标记。应用以单克隆抗体鉴定为主的方法,将来自不同实验室的单克隆抗体所识别的同一分化抗原称为分化簇(CD)。T 细胞表面主要的 CD 抗原(分子)有以下几种:

A. CD3 分子:与 TCR 经非共价键形成 TCR-CD3 复合物,可转导 TCR 接受的抗原刺激信号,为 T 细胞的信号转导分子。

B. CD4 和 CD8 分子:其作为 T 细胞的辅助受体,主要功能是辅助 TCR 识别抗原,参与 T 细胞的活化。

C. CD28 分子:与抗原提呈细胞(APC)表面的 B7 结合,提供 T 细胞活化的第二信号,又称为协同刺激分子。

3. **T 细胞亚群及其功能**   根据 T 细胞表面是否具有 CD4 或 CD8 可将人的成熟 T 细胞分为 CD4$^+$T 细胞和 CD8$^+$T 细胞两大亚群。

（1）CD4$^+$T 细胞：识别抗原肽-MHC Ⅱ 类分子复合物。根据分泌的细胞因子不同分为 Th1 细胞和 Th2 细胞。Th1 细胞主要分泌 IL-2、IFN-γ、TNF-β，介导细胞毒作用和迟发超敏性炎症反应。在抗细胞内病原感染的免疫中具有重要的作用。Th2 细胞主要分泌 IL-4、IL-5、IL-6、IL-10、IL-13，主要辅助体液免疫，在抗胞外病原感染中发挥作用。

（2）CD8$^+$T 细胞：主要是细胞毒 T 细胞（cytotoxicity T lymphocyte，CTL 或 Tc 细胞）。CD8$^+$T 细胞识别抗原肽-MHC Ⅰ 类分子复合物，通过使靶细胞裂解或靶细胞凋亡的机制，特异性杀伤病毒感染细胞和肿瘤细胞。

（二）B 淋巴细胞

B 淋巴细胞是前 B 细胞在人和哺乳类动物骨髓或禽类法氏囊中分化成熟的淋巴细胞，故称骨髓依赖性淋巴细胞，简称 B 细胞。

1. **B 细胞发育**   B 细胞在骨髓发育经历始祖 B 细胞、前 B 细胞、未成熟 B 细胞、成熟 B 细胞四个阶段。未成熟 B 细胞在骨髓若识别自身抗原肽即发生细胞凋亡，以清除大多数对自身反应的 B 细胞克隆。成熟 B 细胞随血流至外周淋巴组织并分布于 B 细胞区，在 B 细胞区识别抗原，发生免疫应答分化为浆细胞，产生抗体，抗体进入血液循环发挥特异性体液免疫效应。

2. **B 细胞的表面分子**

（1）B 细胞抗原受体（B cell antigen receptor，BCR）：B 细胞抗原受体是 B 细胞最特征性的表面标志。BCR 通过 B 细胞膜表面的免疫球蛋白分子识别抗原，故 BCR 又被称为膜表面免疫球蛋白（SmIg）。BCR 可直接识别未经加工处理的抗原，无需与 MHC 分子结合。

（2）补体受体：大多数 B 细胞表面具有补体受体，包括 CR1 和 CR2。CR1 可与 C3b 和 C4b 结合，从而促进 B 细胞的活化。CR2 与 C3d 结合亦可调节 B 细胞的生长和分化。CR2 也是 EB 病毒的受体，这与 EB 病毒选择性感染 B 细胞有关。

（3）丝裂原受体：B 细胞表面具有脂多糖受体（LPS-R）、葡萄球菌 A 蛋白受体（SPA-R）和美洲商陆受体（PWM-R），B 细胞可在相应丝裂原作用下活化和进行有丝分裂。

（4）B 细胞分化抗原（CD 分子）：B 细胞在分化、成熟过程中可表达不同的 CD 分子。这些分子不仅是 B 细胞的特异性表面标志，而且具有重要的生理功能，如 CD80/CD86、CD40 等。CD80/CD86 在静息的 B 细胞不表达或低表达，活化的 B 细胞表达增加。CD40 恒定表达于成熟 B 细胞表面，与活化的 T 细胞表达的 CD40L 结合是 B 细胞活化的第二信号。

3. **B 细胞的功能**

（1）产生抗体，介导体液免疫：B 细胞接受抗原刺激后，在 Th 细胞辅助下活化、增殖和分化为浆细胞，产生特异性抗体。抗体在体液免疫过程中发挥作用。

（2）提呈抗原：B 细胞亦具有抗原提呈功能。B 细胞的 BCR 特异性识别并结合抗原，通过内吞和加工处理后，以抗原肽-MHC 分子复合物的形式提呈给 T 细胞识别。

（3）分泌细胞因子：活化的 B 细胞能产生大量的细胞因子，如 IL-10、IL-12、IL-13、IL-14 等，参与免疫调节、炎症反应及造血过程。

（三）自然杀伤细胞

自然杀伤细胞（natural killer cell，NK）来源于骨髓，由造血干细胞分化成熟而成，主要分布于外周血液,占外周血液淋巴细胞总数的 5%~10%。NK 细胞既不是 T 细胞也不是 B 细胞,它表面没有 TCR 和 CD3 等 T 细胞标志,也没有 SmIg 和 CD40 等 B 细胞标志,它没有抗原识别受体,但它具有非特异性杀伤肿瘤细胞和病毒感染细胞的作用,且无 MHC 分子的限制性,故称为自然杀伤细胞。

1. NK 细胞的特点 NK 细胞可以杀伤某些病毒感染细胞和肿瘤细胞,但对正常细胞无杀伤作用。这说明它具有识别正常自身组织细胞与异常组织细胞的能力。

2. NK 细胞的功能

(1)非特异杀伤作用:NK 细胞可非特异识别、杀伤 MHC I 类分子低表达的病毒感染细胞和某些肿瘤细胞,以发挥抗肿瘤和抗病毒的作用。NK 细胞的杀伤作用因其没有抗原的特异性和 MHC 限制性,在感染早期即可发挥作用。其与 Tc 细胞杀伤的抗原特异性和 MHC 限制性形成了互补效应,分别构成机体抗病毒和抗肿瘤的第一道防线和第二道防线。

(2)ADCC 作用:NK 细胞表面有 IgG 的 Fc 受体,因此可通过抗体介导 NK 细胞,进而杀伤抗体结合的靶细胞。这种依赖于抗体介导的细胞毒作用,称为抗体依赖性细胞介导的细胞毒作用(antibody dependent cell mediated cytotoxicity, ADCC)。在炎症的中、后期 NK 细胞可通过 ADCC 作用发挥免疫效应。

(3)免疫调节作用:NK 细胞通过分泌 IFN-γ、TNF-β、INF-α 等细胞因子对免疫应答进行调节。其他细胞产生的细胞因子如 IL-2、IL-12、INF-γ 还可激活 NK 细胞的杀伤活性。

▶▶ 二、抗原提呈细胞

抗原提呈细胞(antigen-presenting cell, APC),是指能摄取、加工、处理抗原,并将处理后形成的抗原肽-MHC 分子复合物表达提呈给抗原特异性淋巴细胞的一类免疫细胞。通常将树突状细胞、单核-巨噬细胞和 B 细胞称为专职的抗原提呈细胞。

1. 单核-巨噬细胞系统(mononuclear phagocyte system) 包括血液中的单核细胞和组织中的巨噬细胞,是抗原提呈细胞中具有强大吞噬能力的细胞。单核-巨噬细胞表面具有多种受体,如 IgG Fc 受体、补体 C3b 受体、IL-2、IFN 等细胞因子受体等。所有的单核-巨噬细胞均表达 MHC II 类分子,与抗原提呈有关,其主要功能如下。

(1)吞噬杀伤功能:单核-巨噬细胞可吞噬和杀伤多种病原微生物及衰老损伤细胞,此种吞噬作用可通过抗体(IgG)和补体(C3b)的介导而增强,是机体重要的非特异性免疫细胞之一。

(2)抗原提呈作用:在特异性免疫应答中,TD 抗原进入机体后,首先被单核-巨噬细胞吞噬、加工、处理,然后以抗原肽-MHC II 类分子复合物的形式提呈给 CD4+T 细胞,启动免疫应答。

(3)分泌和免疫调节作用:单核-巨噬细胞可合成和分泌 50 余种生物活性物质,包括多种细胞因子(IL-1、IL-3、IL-6、IL-10、IL-12、TNF-α 等)、多种补体成分(C1、C2、C3、C4、C5 等)、多种蛋白水解酶和前列腺素等炎症介质,参与机体的免疫应答和免疫调节。

(4)抗肿瘤作用:巨噬细胞自身的杀肿瘤细胞作用较弱,但某些细胞因子(IFN-γ)可增强其杀瘤效应。主要通过与肿瘤细胞的接触、释放溶细胞素和 TNF 等细胞毒性物质杀伤肿瘤细胞。

2. 树突状细胞(dendritic cells, DC) 因其细胞膜向外伸出形成许多很长的树状突起而得名,能将抗原提呈给 T 细胞,激发免疫应答的抗原提呈细胞,是特异性免疫应答的始动者。树突状细胞来源于骨髓中的多功能造血干细胞,是抗原提呈细胞中提呈能力最强的细胞。

3. B细胞 不具有吞噬能力,主要通过表面的抗原受体(BCR)特异地摄取可溶性、低浓度抗原,是抗原提呈细胞中提呈效率最高的细胞。

三类抗原提呈细胞加工、提呈抗原的方式、机制及功能虽有不同,但可互相补充,使机体可提呈不同类型的抗原。

在某些因素刺激下,内皮细胞、上皮细胞和激活的T细胞等也可表达MHCⅡ类分子,也具有一定的抗原提呈能力,故称为"非专职"的抗原提呈细胞。另外,所有表达MHCⅠ类分子并具有提呈内源性抗原能力的细胞,在广义上也属于抗原提呈细胞。

▶▶ 三、其他免疫细胞

在免疫应答中,粒细胞、肥大细胞、红细胞等也可发挥不同作用,这些细胞亦属于免疫细胞。

第3节 免疫分子

参与免疫应答或与免疫应答有关的分子统称为免疫分子,主要包括免疫球蛋白、补体、细胞因子、MHC分子及其他细胞表面分子等。

▶▶ 一、细胞因子

(一)细胞因子的概念

细胞因子(cytokine)是由多种细胞分泌的可调节细胞发育、迁徙和功能的可溶性小分子蛋白质。它们不仅参与机体免疫系统的发生、免疫功能的调节,还参与炎症反应、创伤愈合、造血、血管生成及其他生物学效应。

(二)重要的细胞因子

细胞因子种类很多,目前已知的细胞因子有200多种,目前惯用的细胞因子分类是依据细胞因子的生物学功能来归类的。主要分为:白细胞介素、干扰素、肿瘤坏死因子、集落刺激因子、生长因子和趋化因子等。

1. 白细胞介素(IL) 是一类主要由淋巴细胞、单核细胞产生,可调节免疫细胞间相互作用,参与免疫调节、造血及炎症过程的细胞因子。最初是指由白细胞产生的在白细胞之间发挥作用的细胞因子,但后来发现IL的产生细胞和作用的靶细胞不局限于白细胞,但名称一直被沿用着。目前报道的IL已有30多种。

2. 干扰素(IFN) 由病毒感染细胞或活化T细胞、NK细胞产生的具有抗病毒、抗肿瘤及免疫调节的糖蛋白。分为Ⅰ型干扰素和Ⅱ型干扰素,Ⅰ型干扰素包括IFN-α和IFN-β,具有较强的抗病毒作用;Ⅱ型干扰素即IFN-γ,具有抗肿瘤及免疫调节作用。

3. 肿瘤坏死因子(TNF) 是一种能使肿瘤发生出血坏死的物质,分为TNF-α和TNF-β两种。TNF-α主要由活化的单核-巨噬细胞产生,TNF-β主要由活化的T细胞产生,又称淋巴毒素。

4. 集落刺激因子(CSF) 是指能够刺激多能造血干细胞和不同发育分化阶段的造血

干细胞进行增殖分化的细胞因子。包括粒细胞-巨噬细胞集落刺激因子(GM-CSF)、单核-巨噬细胞集落刺激因子(M-CSF)、粒细胞集落因子(GCSF)、红细胞生成素(EPO)、血小板生成素(TOP)等。

5. 生长因子(GF) 是具有刺激细胞生长作用的细胞因子,包括转化生长因子-β(TGF-β)、表皮细胞生长因子(EGF)、血管内皮细胞生长因子(VEGP)等。

6. 趋化因子 主要由白细胞与造血微环境中的基质细胞分泌的具有趋化作用的一个蛋白质家族,有中性粒细胞趋化因子、单核细胞趋化蛋白-1、淋巴细胞趋化蛋白等。

(三)细胞因子的主要生物学作用

细胞因子种类多,作用多样,主要生物学作用见表1-1。

表1-1 重要细胞因子的主要生物学作用

名称	产生细胞	主要生物学功能
IL-1	巨噬细胞、内皮细胞	刺激T细胞活化;B细胞增殖与抗体反应;吞噬细胞活化;肝细胞急性期应答;诱导其他细胞产生细胞因子;发热与炎症反应
IL-2	活化T细胞和NK细胞	T细胞、B细胞活化、增殖与分化,产生细胞因子;NK细胞活化和增殖
IL-4	活化Th2细胞、肥大细胞	B细胞增殖、分化;IgE类别转换;抑制Th1细胞;诱导Th2细胞产生
IL-6	T细胞、巨噬细胞和内皮细胞	T细胞、B细胞增殖分化;急性期应答;发热;与IL-1、TNF协同作用
IL-10	活化Th2细胞、巨噬细胞	强烈抑制巨噬细胞;抑制Th1、NK细胞;促进B细胞增殖、产生抗体
IL-12	B细胞、巨噬细胞	增强NK、CTL细胞杀伤活性;诱导Th1产生;诱导IFN-γ产生
INF-α/β	白细胞、成纤维细胞	抗病毒;促进MHCⅠ类分子表达;增强NK细胞杀伤活性
INF-γ	活化Th1细胞、NK细胞	提高MHC分子和抗原加工成分的表达;参与Ig类别转换;活化巨噬细胞;促进Th1分化,抑制Th2细胞
TNF-α	巨噬细胞、NK细胞和T细胞	局部炎症;内皮细胞激活;引起发热;引起恶液质
TNF-β	T细胞、B细胞	杀伤作用;内皮细胞激活

二、其他免疫分子

免疫球蛋白是一类重要的免疫分子,包括膜型和分泌型,主要参与特异性体液免疫应答,发挥清除抗原等免疫效应。

补体是正常人血清中一组不耐热、具有酶活性的免疫分子,活化后具有多种生物学效应,参与非特异性和特异性免疫应答。

CD分子、黏附分子、MHC分子及各类细胞表面受体等,均在免疫细胞间相互作用、免疫应答和调节中发挥重要作用(详见有关章节)。

(江凌静)

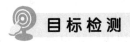 **目标检测**

一、单项选择题

1. 属于中枢免疫器官的是

   A. 淋巴结   B. 扁桃体

   C. 胸腺   D. 脾脏

   E. 黏膜相关淋巴组织

2. 人类B细胞分化、成熟的器官是

A. 胸腺   B. 骨髓

C. 法氏囊   D. 脾脏

E. 淋巴结

3. 能与绵羊红细胞特异性结合的是

A. TCR   B. CD2

C. CD3   D. CD4

E. CD8

4. 能与HIVgp120特异性结合的是

A. TCR   B. CD2

C. CD3   D. CD4

E. CD8

5. 将TCR识别的抗原信号转导到胞质内的分子是

A. TCR   B. CD2

C. CD3   D. CD4

E. CD8

6. 具有细胞毒作用的细胞是

A. B细胞和NK细胞

B. Tc细胞和B细胞

C. 肥大细胞和NK细胞

D. NK细胞和Tc细胞

E. Th细胞和NK细胞

7. 既具有吞噬作用又具有抗原提呈作用的是

A. 中性粒细胞   B. 巨噬细胞

C. 树突状细胞   D. B细胞

E. T细胞

8. 关于细胞因子的叙述,错误的是

A. 一种细胞因子只能由一种细胞产生

B. 一种细胞因子可具有多种生物学活性

C. 细胞因子可以自分泌、旁分泌和内分泌方式发挥作用

D. 一种细胞因子可由多种细胞产生

E. 几种细胞因子可互相发挥免疫调节作用

二、简答题

1. 简述免疫系统的组成。

2. 比较T细胞与B细胞的表面标志有何不同。

第2章 抗　　原

学习目标
1. 掌握：抗原的概念及特性。
2. 熟悉：抗原的种类、抗原的特异性及交叉反应、医学上重要的抗原物质。
3. 了解：影响抗原免疫原性的因素、超抗原及免疫佐剂。

人们在日常生活中发现，病原微生物、花粉、某些药物等进入机体后会引起免疫系统的识别，这些能引起机体免疫系统识别的物质即抗原。抗原是刺激免疫应答的始动因素和必要条件，没有抗原物质的入侵，机体的免疫应答就不会发生。机体在识别这些抗原物质的过程中会出现病理反应，引起组织损伤或生理功能紊乱，故认识抗原、学习检测抗原的相关技术，可以为临床查明病因、明确诊断提供依据。

第 1 节　抗原的概念、特性与分类

▶▶ 一、抗原的概念

抗原（antigen，Ag）是一类能刺激和诱导机体免疫系统产生特异性免疫应答，并能与相应的免疫应答产物（抗体或致敏淋巴细胞）在体内或体外发生特异性结合反应的物质，亦称免疫原（immunogen）。

▶▶ 二、抗原的特性

一个完整的抗原分子一般应具有两个基本特性：免疫原性和免疫反应性。具备免疫原性与免疫反应性的物质都是抗原。

1. 免疫原性　指抗原能刺激机体免疫系统产生相应的抗体或效应 T 细胞的性能，即抗原诱导机体产生免疫应答的能力。

2. 免疫反应性　指抗原能与相应抗体或效应 T 细胞特异性结合，发生免疫反应的性能。

▶▶ 三、抗原的分类

抗原的分类方法主要有以下几种。

（一）根据抗原的基本特性分类

1. 完全抗原　既有免疫原性，又有免疫反应性的抗原物质。一些复杂的有机分子都属

于完全抗原,如各种微生物和异种蛋白质等。

2. 半抗原　只具有免疫反应性而无免疫原性的抗原被称为半抗原或不完全抗原,即只能与抗体特异性结合而不能单独诱导机体产生抗体的抗原。这类抗原分子量往往较小,如某些多糖、类脂和药物等。

半抗原能与相应的特异性抗体结合,但本身不能诱导产生免疫应答反应,只有与大分子蛋白结合后,才能成为完全抗原,获得免疫原性,从而刺激机体产生免疫应答反应。并非所有物质均为完全抗原,任何完全抗原均必须具备免疫原性和免疫反应性,而这两个基本特性受到诸多因素的影响。

(二) 根据抗原刺激 B 细胞产生抗体是否需要 T 细胞辅助分类

1. 胸腺依赖性抗原(thymus dependent antigen,TD-Ag)　这类抗原须在 T 细胞的辅助下才能刺激 B 细胞产生抗体。TD-Ag 主要为蛋白质类抗原,如病原微生物、血细胞、血清蛋白等。此类抗原的特点是:分子量大、结构复杂;既有 B 细胞决定基,又有 T 细胞决定基;刺激机体产生的抗体主要为 IgG,既能引起体液免疫,又能引起细胞免疫和免疫记忆。

2. 胸腺非依赖性抗原(thymus independent antigen,TI-Ag)　这类抗原在刺激 B 细胞产生抗体时不需 T 细胞参与。TI-Ag 主要为多糖类抗原,如脂多糖、荚膜多糖和聚合鞭毛素等。此类抗原的特点是:结构简单;有相同 B 细胞决定基,且重复出现,无 T 细胞决定基;刺激机体产生的抗体主要为 IgM,只能引起体液免疫,不能引起细胞免疫和免疫记忆。

(三) 根据抗原的来源及与机体的亲缘关系分类

1. 异种抗原(xenogeneic antigen)　指来源于不同物种的抗原物质。通常情况下,异种抗原的免疫原性较强,容易引起较强的免疫应答,与医学有关的异种抗原主要有病原微生物、细菌外毒素和类毒素、异种动物血清、植物花粉等。

2. 同种异型抗原(allogenic or allotypic antigen)　指同一种属不同个体间存在的特异性抗原。人类重要的同种异型抗原有组织相容性抗原、免疫球蛋白遗传标志抗原和血型抗原等。

3. 自身抗原(autoantigen)　指能诱导宿主发生自身免疫应答的自身组织成分,主要包括修饰的自身抗原和隐蔽的自身抗原。常引起自身免疫病。

4. 异嗜性抗原(heterophile antigen)　是一类与种属特异性无关,存在于人、动植物和微生物之间的共同抗原。

第 2 节　决定抗原免疫原性的因素

▶ 一、异物性

异物性是指抗原来源的生物体与所刺激机体间的差异程度,是抗原物质的首要性质。免疫学中的异物指在胚胎时期未与免疫细胞接触过的所有物质。具有异物性的物质通常包括以下三类。

1. 异种物质　对人体而言,各种微生物及其大分子代谢产物、异种动物蛋白和植物蛋白等均具有强免疫原性。抗原来源的物种与宿主间的种属亲缘关系越远,其免疫原性越强,如鸡血清蛋白对鸭呈弱免疫原性,对家兔则呈强免疫原性;微生物抗原、异种血清蛋白对人都是强免疫原。

2. 同种异体物质 同种不同个体之间,由于遗传基因不同,其组织成分的化学结构也有差异,因此具有免疫原性,如人类红细胞血型抗原、人类组织细胞上的 HLA 抗原等。

3. 自身物质 正常情况下,机体自身组织成分无免疫原性,但在某些异常情况下,自身组织也可以具有免疫原性。例如,在外伤、感染、电离辐射、药物、手术等因素作用下,自身组织结构发生改变,或隐蔽的自身成分(胚胎时期封闭性发育的组织,如精子、眼晶体蛋白、甲状腺球蛋白、脑组织等)释放入血,与免疫活性细胞接触,即成为抗原而导致自身免疫性疾病。

▶▶ 二、物质的理化性状

抗原均为有机物,但有机物不一定都是抗原,具有以下特性的有机物才能成为抗原。

1. 分子质量大小 具有免疫原性的物质通常为大分子有机物,分子质量在 10kDa 以上。在一定的范围内,抗原的分子质量越大,其免疫原性越强。分子质量低于 4kDa 的物质一般无免疫原性(胰高血糖素例外)。

2. 化学成分与分子结构 具有较强免疫原性的抗原多为蛋白质,结构复杂的多糖、脂多糖亦具有免疫原性。在蛋白质分子中,含有大量芳香族氨基酸,尤其是含有酪氨酸的蛋白质,其免疫原性强;以非芳香族氨基酸为主的蛋白质,其免疫原性较弱。从结构上看,结构越复杂,其免疫原性越强。多支链或带环状结构的物质免疫原性强,如卵白蛋白分子质量仅为 40kDa,但其分子为环状结构,含有芳香族氨基酸,故免疫原性强;而明胶分子质量为 100kDa,但其是无分支的直链结构,稳定性差,故免疫原性很弱。若在明胶分子中连接上2% 的酪氨酸,则其免疫原性明显增强。

3. 物理性状 一般情况下,聚合状态的蛋白质较单体蛋白质免疫原性强;颗粒性抗原较可溶性抗原的免疫原性强。因此,许多免疫原性较弱的物质吸附在某种颗粒物质表面,可增强其免疫原性。

▶▶ 三、机体反应性

机体的免疫应答受遗传因素的调控,并与机体的性别、年龄、健康状况及心理状态等因素有关。因此,不同种类、同种不同个体的动物,对同一种抗原的免疫应答能力有很大差异。此外,免疫原性的强弱与抗原进入机体的途径、剂量、次数及是否使用佐剂等因素有关。

第3节 抗原的特异性与交叉反应

▶▶ 一、抗原的特异性

特异性(specificity)是指物质之间的相互吻合性、针对性或专一性。抗原的特异性表现在免疫原性和抗原性两个方面。在免疫原性方面,抗原只能刺激机体的免疫系统产生针对该抗原的特异性抗体或效应性 T 细胞;在抗原性方面,抗原只能与相应的抗体或效应性 T 细胞结合,继而产生免疫效应。例如,伤寒沙门菌诱导的免疫应答只能针对伤寒沙门菌,不能诱导针对志贺菌的免疫力,也不和志贺菌的抗体发生反应。特异性是免疫应答最基本的特点,也是免疫学诊断和防治的理论依据。决定抗原特异性的物质基础是抗原决定簇。

(一)抗原决定簇(基)

抗原决定簇(antigenic determinant,AD)又称抗原决定基或表位,是指抗原分子中能与抗体结合或被 T 细胞受体(TCR)/B 细胞受体(BCR)识别的、决定抗原特异性的化学基团。被 TCR 所识别的表位称 T 细胞表位;被 BCR 或抗体所识别的表位称 B 细胞表位。

抗原通过其决定簇与相应淋巴细胞表面的抗原受体结合,诱导免疫应答;抗原也通过决定簇与相应的抗体或效应性 T 细胞结合而发生免疫反应。因此,抗原决定簇是免疫应答具有特异性的物质基础。

(二)抗原决定簇对抗原特异性的影响

抗原决定簇的性质、数目和空间结构决定着抗原的特异性。用连接有不同化学基团的苯胺衍生物制备成复合抗原,将其分别免疫动物后得到相应抗体,将得到的抗体与上述抗原进行反应,结果证明,各种复合抗原均只能与相应抗体发生特异性结合,说明化学基团(抗原决定簇)的结构决定了抗原抗体反应的特异性。

(三)载体决定簇与半抗原决定簇

将一种半抗原偶氮化后再结合到蛋白质载体上,制备成人工复合抗原。用此复合抗原免疫动物后得到两种抗体:针对半抗原的抗体和针对载体蛋白的抗体。原因是这种复合抗原蛋白质载体上既有原有的抗原决定簇,又有半抗原决定簇。所以,每一种半抗原可以理解为单一的一种抗原决定簇,天然蛋白质抗原常带有多种不同的抗原决定簇,即带有多种半抗原的大分子。

在免疫应答中,B 淋巴细胞识别半抗原,并提呈载体决定簇给 T 淋巴细胞,T 淋巴细胞识别载体决定簇,并以此连接 T、B 淋巴细胞,激活 B 细胞产生特异性免疫应答,此称为半抗原-载体效应。一些低分子化合物(如青霉素、阿司匹林、苯胺染料等)与机体组织蛋白结合后,可成为完全抗原诱导机体产生超敏反应,其机制也可用半抗原-载体效应来解释。

▶▶ 二、共同抗原与交叉反应

简单的抗原在其表面只有 1 个抗原决定簇,只能与 1 种抗体结合。天然抗原一般都具有多种抗原决定簇,可诱导多种抗体产生,而每一种抗原决定簇只能与相应抗体特异性结合。不同抗原物质(如两种不同细菌)可具有相同或相似的抗原决定簇,称为共同抗原(common antigen)。一种抗原刺激机体产生的抗体,能与具有共同抗原的其他抗原物质发生结合反应,称为交叉反应(图 2-1)。

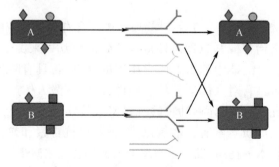

●●● 图 2-1 共同抗原与交叉反应示意图 ●●●

共同抗原与交叉反应有重要医学意义。伤寒沙门菌与甲型、乙型副伤寒沙门菌之间存在相同的菌体抗原。因此，伤寒沙门菌的免疫血清能与甲型、乙型副伤寒沙门菌发生凝集反应。溶血性链球菌的某些成分与某些人肾小球基膜之间存在共同抗原，当溶血性链球菌感染机体，机体产生的抗链球菌抗体与肾小球基膜中的共同抗原结合，引起肾小球肾炎。

链接

Forssman 实验与共同抗原

Forssman 在 1911 年以豚鼠组织免疫家兔，所得的血清在补体参与下，能溶解绵羊红细胞，表明鼠组织中含有与绵羊红细胞相同的抗原成分，后来称他发现的这种抗原为 Forssman 抗原。 在临床诊断中也有用异嗜性抗原作为疾病检测的手段，如从牛心肌中提取的心肌类脂与梅毒螺旋体有共同抗原，利用牛心肌提取液检测患者体内是否存在抗梅毒抗体，以此作为梅毒患者的诊断依据。

第4节 医学上重要的抗原物质

自然界中抗原物质种类繁多，多数与医学密切相关，在很多临床疾病的发生、发展、诊断及防治方面具有重要的医学意义。

一、病原生物及其代谢产物

1. 病原生物 各种病原生物如细菌、病毒、螺旋体、寄生虫等，都具有良好的免疫原性。病原微生物虽结构简单，但其化学组成相当复杂，每种结构均具有多种抗原成分，因此每种病原微生物都是由多种抗原组成的复合体。例如，细菌有表面抗原、菌体抗原、鞭毛抗原和菌毛抗原等。病原微生物在侵入机体引起疾病的同时，其抗原物质刺激机体产生特异性免疫应答。因此，临床上以检测病原微生物抗原或患者体内相应的抗体来鉴定病原微生物，从而确诊或辅助诊断感染性疾病。

2. 细菌外毒素和类毒素 细菌外毒素是某些细菌在代谢过程中合成的蛋白质，对机体具有很强的毒性作用。外毒素具有很强的免疫原性，能刺激机体产生抗外毒素抗体，即抗毒素。外毒素经甲醛处理后，失去毒性，保留其免疫原性，称为类毒素。类毒素可作为人工主动免疫制剂，常用于免疫预防的类毒素有白喉类毒素和破伤风类毒素等。

二、动物免疫血清

用类毒素免疫动物(如马、羊等)后，动物血清中可含有大量相应的抗毒素，即动物免疫血清。临床上用抗毒素治疗或紧急预防外毒素所致的疾病。来源于异种动物的抗毒素具有两重性：一方面作为抗体，能中和患者体内相应的外毒素，具有防治疾病的作用；另一方面，这种抗毒素是异种蛋白，对人体具有免疫原性，即能刺激人体产生特异性免疫应答，并可引起超敏反应。因此，在应用异种动物的抗毒素或抗病毒血清时，必须注意防止超敏反应的发生。临床上常用的抗毒素有白喉抗毒素、破伤风抗毒素和蛇毒抗毒素等。目前，随着动物免疫血清纯化技术的提高，发生超敏反应的概率也随之减少。

▶▶ 三、异嗜性抗原

异嗜性抗原是一类与种属无关的存在于人、动物、植物和微生物之间的共同抗原。有些病原微生物与人体某些组织具有共同抗原成分,是引起免疫性疾病的原因之一。例如,溶血性链球菌的细胞膜与人肾小球基膜及心肌组织有共同抗原存在,故在链球菌感染后,有可能机体免疫系统会对该部位细胞发生异常免疫应答反应,引起肾小球肾炎或心肌炎的发生。

临床工作中也常借助异嗜性抗原对某些疾病作辅助诊断。例如,某些立克次体与变形杆菌间有异嗜性抗原,临床上常用变形杆菌 OX_{19} 和 OX_2 菌株代替立克次体抗原,进行斑疹伤寒的辅助诊断,称为外斐反应。

▶▶ 四、同种异型抗原

由于人类遗传基因的不同,细胞表面的抗原结构也存在差异,故不同个体细胞与组织之间存在同种异型抗原。人类重要的同种异型抗原有血型抗原、组织相容性抗原和免疫球蛋白遗传标志抗原。这些同种异型抗原与免疫应答、输血反应、移植排斥反应和某些超敏反应性疾病的发生有密切的关系。

（一）红细胞抗原（血型抗原）

1. ABO 血型抗原 根据人类红细胞表面 A、B 抗原的不同,可分为 A、B、AB 和 O 四种类型。人体血清中含有 IgM 类天然抗体,不同血型个体间相互输血时,可因血型抗原与相应抗体结合而发生输血反应,所以在输血前必须进行交叉配血试验。目前,在 A、B 血型抗原中均发现有亚型存在,故临床配血工作时应予以注意。

2. Rh 血型抗原 Rh 抗原为表达于人类红细胞上的一种血型抗原,为跨膜蛋白。由于与恒河猴红细胞上的跨膜蛋白分子同源,故称为 Rh 抗原。临床以 RhD 抗原存在与否分为 Rh 阳性(Rh^+)和 Rh 阴性(Rh^-)两种血型。我国 99.64% 的汉族人群为 Rh 血型阳性。RhD 抗原免疫原性较强,如果进入 Rh 血型阴性的个体可引起免疫应答,产生抗 RhD 抗原的抗体,抗体类型为 IgG,可通过母体的胎盘。Rh 阴性血型的女性与 Rh 阳性血型的男性婚配时,若怀有 Rh 阳性血型的胎儿,在分娩时因产道损伤造成胎儿血液进入母体,刺激母体产生抗体。当该妇女再次妊娠(Rh 阳性胎儿)时,抗 Rh 血型抗体可通过胎盘进入胎儿体内,引起严重的新生儿溶血反应。

（二）组织相容性抗原（人类白细胞抗原）

组织相容性抗原是指不同个体间进行器官或组织移植时,诱导机体产生移植排斥反应的抗原,该抗原最早在人类白细胞中发现,又称为人类白细胞抗原(human leukocyte antigen,HLA)。HLA 存在于白细胞、淋巴细胞、血小板和所有有核细胞表面,参与免疫应答和免疫调节,且与移植排斥反应及某些疾病有关。除单卵双生同胞外,不同个体间表达完全一致的组织相容性抗原的概率极低,故在进行器官移植时,应对 HLA 进行配型。

▶▶ 五、自身抗原

刺激机体产生特异性免疫应答的自身组织成分称为自身抗原。正常情况下,机体存在自身免疫耐受,即对自身正常的组织细胞不产生免疫应答。机体自身物质成为自身抗原的情况主要有以下两方面。

1. 隐蔽性自身抗原 是指体内某些与免疫系统在解剖位置上隔绝的抗原成分。因这些抗原成分未曾与免疫系统接触,其相应的 T 细胞或 B 细胞克隆在分化发育过程中没有被清除而发育为成熟的具有免疫功能的 T 细胞和 B 细胞克隆。在手术、外伤或感染等情况下,这些隐蔽抗原释放入血流或淋巴液,就能刺激相应的 T 细胞、B 细胞发生免疫应答,甚至引起自身免疫病。通常被视为隐蔽抗原的有脑组织、精子、甲状腺球蛋白、眼晶状体蛋白等。

2. 自身组织成分的免疫原性发生改变 在病原微生物感染、电离辐射或化学药物等因素影响下,机体组织成分的分子结构可发生改变而导致免疫原性改变;外来半抗原(如某些药物)、完全抗原(如微生物及其代谢产物)与自身组织成分结合,从而使自身组织出现新的抗原成分。自身组织成分的免疫原性改变,可刺激机体产生免疫应答,并可导致机体组织的损伤或破坏。

▶▶ 六、肿瘤抗原

肿瘤抗原是指细胞在癌变过程中出现的新抗原和过度表达的抗原物质的总称。一般可将肿瘤抗原分为两大类。

(一) 肿瘤特异性抗原

肿瘤特异性抗原(tumor specific antigen,TSA)是指某种肿瘤细胞特有的或只存在于某种肿瘤细胞而不存在于正常细胞的新抗原,大多是突变基因的产物。TSA 在实验动物肿瘤中已证实,目前,应用单克隆抗体已在人类黑色素瘤、结肠癌、乳腺癌等肿瘤细胞表面检测出此类抗原。

(二) 肿瘤相关抗原

肿瘤相关抗原(tumor associated antigen,TAA)为非肿瘤细胞所特有,正常细胞也能微量表达,只是其含量在细胞癌变时明显增高。胚胎抗原是其中的典型代表。胚胎抗原指胚胎发育时期由胚胎细胞产生的正常成分,在胚胎发育后期减少,出生后逐渐消失或残留极微量。当细胞癌变时,此类抗原可在癌细胞内重新合成。因此,检测肿瘤相关抗原对某些肿瘤的诊断及预后判断有一定的价值。

1. 甲胎蛋白(alpha fetoprotein,AFP) 是胎儿肝细胞合成的一种糖蛋白,出生后至成年血清中几乎检测不到。肝细胞癌变时可合成 AFP,原发性肝癌患者血清中 AFP 含量多在 300ng/ml 以上。虽然孕妇及其他肿瘤患者血清中 AFP 含量也可增多,但很少超过 100ng/ml,故目前 AFP 检测已广泛用于原发性肝癌的辅助诊断与普查。

2. 癌胚抗原(carcinoembryonic antigen,CEA) 是存在于正常胚胎消化管组织中的一种糖蛋白,在正常人血清中也可有微量存在。在临床上,当 CEA 大于 60μg/L 时,可见于结肠癌、直肠癌、胃癌和肺癌。

▶▶ 七、超抗原

(一) 超抗原的概念

超抗原(super antigen,SAg)是指在极低浓度下即可非特异地刺激多数 T 细胞克隆活化增殖,产生极强免疫应答的物质。超抗原通过与抗原提呈细胞表面表达的 MHCⅡ类分子抗原结合槽以外的非多肽区结合,提呈给 T 细胞,同时与 TCR 的 Vβ 链 CDR3 外侧区域相互作用,激活大量(5%～20%)的 T 细胞克隆。

(二) 超抗原的种类

超抗原可分为两类。

1. 外源性超抗原　主要是细菌的毒素性产物,如金黄色葡萄球菌肠毒素(SE)A～E、葡萄球菌表皮剥脱毒素(ET)、金黄色葡萄球菌毒性休克综合征毒素 1(TSST-1)、链球菌致热外毒素、M 蛋白等。

2. 内源性超抗原　主要是反转录病毒的合成产物,如小鼠乳腺瘤病毒(MMTV)产生的蛋白 MLs。目前,有人提出人类免疫缺陷病毒(HIV)有可能是人类的病毒性超抗原。

(三) 超抗原的特点

超抗原与普通抗原不同,极低浓度($\leq 10^{-9}$mol/L)即可刺激 T 细胞增殖。超抗原不需要常规的细胞内抗原提呈,无 MHC 限制性。超抗原可致胸腺内表达特定 TCR Vβ 的发育未成熟的 T 细胞死亡,也可诱导成熟 CD4[+] 和 CD8[+]T 细胞凋亡(表 2-1)。

表 2-1　普通抗原与超抗原比较

	普通抗原	超抗原
化学性质	蛋白质、多糖等	外毒素蛋白、反转录病毒蛋白
MHC Ⅱ类分子结合部位	肽结合槽	肽结合槽外侧非多态区
TCR 结合部位	TCRα、β 链的 CDR3 区	TCR Vβ 链外侧的 CDR1 和 CDR2 区
MHC 限制性	-	+
抗原提呈	-	+
反应细胞	T、B 细胞	表达特定 Vβ 的 T 细胞
应答特点	APC 处理后被 T 细胞识别	直接刺激 T 细胞
刺激效应	免疫应答或耐受	细胞凋亡

(四) 超抗原的生物学意义

1. 超抗原与 T 细胞的耐受诱导　实验证明在胸腺内分化发育中的 T 细胞如与超抗原结合,可诱发程序性细胞死亡,导致克隆排除。故超抗原可用于 T 细胞成熟、活化和耐受的研究。

2. 超抗原与疾病　葡萄球菌感染所产生的外毒素主要是可溶性蛋白分子,近年来的研究证明葡萄球菌外毒素对靶细胞并无直接毒性作用,而是通过活化多数 T 细胞所释放的大量细胞因子产生的生物学效应而引起的毒性休克综合征等临床症状。

一些疾病,例如,原因不明的川畸病、风湿性关节炎等疾病,发现与某些 Vβ 阳性 T 细胞的增殖相关。周围组织中存在的自身反应性 T 细胞克隆可为外源性超抗原激活而引发自身免疫病。也有学者认为 HIV 引发的人获得性免疫缺陷综合征(艾滋病),其发病学与其超抗原相关。

(江凌静)

目标检测

一、名词解释

1. 抗原　2. 抗原决定簇

二、单项选择题

1. 半抗原

　　A. 具有免疫原性

　　B. 具有抗原性

　　C. 既有免疫原性也有抗原性

　　D. 既无免疫原性也无抗原性

　　E. 与蛋白质载体结合后可获得抗原性

2. 与外毒素有相同免疫原性的物质是

　　A. 内毒素　　　　　　B. 类毒素

　　C. 抗毒素　　　　　　D. 抗生素

　　E. 维生素

3. 胸腺依赖性抗原是指

　　A. 在胸腺中产生的抗原

　　B. 只能引起细胞免疫应答的抗原

　　C. 能直接激活 B 细胞产生体液免疫应答的抗原

　　D. 不能刺激机体产生再次应答的抗原

　　E. 只有在 T 细胞辅助下，才能激活 B 细胞产生体液免疫应答的抗原

4. 决定抗原特异性的是

　　A. 大分子物质　　　　B. 理化性状复杂

　　C. 抗原决定簇　　　　D. 异物性

　　E. 以上都不是

5. 存在于同一种属不同个体之间的抗原是

　　A. 异种抗原　　　　　B. 异嗜性抗原

　　C. 同种异型抗原　　　D. 自身抗原

　　E. 肿瘤抗原

6. 对人体既是抗原又是抗体的是

　　A. 动物免疫血清　　　B. 类毒素

　　C. 外毒素　　　　　　D. 细菌

　　E. 病毒

7. AFP 可用于下列哪种疾病的诊断

　　A. 结核　　　　　　　B. 结肠癌

　　C. 肝癌　　　　　　　D. 肺癌

　　E. 恶性黑色素瘤

三、简答题

举例说明医学上重要的抗原物质并说出其医学意义。

第3章 免疫球蛋白与抗体

学习目标

1. 掌握：免疫球蛋白结构、免疫球蛋白水解片段及其功能。
2. 熟悉：免疫球蛋白的功能、五类免疫球蛋白的特性。
3. 了解：人工制备抗体的类型。

当细菌、病毒等病原体侵入人体，或人体内出现肿瘤细胞时，机体的许多免疫成分可对其发起攻击，以破坏、清除这些有害物质，使机体保持健康。其中，B细胞产生的抗体是重要的免疫成分之一。

抗体是体液免疫应答的主要效应物质，它是形状如"Y"字的球蛋白。抗体产生后可以被运送到身体的各个部位，以便去捕捉细菌、病毒等抗原性物质，发挥相应的免疫效应，直至把这些抗原物质彻底清除。

链接

抗体的发现

德国细菌学家贝林给豚鼠注射白喉杆菌后，发现上百只豚鼠发病死亡，只有两只存活下来。他给这两只豚鼠注射了更大剂量的白喉杆菌，结果他们安然无恙。然后，他又将分离到的白喉毒素注射到这两只豚鼠体内，这两只豚鼠仍然安然无恙。接着，贝林又作了个有趣的实验：他抽取了经过上述实验的豚鼠血液，分离出血清，另外又抽取了未经实验的正常豚鼠血液分离出血清，然后把白喉毒素分别加在这两种血清里混合，再分别注射到另外两只健康豚鼠体内。结果和贝林预想的一样，第一只豚鼠生存下来，第二只豚鼠很快死亡了。由此证实了经过白喉杆菌和白喉毒素注射实验的豚鼠，血清里存在着抗击白喉毒素的物质即抗体，它可以中和毒素的毒性作用。此种抗毒素即是抗体。

第 1 节 免疫球蛋白的结构与类型

抗体（antibody，Ab）是B细胞接受抗原刺激后分化为浆细胞，再由浆细胞合成分泌的一类能与相应抗原特异结合的球蛋白（图3-1）。抗体是非常重要的免疫分子，主要存在于血清等体液中，故将抗体介导的免疫称为体液免疫。在电泳分析中，血清抗体主要存在于 γ 球蛋白区，因此曾将抗体称为 γ 球蛋白（丙种球蛋白）。

后来研究发现，在骨髓瘤、巨球蛋白血症等患者血清中存在与抗体结构相似但不能与抗原特异结合的球蛋白。1968年和1972年两次国际会议讨论决定，将具有抗体活性或化学结构与抗体相似的球蛋白统一命名为免疫球蛋白(immunoglobulin,Ig)。由此可见,抗体是生物学功能上的概念,免疫球蛋白是化学结构上的概念。所有抗体都是免疫球蛋白,而免疫球蛋白不一定都是抗体。免疫球蛋白主要存在于血液、组织液和外分泌液中,发挥体液免疫效应,称为分泌型免疫球蛋白(secreted Ig,SIg),也可存在于 B 细胞膜上,构成 B 细胞抗原识别受体,称为膜结合型免疫球蛋白(surface of membrane Ig,SmIg)。

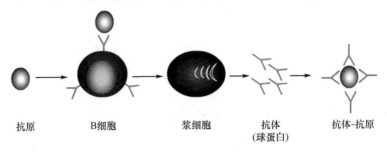

| 抗原 | B细胞 | 浆细胞 | 抗体(球蛋白) | 抗体-抗原 |

•• 图 3-1　抗体产生示意图 ••

▶▶ 一、免疫球蛋白的基本结构

Ig 的基本结构由四条多肽链组成,其中两条相同的长链称重链(H 链),两条相同的短链称轻链(L 链),四条多肽链通过二硫键连接,形成一个"Y"形结构,称为 Ig 单体,是构成免疫球蛋白分子的基本单位(图 3-2)。

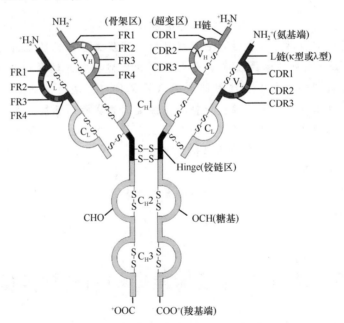

•• 图 3-2　免疫球蛋白基本结构示意图 ••

(一) 重链

Ig 的每条重链由 450~550 个氨基酸残基组成,两条重链间由二硫键相连。根据重链恒定区结构及免疫原性的不同,将重链分为五类,分别是 γ、α、μ、δ、ε,与之相应类别为 IgG、

IgA、IgM、IgD、IgE。同一类 Ig 根据铰链区氨基酸组成和重链二硫键数目与位置的差别，又可分为不同的亚类，IgG 可分为 IgG1～IgG4；IgA 可分为 IgA1 和 IgA2。IgM、IgD 和 IgE 尚未发现亚类。

（二）轻链

Ig 的每条轻链由 214 个氨基酸残基组成，两条轻链分别以二硫键与重链相连。根据轻链恒定区结构及免疫原性的不同，可将 Ig 分为两型，分别是 κ 型和 λ 型。一个 Ig 分子重链同类，轻链同型。正常人血清免疫球蛋白中 κ 型与 λ 型的比例约为 2∶1。两型比例异常可反应免疫系统的异常，如人类免疫球蛋白 λ 型过多，提示可能有产生 λ 链的 B 细胞肿瘤。

（三）连接链

连接链（joining chain，JC）是由浆细胞合成的一条富含半胱氨酸的多肽链，主要功能是将单体 Ig 连接为多聚体。2 个单体 IgA 由 JC 连接形成二聚体 IgA（图 3-3），5 个单体 IgM 由 1 个 JC 和若干二硫键连接形成五聚体 IgM（图 3-4）；IgG、IgD、IgE 为单体，无 JC。

（四）分泌片

分泌片（secretory piece，SP）是分泌型 IgA 分子上的一个辅助成分（图 3-3），为一种含糖多肽链，由黏膜上皮细胞合成和分泌，以非共价键形式结合于 IgA 二聚体上，使其成为 SIgA，分泌到黏膜表面的分泌液中。SP 的功能是保护 IgA 铰链区免受蛋白水解酶降解，并介导 IgA 二聚体从黏膜下通过黏膜上皮细胞到黏膜表面的转运。

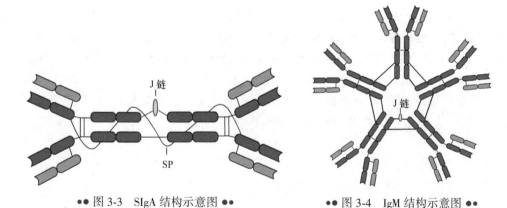

•• 图 3-3　SIgA 结构示意图 ••　　　　•• 图 3-4　IgM 结构示意图 ••

▶▶ 二、免疫球蛋白的功能区

（一）可变区与恒定区

在 Ig 多肽链的氨基端，H 链的 1/4 和 L 链的 1/2 区域内，氨基酸的种类、排列顺序多变，称为可变区（V 区）。V 区以外的部分（即 H 链的 3/4 和 L 链的 1/2 区域内），氨基酸的种类、排列顺序变化不大，称为恒定区（C 区）；在可变区中，某些局部区域的氨基酸组成和排列顺序高度可变，称为超变区（hypervariable region，HVR）。超变区是 Ig 与抗原特异性结合的部位，又称为互补决定区（complementary determining region，CDR）。可变区的其他部分氨基酸变化较小，称为骨架区（framework region，FR）。骨架区不与抗原结合，但可维持 CDR 的空间构型。H 链和 L 链高变区形成的特定空间构型共同组成 Ig 的抗原结合部位，该部位的构型与抗原决定簇互补，是抗体与抗原结合的关键部位。

（二）铰链区

铰链区（hinge region，HR）是在重链 C_H1 与 C_H2 之间存在的一个可以自由折叠的区域，该区含大量脯氨酸，富有弹性，张合自如，有利于 Ig 可变区与不同距离抗原决定簇结合，同时也有利于补体结合位点的暴露，为补体活化创造条件。IgG、IgA、IgD 有 HR，IgM 和 IgE 则无 HR（图3-5）。

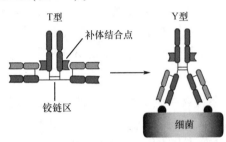

●● 图3-5　免疫球蛋白铰链区作用示意图 ●●

Ig 不仅在 H 链间、H 链与 L 链间有二硫键连接，而且在 H 链、L 链内也有二硫键连接，借此将肽链折叠成数个球形结构。每个球形结构约由 110 个氨基酸组成，具有一定的生理功能，称为 Ig 功能区。每条 L 链有 V_L 和 C_L 两个功能区；IgG、IgA 和 IgD 的每条 H 链有 V_H 和 C_H1、C_H2、C_H3 四个功能区；IgM 和 IgE 的 H 链有五个功能区，即多一个 C_H4 功能区。IgG、IgA、IgD 有铰链区，IgM 和 IgE 则无。各功能区的作用是：①V_H 和 V_L 是与抗原特异性结合的部位；②C_H1 和 C_L 上有部分同种异型的遗传标志；③IgG 的 C_H2 和 IgM 的 C_H3 具有补体结合位点，能激活补体的经典途径；④IgG 的 C_H3 能与单核-巨噬细胞、中性粒细胞、B 细胞和 NK 细胞表面的 IgG 的 Fc 受体结合；IgE 的 C_H4 能与肥大细胞和嗜碱性粒细胞的 IgE 的 Fc 受体结合。

案例 3-1

　　患者，女性，59 岁，已婚，生育 1 男 1 女。自述腰痛 7 月余，近日腰背部及骶髂关节疼痛加剧难忍，并经常伴有头晕、乏力、心悸等症状入院。体格检查：面色、口唇、指甲苍白，骶髂关节叩击痛、压痛明显。血红蛋白 65g/L，血清球蛋白 76.5g/L（正常值 20~30g/L），γ 球蛋白 62.9%（正常 9%~18%），IgG 107g/L（正常 7.6~16.6g/L）。骨骼 X 线检查：胸、腰椎骨质疏松，髂骨有多个圆形及卵圆形穿凿样缺损。骨髓检查：浆细胞明显增生，形态异常。尿蛋白阳性，尿 Bence-Jones 蛋白阳性。

　　问题：

　　1. 该患者的临床诊断是什么？

　　2. 患者所患疾病的发生机制是什么？

▶▶ 三、免疫球蛋白的水解片段

在一定条件下，Ig 肽链的某些部位能被蛋白酶水解为不同片段。通过对 Ig 水解片段的研究，有助于了解 Ig 的结构和功能，分离和纯化特定的 Ig 多肽片段。木瓜蛋白酶（papain）和胃蛋白酶（pepsin）是最常用的两种 Ig 蛋白水解酶，用这两种酶可将 IgG 水解为不同片段（图3-6）。

（一）木瓜蛋白酶水解片段

用木瓜蛋白酶水解 IgG，可在其铰链区二硫键近氨基端侧切断，获得三个水解片段。其中两个

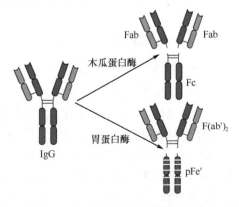

●● 图3-6　免疫球蛋白水解片段示意图 ●●

片段完全相同,每一个片段具有结合抗原的能力,称为抗原结合片段(fragment antigen binding,Fab),每个Fab段结合抗原是单价的,只能结合一个抗原决定簇,因此不能连接成较大的抗原抗体复合物,因此不出现凝集和沉淀现象;另一个片段在低温下结晶,称为可结晶片段(fragment crystallizable,Fc),它不能结合抗原,但具有结合补体、结合细胞及通过胎盘和黏膜的功能。

(二)胃蛋白酶水解片段

用胃蛋白酶水解IgG,可在其铰链区二硫键近羧基端侧切断,获得一个大分子$F(ab')_2$片段和若干小分子多肽碎片pFc'。$F(ab')_2$由两个Fab及铰链区组成,能与两个抗原决定簇结合,为双价,与抗原结合后可出现凝集反应和沉淀反应。由于$F(ab')_2$保留了结合相应抗原的生物学活性,又避免了Fc段免疫原性可能引起的超敏反应。因此,在实际应用中将动物免疫血清(如白喉抗毒素、破伤风抗毒素等)用胃蛋白酶水解后制备成精制提纯的生物制品,因去掉了Fc段而有效地降低了其副作用。pFc'最终被降解,无生物学作用。

第2节 各类免疫球蛋白的特性与功能

一、IgG

IgG是人类血清中的主要抗体,占血清Ig总量的75%,血清浓度为6~16g/L,半衰期最长,可达24天,以单体形式存在,分IgG1、IgG2、IgG3、IgG4四个亚类,易透过毛细血管分布于血清和细胞外液中,主要由脾脏、淋巴结中的浆细胞产生,出生后3个月开始合成,5岁左右接近成人水平。因为IgG含量高、半衰期长、分布广,又是再次免疫应答产生的主要抗体,所以是机体抗感染的"主力军"。IgG是唯一能通过胎盘的抗体,在新生儿抗感染中具有重要作用。

IgG与抗原结合后,具有中和作用、调理作用、ADCC作用及激活补体作用等;IgG可通过其Fc段与葡萄球菌蛋白A(SPA)结合,再与相应抗原结合后出现凝集现象,此即协同凝集试验,已广泛用于免疫学诊断;另外,某些自身抗体如抗核抗体、抗甲状腺球蛋白抗体和引起Ⅱ、Ⅲ型超敏反应的抗体也属于IgG。

二、IgM

IgM占血清Ig总量的10%,血清浓度为0.6~2g/L,半衰期为5天,主要由脾脏中的浆细胞产生。单体IgM以膜结合型(SmIgM)表达于B细胞表面,构成B细胞抗原受体(BCR);分泌型IgM为五聚体,分子质量最大,又称为巨球蛋白,不能通过血管壁,主要存在于血清中,在防止败血症方面具有重要意义。五聚体IgM含10个Fab段,具有很强的抗原结合能力;含5个Fc段,比IgG更易激活补体。IgM是个体发育中最早合成的抗体,在胚胎发育晚期已能合成,所以脐带血中IgM升高提示胎儿有宫内感染。IgM也是机体感染后最早出现的抗体,是机体抗感染的"先头部队",在感染早期发挥抗感染作用。若血清中特异性IgM升高,提示新近发生感染,可用于感染的早期诊断。天然的血型抗体为IgM,血型不符的输血可致严重溶血反应。IgM亦参与Ⅱ型、Ⅲ型超敏反应。

三、IgA

IgA 分为血清型 IgA 和分泌型 IgA（SIgA）。血清型为单体，主要存在于血清中，占血清 Ig 总量的 15%，其免疫作用较弱，由肠系膜淋巴组织中的浆细胞产生。SIgA 由呼吸道、消化道、泌尿生殖道等黏膜固有层中的浆细胞产生，主要存在于这些黏膜表面以及初乳、泪液和唾液中。SIgA 在浆细胞内由两个 IgA 经 JC 连接成双聚体，当通过黏膜上皮细胞时，与上皮细胞产生的 SP 连接成完整的 SIgA，然后随分泌液排出至黏膜表面。SIgA 能阻止病原微生物由黏膜侵入体内，具有抗菌、抗病毒和抗毒素等多种作用，是黏膜局部抗感染的重要免疫物质。若 SIgA 合成障碍，易发生呼吸道、消化道等局部感染。

婴儿在出生后 4~6 个月才能合成 IgA，但可从初乳中获得，这对抵抗呼吸道、消化道病原微生物感染具有重要意义，所以母乳喂养法可为婴儿提供胃肠道保护性免疫。

四、IgD

IgD 在血清中含量很低，占血清 Ig 总量的 1% 以下，血清浓度约为 0.03g/L，以单体形式存在，主要由扁桃体、脾脏中的浆细胞产生。IgD 分为两型：血清型 IgD，功能尚不清楚；膜结合型 IgD（SmIgD）构成 BCR，是 B 细胞分化成熟的标志。未成熟 B 细胞仅表达 SmIgM，成熟 B 细胞同时表达 SmIgM 和 SmIgD，活化的 B 细胞或记忆 B 细胞表面的 SmIgD 逐渐消失。

五、IgE

IgE 是血清中含量最低的 Ig，仅占血清 Ig 总量的 0.002%，以单体形式存在，主要由鼻咽部、扁桃体、支气管、胃肠等黏膜固有层中的浆细胞产生。IgE 是介导 I 型超敏反应的抗体，当变应原进入机体时，IgE 含量显著增高，IgE 的 Fc 段与体内肥大细胞、嗜碱性粒细胞表面 IgE 的 Fc 受体结合，使机体处于致敏状态。当变应原再次进入机体时，与结合在肥大细胞、嗜碱性粒细胞上的 IgE 结合，使肥大细胞、嗜碱性粒细胞释放生物活性介质，引发 I 型超敏反应。另外，针对寄生虫抗原产生的 IgE 能介导 ADCC 作用，对机体抗寄生虫感染具有一定意义（表 3-1）。

表 3-1　五类免疫球蛋白的理化性质和生物学特性汇总表

特性	IgG	IgM	IgA	IgD	IgE
H 链	γ	μ	α	δ	ε
分子质量（kDa）	150	900	170~400	180	190
沉降系数（s）	7	19	7/11	7	8
抗原结合价	2	5	2,4	2	2
血清含量（g/L）	6~16	0.6~2	2~5	0.03	0.0003
占血清 Ig 总量（%）	75	10	15	<1	0.002
血管内分布（%）	50	80	50	75	50
外分泌液中	−	±	+	−	+
主要存在形式	单体	五聚体	单体/二聚体	单体	单体
开始形成时间	生后 3 个月	胎儿末期	生后 4~6 个月	较晚	较晚
半衰期（天）	16~24	5	6	3	3

续表

特性	IgG	IgM	IgA	IgD	IgE
血清含量达到正常成人水平的年龄(岁)	5	0.5~1	4~12	-	-
通过胎盘	+	-	-	-	-
经典途径激活补体	++	+++	-	-	-
旁路途径激活补体	+(IgG4)	-	+	+	+
结合吞噬细胞	++	-	+	-	+(嗜酸性粒细胞)
结合肥大细胞和嗜碱性粒细胞	+(IgG4)	-	-	-	+++
结合SPA	+	±	±	-	-

第3节 抗体的人工制备及其应用

▶▶ 一、多克隆抗体

大多数天然抗原表面具有多种抗原决定簇,每一种抗原决定簇均可刺激机体内一个相应的B细胞克隆产生一种特异性抗体。传统方法制备抗体是用天然抗原免疫动物,刺激多种具有相应抗原识别受体的B细胞克隆发生免疫应答,从而产生多种针对不同抗原决定簇的抗体,分泌到体液中。这样获得的动物免疫血清实际上是含有多种抗体的混合物,称为多克隆抗体(polyclonal antibody,PcAb),又称第一代人工抗体。其特点是来源广泛,制备容易,但特异性不高,易出现交叉反应,用于人体时可能出现过敏反应。作为生物制剂的多克隆抗体,除来源于动物血清外,也可来自恢复期患者血清或免疫接种人群。但因来源有限,不易大量制备,其应用受到一定限制。

▶▶ 二、单克隆抗体

只针对某一特定抗原决定簇,由单一B细胞克隆产生的均一抗体称单克隆抗体(monoclonal antibody,McAb)。采用细胞融合技术能使小鼠免疫脾细胞(B细胞)与小鼠骨髓瘤细胞融合形成杂交瘤细胞。这种细胞既保持了骨髓瘤细胞无限制增殖的特性,又继承了免疫B细胞合成和分泌特异抗体的能力。将筛选出的单个杂交瘤细胞在体内或体外大量培养所形成的细胞克隆,能产生完全均一的、只针对某一抗原决定簇的抗体——单克隆抗体。由杂交瘤技术制备的单克隆抗体又称第二代人工抗体。

McAb具有特异性强、易于大量制备等优点,已被广泛应用于医学和生物学各领域。例如:①用于检测各种抗原,包括肿瘤抗原、传染病病原体、细胞表面抗原和受体、激素、神经递质及细胞因子等。②McAb与抗癌药物、毒素偶联,可用于肿瘤的治疗和体内定位诊断。③抗T细胞、抗IL-2R的McAb可防治移植排斥反应。但由于目前应用的McAb均为鼠源性McAb,对人是异种抗原,可引起超敏反应,因而限制了其在人体内的应用。

▶▶ 三、基因工程抗体

基因工程抗体(genetic engineering antibody)指用基因重组技术制备的抗体,又称重组抗体或第三代人工抗体。它是在充分认识 Ig 基因结构与功能的基础上,应用 DNA 重组和蛋白质工程技术,按照人们的意愿在基因水平上对 Ig 分子进行切割、拼接或修饰,重新组装成的新型抗体分子。基因工程抗体保留了天然抗体的特异性和主要生物学活性,无关结构减少或被去除,并被赋予新的生物学活性,因此比天然抗体具备更广泛的应用前景。目前,已经成功构建多种基因工程抗体,如人-鼠嵌合抗体、改型抗体、单链抗体等。

链接

放射性核素标记魔弹

　　长期以来,人们期望能有识别肿瘤细胞和正常细胞的药物,以便杀伤肿瘤细胞,保护正常细胞。常用的 X 射线、γ 射线和化学抗癌药物,虽然也能有效地控制一些肿瘤的发展,但由于他们"敌友"不分,伤害正常细胞太多,给患者带来极大的痛苦,有的患者甚至因无法耐受放射或化学治疗而停止治疗,导致癌细胞卷土重来。放射免疫治疗是近年发展起来的一项新的放射性核素治疗技术。首先,采用杂交瘤技术获得某种肿瘤抗原的特异性抗体,即单克隆抗体,然后把抗体作为载体,标记上高活度的放射性核素。引入机体后,这种单克隆抗体由于与抗原有特殊的亲和力,就如同导弹一样,会自动追寻肿瘤细胞,到达肿瘤细胞局部,与相应的肿瘤抗原结合。而标记的核素——"弹头"释放出射线攻击肿瘤细胞,这样就可以选择性地杀伤肿瘤组织而对正常组织损伤较小。因此,放射性核素标记的单克隆抗体被视为生物核弹或魔弹。

（王传生）

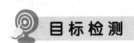

目标检测

一、名词解释

1. 抗体　2. 免疫球蛋白　3. 调理作用　4. ADCC
5. 单克隆抗体

二、单项选择题

1. 下列哪种说法是正确的
   A. 免疫球蛋白就是抗体
   B. 抗体不等于免疫球蛋白
   C. 抗体都是免疫球蛋白,但免疫球蛋白不一定都是抗体
   D. 免疫球蛋白与抗体两者不相同也无关

2. 关于免疫球蛋白基本结构的描述,下列错误的是
   A. 由四条多肽链构成对称性结构
   B. 可变区均位于多肽链的氨基端
   C. 补体结合点位于 C_H2
   D. 不同抗体的可变区结构不同
   E. 抗原结合位点在可变区

3. 组成免疫球蛋白 V 区的是
   A. L 链 N 端的 1/2,H 链 N 端的 1/4
   B. L 链 C 端的 1/2,H 链 C 端的 1/4

   C. L 链 N 端的 3/4,H 链 N 端的 2/4
   D. L 链 C 端的 1/2,H 链 C 端的 3/4
   E. L 链 N 端的 1/2,H 链 N 端的 2/4

4. 正常人血清免疫球蛋白 κ : λ 是
   A. 1 : 2　　　　　　B. 2 : 1
   C. 2 : 3　　　　　　D. 1 : 3
   E. 3 : 1

5. Ig 与抗原结合的部位是
   A. V_L 和 V_H 区　　B. C_H1 区
   C. 铰链区　　　　　D. C_H2 区
   E. C_H3 区

6. IgG 的补体结合点位于
   A. V_H 区　　　　　B. C_H1 区
   C. C_H2 区　　　　D. C_H3 区
   E. 铰链区

7. IgG 分子经木瓜蛋白酶分解为
   A. 2 个 Fab 段和 1 个 Fc 段
   B. 2 个 Fc 段为 1 个 Fab 段
   C. 2 个 F(ab′) 段和 1 个 Fc′ 段

D. 2 个 Fc′段和 1 个 F(ab′)段

E. 2 个 Fab 段

8. 下列属于抗体 Fab 段功能的是

　　A. 结合抗原　　　　　B. 结合细胞

　　C. 通过胎盘　　　　　D. 激活补体

　　E. 遗传标志

9. 关于抗体功能描述错误的是

　　A. 抗体直接杀死细菌

　　B. 抗体 Fab 段能与抗原结合

　　C. 抗体 Fc 段可激活补体

　　D. 抗体 Fc 段可结合某些细胞

　　E. 抗体 Fc 段可穿过胎盘

(10～12 题共用备选答案)

　　A. HR　　　　　　　B. CDR

　　C. JC　　　　　　　D. CL

　　E. CH

10. Ig 分类依据的部位是

11. Ig 分型依据的部位是

12. Ig 与抗原特异性结合的部位是

(13～17 题共用备选答案)

　　A. C_H2　　　　　　B. C_H1+C_L

　　C. C_H4　　　　　　D. V_H+V_L

　　E. C_H3

13. Ig 与抗原特异性结合的部位为

14. Ig 的同种异型遗传标志部位为

15. IgG 与补体结合的部位为

16. IgG 与组织细胞结合的部位为

17. IgE 与肥大细胞结合的部位为

(18～22 题共用备选答案)

　　A. Fab　　　　　　　B. F(ab′)$_2$

　　C. Fc　　　　　　　D. pFc′

E. Fd

18. 木瓜蛋白酶水解 IgG 产生的 N 端片段

19. 胃蛋白酶水解 IgG 产生的 C 端片段

20. 能结合到某些细胞膜表面相应受体的片段

21. 能结合两个抗原决定簇的片段

22. 含有铰链的片段

(23～27 题共用备选答案)

　　A. IgM　　　　　　　B. IgG

　　C. IgA　　　　　　　D. IgE

　　E. IgD

23. 血清中含量最多的抗体为

24. 最先出现的抗体为

25. 存在于分泌液中的主要抗体为

26. 能与肥大细胞结合的抗体为

27. 唯一能通过胎盘的抗体为

(28～32 题共用备选答案)

　　A. IgM　　　　　　　B. IgG

　　C. IgA　　　　　　　D. IgE

　　E. IgD

28. 在机体早期免疫中起重要作用的抗体是

29. 能介导 I 型超敏反应的抗体是

30. 血清中抗感染的主要抗体是

31. 黏膜局部抗感染的主要抗体是

32. 在 B 细胞表面上能作为成熟 B 细胞重要标志
　　的是

三、简答题

1. 简述免疫球蛋白的基本结构。

2. 免疫球蛋白功能区有哪些? 各功能区有何功能?

3. 免疫球蛋白的功能有哪些?

4. 各类 Ig 的特性与功能有哪些?

第4章 补体系统

学习目标

1. 掌握：补体的组成成分、理化性质，补体的生物学作用。
2. 熟悉：补体系统激活的三条途径。
3. 了解：补体激活的调节。

第 1 节 概 述

一、补体的概念

补体（complement，C）是存在于正常人和动物血清与组织液中的一组不耐热的经活化后具有酶活性的蛋白质，可介导免疫及炎症反应。补体是由 30 余种可溶性蛋白、膜结合性蛋白和补体受体组成的多分子系统，故称为补体系统（complement system）。补体活化过程及活化形成的产物可溶解细胞、调理吞噬、介导炎症反应、清除免疫复合物、免疫调节等一系列重要的生物学效应。

二、补体系统的组成与命名

（一）补体系统的组成

根据补体系统各成分的生物学功能，可将其分为补体固有成分、补体调控成分和补体受体（CR）。

1. 固有成分 指存在于体液中，参与补体活化级联反应的各种成分，包括参与经典激活途径的 C1q、C1r、C1s、C4、C2；参与甘露聚糖结合凝集素激活途径的 MBL、丝氨酸蛋白酶；参与旁路激活途径的 B 因子、D 因子和 P 因子；以及上述三条途径的共同末端通路的 C3、C5、C6、C7、C8 和 C9。

2. 补体调控成分 指可溶性或膜结合形式存在的补体调节蛋白及参与调控补体活化的抑制因子或灭活因子，包括 C1 抑制物、I 因子、C4 结合蛋白、H 因子、S 蛋白、衰变加速因子（DAF）、膜辅助因子蛋白、同种限制因子、膜反应溶解抑制因子等。

3. 补体受体（complement receptor，CR） 指表达于不同细胞表面，能与补体激活过程中形成的活性片段结合，介导多种生物效应，包括 CR1、CR2、CR3、CR4、CR5、C1qR、C3aR、C5aR、C4aR 等。

(二) 补体系统的命名

1968 年 WHO 的补体命名委员会对补体进行了统一命名。分别以 C1……C9 命名，1981 年对新发现的一些成分和因子也进行了统一命名。但由于补体系统组成和功能的复杂性，其命名较为复杂，一般有以下规律可循：参与补体经典激活途径的固有成分，按其被发现的先后分别称为 C1(q、r、s)、C2……C9；补体系统的其他成分以英文大写字母表示，如 B 因子、P 因子、D 因子、H 因子；补体调节蛋白多以其功能命名，如 C1 抑制物、I 因子、C4 结合蛋白、促衰变因子等；补体分子的酶解片段可用小写英文字母表示，如 C3a 和 C3b 等，通常 a 表示小片段，b 表示大片段；具有酶活性的成分或复合物，在其符号上划一横线表示，如 $\overline{C1}$、$\overline{D}$、$\overline{C3bBb}$ 等；灭活的补体片段，在其符号前加英文字母 i 表示，如 iC3b。

▶▶ 三、补体的理化性质

补体分子是由肝细胞、巨噬细胞及肠黏膜上皮细胞等多种细胞产生的。补体系统占人体血清球蛋白总量的 10%，补体含量相对稳定，不因免疫而增加，人类某些疾病其总补体含量或单一成分含量可发生变化；补体一般以无活性形成存在于血清中，正常血清中补体各成分的含量相差较大，其中 C3 含量最多，其次为 C4、S 蛋白和 H 因子，各约为 C3 含量的 1/3，其他成分的含量仅为 C3 的 1/10 或更低，D 因子含量最低。各种属动物间血清中补体含量也不相同，豚鼠血清中含有丰富的补体，故实验室多采用豚鼠血清作为补体来源。补体的各组分均是糖蛋白，且多属于 β 球蛋白；少数几种为 γ 球蛋白或 α 球蛋白。

补体性质不稳定，易受各种理化因素影响，经 56℃ 温育 30 分钟即可灭活。另外紫外线照射、机械振荡及酸、碱、乙醇等理化因素均可能破坏补体。

第 2 节 补体系统的激活与调节

案例 4-1

患儿，9 岁。水肿、血尿 10 天，进行性少尿 8 天。患儿 10 天前晨起发现双眼睑水肿，尿色发红。8 天前尿色变浅，但尿量进行性减少，每天 130～150ml。患儿两个月来有咽部不适，无用药史，查体：T 36.9℃，Bp 145/80mmHg，重病容，精神差，眼睑水肿，咽稍充血，扁桃体 Ⅰ～Ⅱ度肿大。实验室检查：Hb 83g/L，RBC $2.8×10^{12}$/L，ESR 110mm/h，尿蛋白(++)，红细胞 10～12/高倍，白细胞 1～4/高倍。血 BUN 36.7mmol/L，肌酐 546.60μmol/L，总蛋白 60.9g/L，白蛋白 35.4g/L，补体 C3 0.48g/L，抗 ASO 800U/L。

问题：

1. 该患儿患何种疾病？

2. 患儿血补体下降是如何引起的？

▶▶ 一、补体系统的激活

在生理情况下，血清中补体系统各成分通常多以非活性状态存在于血浆中，当其被激活物质作用后，补体按一定顺序被激活，从而表现出各种生物学活性。补体可通过多条途径激活：包括经典途径、旁路途径和凝集素途径(又称 MBL 途径)及近年发现的备解素途径、蛋白酶途径。本节重点介绍经典途径、旁路途径和 MBL 途径(图 4-1)。

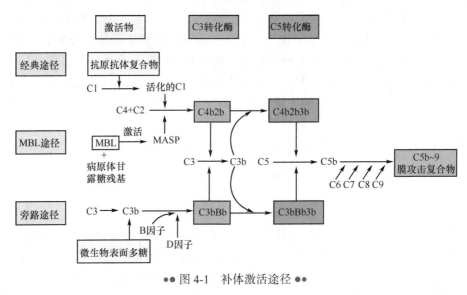

●● 图 4-1　补体激活途径 ●●

(一) 经典途径

经典途径是由抗原抗体复合物(immune complex, IC)结合 C1q,启动后续补体成分的途径。

1. 激活物　经典途径的激活物主要是抗原与 IgG 亚类(IgG1、IgG2、IgG3)或 IgM 结合形成的免疫复合物。每一个 C1 分子必须同时与两个以上 Ig Fc 段补体结合位点结合,才能被激活。由于 IgM 是五聚体,含 5 个补体结合位点,故单个 IgM 分子与抗原结合形成的免疫复合物即可有效地启动经典途径。

2. 激活过程　参与补体经典激活途径的成分包括 C1~C9。按其在激活过程中的作用,人为地分成三组,即识别单位(C1q、C1r、C1s)、活化单位(C4、C2、C3)和膜攻击单位(C5~C9),分别在激活的不同阶段即识别阶段、活化阶段和膜攻击阶段中发挥作用。

(1) 识别阶段:即经典途径的启动,是 C1 与抗原抗体复合物中免疫球蛋白的补体结合点相结合至 C1 酯酶形成的阶段。

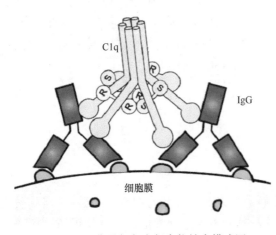

●● 图 4-2　C1 分子与免疫复合物结合模式图 ●●

C1 是由三个单位 C1q、C1r 和 C1s 依赖 Ca^{2+} 结合成的牢固的非活性大分子。C1q 为六聚体,呈球形,其每一亚单位的头部为 C1q 与 Ig 结合的部位,C1r 在 C1 大分子中起着连接 C1q 和 C1s 的作用。C1q 同时与两个以上 Ig 的 Fc 段结合可发生构象改变(图 4-2),引起 C1r 构型的改变,所形成的小片段即为激活的 C1r,它可裂解 C1s 成为两个片段,其中小分子片段(C1s)也具有丝氨酸蛋白酶活性,它依次裂解 C4 与 C2,进入活化阶段。

(2) 活化阶段:C1s 依次裂解 C4 与

C2,形成 C3 转化酶($C\overline{4b2b}$)和 C5 转化酶($C\overline{4b2b3b}$)的阶段。

在 Mg^{2+} 存在下,C1s 先作用于 C4,C4 裂解为 C4a 和 C4b 两个片段。其中 C4a 释放入液相;C4b 可附着于与抗体结合的细胞表面。C2 虽然也是 C1 的底物,但 C1 先在 C4 作用之后明显增强了与 C2 的相互作用,在 Mg^{2+} 存在的情况下,C2 可与附着有 C4b 的细胞表面结合,继而被 C1s 裂解,所产生的 C2a 片段被释放入液相,而 C2b 片段可与 C4b 形成 C4b2b 复合物,即 C3 转化酶 $\overline{C4b2b}$。此酶可裂解 C3 为 C3a 和 C3b,C3a 被释放入液相,新生的 C3b 可与 $\overline{C4b2b}$ 结合,形成 C5 转化酶($C\overline{4b2b3b}$),至此完成活化阶段。

(3)膜攻击阶段:C5 转化酶裂解 C5 后,继而作用于后续的其他补体成分,形成攻膜复合物(membrane attack complex,MAC),最终导致细胞受损、细胞裂解的阶段。C5 转化酶可将 C5 裂解为 C5a 和 C5b。C5a 游离于液相中,具有过敏毒素活性和趋化活性。C5b 吸附于细胞表面,但其活性极不稳定,易于衰变成 C5biiC5b。C5b 虽不稳定,当其与 C6 结合成 C5b6 复合物时则较为稳定,但此 C5b6 并无活性。C5b6 与 C7 结合成三分子的复合物 C5b67 时较稳定,不易从细胞膜上解离。C5b67 能插入膜脂质双层中,从而与 C8 呈高亲和力结合,形成 C5b678 复合体。C5b678 可促进 C9 聚合,当 12～15 个 C9 加入后便形成 C5b6789n 复合物,即 MAC。MAC 在靶细胞膜上形成管状跨膜孔道,使得小的可溶性分子、离子及水分子可以自由透过胞膜,但蛋白质类的大分子却难以从胞质中逸出,最终导致细胞溶解死亡。

(二)旁路途径

旁路途径与经典激活途径不同之处在于越过了 C1、C4、C2 三种成分,直接激活 C3,继而完成 C5～C9 各成分的连锁反应,故又称 C3 途径或替代途径。

1. 激活物 激活物质并非抗原抗体复合物,而是细菌的细胞壁成分——脂多糖,以及多糖、肽聚糖、磷壁酸和凝聚的 IgA 和 IgG4 等物质。因此旁路途径在细菌性感染早期,尚未产生特异性抗体时,即可发挥重要的抗感染作用。

2. 激活过程

(1)准备阶段:正常生理情况下,自发产生的 C3b 在 Mg^{2+} 存在的情况下可与 B 因子结合;D 因子将结合状态的 B 因子裂解成小片段 Ba 和大片段 Bb。Ba 释放入液相,Bb 仍附着于 C3b,所形成的复合物($C\overline{3bBb}$)即旁路途径的 C3 转化酶,C3b 和 $C\overline{3bBb}$ 极不稳定,易被血清中的 H 因子和 I 因子灭活。因此,在无激活物存在的生理情况下,C3b 和 C3bBb 保持在极低水平,不能激活后续成分。

(2)激活阶段:当有旁路途径激活物(如细菌脂多糖、肽聚糖等)存在时,C3b 和 $C\overline{3bBb}$ 结合于微生物表面并受到保护,不易被 H 因子和 I 因子灭活,且与血清中的备解素(P 因子)结合形成 $C\overline{3bBbP}$,从而形成更为稳定、活性更强的 C3 转化酶。结合于微生物表面的 $C\overline{3bBbP}$ 可裂解更多的 C3 分子,形成大量的 C3b,C3b 又可与 Bb 结合为新的 $C\overline{3bBb}$,形成旁路途径的正反馈放大效应。部分 C3b 与 $C\overline{3bBb}$ 结合形成 $C\overline{3bBb3b}$ 或 $C\overline{3bnBb}$,此即旁路途径 C5 转化酶,其后进入共同的末端效应。

(三)凝集素途径

凝集素途径又称 MBL 途径,MBL 是一种钙依赖性糖结合蛋白,属于凝集素家族,可与甘露糖残基结合。

1. 激活物 病原微生物感染早期,体内巨噬细胞和中性粒细胞产生 TNF-α、IL-1 和 IL-6,这些细胞因子导致机体发生急性期反应,诱导肝脏合成与分泌急性期蛋白,如甘露聚糖结合凝集素(MBL)和 C-反应蛋白(CRP)参与凝集素途径补体的激活。

2. 激活过程 正常情况下,血清中 MBL 水平极低,在病原微生物感染早期,机体发生急性期反应时,其水平明显升高。MBL 直接与病原体表面的甘露糖残基结合,继而与丝氨酸蛋白酶结合,形成 MBL 相关的丝氨酸蛋白酶(MASP)。MASP 具有与活化的 C1q 同样的生物学活性,可裂解 C4 和 C2 分子形成 C3 转化酶,其后的激活过程与经典途径相同。

(四) 三条激活途径的特点及比较

补体系统是机体重要的非特异性的免疫系统,三条激活途径密切相关,但起点不同。旁路途径和 MBL 途径不需免疫复合物的参与,在感染早期或初次感染即可发挥重要的非特异免疫作用。经典途径是机体产生相应抗体后,补体抗感染的重要途径。三条激活途径彼此联系,互相促进,并具有共同的末端效应,三条激活途径的比较见表 4-1。

表 4-1 三条激活途径的比较

项目	经典途径	凝集素途径	旁路途径
激活物质	抗原抗体复合物	MBL,C-反应蛋白	细菌的细胞壁特殊糖结构及凝聚的 IgA 和 IgG4
识别分子	C1q	MBL	C3
参与成分	C1~C9	C2~C9	C3,C5~C9
所需离子	Ca^{2+},Mg^{2+}	Ca^{2+},Mg^{2+}	Mg^{2+}
C3 转化酶	C $\overline{4b2b}$	C $\overline{4b2b}$	C $\overline{3bBb}$,C $\overline{3bBbP}$
C5 转化酶	C $\overline{4b2b3b}$	C $\overline{4b2b3b}$	C $\overline{3bnBb}$,C $\overline{3bBb3b}$
意义	参与特异性体液免疫	早期抗感染	早期抗感染

▶▶ 二、补体激活的调节

补体系统的激活是一种高级有序的级联反应,在反应过程中产生了多种生物活性物质,以及形成了 MAC,在机体抗感染免疫中发挥了重要作用。机体通过一系列的复杂的因素,调节补体系统的激活过程,使之反应适度。例如,经 C3b 的正反馈途径即可扩大补体的生物学效应。但补体系统若过度激活,不仅消耗大量补体成分,使机体抗感染能力下降;而且在激活过程中产生的大量活性片段,会使机体发生剧烈的炎症反应或造成组织损伤,引起病理过程。因此,正常机体的补体激活受到多种机制的严密调控,从而有效维持机体的自身稳定。

(一) 自行衰变调节

某些补体成分的裂解产物极不稳定,易于自行衰变,成为补体激活过程中的一种自控机制。如 C3 转化酶 C $\overline{4b2b}$ 和 C $\overline{3bBb}$ 极易衰变,从而使 C3 裂解受阻,限制了后续补体成分的酶促激活。与细胞膜结合的 C4b、C3b 及 C5b 也易衰变,影响到 C6~C9 与细胞膜的结合,阻断级联反应。

(二) 调节因子的作用

血清中存在多种补体调节蛋白,通过与补体成分相互作用,使补体的激活与抑制处于相对平衡状态。

C1 抑制物(C1 inhibitor,C1INH):可与 C1r、C1s 结合,使其失活,不再裂解 C4 和 C2,即不再形成 $\overline{C4b2b}$(C3 转化酶),从而阻断或削弱后续补体成分的反应。

C4 结合蛋白(C4 binding protein,C4bp):能竞争性地抑制 C4b 与 C2b 结合,因此能抑制 $\overline{C4b2b}$(C3 转化酶)的形成。

I 因子:又称 C3b 灭活因子,能裂解 C3b,使其成为无活性的 C3bi(iC3b),因而使 $\overline{C4b2b}$ 和 $\overline{C3bBb}$ 不能与 C3b 结合形成 C5 转化酶。

H 因子(factor H):不仅能促进 I 因子灭活 C3b 的速度,更能竞争性地抑制 B 因子与 C3b 的结合,还能使 C3b 从 $\overline{C3bBb}$ 中置换出来,从而加速 $\overline{C3bBb}$ 的灭活。由此可见,I 因子和 H 因子在旁路途径中,确实起到重要的调节作用。

S 蛋白(S protein):能干扰 C5b67 与细胞膜的结合,抑制 MAC 的形成。

C8 结合蛋白(C8 binding protein,C8bp):又称为同源性限制因子(homologous restriction factor,HRF),存在于正常人血细胞中,C8bp 可阻止 C5b678 中的 C8 与 C9 的结合,从而避免危及自身细胞膜的损伤作用。

第3节 补体的生物学作用

补体作为固有免疫和适应性免疫的组成部分,在机体防御机制中起重要作用,经典途径由抗体介导,参与特异性体液免疫应答,旁路途径及凝集素途径由病原体直接激活,在固有免疫中发挥重要作用。补体的生物学活性主要通过其激活后产生的 MAC 导致靶细胞溶解及激活过程中产生的多种水解片段介导多种生物学效应。

一、溶解细胞作用

补体系统激活后,在靶细胞表面形成 MAC,从而导致靶细胞溶解。这种补体介导的溶菌、溶细胞作用是机体抵抗病原微生物感染的重要防御机制。补体缺陷的病人,机体易受病原微生物的侵害。在某些病理情况下,机体产生针对细胞表面抗原的自身抗体,与抗原特异性结合后激活补体,导致自身细胞的溶解,从而引起自身免疫病。

二、调理作用

补体裂解产物 C3b、C4b 和 iC3b 固定于细菌或其他颗粒表面,通过与细胞表面(单核细胞、巨噬细胞、中性粒细胞等)CR1、CR2、CR3 结合,在靶细胞与吞噬细胞表面之间起到桥梁作用,可促进吞噬细胞的吞噬,称为补体的调理作用。IgG 类抗体借助于吞噬细胞表面的 IgG 的 Fc 受体也能起到调理作用;IgM 的 Fc 段不能被吞噬细胞识别,故不能直接诱导吞噬作用,但在补体参与下才能间接起到调理作用。调理吞噬作用可能是机体抵御全身性细菌感染和真菌感染的主要机制之一。

三、炎症介质作用

补体活化后裂解产生的某些活性片段如 C2a、C3a、C4a 及 C5a 具有炎症介质作用。

C2a、C4a 为激肽样物质,能使毛细血管通透性增强,引起炎症渗出与水肿;C5a、C3a 被称为过敏毒素,可使肥大细胞、嗜碱性粒细胞脱颗粒、释放组胺及其他血管活性介质,引起血管扩张、毛细血管通透性增强,以及平滑肌收缩和支气管痉挛等过敏症状,其中 C5a 作用最强;C5a 对中性粒细胞有很强的趋化作用,能吸引中性粒细胞向炎症部位聚集,加强对病原体的吞噬和清除,同时引起炎症反应。

▶▶ 四、清除免疫复合物

补体有清除免疫复合物的功能。C3b 与循环中的免疫复合物结合后,通过免疫黏附作用与表达相应受体的红细胞、血小板结合,将免疫复合物运送至肝、脾后被巨噬细胞吞噬清除。同时,补体还可以干扰免疫复合物的形成,其机制为:补体与 IgFc 段的结合能在空间上干扰 IgFab 段与抗原之间的相互作用,从而抑制新的免疫复合物形成,或使已经形成的免疫复合物发生解离。抗原抗体在体内结合形成的中等大小的免疫复合物,可沉积在血管壁,通过激活补体造成周围组织的损伤,引发自身免疫病。

▶▶ 五、免疫调节作用

补体主要通过以下几个环节参与调节机体特异性免疫应答:①通过调理作用,促进抗原提呈。②促进 B 细胞活化,当 C3b 与 B 细胞膜上补体受体结合后,产生一种非特异性的活化信号,可使 B 细胞增殖、分化为浆细胞。③保存抗原,诱导记忆 B 细胞形成。记忆细胞的存活需要抗原的持续刺激,免疫复合物可通过结合于其表面的补体与滤泡树突状细胞(FDC)表面补体受体相互作用而被滞留于生发中心,以免疫复合物形式存在的抗原得以持续刺激生发中心的记忆 B 细胞,从而维持后者的存活。

第 *4* 节　血清补体异常与疾病

人血清补体含量相对稳定,只有在患某些疾病时,血清补体总量或各成分含量才可能发生变化。补体异常可有下列情况。

1. 高补体血症　一般传染病可见补体代偿性增高,但在急性感染及病情危重时补体总活性往往下降。另外,恶性肿瘤时 C3、C4 含量可增高。

2. 低补体血症见于以下几种情况

(1) 补体消耗增高:常见于血清病、肾小球肾炎、系统性红斑狼疮(SLE)及类风湿关节炎。

(2) 补体大量丧失:多见于肾病综合征及大面积烧伤等情况。

(3) 补体合成不足:主要见于各种肝病患者,如肝硬化、慢性活动性肝炎及急性肝炎的重症病例。

3. 先天性补体组分缺损或异常　易患感染性疾病及免疫性疾病。

4. 补体调节分子的遗传性缺陷

(1) C1 抑制物缺陷:是遗传性血管神经性水肿的病因。临床特征为反复发作的局限性皮肤和黏膜水肿,水肿发生主要是由于 C1 抑制物缺乏,不能有效抑制 C1 活化,致使 C1 酯酶持续过度裂解底物 C4、C2,产生大量 C2a、C4a,C2a、C4a 为激肽样物质,能使毛细血管通透性增强,因此可引发局部皮肤黏膜出现炎性水肿。

（2）I因子缺陷:I因子缺陷的患者常反复发生化脓性细菌感染。这主要是由于I因子（即 C3b 灭活因子）缺乏时,C3b 不被灭活,使 C3 转化酶($\overline{C3bBb}$)生成失控所致。血浆中 C3 大量裂解,从而导致血清中 C3 含量极度减少。极大地削弱补体介导的调理吞噬和杀菌、溶菌作用,因此使患者抗感染能力下降,易反复发生细菌性感染。

（熊丽丽）

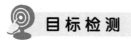 目标检测

一、名词解释

补体

二、单项选择题

1. 补体系统 3 种激活途径哪种成分必须参加
   A. C1q
   B. C4 和 C2
   C. C3
   D. B 因子
   E. D 因子

2. 在经典激活途径中,补体的识别单位是
   A. C1
   B. C2
   C. C3
   D. C5
   E. C9

3. 在经典途径中,激活补体能力最强的免疫球蛋白是
   A. IgG
   B. IgE
   C. IgA
   D. IgM
   E. IgD

4. 补体系统是
   A. 正常血清中的单一组分,可被抗原-抗体复合物激活
   B. 存在正常血清中,是一组对热稳定的组分
   C. 正常血清中的单一组分,随抗原刺激而血清含量升高
   D. 由 30 多种蛋白组成的多分子系统,具有酶的活性和自我调节作用
   E. 正常血清中的单一组分,其含量很不稳定

5. 既有趋化作用又可激发肥大细胞释放组胺的补体裂解产物是
   A. C3b
   B. C4b
   C. C4a
   D. C5a
   E. C2a

6. 三条补体激活途径的共同点是
   A. 参与的补体成分相同
   B. 所需离子相同
   C. C3 转化酶的组成相同
   D. 激活物质相同
   E. 膜攻击复合物的形成及其溶解细胞效应相同

7. 具有刺激肥大细胞脱颗粒、释放组胺的补体裂解产物是
   A. C3a
   B. C3b
   C. C5b
   D. C4b
   E. C2a

8. 关于补体的叙述,下列正确的是
   A. 参与凝集反应
   B. 对热稳定
   C. 在免疫病理过程中发挥重要作用
   D. 有免疫调节作用,无炎症介质作用
   E. 补体只在特异性免疫效应阶段发挥作用

9. 与免疫球蛋白 Fc 段补体结合点相结合的补体分子是
   A. C3
   B. C1q
   C. C1r
   D. C1s
   E. 以上都不是

10. 在经典途径中各补体成分激活的顺序是
    A. C143256789
    B. C124536789
    C. C142356789
    D. C124356789
    E. C123456789

三、简答题

1. 试述补体三条激活途径的异同点。
2. 试述补体的生物学作用。

第5章 主要组织相容性复合体及其编码分子

学习目标

1. 掌握：主要组织相容性复合体的概念、人类白细胞抗原的结构和分布。
2. 熟悉：人类白细胞抗原分子的生物学功能。
3. 了解：人类白细胞抗原在医学上的意义。

20 世纪 40 年代，人们发现，在同系小鼠间作皮肤移植不发生移植排斥，即两者"相容"；在不同近交系小鼠间作皮肤移植出现移植物排斥反应，即两者"不相容"。在同种不同个体间进行组织器官移植时，供者与受者相互接受的程度，表现为组织相容性。是否相容取决于供受者之间的基因是否相同，若两者基因不完全相同，其编码的产物也有差异，供者的组织器官移植入受者后可被视为抗原性异物引起排斥反应。这种引起排斥反应的抗原称为组织相容性抗原或移植抗原。其中，能引起强烈排斥反应者称为主要组织相容性抗原，引起较弱排斥反应者称为次要组织相容性抗原。

编码主要组织相容性抗原的一组紧密连锁的基因群，称为主要组织相容性复合体（major histocompatibility complex，MHC）。除无颌动物外，所有脊椎动物都有 MHC，不同种属动物的 MHC 有不同的命名，人类的 MHC 称为人类白细胞抗原复合体，编码的抗原称为人类白细胞抗原（human leucocyte antigen，HLA）。小鼠的 MHC 称为 H-2 复合体，编码的抗原称为 H-2 抗原。本章介绍 HLA 复合体及其编码的分子。

第 1 节 概 述

HLA 复合体位于第 6 号染色体短臂上，该区 DNA 片段全长 3600kb，为一彼此紧密连锁的基因群，共 224 个基因座位，其中 128 个为功能性基因（有产物表达）。这些基因按其产物的结构和功能不同分为三个区：I 类基因区、II 类基因区和 III 类基因区（图 5-1）。

1. I 类基因区 在 HLA 复合体内分布在远离着丝点一端，主要包含 *HLA-A*、*HLA-B*、*HLA-C* 三个基因，其编码产物为 HLA- I 类分子的 α 链。

2. II 类基因区 在 HLA 复合体内分布在靠近着丝点一端，又称 D 区，结构最复杂，主要由 DP、DQ 和 DR 三个亚区组成，每个亚区又包含两个或两个以上的基因座位，其编码产物为 HLA- II 类分子的 α 链和 β 链，两条链分子质量相似。

3. III 类基因区 在 HLA 复合体内位于 I 类和 II 类基因区之间，内含众多编码补体和其他血清蛋白的基因，如 C3、C4、B 因子和肿瘤坏死因子等。

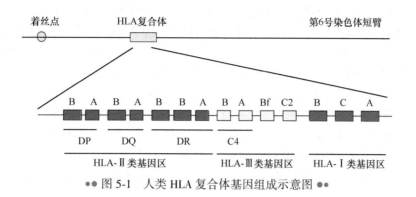

●● 图 5-1 人类 HLA 复合体基因组成示意图 ●●

HLA-Ⅰ类基因和 HLA-Ⅱ类基因各位点上的基因均为复等位基因。复等位基因是群体遗传学的概念,群体中 HLA 复合体每个基因座位上的等位基因不止 2 个,而是多个,甚至几百个。目前确定的 HLA 复合体的等位基因总数已超过 8712 个,其中 HLA-B 座位的基因多态性最丰富,包含近 2798 个等位基因,其次是 HLA-A,含 2132 多个等位基因。但对一个个体而言最多只能有两个等位基因,他们分别来自父亲和母亲。HLA 复合体基因的这一特点,赋予了 HLA-Ⅰ类和 HLA-Ⅱ类分子高度多态性。HLA-Ⅲ类基因不显示或只显示有限的多态性。

第 2 节 HLA 的结构、分布与功能

▶▶ 一、HLA 的分子结构

HLA 分子是由两条多肽链借非共价键连接组成的异二聚体跨膜糖蛋白分子。HLA-Ⅰ类分子由 HLA-Ⅰ类基因区编码的 α 链(重链)和第 15 号染色体上非 HLA 复合体基因编码的 β2 微球蛋白(β2m,轻链)组成。HLA-Ⅱ类分子由结构相似的 α 链和 β 链组成,两者均为 HLA-Ⅱ类基因区编码。HLA 分子由胞外向胞内依次可分为四个功能区:肽结合区、免疫球蛋白样区、跨膜区和胞质区(图 5-2)。

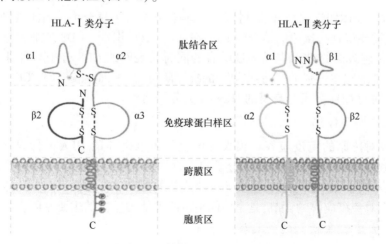

●● 图 5-2 HLA 分子结构示意图 ●●

1. 肽结合区 HLA-Ⅰ类分子由其 α 链靠近 N 端的 α1 和 α2 结构域组成,HLA-Ⅱ类分子分别由 α、β 链靠近 N 端的 α1 和 β1 结构域组成,两个结构域构成抗原肽结合槽。HLA-Ⅰ类分子该区可结合 8~12 个氨基酸残基组成的抗原肽,HLA-Ⅱ类分子可结合 12~17 个氨基酸残基组成的抗原肽,所结合的抗原肽可供 T 细胞的抗原受体(TCR)识别。

2. 免疫球蛋白样区 HLA-Ⅰ类分子由其 α 链靠近 N 端的 α3 结构域和 β2m 组成,其中 α3 结构域是 CD8 分子结合部位,β2m 与 α3 结构域通过非共价键的形式连接,维持 HLA-Ⅰ类分子结构的稳定性。HLA-Ⅱ类分子由其 α、β 链的 α2 和 β2 结构域组成,可结合 CD4 分子。在 T 细胞识别抗原肽的同时完成对 HLA 分子的识别。

3. 跨膜区 由 25 个疏水性氨基酸残基组成,形成螺旋状结构穿过细胞膜,将 HLA 分子锚定在细胞膜上。

4. 胞质区 由 25 或 30 个氨基酸残基组成,可能与细胞内外信号传递有关。

▶▶ 二、HLA 分子的分布

HLA-Ⅰ类分子分布范围广泛,几乎存在于所有有核细胞表面,包括网织红细胞和血小板,成熟红细胞一般不表达。但在不同细胞表面的表达量是不同的,以淋巴细胞为最高。

HLA-Ⅱ类分子分布范围狭窄,正常情况下,主要表达在某些免疫细胞表面,如 B 细胞、单核/巨噬细胞、树突状细胞和激活 T 细胞等。

▶▶ 三、HLA 的生物学功能

(一)提呈蛋白质抗原,启动特异性免疫应答

蛋白质抗原只有经过加工处理成抗原肽,与 HLA 分子肽结合区内的抗原肽结合槽结合,以抗原肽-HLA 分子复合物的形式表达于抗原提呈细胞表面才能够供 T 细胞抗原受体识别,以激活 T 细胞产生细胞免疫。其中,内源性抗原和自身 HLA-Ⅰ类分子结合后,以内源性抗原肽-HLA-Ⅰ类分子复合物的形式表达于 APC 细胞表面,供 CD8⁺T 细胞识别。外源性抗原与 HLA-Ⅱ类分子结合,以外源性抗原肽-HLA-Ⅱ类分子复合物的形式表达于 APC 细胞表面,供 CD4⁺T 细胞识别。HLA 分子是参与抗原加工处理和提呈的关键分子,在启动特异性免疫应答中起重要作用。

(二)限制 T 细胞对抗原的识别

T 细胞抗原受体能识别结合的是抗原肽-自身 HLA 分子复合物。因此,T 细胞在识别抗原的同时,还需要识别与抗原肽结合的 HLA 分子,即双重识别。CD8⁺T 细胞与 APC 细胞相互作用时,T 细胞表面的 TCR 与抗原肽结合的同时其表面的 CD8 分子与自身 HLA-Ⅰ类分子结合;CD4⁺T 细胞在识别 APC 细胞提呈的抗原肽时,在 T 细胞表面的 TCR 与抗原肽结合的同时,其表面的 CD4 分子与自身的 HLA-Ⅱ类分子结合。

(三)免疫调节作用

一个个体对抗原的免疫应答在很大程度上是由该个体的 HLA 基因型决定的。由于 HLA 具有高度多态性,不同个体 HLA 分子的抗原肽结合槽存在差异,对同一抗原的提呈能力不同,造成不同个体对同一蛋白质抗原免疫应答的强度和特异性不同。此即 HLA 多态性在群体水平上对免疫应答的调节,是个体间免疫应答能力差异的主要原因。

(四)参与 T 细胞在胸腺内的分化发育

表达在胸腺上皮细胞等表面的 HLA 分子,为 T 细胞在胸腺内的分化发育提供阳性选

择,使其获得 MHC 限制性的识别能力。

第3节 HLA 在医学上的意义

一、HLA 与疾病的相关性

如果某一 HLA 基因在一种疾病患者中的频率与它在正常人群中的频率有显著差别,则称该 HLA 基因与这种疾病关联。若某 HLA 基因在患者中的频率高于正常人,称为正相关,表明具有该 HLA 基因的人对该疾病易感,这种 HLA 基因称为疾病易感基因;反之,称为负相关,相应 HLA 基因称为疾病抵抗基因。

HLA 与疾病的关联程度用相对危险比(relative risk,RR)表示。RR 值大于 1,表示正相关,值越大,相关性越强。RR 值小于 1,表示负相关,值越小,相关性越强。迄今已研究发现人类 500 多种疾病与 HLA 有关联。表 5-1 列举了一些与 HLA 相关的疾病及其 RR 值。

表 5-1　与 HLA 正相关的一些疾病

关联的疾病	HLA 抗原	RR 值
发作性睡眠	DR2	130
强直性脊柱炎	B27	90
胰岛素依赖性糖尿病	DR3/DR4	25
肾小球肾炎咯血综合征	DR2	15.9
寻常型天疱疮	DR4	14
乳糜泻	DR3	10.8
急性前葡萄膜炎	B27	10
类风湿关节炎	DR4	10
重症肌无力	DR3	10
系统性红斑狼疮	DR3	5
多发性硬化	DR2	5
突眼性甲状腺肿	DR3	4

二、HLA 分子的异常表达与疾病

正常情况下,机体内几乎所有有核细胞表面均表达 HLA-Ⅰ类分子,但某些突变细胞 HLA-Ⅰ类分子的表达减少或缺失,或特异性发生改变,导致 CD8+Tc 细胞不能识别肿瘤细胞,从而逃脱 CD8+Tc 细胞对其的杀伤作用。

某些自身免疫病的发生也和 HLA 分子的表达异常有关,如胰岛素依赖型糖尿病的胰岛 B 细胞正常情况下不表达 HLA-Ⅱ类分子,不能活化自身免疫细胞,但在疾病状态下,可被诱导表达 HLA-Ⅱ类分子,将自身抗原提呈给自身反应性 T 细胞,引起自身免疫性疾病。

三、HLA 与器官移植

器官移植是现代医学重要的治疗手段之一。HLA 为人类主要组织相容性抗原,是诱导人与人之间器官移植排斥反应的主要物质。临床资料显示,移植物的存活率和存活时间与供者和受者之间的 HLA 等位基因匹配程度密切相关,受者与供者 HLA 各等位基因上相同的等位基因数目越多,移植效果越好;反之,效果越差。一般移植物存活率由高到低的顺序是同卵双胞胎>同胞>亲属>无亲缘关系者。在实际操作过程中,由于 HLA 的高度多态性,很难在人群中找到 HLA 完全相同的个体,所以一般不要求供、受者之间完全匹配。HLA 复合体各基因座位匹配的重要性依次为 HLA-DR、HLA-B、HLA-A。

四、HLA 与输血

输血反应分为溶血性输血反应和非溶血性输血反应两种。多次接受输血者体内可产生抗 HLA 抗体,此抗体可与白细胞或血小板表面的 HLA 抗原结合(成熟红细胞一般无此抗原),通过激活补体系统等方式导致白细胞和血小板裂解,发生非溶血性输血反应,临床表现为发热、白细胞减少与荨麻疹等。供血者血液中含有高效价抗 HLA 抗体,也可引起非溶血性输血反应。从理论上讲,对多次接受输血者,应尽量选择与其 HLA 相同或不含 HLA 抗体的供血者,避免反复使用同一供血者的血液。为减少或避免非溶血性输血反应的发生,可检测供、受血者血液中的抗 HLA 抗体。

五、HLA 与法医鉴定

由于 HLA 具有高度多态性,在两个无亲缘关系的个体间,在所有基因座位上拥有完全相同等位基因的概率极低。在同一家庭内 HLA 的遗传以单体为单位从亲代传给子代,子代的两个 HLA 单体型分别来自父母双方,且所拥有的 HLA 等位基因一般终身不变,故 HLA 型别可视为伴随个人终身的特异性遗传标志。因此,借助 HLA 基因型或表型的检测分型技术,可以鉴定亲子关系以及在法医学上进行个体识别。

(胡　荣)

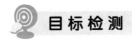

目标检测

单项选择题

1. 下列缩写代表人类白细胞抗原的是
   A. MHC
   B. MHA
   C. MHS
   D. HLA
   E. MPC

2. HLA 基因复合体在染色体上的位置是
   A. 第 3 对染色体的短臂上
   B. 第 4 对染色体的短臂上
   C. 第 5 对染色体的短臂上
   D. 第 6 对染色体的短臂上
   E. 第 7 对染色体的短臂上

3. HLA-Ⅱ类分子包括
   A. HLA-A、B 位点的抗原
   B. HLA-A、B、C 位点的抗原
   C. HLA-DP、DQ、DR 位点的抗原
   D. HLA-A、DP、DQ 位点的抗原
   E. C2、C4、B 因子等

4. 与强直性脊柱炎相关的 HLA 是
   A. B7
   B. B27
   C. B48
   D. B51
   E. B52

5. HLA 分子中与移植免疫关系最为重要的是
   A. HLA-A
   B. HLA-B
   C. HLA-C
   D. HLA-DR
   E. HLA-DP

6. 主要组织相容性复合体编码的蛋白质称为
   A. ABO 分子
   B. HLA 分子
   C. Rh 分子
   D. MHC 分子
   E. TCR 分子

7. 主要组织相容性复合体简称为
   A. ABO
   B. HLA
   C. HLB
   D. MHC
   E. IL-8

8. HLA-Ⅰ类分子主要包括
   A. HLA-A、B 位点的抗原
   B. HLA-A、B、C 位点的抗原
   C. HLA-DP、DQ、DR 位点的抗原
   D. HLA-A、DP、DQ 位点的抗原
   E. C2、C4、B 因子等

9. HLA 分子中结合 CD4/CD8 分子的区域是
   A. 肽结合区
   B. 免疫球蛋白样区
   C. 跨膜区
   D. 胞质区
   E. 肽结合区和免疫球蛋白样区

10. HLA-Ⅱ类抗原的基因位于
    A. HLA-A 区
    B. HLA-B 区
    C. HLA-C 区
    D. HLA-D 区
    E. HLA-E 区

第6章 免疫应答

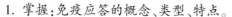

学习目标

1. 掌握：免疫应答的概念、类型、特点。

2. 熟悉：固有免疫的构成及功能；特异性免疫应答的基本过程；抗体产生的规律和意义。

3. 了解：诱导产生免疫耐受的条件及免疫耐受的意义；免疫调节的基本机制。

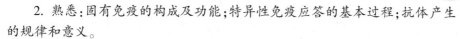

第1节 概 述

一、免疫应答的概念

免疫应答(immune response)是机体免疫系统对抗原刺激所产生的以排除抗原为目的的生理过程。根据免疫应答识别的特点、获得形式及效应机制，可分为适应性免疫(adaptive immunity)和固有性免疫(innate immunity)两大类。机体通过免疫应答达到清除异物，维持自身生理平衡和稳定的功能。当然，有时也会发生异常的或病理性的免疫应答，造成机体生理功能紊乱或损伤。

二、免疫应答的类型

根据参与免疫应答细胞种类及机制的不同，可将适应性免疫应答分为 B 细胞介导的体液免疫应答和 T 细胞介导的细胞免疫应答两种类型。根据机体受抗原刺激后的反应状态不同，可将适应性免疫应答分为正免疫应答和负免疫应答。一般情况下，免疫应答的结果是产生免疫分子或效应细胞，具有抗感染、抗肿瘤等对机体有利的效果，即正免疫应答。在特定条件下免疫应答不表现出任何明显效应，称为负免疫应答，也称免疫耐受。

三、免疫应答的基本过程

免疫应答是抗原刺激机体后，机体发生的一系列有序的生理过程，可人为地分为三个阶段。

1. 感应阶段 又称识别阶段，包括对抗原的摄取、处理加工、抗原的呈递和对抗原的识别，主要由 APC、T 细胞和 B 细胞完成。

2. 反应阶段 又称活化、增殖、分化阶段，包括免疫细胞的活化、增殖、分化及生物活性介质的合成与释放,主要由 T 细胞和 B 细胞完成。部分淋巴细胞还可分化为记忆细胞。

3. 效应阶段 体液免疫中浆细胞通过分泌抗体发挥特异性免疫效应;细胞免疫中效应 T 细胞直接杀伤或通过释放细胞因子杀伤靶细胞。

▶ 四、免疫应答的特点

特异性免疫应答的生物学意义在于识别"自己"与"非己",并在识别的基础上,清除"非己",如入侵的病原微生物、突变的细胞等,以维持自身生理平衡和稳定。其主要特征如下所述。①特异性:即机体接受某种抗原刺激后,只能产生对该种抗原特异性的免疫应答,相应的免疫应答产物(抗体和效应 T 细胞)只能对相应抗原发挥作用。②记忆性:即在抗原特异性 T、B 淋巴细胞增殖分化阶段,部分淋巴细胞会成为免疫记忆细胞。当机体再次接触相同抗原时,这些免疫记忆细胞可迅速增殖分化为免疫效应细胞,产生相应较初次应答更强烈的免疫效应。③限制性:只有免疫细胞间的 MHC 分子一致时免疫应答才能发生。④放大性:少量的抗原可激活免疫活性细胞增殖为大量的效应细胞,局部的免疫刺激也可以通过淋巴细胞的再循环遍布全身。

第2节 固有性免疫应答

固有性免疫应答(innate immunity)亦称天然免疫或非特异性免疫,是人类在长期的种系发育和进化过程中,逐渐建立起来的一系列防御病原体等抗原的功能,构成了机体抵御病原生物入侵的第一道防线。其特点是生来就有的,可以传给后代,无特异性,对多种病原体感染具有防御能力。与适应性免疫应答相比,固有性免疫应答具有不同的特点。固有性免疫应答的防御作用主要通过机体屏障结构、吞噬细胞和效应分子来完成(表6-1)。

表 6-1 固有性免疫应答与适应性免疫应答的特点比较

特点		固有性免疫	适应性免疫
发挥作用时效		即刻至 96 小时	96 小时以后
特异性		无,遗传决定,生来具备	有,后天获得,抗原刺激形成
识别方式		模式识别	表位识别
作用特点		无序增殖分化,应答迅速,作用范围广	抗原特异性淋巴细胞克隆扩增,抗原识别专一,有免疫耐受
作用持续时间		短,无免疫记忆	长,有免疫记忆
两者关系		启动调节适应性免疫,参与适应性免疫的效应阶段	特异性淋巴细胞释放淋巴因子可进一步激活固有性免疫

固有性免疫应答是机体抗感染的第一道防线和第二道防线。组成固有性免疫系统的细胞和分子体内分布广泛,反应速度较快,在防御细菌、病毒、寄生虫感染的免疫中具有重要作用。尤其是在感染早期机体尚未形成特异性免疫应答的情况下,固有性免疫应答尤为重要。其次,固有性免疫应答具有抗肿瘤作用。肿瘤细胞能激活 NK 细胞,发挥细胞毒作用,杀死或诱导肿瘤细胞凋亡。NK 细胞和 γδT 细胞可监视肿瘤细胞的出现。活化的 MΦ可分泌 TNF、蛋白水解酶、IFN 和活性氧等细胞毒性分子,直接杀伤肿瘤细胞。另外,固有性免疫应答中,巨噬细胞还能分泌多种促炎症细胞因子(如 IL-1、TNF-α、IL-6)和其他炎性介

质(如前列腺素、白三烯、血小板活化因子等),参与和促进炎症反应。同时还能分泌 IL-8 等多种趋化因子,募集、活化更多巨噬细胞、中性粒细胞和淋巴细胞,参与适应性免疫应答。

一、屏障结构的作用

1. 皮肤黏膜屏障 皮肤和黏膜上皮细胞及其附属成分构成的天然屏障是人体抵御病原体感染的天然屏障,也是人体防御病原体入侵的第一道屏障。皮肤黏膜屏障的主要作用如下所述。

(1)物理屏障作用:皮肤由多层鳞状上皮和致密的间质连接而成,构成阻挡细菌、病毒、寄生虫等病原体感染的坚实屏障。与外界相通的人体管腔内表面有单层柱状上皮覆盖,其机械阻挡作用较弱,但黏膜表面的分泌液具有冲洗作用,纤毛具有定向摆动作用,皮肤和黏膜表面细胞的脱落和更新,可清除黏附于表面的病原微生物。这些都有助于及时阻挡、清理侵入人体的微生物和其他有害物质,减少感染的发生。

(2)化学屏障作用:皮肤和黏膜分泌物中含有多种杀菌、抑菌物质,主要包括:皮脂腺分泌的不饱和脂肪酸,汗腺分泌的乳酸,胃液中的胃酸及唾液、泪液、呼吸道、消化道和泌尿生殖道黏液中的溶菌酶、抗菌肽和乳铁蛋白等。这些抗菌物质在皮肤黏膜表面形成抵御病原体的化学屏障。

(3)生物学屏障作用:寄居在皮肤和黏膜表面的正常菌群,可通过与病原体竞争结合上皮细胞和营养物质的作用方式,或通过分泌某些杀、抑菌物质对病原体产生抵御作用。例如,正常菌群可对局部细菌的生长产生拮抗作用,临床不适当地大量和长期应用广谱抗生素,可因消化道正常菌群大部分被杀伤或抑制,致使耐药性金黄色葡萄球菌和白色念珠菌大量生长,而引发葡萄球菌性肠炎和白色念珠菌性肠炎;口腔中的唾液链球菌能产生 H_2O_2,对白喉杆菌和脑膜炎球菌具有杀伤作用;肠道中大肠埃希菌产生的细菌素对某些厌氧菌和 G^+ 菌具有抑制和杀伤作用。

2. 血-脑屏障 由软脑膜、脉络丛的毛细血管壁和包在壁外的星形胶质细胞形成的胶质膜组成。此种组织结构致密,能阻挡血液中的病原体和其他大分子物质进入脑组织及脑室,从而对中枢神经系统产生保护作用。婴幼儿血-脑屏障尚未发育完善,故易发生中枢神经系统感染。

3. 血-胎屏障 由母体子宫内膜的基蜕膜和胎儿的绒毛膜滋养层细胞共同构成。血-胎屏障不妨碍母子间营养物质的交换,正常情况下可防止母体内病原体和有害物质进入胎儿体内,从而保护胎儿免遭感染、使之正常发育。妊娠早期(3 个月内)血-胎屏障发育尚未完善,此时孕妇若感染风疹和巨细胞等病毒,可导致胎儿畸形或流产。

二、吞噬细胞的作用

参与固有免疫应答的细胞主要包括:吞噬细胞、NK 细胞、γδT 细胞、B1 细胞、肥大细胞等。

1. 吞噬细胞(phagocyte) 主要包括中性粒细胞(neutrophil)和单核吞噬细胞(mononuclear phagocyte)两类。

中性粒细胞占血液白细胞总数的 60%~70%,是白细胞中数量最多的一种。中性粒细胞来源于骨髓,产生速率高,每分钟约为 $1×10^7$ 个,但存活期短,为 2~3 天。中性粒细胞胞质中含两种颗粒:较大的初级颗粒,即溶酶体颗粒,内含髓过氧化物酶、酸性磷酸酶和溶菌酶等;较小的次级颗粒,内含碱性磷酸酶、溶菌酶、防御素和杀菌渗透增强蛋白等。中性粒细胞具有很强的趋化作用和吞噬功能,病原体在局部引发感染时,它们可迅速穿越血管内皮细胞进入感染部位,对入侵的病原体发挥吞噬杀伤和清除作用。中性粒细胞表面表达 IgG Fc 受体和补体 C3b 受体,也可通过调理作用促进和增强中性粒细胞的吞噬、杀菌作用。

单核吞噬细胞包括血液中的单核细胞(monocyte)和组织器官中的巨噬细胞(macrophage)。单核细胞占血液中白细胞总数的 3% ~ 8%。其体积较淋巴细胞略大,胞质中富含溶酶体颗粒,其内含过氧化物酶、酸性磷酸酶、非特异性酯酶和溶菌酶等多种酶类物质。单核细胞在血液中仅停留 12 ~ 24 小时,其进入表皮棘层,可分化为朗格汉斯细胞;进入结缔组织或器官,可分化为巨噬细胞。

吞噬细胞的吞噬和杀灭过程(以杀菌为例)一般分为三个阶段。

(1)接触病原菌:吞噬细胞与病原菌的接触可为偶然相遇,也可在趋化因子的作用下向病原菌定向移动。病原相关模式分子(pathogen associated molecular patterns,PAMP),即模式识别受体的配体,是病原体及其产物所共有的、某些高度保守的特定分子结构。PAMP 种类有限,但在病原微生物中广泛分布,主要包括 G^- 菌的脂多糖、G^+ 菌的肽聚糖和脂磷壁酸、分枝杆菌和螺旋体的脂蛋白与脂肽、细菌和真菌的甘露糖等。

巨噬细胞能表达多种模式识别受体,参与对病原体的吞噬和杀伤作用。模式识别受体(pattern recognition receptors,PRR),是指单核/巨噬细胞和树突状细胞等固有免疫细胞表面或胞内器室膜上能够识别病原体某些共有特定分子结构的受体。此类受体较少呈多样性,主要包括甘露糖受体、清道夫(清除)受体和 Toll 样受体。甘露糖受体能与广泛表达于病原体(如分枝杆菌、克雷伯菌、卡氏肺孢菌和酵母菌等)细胞壁的糖蛋白和糖脂分子末端的甘露糖及岩藻糖残基结合,介导吞噬或胞吞作用。清道夫受体可识别乙酰化低密度脂蛋白、G^- 菌脂多糖(LPS)、G^+ 菌磷壁酸及磷脂酰丝氨酸(凋亡细胞重要表面标志),从而参与清除某些病原体、衰老红细胞和某些凋亡细胞。Toll 样受体:主要识别病原微生物表面某些共有特定的分子结构,诱导细胞因子的分泌(表 6-2)。

表 6-2 模式识别受体及其相应病原相关模式分子

模式识别受体(PRR)	病原相关模式分子(PAMP)
膜型 PRR	
TLR2 与 TLR6/TLR1	G^+ 菌肽聚糖(PGN)、磷壁酸(LTA),细菌和支原体的脂蛋白、脂肽,酵母菌的酵母多糖
CD14 与 TLR4	G^- 菌脂多糖(LPS)、热休克蛋白(HSP)
TLR3(胞内器室膜上)	病毒双股 RNA(dsRNA)
TLR5	G^- 菌的鞭毛蛋白
TLR7/TLR8(胞内器室膜上)	病毒或非病毒性单股 RNA(ssRNA)
TLR9(胞内器室膜上)	细菌或病毒非甲基化 CpG DNA
甘露糖受体(MR)	细菌甘露糖、岩藻糖
清道夫受体(SR)	G^+ 菌磷壁酸、G^- 菌脂多糖(LPS)
分泌型 PRR	
甘露聚糖结合凝集素(MBL)	病原体表面的甘露糖、岩藻糖和 N-乙酰葡萄糖胺残基
C-反应蛋白(CRP)	细菌细胞壁磷酰胆碱
脂多糖结合蛋白(LBP)	G^- 菌脂多糖(LPS)

（2）吞入病原菌:吞噬细胞与细菌接触部位的细胞膜内陷,伸出伪足将细菌摄入,形成由部分细胞膜包绕的吞噬体。

（3）杀死和破坏病原菌:细胞内的溶酶体向吞噬体靠近,并与之融合成吞噬溶酶体,溶酶体内的溶菌酶、髓过氧化物酶、乳铁蛋白、杀菌素、碱性磷酸酶等可杀死细菌,蛋白酶、多糖酶、脂酶、核酸酶等则将细菌分解,最后吞噬细胞将不能消化的细菌残渣排出胞外,主要包括氧依赖途径和氧非依赖杀菌途径。

1）氧依赖性途径:该途径主要效应分子是反应性氧中间物和反应性氮中间物。①反应性氧中间物(reactive oxygen intermediates,ROI)作用系统是指在吞噬作用激发下,通过呼吸暴发,激活细胞膜上还原型辅酶Ⅰ和还原型辅酶Ⅱ,使分子氧活化,生成超氧阴离子(O_2^-)、游离羟基(OH^-)、过氧化氢(H_2O_2)和单态氧(O_2)产生杀菌作用的系统。上述活性氧物质具有强氧化作用和细胞毒作用,可有效杀伤病原微生物,同时对机体组织细胞也有一定损伤作用。②反应性氮中间物(reactive nitrogen intermediates,RNI)作用系统是指巨噬细胞活化后所产生的诱导型一氧化氮合成酶,在酶的作用下,催化生成一氧化氮,对细菌和肿瘤细胞均有杀伤和细胞毒作用。

2）氧非依赖途径:指无需氧分子参与的杀菌作用,主要包括以下几方面。①酸性环境,吞噬体或吞噬溶酶体形成后,其内糖酵解作用增强,乳酸累积可使pH降至3.5~4.0,发挥杀菌或抑菌作用;②溶菌酶,在酸性条件下,溶酶体内溶菌酶使G^+菌胞壁肽聚糖破坏,发挥杀菌作用;③防御素,包括阳离子蛋白和多肽,可在菌细胞脂质双层形成"离子通道",导致菌细胞裂解。

3）消化和清除:病原体被杀伤或破坏后,在吞噬溶酶体内多种水解酶(如蛋白酶、核酸酶、脂酶和磷酸酶等)作用下,可进一步消化降解:大部分产物通过胞吐作用而排出胞外;部分被加工、处理为免疫原性肽段,与MHC分子结合为复合物而被提呈给T细胞,启动适应性免疫应答。

2. NK细胞 无需抗原预先致敏,即可直接杀伤某些肿瘤细胞和病毒感染细胞,故在机体抗肿瘤、早期抗病毒或胞内寄生菌感染的免疫应答中起重要作用。NK细胞表面表达IgG Fc受体,也可借助ADCC作用杀伤靶细胞。NK细胞与靶细胞密切接触,释放穿孔素和颗粒酶。穿孔素可在靶细胞膜上形成通道,使水电解质迅速进入胞内,导致靶细胞崩解破坏。颗粒酶是一类丝氨酸蛋白酶,可循穿孔素在靶细胞膜上所形成的通道进入胞内,诱导靶细胞凋亡。活化的NK细胞还可表达FasL,其与靶细胞表面的Fas结合,诱导细胞凋亡。

3. γδT细胞 主要分布于肠道、呼吸道及泌尿生殖道等黏膜和皮下组织中,数量较少。其TCR缺乏多样性,但可直接识别某些完整的多肽抗原,是皮肤黏膜局部参与早期抗感染免疫的主要效应细胞,也具有非特异性杀瘤作用。此外,活化的γδT细胞还可分泌IL-2、IL-4、IL-5、IL-6、IL-10、IFN-γ、GM-CSF和TNF-α等多种细胞因子,增强机体非特异性免疫防御功能并参与免疫调节。

4. B1细胞 主要分布于胸腔、腹腔和肠壁固有层中,是具有自我更新能力的$CD5^+$、$mIgM^+$ B细胞。B1细胞的BCR缺乏多样性,其识别的抗原主要包括:①某些细菌表面共有的多糖抗原,如细菌脂多糖、肺炎球菌荚膜多糖和葡聚糖等;②某些变性的自身抗原,如变性Ig。B1细胞所产生的抗体具有多反应性,即可对多种细菌和变性自身抗原起作用,并将其清除。B1细胞在机体早期抗感染免疫和维持自稳中具有重要作用。B1细胞接受多糖抗原刺激后,48小时内即可产生以IgM为主的低亲和力抗体,这对机体早期抗感染免疫和清除变性自身抗原具有重要作用。

5. 肥大细胞　主要分布于皮肤、呼吸道、胃肠道黏膜下结缔组织和血管壁周围组织中，其表面具有膜型识别受体（PRR）、过敏毒素 C3a/C5a 受体和高亲和力 IgE Fc 受体。肥大细胞不能吞噬、杀伤侵入体内的病原体，但可通过上述识别受体与相应配体结合而被激活或处于致敏状态，并能通过脱颗粒释放或合成炎性介质（组胺、白三烯、前列腺素 D2 等）和促炎细胞因子（IL-1、IL-4、IL-8 和 TNF 等）引发炎症反应，从而在机体抗感染、抗肿瘤和免疫调节中发挥重要作用。变应原与致敏肥大细胞表面特异性 IgE 抗体结合，可通过介导高亲和力 IgE Fc 受体交联而使肥大细胞脱颗粒，引发 I 型超敏反应。

▶ 三、效应分子的作用

正常体液和组织中还有多种抑制和杀伤病原体的固有免疫分子，主要包括：补体、细胞因子、溶菌酶、乙型溶素和 C-反应蛋白等。

1. 补体　补体系统是参与固有免疫应答的最重要的免疫效应分子，具有多方面的生物学效应。①细胞溶解作用：侵入机体的多种病原微生物可通过旁路途径或甘露聚糖结合凝集素（MBL）途径而迅速激活补体系统，并产生溶菌或病毒溶解作用。②趋化和促炎症发生作用：其活化成分中 C3a、C5a、C5b67 可吸引吞噬细胞到达感染部位，使之活化并增强其吞噬、杀菌作用；C3a、C5a 可直接激活肥大细胞，使其分泌一系列炎性介质和促炎细胞因子，引起和增强炎症反应；C3b/C4b 具有调理和免疫黏附作用，可促进吞噬细胞对病原体和抗原-抗体复合物的吞噬、清除。上述作用可发生于特异性抗体产生之前，故在机体早期抗感染免疫中具有十分重要的意义。当针对病原体特异性抗体产生后，所形成的抗原-抗体复合物可激活补体经典途径，更为有效地发挥抗感染作用。

2. 细胞因子　病原体感染机体后，可刺激免疫细胞和感染的组织细胞产生多种细胞因子，引起炎症反应，产生抗病毒、抗肿瘤和免疫调节等作用。

3. 溶菌酶　是一种不耐热的碱性蛋白质，广泛存在于各种体液、外分泌液和吞噬细胞溶酶体中。溶菌酶能够裂解 G⁺ 菌细胞壁中 N-乙酰葡萄糖胺与 N-乙酰胞壁酸之间的 β-1,4 糖苷键，使细胞壁的重要组分肽聚糖破坏，从而导致细菌溶解、破坏。G⁻ 菌的肽聚糖外还有脂多糖和脂蛋白包裹，故对溶菌酶不敏感。但在特异性抗体和补体存在下，G⁻ 菌也可被溶菌酶溶解、破坏。

4. 乙型溶素　是血清中一种对热较稳定的碱性多肽，在血浆凝固时由血小板释放，故血清中乙型溶素浓度显著高于血浆中水平。乙型溶素可作用于 G⁺ 菌细胞膜，产生非酶性破坏效应，但对 G⁻ 菌无效。

5. C-反应蛋白　人类 C-反应蛋白（C-reactive protein, CRP）是指在机体受到感染或组织损伤时血浆中一些急剧上升的蛋白质（急性蛋白）。CRP 可以激活补体和加强吞噬细胞的吞噬而起调理作用，从而清除入侵机体的病原微生物和损伤、坏死、凋亡的组织细胞，在机体的天然免疫过程中发挥重要的保护作用。

第3节　适应性免疫应答——B 细胞介导的体液免疫应答

B 细胞介导的免疫应答，又称体液免疫应答（humoral immunity），指在抗原刺激下，B 细胞活化、增殖、分化为浆细胞,合成分泌抗体,发挥特异性免疫效应的过程。体液免疫应答包括 B 细胞对 TD-Ag 的免疫应答和 B 细胞对 TI-Ag 的免疫应答。

一、B 细胞对 TD 抗原的免疫应答

1. 感应阶段 包括抗原的加工、处理及提呈等过程。初次进入机体的 TD-Ag 一般随淋巴循环或血循环到达淋巴结或脾脏,被 APC(如巨噬细胞)捕获,经 APC 加工处理成抗原肽,并与 MHCⅡ类分子结合,形成抗原肽-MHCⅡ类分子复合物表达于 APC 表面,供 Th 细胞识别。再次进入机体的 TD-Ag,在浓度较低的情况下,由 B 细胞作为抗原提呈细胞,完成抗原信息的提呈。

2. 反应阶段 包括 Th 细胞和 B 细胞识别抗原后,活化、增殖和分化等过程。TD-Ag 诱导 B 细胞产生抗体需 Th 细胞的辅助,而静止状态的 Th 细胞不具辅助功能。因此,该阶段包括 $CD4^+Th2$ 细胞和 B 细胞的活化、增殖及分化。

$CD4^+Th2$ 细胞的活化需要两个信号的刺激。其第一信号为双识别信号,该信号由 Th 细胞表面的 TCR 识别 APC 表面的抗原肽-MHCⅡ类分子复合物的抗原肽部分,Th 细胞表面的 CD4 分子识别 APC 表面抗原肽-MHCⅡ类分子复合物的 MHCⅡ类分子而产生,并通过 CD3 分子传入细胞内;第二信号为协同刺激信号,即 APC 上的多个协同刺激分子(如 B7 等)与 Th 细胞表面的相应受体(CD28 等)的配对结合,相互作用(图 6-1)。在双信号刺激下,Th 细胞开始活化,表达多种细胞因子受体及分泌多种细胞因子,并与之结合。在以 IL-4 为主的细胞因子的作用下,Th 细胞增殖、分化为 $CD4^+Th2$ 细胞。活化的 $CD4^+Th2$ 细胞一方面通过产生 IL-4、IL-5、IL-6 等多种细胞因子刺激 B 细胞;另一方面 $CD4^+Th2$ 细胞在 APC 释放的 IL-1 等细胞因子刺激下高表达 CD40L,与 B 细胞表面的 CD40 结合,为 B 细胞的活化创造条件。

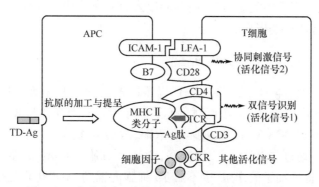

●● 图 6-1 T 细胞与 APC 的相互作用(双信号活化刺激)●●

B 细胞活化也需要两个信号的刺激。第一信号是 B 细胞通过识别并结合抗原肽,并由 Igα/Igβ 传入细胞内;活化的 $CD4^+Th2$ 细胞 CD40L 与 B 细胞表面的 CD40 结合,并与其他协同刺激分子共同提供 B 细胞活化的第二信号(图 6-2)。B 细胞在上述两个信号的刺激下开始活化、增殖、分化,最终在 IL-2、IL-4、IL-5、IL-6 的作用下,分化为浆细胞,部分细胞则分化为记忆性 B 细胞,当再次受到同一抗原刺激时,迅速分化为浆细胞,产生大量的抗体。

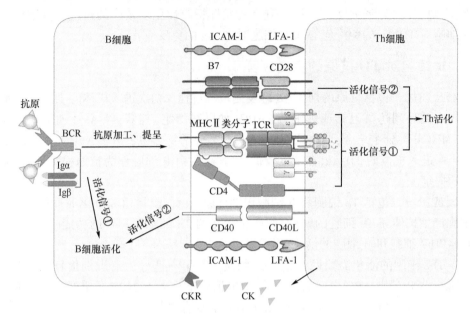

●● 图 6-2　T 细胞与 B 的相互作用 ●●

3. 效应阶段　此阶段主要由抗体发挥免疫效应。当抗体与相应抗原结合能发挥多种免疫效应,最终清除抗原性异物。①中和作用:抗病毒的中和抗体与相应病毒结合,可阻止病毒吸附易感细胞,中和其感染性;抗毒素的抗体与相应外毒素结合,能中和外毒素的毒性作用。②调理作用:促进吞噬细胞的吞噬作用(IgGFc 调理,补体调理)。③ADCC 效应:杀伤肿瘤细胞及被病毒感染的靶细胞。④活化补体:发挥溶菌、溶细胞作用。⑤局部抗感染作用:通过 SIgA 在黏膜局部阻止细菌、病毒的侵入。⑥免疫损伤作用:某些情况下,抗体还可参与超敏反应,造成免疫损伤。

二、B 细胞对 TI 抗原的免疫应答

TI-Ag 可分为两类,即 TI-1 和 TI-2,它们以不同机制激活 B 细胞。TI-1 抗原(如细菌脂多糖)分子中有 B 细胞丝裂原,高浓度时可通过 B 细胞丝裂原受体与 B 细胞结合,诱导 B 细胞活化;低浓度时通过 BCR 对 TI-Ag 的高度浓缩,激活 B 细胞。TI-2(如荚膜多糖)具有高度复杂的重复结构,通过与 BCR 的广泛交联,激活 B 细胞。TI-Ag 诱导 B 细胞产生的体液免疫应答不需抗原提呈细胞的作用,也不需 Th 细胞的辅助,不产生记忆细胞,无再次应答,且只产生 IgM 类别的抗体。该免疫应答因无需 Th 细胞预先致敏与克隆性扩增,发生较早,在抗某些胞外病原体早期感染中发挥重要作用。

三、抗体产生的一般规律

抗原第一次刺激机体时发生的免疫应答为初次应答,当相同抗原再次刺激机体时发生的免疫应答为再次应答,又称回忆反应。由于介导初次应答的为静息状态的 B 细胞,而介导再次应答的为记忆性 B 细胞,所以,两次免疫应答具有不同的特点。

初次应答潜伏期长,为抗原刺激后 5~10 天,此后进入对数期,抗体呈指数增加。然后到达平台期,持续数天至数周不等,之后进入下降期,抗体合成速度降低,降解速度增加,最

长维持数周。抗体亲和力较低,且产生的抗体以 IgM 为主。当机体再次受到相同抗原刺激时,机体可发生二次免疫应答,又称再次应答。与初次免疫应答相比,其潜伏期短,一般为1~3天;平台期持续时间长,下降期持久缓慢,抗体的亲和力强,且产生的抗体以 IgG 为主。初次应答和再次应答产生的抗体类型均为先产生 IgM,维持时间短。当 IgM 水平下降时,才开始出现 IgG。当 IgG 达高峰时,IgM 基本消失(图6-3,表6-3)。

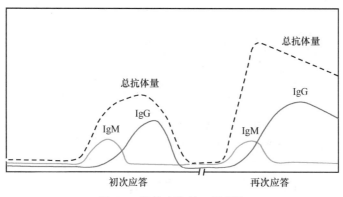

●● 图6-3 抗体产生的一般规律 ●●

初次应答和再次应答规律对指导临床实践具有重要意义。通过检测血液中抗体含量的变化,可以了解和掌握病程发展,从而评估疾病的转归。血液中特异性 IgM 可作为传染病早期感染的诊断依据。脐血中 IgM 增加,提示新生儿宫内感染。在传染病的辅助诊断中,恢复期血清抗体较患病早期的滴度增长4倍以上,临床诊断才具有意义。在制备免疫血清和疫苗接种中,根据抗体产生的规律,准确把握接种次数和时间间隔,能获得较好的免疫效果。

表6-3 初次应答与再次应答的不同特点

	初次应答	再次应答
抗原提呈细胞	非 B 细胞	B 细胞
潜伏期	较长(5~10天)	短(1~3天)
产生抗体的量	少	多
在体内维持时间	短	长
亲和力	低	高
抗体类别	主要为 IgM	主要为 IgG

第4节 适应性免疫应答——T 细胞介导的细胞免疫应答

T 细胞介导的免疫应答,又称细胞免疫应答(cellular immune response),是指在抗原刺激下,T 细胞转化成为效应 T 细胞(效应 Th1 细胞和效应 Tc 细胞)发挥特异性免疫效应的过程。该免疫应答由 TD-Ag 诱发,TI-Ag 不能诱导细胞免疫应答。

▶▶ 一、细胞免疫应答的过程

T 细胞受抗原刺激后活化分化为效应 T 细胞,通过直接杀伤靶细胞、释放淋巴因子发挥特异性免疫效应称为细胞免疫应答。T 细胞介导的细胞免疫应答通常是由胸腺依赖性抗原引起,在多种免疫细胞的协同作用下完成。参与的免疫细胞主要包括抗原提呈细胞、T 细胞、B 细胞及具有免疫调节作用的细胞。基本过程包括感应阶段、反应阶段、效应阶段。

1. 感应阶段 TCR 不能识别游离的抗原分子,只能识别表达于 APC 或靶细胞表面的与 MHC 分子结合的抗原肽,因此抗原在被 TCR 识别前先需要 APC 的捕获、处理,并以 MHC-抗原肽复合物的形式提呈给 T 细胞识别。抗原的种类不同,其处理、提呈过程也有所不同(图 6-4)。

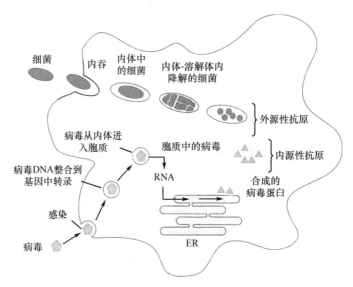

●● 图 6-4 内源性抗原和外源性抗原的提呈 ●●

(1) 外源性抗原的处理、提呈与识别:外源性抗原进入体内后,抗原提呈细胞可通过多种方式捕获抗原,如对细胞、细菌等大型颗粒型抗原用吞噬方式,对病毒等微小颗粒或大分子用胞饮方式。抗原提呈细胞将外源性抗原摄入胞内形成吞噬体,吞噬体与溶酶体融合形成吞噬溶酶体,在吞噬溶酶体内经溶酶体酶把外源性抗原降解为具有免疫原性的抗原肽,再与在内质网中合成的 MHCⅡ类分子结合形成 MHCⅡ-抗原肽的复合物,转运至抗原提呈细胞表面并表达,供 CD4+T 细胞识别。

(2) 内源性抗原的提呈与识别:内源性抗原在细胞内蛋白酶的作用下降解为多肽,与新合成的 MHCⅠ类分子结合,形成 MHCⅠ-抗原肽的复合物,再转运到细胞表面,供 CD8+T 细胞识别。

2. 反应阶段 抗原肽-MHC 类分子复合物与 TCR 的结合是使 T 细胞活化的首要信号,但仅仅靠抗原的刺激 T 细胞并不能被激活和发生增殖,所以细胞活化还需要其他成分和其他过程的协助才能完成。即 T 细胞的活化需要双信号作用(图 6-1)。

(1) T 细胞活化的第一信号:是"双识别"。首先是 TCR 对抗原肽的识别和特异性结合;其次是表达于 T 细胞表面的 CD4/CD8 分子作为受体,与抗原提呈细胞表面的 MHC 分子结合,从而增加 T 细胞与抗原提呈细胞之间的黏附作用,并参与第一激活信号的启动和传导。

(2) T 细胞活化的第二信号:T 细胞的第一激活信号只是完成了一个抗原识别信号,并不足以使 T 细胞活化。恰恰相反,单一的抗原信号还可能导致细胞进入无能状态。这就是说,正常的 T 细胞活化还需要第二个信号的协同刺激。T 细胞活化的第二激活信号又称协同刺激信号,是由抗原提呈细胞表面和 T 细胞表面黏附分子的相互作用所提供,这些黏附分子(及其配体)也被称为协同刺激分子(costimulatory molecule)。目前已经清楚的是,在众多协同刺激分子中,最重要的是 T 细胞表面的 CD28 分子。CD28 的配体 B7 家族可表达在所有抗原提呈细胞上。当 T 细胞与抗原提呈细胞接触时,CD28 与 B7 两种分子的相互作用可产生一个特殊的协同刺激,使 TCR 介导的抗原识别信号导致细胞的活化而不是无能。除此之外,T 细胞活化的第二信号还有 T 细胞表面 LFA-1、LFA-2 等黏附分子与抗原提呈细胞和靶细胞表面的 ICAM-1、LFA-3 等结合并相互作用,产生的协同刺激信号激活 T 细胞进入增殖、分化阶段(图 6-5)。

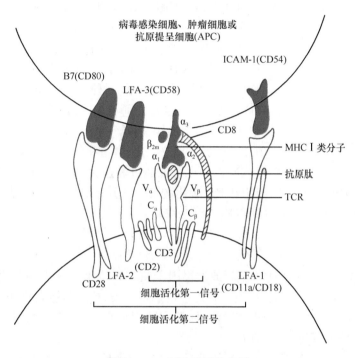

●● 图 6-5 Tc 细胞的活化信号 ●●

（3）T 细胞活化的其他信号:除双信号外,细胞因子对 T 细胞的活化也起着至关重要的作用。活化的 T 细胞与抗原提呈细胞都可以分泌很多细胞因子,如 IL-12、IL-1、IL-6、IL-2,同时表达 IL-2R;T 细胞依赖这种 IL-2 的自分泌效应诱导自身分裂增殖。同时在其他免疫黏附分子及细胞因子的作用下最终形成具有免疫功能的效应 T 细胞($CD4^+$效应 Th1 细胞和$CD8^+$效应 CTL)。T 细胞分泌的 IL-1,能刺激抗原提呈细胞增加 MHC II 类分子的表达,增强抗原提呈作用,进一步促进 T 细胞的增殖。

3. 效应阶段 由于效应细胞不同,T 细胞介导的免疫应答主要通过两种形式进行,一种是由 $CD4^+$Th1 细胞通过释放细胞因子,引起炎症反应,活化多种免疫细胞,清除抗原;另一种是由 $CD8^+$Tc 细胞释放穿孔素和丝氨酸蛋白酶致靶细胞溶解或凋亡,发挥特异性杀伤作用。

（1）$CD4^+$Th1 细胞的免疫效应:$CD4^+$Th1 细胞由活化的 $CD4^+$Th 分化而来,在宿主抗胞内病原体感染中具有重要作用。抗原被 APC 摄取,处理,形成抗原肽-MHC II 类分子复合物表达在细胞表面,与 Th 细胞的 TCR 和 CD4 分子结合,形成 $CD4^+$Th 活化的第一信号,经 CD3 传递到细胞内。同时,APC 表面的 B7 等协同刺激分子与 Th 表面的 CD28 结合,形成 Th 细胞活化的第二信号。在双信号的刺激下,$CD4^+$Th 细胞被活化,在局部微环境中 IL-12 等细胞因子的作用下,分化为效应 CD4[+]Th1 细胞。效应 CD4[+]Th1 细胞释放 IL-2、TNF-β 和 IFN-γ 等细胞因子,这些细胞因子通过诱生、募集、活化巨噬细胞,活化 CD8[+]Tc 细胞和中性粒细胞,扩大免疫效应,发挥杀伤病毒感染细胞、肿瘤细胞的作用。同时,活化的巨噬细胞还可分泌多种细胞因子,引起炎症反应和组织损伤。部分活化的 Th 细胞分化成为记忆性 T 细胞。

(2) CD8[+]Tc(CTL)细胞的免疫效应:Tc 细胞主要杀伤胞内寄生菌、病毒感染的细胞、肿瘤细胞等。这些细胞作为靶细胞,具有抗原提呈作用,能将抗原肽-MHC Ⅰ 类分子复合物运送至细胞表面与 Tc 细胞的 TCR 和 CD8 分子结合,形成 Tc 活化的第一信号,经 CD3 传递到细胞内。同时,在 CD4[+]Th 细胞的辅助下,Tc 细胞高表达 CD28 等黏附分子,并与靶细胞表面的 B7 等配体结合,形成协同刺激信号,即 Tc 细胞活化的第二信号(图 6-5)。在双信号的刺激下,Tc 细胞活化、增殖、分化为效应 Tc 细胞。病毒感染的 DC,由于其高表达共刺激分子,可直接刺激 CD8[+]T 细胞合成 IL-2,促使 CD8[+]T 细胞自身增殖并分化为细胞毒 T 细胞(Tc 细胞),无需 Th 细胞辅助。而病毒抗原、肿瘤抗原、同种异体 MHC 抗原从宿主细胞表面脱落,以可溶性抗原形式被 APC 摄取,并在胞内分别与 MHC Ⅰ 类或 MHC Ⅱ 类分子复合物表达于 APC 表面。CD4[+]T 细胞和 CD8[+]T 细胞识别同一 APC 所提呈的特异性抗原,此时 CD4[+]T 被激活后可产生并分泌 IL-2,辅助 CD8[+]T 活化、增殖和分化。效应 Tc 细胞释放穿孔素和丝氨酸蛋白酶致靶细胞溶解或凋亡。也可以通过表达膜 FasL,与靶细胞表面的 Fas 结合,诱导靶细胞凋亡。与 NK 细胞相比,活化的 Tc 杀伤靶细胞具有明显的特异性,并受 MHC Ⅰ 类分子限制,可连续杀伤靶细胞,杀伤效率高。

▶▶ 二、细胞免疫的生物学效应

1. 抗感染作用　效应 Th1 细胞释放淋巴因子使 MΦ 活化后,MΦ 由不完全吞噬转为完全吞噬,杀死胞内寄生菌。细胞免疫应答还可抗病毒感染、抗真菌感染和某些寄生虫感染。

2. 抗肿瘤免疫　效应 Tc 细胞可特异性杀伤肿瘤细胞,效应 Th1 细胞释放淋巴因子可活化 MΦ、NK 细胞发挥抗肿瘤作用。

3. 引起免疫损伤　细胞免疫应答能够导致Ⅳ型超敏反应的发生,也可引起移植排斥反应及某些自身免疫病。

第 5 节　免疫耐受与免疫调节

▶▶ 一、免疫耐受

免疫耐受(immunological tolerance)是机体对抗原刺激表现为特异性的免疫不应答状态。即对某种抗原已形成免疫耐受的机体,再次接触相同抗原不发生免疫应答,但对其他抗原仍有免疫应答,可见免疫耐受与免疫抑制有着本质区别。

(一) 免疫耐受形成的条件

在后天生活过程中,原本对抗原产生应答的 T 淋巴细胞和 B 淋巴细胞,由于多种因素的影响也可发生耐受现象。

1. 抗原因素　抗原的性质、剂量和进入途径等都可影响抗原能否诱导免疫耐受的发生。小分子、可溶性、非聚合单体物质多为耐受原,大分子颗粒抗原和蛋白质聚合物较易引起免疫应答。抗原剂量太高或太低均能引起免疫耐受,分别称作高带耐受和低带耐受。此

外,抗原经口服途径免疫最易发生免疫耐受,有些半抗原经皮内注射能诱导抗体及迟发型超敏反应的产生,但通过口服途径则出现耐受性。一般来说,口服和静脉注射抗原较易产生耐受,腹腔注射次之,皮下及肌内注射最难。

2. 机体因素 机体的遗传因素、年龄及免疫状况、免疫抑制剂的使用均能导致免疫耐受的发生。不同种属或同种属不同品系的动物,诱导耐受的难易不同;低龄动物较易出现耐受;机体处于免疫抑制状态更易产生耐受。

（二）免疫耐受发生的机制

1. 中枢耐受 是指在中枢免疫器官(胸腺和骨髓)内,T 淋巴细胞和 B 淋巴细胞在发育中、尚未成熟前,能识别自身抗原的细胞克隆被清除或处于无反应性状态而形成的自身耐受。如 T 细胞在胸腺内发育过程中,经过阳性选择和阴性选择,识别自身抗原的未成熟 T 细胞凋亡。B 细胞在骨髓内发育到表达 mIgM 的未成熟 B 细胞,经过阴性选择自身反应性细胞克隆消除或处于无反应性状态。

2. 外周耐受 是指在外周免疫器官,成熟的淋巴细胞遇到自身或外源性抗原形成的耐受。某些情况下,T、B 细胞虽然仍有与抗原反应的 TCR 或 mIg 表达,但对该抗原呈功能上无应答或低应答状态。如成熟 T 细胞活化需要的两种(或两种以上)信号之一缺乏,T 细胞不能被活化,处于无反应状态;成熟 B 细胞缺少刺激信号(如缺乏 Th 细胞辅助作用),不能活化,处于无反应状态。

此外,活化诱导的细胞死亡(AICD)通过 T 细胞-B 细胞或 T 细胞-T 细胞之间的 FasL 和 Fas 的结合,启动 AICD,使自身反应性 T 细胞或 B 细胞被消除,也与免疫耐受有关。由于免疫细胞接触不到"隐蔽抗原",使抗原处于被忽视状态,也可造成免疫耐受。

▶▶ 二、免疫调节

免疫应答作为一种强烈而又迅速的生理性的排异反应,可导致内环境不同程度的改变,甚至会对机体造成不同程度的功能紊乱和组织损伤。因此,机体在长期的进化过程中就形成了多层面、高效的免疫调节机制,及时对免疫应答过程作出生理性的反馈,以维持机体的生理平衡和稳定。

（一）抗原、抗体和补体的调节

1. 抗原的免疫调节 抗原的质和量都可以影响免疫应答的类型与强度。不同化学性质抗原所诱导的免疫应答的类型不同。不同抗原剂量可影响免疫应答强度。当抗原剂量过高或过低时,都会使机体不产生或仅产生很低水平的免疫应答,分别成为高带耐受和低带耐受。另外,结构相似的抗原之间的相互竞争对免疫应答也具有调节作用。

2. 抗体的免疫调节 特异性抗体对免疫应答具有负反馈调节作用。在抗原免疫动物前,通过血清注射人为地提高动物体内的特异性抗体,可使该动物产生相同特异性抗体的能力下降。目前认为,这种负反馈调节既可以通过抗原抗体复合物,也可以通过 BCR 与抗 BCR 抗体(抗独特型抗体)的抗原结合部位和 Fc 段分别与 B 细胞的 BCR 和 Fc 受体结合,激活抑制性信号通路,终止 B 细胞的分化和抗体的产生。

3. 补体的免疫调节 补体多种成分可参与免疫细胞间的相互作用,调节免疫细胞的增殖与分化。尤其是 C3b 选择性地作用于多种淋巴细胞亚群,在免疫应答中发挥重要作用。

（二）免疫细胞的调节

1. APC 的免疫调节 APC 通过摄取、处理和提呈抗原调节免疫应答。成熟的 MΦ 和

DC 表达 MHC 分子,可有效提呈抗原,启动免疫应答,并通过其多态性造成不同个体对相同抗原提呈水平的差异性。同时,MΦ 还能分泌多种细胞因子参与免疫调节。

2. T 细胞的免疫调节　在免疫应答中,T 细胞是一种重要的调节成分,在免疫调节中具有核心作用,尤其是 Th 细胞,在免疫应答的调节中发挥着重要作用。

根据 Th 细胞产生细胞因子的不同可分为 Th1 细胞和 Th2 细胞。Th1 细胞主要产生 IL-2、IFN-γ 和 TNF-β 等细胞因子,介导细胞免疫及迟发型超敏反应性炎症的发生。因而,Th1 细胞在抗病毒及胞内寄生菌感染中发挥重要作用;Th2 细胞主要产生 IL-4、IL-5、IL-6 和 IL-10 等细胞因子,刺激 B 细胞增殖、分化为浆细胞并产生抗体,介导体液免疫应答的发生。

3. NK 细胞的免疫调节　活化的 NK 细胞可分泌大量的细胞因子,如 IFN-γ、TNF-α 等细胞因子,对 T 细胞、B 细胞、APC 多种免疫细胞的生物活性具有促进作用,增强机体早期抗感染能力和免疫监视作用。

(三) 细胞因子的免疫调节

多种细胞因子通过参与免疫细胞的活化、增殖、分化和效应发挥,调节机体的免疫应答。如 IL-2 能够刺激 T 细胞增殖;IL-4、IL-6 能刺激 B 细胞增殖;IL-12 能促进 Th0 细胞向 Th1 细胞分化;IL-4 能促进 Th0 细胞向 Th2 细胞方向分化;而 IFN-γ 能够促进 Th0 细胞向 Th1 细胞分化,抑制 Th0 细胞向 Th2 细胞分化(图 6-6)。

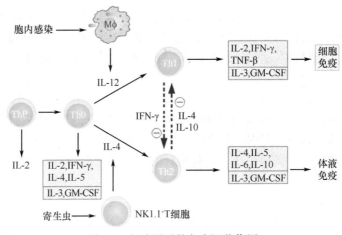

●● 图 6-6　细胞因子的免疫调节作用 ●●

(王　挺)

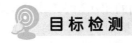 **目标检测**

一、单项选择题

1. 免疫应答反应阶段是指
   A. 抗原提呈和识别阶段
   B. T 细胞和 B 细胞识别抗原后的活化、增殖、分化阶段
   C. 产生免疫应答的阶段
   D. 细胞免疫效应阶段
   E. 体液免疫效应阶段

2. 具有摄取、处理、提呈抗原信息的细胞是
   A. T 细胞　　　　　　B. 巨噬细胞
   C. B 细胞　　　　　　D. K 细胞
   E. NK 细胞

3. 直接产生抗体的细胞是
   A. B 细胞　　　　　　B. T 细胞
   C. NK 细胞　　　　　D. 浆细胞
   E. 巨噬细胞

4. 担负细胞免疫功能的免疫细胞是
   A. T 细胞　　　　　B. 浆细胞
   C. 巨噬细胞　　　　D. NK 细胞
   E. 中性粒细胞

5. 下列不属于细胞免疫现象的是
   A. 迟发型超敏反应　　B. 免疫复合物病
   C. 抗肿瘤免疫　　　　D. 移植排斥反应
   E. 对胞内寄生致病菌的抗感染作用

6. 发挥体液免疫效应的是
   A. 溶菌酶　　　　　B. 补体
   C. 抗体　　　　　　D. 干扰素
   E. 淋巴因子

7. 能特异性杀伤靶细胞的免疫细胞是
   A. B 细胞　　　　　B. NK 细胞
   C. 中性粒细胞　　　D. 巨噬细胞
   E. Tc 细胞

8. 免疫记忆的基础是
   A. 巨噬细胞增多
   B. T 细胞数目增多
   C. T 细胞、B 细胞数目增多
   D. 巨噬细胞、T 细胞、B 细胞数目增多
   E. 记忆细胞增多

9. 免疫耐受性是指
   A. 机体对某种抗原产生的特异性无应答状态
   B. 机体对所有抗原都不引起免疫应答
   C. 机体对某种抗原产生了过强的免疫应答
   D. 由于应用免疫抑制剂引起
   E. 由于免疫系统发育不良引起

二、简答题

1. 简述免疫应答的概念及类型。
2. 细胞免疫和体液免疫的生物学效应有哪些？
3. 简述固有性免疫应答的概念及主要组成。

第7章 超敏反应

学习目标

1. 掌握：超敏反应的概念；Ⅰ型超敏反应的发生机制。
2. 熟悉：Ⅰ型、Ⅱ型、Ⅲ型、Ⅳ型超敏反应的常见病症。
3. 了解：Ⅰ型超敏反应的防治原则。

超敏反应(hypersensitivity)是指机体受同一抗原物质再次刺激后产生的一种异常或病理性免疫反应，表现为机体生理功能紊乱或组织细胞损伤。引起超敏反应的抗原也称变应原(allergen)。根据变应原性质、参与成分、发生机制的不同将超敏反应分为Ⅰ型、Ⅱ型、Ⅲ型、Ⅳ型。

第 1 节 Ⅰ型超敏反应

案例7-1

患者，男性，30岁。因感冒1周后咳嗽、咳痰、气喘就诊。胸部X线检查诊断为上呼吸道感染。用青霉素治疗后病人突感呼吸困难、胸闷、心慌、面色苍白、四肢发凉，继之烦躁不安，神志不清。立即停止滴入青霉素，分别给予肾上腺素、地塞米松等药物治疗，并给予吸氧，半小时后血压恢复正常，呼吸平稳，心电图正常。

问题：

该病人的症状最可能是什么引起的？如何发生的？

▶▶ 一、基本特点

Ⅰ型超敏反应，又称速发型超敏反应或过敏反应，主要特征有：①反应发生快；②由特异性免疫球蛋白E(IgE)介导；③存在明显的个体差异和遗传倾向；④以机体生理功能紊乱为主要表现。

1. 变应原 Ⅰ型超敏反应的变应原广泛存在，常见有吸入性花粉、尘螨、食物类虾、蟹贝、花生、牛奶、芒果及青霉素、阿司匹林等(表7-1)。可经口服、注射和吸入等途径进入体内，诱发局部或全身过敏反应。

表 7-1 常见变应原

进入途径	类别	常见物质
吸入	花粉	蒿属、藜属、禾本科植物、悬铃木属花粉等
	尘螨	粉尘螨、屋尘螨
	真菌	交链孢霉属、曲霉菌、青霉菌属菌丝、孢子
食入	动物类食品	鱼、虾、蟹类、鸡蛋、牛奶、鸡、羊、牛肉等
	植物类食品	芒果、苹果、花生、豆类、榛子等
注射及其他	药物	青霉素、链霉素、普鲁卡因
	抗血清	破伤风抗毒素
	昆虫毒素	蜜蜂、胡蜂、小黄蜂、蚂蚁等毒素猫、狗唾液及毛发
	动物毛及代谢物	天然乳胶、木料、松香酸等
	其他	

2. 抗体 Ⅰ型超敏反应的介质为 IgE，主要由呼吸道、消化道上皮中的浆细胞合成，正常人血清含量极低，过敏患者和寄生虫感染者可升高数倍。IgE 具有亲细胞特性，能与同种肥大细胞及嗜碱性粒细胞胞膜上的 IgE Fc 受体（主要是高亲和力受体 FcεR Ⅰ）牢固结合。这种结合使细胞处于致敏状态，同时可将 IgE 半衰期从 2.5 天延长至 8~14 天。

3. 参与细胞

（1）肥大细胞和嗜碱性粒细胞：嗜碱性粒细胞存在于血液中，数量较少。肥大细胞主要分布于黏膜下层和皮下小血管周围的结缔组织中。两种细胞表面具有高亲和性 IgE Fc 受体（FcεR Ⅰ），能与抗体 Fc 段相结合。胞内含有类似的嗜碱性颗粒，具有生物学活性。当抗原再次进入机体与抗体可变区结合，导致细胞表面受体桥联，释放胞内颗粒，作用于相应器官，产生临床症状。

（2）嗜酸性粒细胞：主要分布于呼吸道、消化道和泌尿生殖道黏膜组织中，在血液循环中少量存在。Ⅰ型超敏反应炎性病灶中有大量嗜酸性粒细胞浸润，外周血中该细胞数也显著增高。通常情况下嗜酸性粒细胞不表达高亲和性 FcεR Ⅰ，脱颗粒阈值很高。在 IL-3、IL-5、GM-CSF 刺激后，嗜酸性粒细胞可表达高亲和性 FcεR Ⅰ，促进嗜酸性粒细胞脱颗粒。其中一类颗粒与肥大细胞和嗜碱性细胞释放的脂质介质类似；另一类是具有毒性作用的颗粒蛋白及酶类物质，主要包括嗜酸性粒细胞阳离子蛋白（eosinophile cationic protein，ECP）、主要碱性蛋白（major basic protein，MBP）、嗜酸细胞过氧化物酶（eosinophil peroxidase，EPO）等，可以杀伤寄生虫和病原微生物，也可引起组织细胞损伤。

4. 主要生物活性介质及其作用

（1）组胺（histamine）：存在于肥大细胞和嗜碱性粒细胞中一种预先形成的炎症介质，约占颗粒内容物重量的 10%。组胺可经 IgE 介导释放，也可以在某些理化因素如创伤、电离辐射及某些药物作用下释放。组胺可增强毛细血管通透性，促进血中大分子物质渗出，从而导致局部充血水肿；使支气管、胃肠道、子宫、膀胱等非血管平滑肌收缩；增加腺体分泌并刺激神经末梢。组胺在体内的半衰期为 30~60 分钟，可被组胺酶、N-甲基转氨酶和单胺氧化酶作用，转化为各种无活性的代谢产物随尿液排出。

（2）白三烯（leukotrienes，LTs）：是细胞活化过程中由细胞膜磷脂经磷脂酶作用形成花生四烯酸后，在脂氧化酶作用下产生的 LTB4、LTC4、LTD4 和 LTE4 的混合物。其中，LTB4

是一种趋化因子,其余三种过去称为慢反应物(SRS-A),可使支气管平滑肌收缩,黏液分泌增加。LTs 效应较组胺强,且作用持久,是引起支气管哮喘的主要原因。

(3) 前列腺素(prostaglandin,PG):是膜磷脂经磷脂酶作用形成花生四烯酸经环氧化酶作用产生,包括 PGG2、PGH2、PGI2、PGF2、PGD2、TXA2 与 TXB2 等,具有多种生物学作用。①舒张血管:以 PGI2 作用最强;②收缩支气管、胃肠和子宫平滑肌;③增强腺体分泌;④趋化作用;⑤调节免疫炎症,PGE2 低浓度时抑制腺苷酸环化酶,使 cAMP 浓度降低,导致炎症;高浓度时可使 cAMP 浓度升高,抑制炎症反应。PG 在体内代谢极快,除 PGI2 外,在肺和肝被迅速降解灭活,其半衰期仅为 1~2 分钟。

(4) 血小板活化因子(platelet activating factor,PAF):是羟基化磷脂在磷脂酶和乙酰转移酶作用后形成的产物,通常 PAF 以未活化形式储存于血小板、嗜碱性粒细胞和其他细胞中,当细胞被激活时,PAF 即被释放。PAF 可凝集和活化血小板,促进组胺、5-羟色胺等释放,导致毛细血管扩张和通透性增加;还可激活中性粒细胞,趋化嗜酸性粒细胞参与炎症反应。最近研究显示 PAF 含量与过敏反应的严重程度存在相关性。

▶▶ 二、发病机制

1. 致敏阶段　变应原通过呼吸道、消化道等多种途径进入体内,诱导特异性 B 细胞产生应答,刺激机体产生亲细胞抗体 IgE。IgE 通过其 Fc 段与肥大细胞或嗜碱性粒细胞膜上 IgE 的 Fc 受体结合,使机体处于对该变应原的致敏状态。其中,表面结合特异性 IgE 的肥大细胞或嗜碱性粒细胞,称为致敏靶细胞。通常靶细胞致敏状态可维持数月或更长时间,如果长期不接触变应原或相似变应原,致敏状态可逐渐消失。

2. 发敏阶段　当相同变应原再次进入致敏机体时,即可与肥大细胞或嗜碱性粒细胞胞膜表面的 IgE 发生特异性结合,使靶细胞胞膜表面 Fc 受体交联,导致细胞脱颗粒,释放组胺、激肽、白三烯等多种生物活性介质。活性介质作用于效应组织和器官,引起平滑肌收缩、毛细血管扩张、通透性增高、腺体分泌增加,使致敏机体出现一系列临床表现。如支气管平滑肌收缩引起呼吸困难;胃肠平滑肌收缩引起腹痛、腹泻;毛细血管扩张、通透性增加使血浆渗出,引起组织水肿、血压下降、休克等。

根据效应产生速度和持续时间,可分为早期相反应和晚期相反应,早期相反应通常在接触变应原后数分钟内发生,可持续数小时,该种反应主要由组胺引起,可引起毛细血管扩张和通透性增强、平滑肌收缩和腺体分泌增加等。临床上可表现为皮肤红斑、丘疹、水肿和瘙痒,支气管哮喘,腹痛、腹泻,严重时可发生休克。晚期相发生在变应原刺激后 6~12 小时,可持续数天。该种反应主要由新合成的脂类介质(如 LTs、PAF)和某些细胞因子(如 TNF-α)等引起。这些因子吸引嗜酸性粒细胞和中性粒细胞浸润,进一步释放一些酶类物质和脂类介质,加重炎症反应,表现为受累部位出现红斑、硬结、发热、瘙痒和烧灼感(图 7-1)。

▶▶ 三、临床常见疾病

在 I 型超敏反应性疾病中,变应原可经多途径进入人体,涉及不同系统症状,临床表现叙述如下。

1. 过敏性休克　引起过敏性休克的变应原包括药物、昆虫毒素、动物免疫血清和食物。发病初期皮肤出现痒感,随后出现广泛的皮肤红斑或荨麻疹;呼吸道症状主要为胸闷、胸

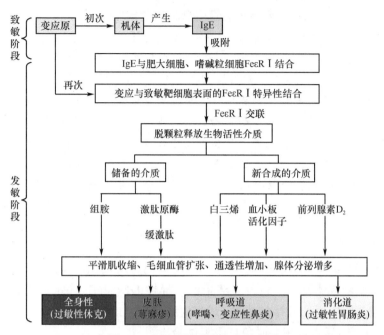

●● 图 7-1 Ⅰ型超敏反应发生示意图 ●●

痛、干咳、气急和呼吸困难;胃肠道症状有恶心、呕吐、腹痛和腹泻;严重者可发生循环衰竭、出冷汗、脸色苍白、肢冷、脉细、血压下降以致昏迷和抽搐,少数病例可在短时间内死于休克或窒息。以青霉素引起的过敏性休克最常见,此外,链霉素、普鲁卡因、维生素 B_1 和维生素 B_2 等也可引起。以青霉素为例,作为小分子半抗原,青霉素单独不能刺激机体产生抗体,但其降解产物青霉噻唑醛酸或青霉烯酸,可与组织蛋白结合成完全抗原,刺激机体产生 IgE。再次接触青霉素时即可发生超敏反应。少数情况下,初次注射青霉素也可发生过敏性休克,可能与患者以前曾接触过青霉素或青霉素样物质有关。

2. 呼吸道超敏反应

(1)过敏性鼻炎:也称花粉症,由变应原刺激呼吸系统引起鼻黏膜水肿、分泌增加,出现流涕、喷嚏等症状。主要由吸入植物花粉致敏引起,呈现明显的季节性和地区性特点。因变应原研究相对深入,过敏性鼻炎是目前脱敏治疗效果较好的一类过敏性疾病。

(2)支气管哮喘:少数人因吸入花粉、尘螨、细菌、动物皮毛等引起支气管哮喘。吸入和食入性变应原及呼吸道病毒感染是重要诱因,在生物活性介质作用下,支气管平滑肌痉挛引起哮喘和呼吸困难。

3. 消化道超敏反应 有些人食入鱼、虾、蛋、奶等食物或某些药物后,可发生恶心、呕吐、腹痛、腹泻等胃肠道症状。明确病史,排除毒性物质或自身代谢异常后,检测出针对变应原的 sIgE,有助于明确诊断消化道超敏反应。

4. 皮肤超敏反应 皮肤症状是Ⅰ型超敏反应最常见的表现,常见的有荨麻疹、特应性皮炎等。

为什么会发生食物过敏反应？

食物过敏是指人体摄入食物后，机体对其发生了异常的免疫反应，导致生理功能紊乱，从而引发一系列的临床症状。最明显的表现如皮肤充血、湿疹、瘙痒、荨麻疹、血管性水肿等。胃肠道症状也很多见，如恶心、呕吐、腹痛、腹胀、腹泻等。有些人还表现在神经系统上，如头痛、头昏，严重的还可能发生过敏性休克，血压急剧下降、意识丧失、呼吸不畅，如果抢救不及时还会有生命危险。从医学角度讲，有过敏性体质的人胃肠功能较差，肠壁的通透性较高，容易将食物中未被消化分解的蛋白质直接吸收进入体内，于是这些异体蛋白就成为一种抗原物质，刺激人体产生抗体，当抗原物质——过敏物质再次进入人体时就会发生过敏。

▶▶ 四、防治原则

1. 避免接触变应原 首先要查找变应原，并避免与之接触。通过询问病史，设定查找范围，体内激发试验或体外检测患者血清中的特异性 IgE(sIgE) 确定。前者以皮肤试验多见，主要通过被测变应原溶液接触皮肤，观察皮肤反应，如点刺试验(prick test)、皮内试验(intradermal test)等；后者常用酶联免疫吸附试验检测。

2. 脱敏疗法和减敏疗法

（1）异种免疫血清脱敏：抗毒素皮试阳性但又必须使用者，可以采用小剂量、多次注射方法进行脱敏治疗。紧急时采用，对异种动物血清过敏且又急需应用的患者，可采用小量、多次、短时间间隔(30 分钟)注射异种动物血清。可能机制是小剂量变应原进入体内与致敏靶细胞上的 IgE 结合，与少量致敏靶细胞作用，释放少量生物活性介质，产生效应较弱，不足以引起明显的临床症状。释放的生物活性介质，及时被体内某些物质所灭活，作用时间无累积效应。因此，短时间、小剂量多次注射变应原，可使体内致敏靶细胞分期、分批脱敏，达到脱敏状态。此时注入大剂量的抗毒素血清时，则不会发生超敏反应。但这种脱敏是暂时的，经过一定时间后机体又可以重新被致敏。

（2）减敏疗法：对那些能够检出而难以避免接触的变应原，如花粉、尘螨等，可在明确变应原后，小剂量、间隔一定时间，反复多次皮下注射相应变应原的方法进行特异性减敏治疗。可能的机制是通过改变抗原进入机体的途径，诱导机体产生大量特异性 IgG 类抗体，竞争性抑制 IgE 抗体类作用。

（3）药物治疗：针对超敏反应发生环节进行药物干预。如色甘酸钠可稳定肥大细胞膜，阻止细胞脱颗粒；苯海拉明、氯雷他定等抗组胺药物可竞争效应器官细胞膜上的组胺受体，阻断组胺的生物学效应。肾上腺素不仅可以解除支气管平滑肌痉挛，还可使外周毛细血管收缩，升高血压，是过敏性休克急救的重要药物。

第 2 节　Ⅱ型超敏反应

▶▶ 一、基本特点

Ⅱ型超敏反应又称细胞溶解型或细胞毒型超敏反应，主要是由 IgG 和 IgM 类抗体与靶细胞表面抗原结合后,激活补体,吞噬细胞和 NK 细胞,引起以细胞裂解和组织损伤为主的病理性免疫应答。

1. 抗原 正常组织细胞、外界因素作用改变的自身组织细胞及被抗原或半抗原吸附修饰的自身组织细胞均可成为 II 型超敏反应中被攻击的靶细胞。

2. 抗体 主要是 IgG 和 IgM 类,IgG 的 C_H2 和 IgM 的 C_H3 功能区均有与 C1q 结合的位点,可有效介导结合抗原、激活补体和介导吞噬的作用。

3. 补体与细胞 补体的 C1～C9、单核吞噬细胞、中性粒细胞及 NK 细胞等均参与 II 型超敏反应的过程。

▶▶ **二、发病机制**

针对上述靶细胞的抗体 IgG 和 IgM 与靶细胞表面的两类抗原结合,主要通过以下三种途径导致靶细胞溶解和破坏:①活化补体溶解靶细胞,通过经典途径激活补体系统,形成膜攻击复合物,导致靶细胞溶解死亡;②通过调理、免疫黏附作用吞噬靶细胞,局部补体活化产生过敏毒素 C3a 和 C5a 趋化中性粒细胞与单核细胞,这两类细胞 Fc 受体与 IgG 结合,激活后释放水解酶和细胞因子损伤细胞;③激活 NK 细胞,发生抗体依赖的细胞介导的细胞毒作用,即 ADCC 效应,抗体作为中间桥梁,连接靶抗原和杀伤细胞,导致靶细胞溶解(图 7-2)。

▶▶ **三、临床常见疾病**

1. 免疫性血细胞减少症 应用某些药物或因病原微生物感染,可通过 II 型超敏反应机制造成血细胞破坏。某些药物半抗原先与血细胞结合成完全抗原、刺激机体产生相应抗体。临床上常见的有非那西汀、青霉素、奎尼丁、磺胺等药物抗原表位与血细胞膜蛋白结合获得免疫原性,刺激机体产生抗药物抗原表位特异性

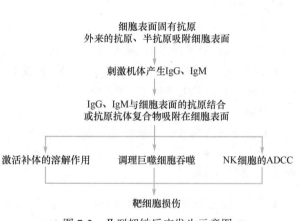

●● 图 7-2 II 型超敏反应发生示意图 ●●

抗体。当药物再次进入体内吸附在血细胞上,与已形成的抗体结合激活补体和杀伤细胞即可造成靶细胞破坏。

2. 新生儿溶血症 母子间血型不合是引起新生儿溶血症的主要原因,常发生在母亲为 Rh 阴性血型、胎儿为 Rh 阳性血型时。首次分娩,由于胎盘早剥、出血等原因胎儿血细胞进入母体。母体识别胎儿血细胞上的 Rh 抗原为异物,发生免疫应答,产生 IgG 类抗 Rh 抗体。再次妊娠,且胎儿血型为 Rh 阳性时,母体内的 Rh 抗体(IgG)经胎盘进入胎儿体内,与胎儿 Rh 阳性红细胞结合,并通过激活补体和调理吞噬等方式,破坏胎儿红细胞,引起流产或新生儿溶血症。该过程中首次分娩胎儿血细胞刺激母体产生的 IgG 类抗 Rh 抗体是关键因素,可在产后 72 小时内给母体注射 Rh 抗体,及时清除进入母体内的 Rh 阳性红细胞,避免抗体产生,可有效预防再次妊娠时发生新生儿溶血症。

3. 自身免疫性甲亢 又称 Graves 病,是一种特殊的 II 型超敏反应,即抗体刺激型超敏反应,该病人体内可产生针对甲状腺细胞表面的甲状腺刺激素(thyroid stimulating hormone,

TSH)受体的IgG类自身抗体。此种自身抗体与TSH受体结合后,可刺激甲状腺细胞合成分泌大量甲状腺素,从而导致甲状腺功能亢进。

第3节　Ⅲ型超敏反应

▶ 一、基本特点

Ⅲ型超敏反应又称免疫复合物型(immune complex type)或血管炎型超敏反应。由抗原、抗体形成中等大小可溶性免疫复合物(immune complex,IC)沉积于组织,激活补体和中性粒细胞而产生的血管炎性病变。

1. 抗原与抗体　引起Ⅲ型超敏反应的变应原按其来源不同可分为两类:①内源性抗原,如类风湿关节炎的变性IgG、系统性红斑狼疮患者的自身组织抗原及肿瘤抗原等;②外源性抗原,如病原微生物、异种血清、寄生虫等。对应抗体:主要也是IgG和IgM类。

2. 抗原抗体复合物　也称免疫复合物,由上述可溶性抗原与相应抗体结合形成,受复合物大小、结构、数量等因素影响,沉积于组织中,激活补体系统,聚集中性粒细胞,活化巨噬细胞,导致组织损伤。

> **案例 7-2**
>
> 患者,男性,15岁。主诉乏力、水肿1周余,3周前曾有咽痛病史,轻咳,无发热。近1周感双腿发胀,双眼睑水肿,晨起时明显,同时尿量减少,200~500ml/天,尿色较红。尿液检查:尿中查红细胞++、白细胞0~2个/高倍、蛋白+++,管型++。血中循环免疫复合物测定强阳性。补体CH50和C3显著降低。
>
> **问题:**
> 本病诊断为急性肾小球肾炎。请问该病是如何发生的?

▶ 二、发生机制

1. 可溶性免疫复合物的形成与沉积　正常情况下免疫复合物的形成是机体清除抗原的一种方式;异常情况下免疫复合物的不适当沉积也可致病。通常大分子免疫复合物容易被吞噬细胞吞噬;小分子免疫复合物通过肾小球滤过,随尿液排出;分子质量为1000kDa左右的中等大小可溶性免疫复合物既不易被吞噬细胞吞噬,又不能被肾小球滤除,长时间在血液中循环易在肾小球毛细血管基膜、关节滑膜等弯曲、压力较高的毛细血管迂回处沉积。

2. 免疫复合物沉积后所致的组织损伤　免疫复合物激活补体产生过敏毒素C3a、C5a,吸引中性粒细胞向免疫复合物沉积部位聚集。中性粒细胞吞噬免疫复合物,释放溶酶体酶造成沉积部位血管性炎症和周围组织损伤。血小板活化,释放5-羟色胺等血管活性胺导致血管扩张、充血和水肿;同时血小板聚集形成微血栓,造成局部组织缺血;激活巨噬细胞释放炎症因子,引起以充血水肿、局部坏死和中性粒细胞浸润为特征的炎症反应和组织损伤(图7-3)。

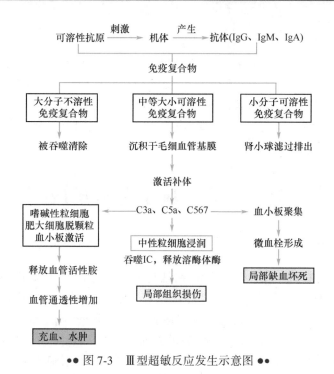

●● 图 7-3　Ⅲ型超敏反应发生示意图　●●

▶▶ 三、临床常见疾病

1. 局部免疫复合物病

（1）Arthus 反应：Arthus 用马血清皮内免疫家兔几周后发现，再次重复注射同样血清后在注射局部出现红肿反应，3～6 小时反应达高峰。红肿程度随注射次数增加而加重，注射5～6 次后，局部出现缺血性坏死，反应可自行消退或痊愈，即 Arthus 反应。

（2）类 Arthus 反应：常见于胰岛素依赖的糖尿病患者，局部反复注射胰岛素后可刺激机体产生 IgG 类抗体，再次注射胰岛素时，与相应抗体形成的可溶性免疫复合物沉积于组织中，出现红肿、出血、坏死等炎症反应。

（3）对吸入抗原的反应：多表现为与职业有关的超敏反应性肺炎，如患者吸入嗜热放线菌孢子或菌丝后 6～8 小时内出现严重呼吸困难，即是吸入的抗原与特异性 IgG 抗体结合形成的免疫复合物所致。如养鸽者病（吸入鸽干粪中的血清蛋白质）、皮革者肺（吸入牛皮蛋白质），这些都是由于反复吸入人工环境中的抗原性物质而产生的抗原抗体复合物介导的职业病。

2. 全身免疫复合物病

（1）链球菌感染后的肾小球肾炎：链球菌的抗原（M 蛋白）与肾小球基膜有共同抗原，化脓性链球菌感染后 2～3 周，机体针对链球菌所产生的抗体与肾小球基膜发生反应，所形成的免疫复合物沉积于肾小球基膜，造成基膜损伤。

（2）血清病：见于初次大量注射抗毒素血清后 7～14 天，患者出现发热、皮疹、关节肿胀、一过性蛋白尿等症状。其病因是第一次注入抗原（马血清），刺激机体产生相应抗体，抗体与尚未完全排除的抗原结合，形成中等大小的免疫复合物，随血流运行到全身各处，沉积在肾小球基膜、关节滑膜等处，造成损伤。血清病具有自限性，停止注射抗毒素后症状可自行消退。

（3）系统性红斑狼疮和类风湿关节炎：两者在病程中均有 IC 形成并参与其病理过程，属于慢性免疫复合物疾病。系统红斑狼疮（SLE）患者体内出现多种抗核抗体，与循环中核抗原结合成可溶性 IC，沉积于肾小球、关节、皮肤和其他多种器官的毛细血管壁，引起多部位损伤。类风湿关节炎（RA）患者体内经常出现抗自身变性 IgG 的抗体，称为类风湿因子（rheumatoid factor，RF），多属 IgM 类。变性的 IgG 与类风湿因子结合形成免疫复合物，沉积于小关节滑膜，引起类风湿关节炎。

第 4 节　Ⅳ型超敏反应

▶▶ 一、基本特点

Ⅳ型超敏反应，主要由效应 T 细胞介导，通过分泌效应分子，引起以单个核细胞浸润和组织细胞损伤为特征的炎症反应。此型超敏反应以发生慢为特点，再次接受相同抗原刺激需经 24~72 小时出现炎症反应，也称迟发型超敏反应（delayed type hypersensitivity，DTH）。

1. 变应原　主要有胞内寄生菌（结核杆菌、布氏杆菌）、病毒、真菌（白色念珠菌、毛癣菌等）、寄生虫（利什曼原虫、疟原虫、弓形虫、猪囊虫等）等以细胞为基本形式存在的抗原，以及多种化学物质（二硝基氟苯、油漆、燃料、铬、环氧树脂、各种化妆品等）、药物（青霉素、磺胺、氯丙嗪等）与组织蛋白结合形成的抗原。

2. 细胞　主要是 T 细胞（CD4$^+$Th1 细胞、CD8$^+$Tc 细胞）、单核吞噬细胞等。

3. 细胞因子及效应分子　主要有趋化因子、IFN-γ、TNF-β、IL-2、IL-3 和 GM-CSF 等，以及由 CD8$^+$Tc 细胞产生的穿孔素和颗粒酶等介质，是Ⅳ型超敏反应的重要效应分子。

案例 7-3

患者，女性，23 岁，演员。应用某种化妆品后第三天面部出现红肿，较硬，有小水疱，并有破裂渗液，伴有明显瘙痒，来院就诊，初步诊断为接触性皮炎。

问题：

该病是如何发生的？

▶▶ 二、发生机制

1. 效应 T 细胞的形成　变应原进入人体经抗原提呈细胞（APC）加工处理后，以抗原肽-MHC Ⅰ/Ⅱ类分子复合物的形式刺激具有相应抗原受体的 CD4$^+$Th 细胞和 CD8$^+$T 细胞活化，在 IL-2 和 IFN-γ 等细胞因子作用下，增殖分化形成 CD4$^+$Th1 细胞（T$_{DTH}$）和 CD8$^+$Tc 细胞；部分活化 T 细胞储存为记忆 T 细胞。

2. 效应 T 细胞介导的炎症反应和细胞毒作用

（1）CD4$^+$Th1 细胞的作用：当 CD4$^+$Th1 细胞再次与 APC 表面相应的变应原接触时，可通过释放趋化因子、IFN-γ、TNF-β、IL-2、IL-3 和 GM-CSF 等多种细胞因子，在变应原存在部位形成以单核细胞与淋巴细胞浸润和组织损伤为主要特征的炎症反应。

（2）CD8$^+$Tc 细胞的作用：CD8$^+$Tc 细胞与具有相应变应原的靶细胞再次特异性结合后，通过释放穿孔素和丝氨酸蛋白酶等细胞毒性物质，直接溶解破坏靶细胞或诱导靶细胞表达

Fas,与致敏 Tc 细胞表面的 Fas 配体(FasL)结合,导致靶细胞凋亡。Ⅳ型超敏反应与细胞免疫应答的参与成分相同,从生理角度看,有利于机体清除抗原性异物、发挥抗感染作用的过程称为细胞免疫应答;从病理角度看,同一过程对机体造成的组织损伤和炎症反应的过程则为 Ⅳ型超敏反应(图 7-4)。

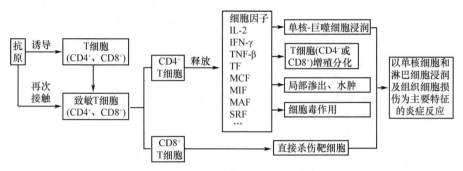

●● 图 7-4 Ⅳ型超敏反应发生示意图 ●●

三、临床常见疾病

1. 传染性Ⅳ型超敏反应 胞内寄生菌、病毒和真菌感染等可使机体发生Ⅳ型超敏反应。由于此型超敏反应由病原体感染引发,以异常细胞形式存在,会激发机体免疫系统针对病原体产生细胞免疫应答;应答过强,造成组织损伤,即为超敏反应;因病原体具有传染性,故称为传染性超敏反应。

结核杆菌引起的继发感染如干酪样坏死、液化及空洞形成,麻风病患者皮肤肉芽肿形成,结核菌素皮试引起的局部组织损伤均是Ⅳ型超敏反应所致。

2. 接触性皮炎 当某些人的皮肤与某些变应原如染料、油漆、农药、化妆品、磺胺、二硝基氟苯、环氧树脂等小分子半抗原接触后,可与表皮细胞内角质蛋白或皮肤朗格汉斯细胞表面成分结合成完全抗原激活免疫细胞,形成针对小分子半抗原的效应 T 细胞。当再次接触相同变应原时就可在该部位发生接触性皮炎,多在 24 小时后出现局部皮肤红肿、皮疹、水疱,48~96 小时炎症达高峰,严重者甚至可发生剥脱性皮炎。

3. 移植排斥反应 进行同种异型组织或器官移植时,由于供体与受体组织之间的组织相容性抗原不同,移植物的 HLA 刺激受者机体,活化 T 细胞产生Ⅳ型超敏反应,于 2~3 周后,移植物被排斥、坏死、脱落。

(王 挺)

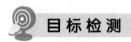 **目 标 检 测**

一、单项选择题

1. 参与 Ⅰ型超敏反应的细胞是
   A. 中性粒细胞　　　B. 单核细胞
   C. 肥大细胞　　　　D. B 细胞
   E. NK 细胞

2. 在 Ⅰ型超敏反应中起主要作用的抗体是

　A. IgG　　　　　　B. IgA
　C. IgM　　　　　　D. IgD
　E. IgE

3. 下列不属于超敏反应的是
   A. 青霉素过敏反应
   B. 破伤风抗毒素过敏反应

C. 输血反应

D. 输液反应

E. 结核菌素试验阳性反应

4. 由于 ABO 血型不符输血而引起的溶血属于

   A. Ⅰ型　　　　　　　　B. Ⅱ型

   C. Ⅲ型　　　　　　　　D. Ⅳ型

   E. 以上均不是

5. 在四型超敏反应中没有抗体参与的超敏反应是

   A. Ⅰ型　　　　　　　　B. Ⅱ型

   C. Ⅲ型　　　　　　　　D. Ⅳ型

   E. 以上均不是

6. Ⅰ型超敏反应常见的疾病是

   A. 白细胞减少症　　　B. 肾小球肾炎

   C. 过敏性休克　　　　D. 类风湿关节炎

   E. 接触性皮炎

7. 下列属于Ⅱ型超敏反应的是

   A. 免疫性粒细胞减少症

   B. 荨麻疹

   C. 接触性皮炎

   D. 类风湿关节炎

   E. 移植排斥反应

8. 关于超敏反应叙述错误的是

   A. 超敏反应就是免疫反应

   B. 超敏反应是由于免疫反应引起的病理过程

   C. 超敏反应是特异性免疫反应

   D. 超敏反应和免疫反应的机制不同

   E. 超敏反应的发生取决于变应原的性质与机体反应两方面因素

9. IgE 对哪一类细胞有高度的亲和力

   A. T 细胞及 B 细胞

   B. 肥大细胞及嗜碱性粒细胞

   C. 单核细胞及吞噬细胞

   D. 平滑肌细胞

   E. 腺体细胞

10. 脱敏疗法适用于

    A. 结核菌素试验阳性的患者

    B. 锡克试验

    C. 花环试验阳性的患者

    D. 破伤风抗毒素皮试阳性的破伤风患者

    E. 麻风菌素试验阳性的患者

11. 下列属于Ⅲ型超敏反应的是

    A. 溶血性贫血　　　　B. 荨麻疹

    C. 接触性皮炎　　　　D. 类风湿关节炎

    E. 异体皮肤排斥反应

12. 关于Ⅳ型超敏反应的特点叙述正确的是

    A. 需抗体参与

    B. 需补体参与

    C. 需致敏淋巴细胞参与

    D. 反应发生快

    E. 与遗传性体质关系密切

13. 常见的Ⅳ型超敏反应是

    A. 过敏性休克　　　　B. 溶血性贫血

    C. 接触性皮炎　　　　D. 肾小球肾炎

    E. 支气管哮喘

14. 在四型超敏反应中发生最快的是

    A. Ⅰ型　　　　　　　　B. Ⅱ型

    C. Ⅲ型　　　　　　　　D. Ⅳ型

    E. 以上均不是

15. 在四型超敏反应中发生最慢的是

    A. Ⅰ型　　　　　　　　B. Ⅱ型

    C. Ⅲ型　　　　　　　　D. Ⅳ型

    E. 以上均不是

二、简答题

1. 以青霉素引起的超敏反应为例,说明Ⅰ型超敏反应的发生机制与防治原则。

2. 简述药物过敏性血细胞减少症的发生机制。

3. 举例说明四种类型超敏反应发生的特点。

第8章 免疫学防治

免疫学防治是指利用免疫学原理,给机体输入抗原、免疫效应物质等生物制剂或化学药物,以改变机体免疫状态,达到预防或治疗某些疾病的目的,其包括免疫预防和免疫治疗。

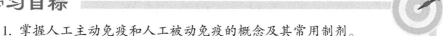

第1节 免疫预防

人工输入抗原或免疫效应物质,使机体产生或获得相应免疫能力,以预防疾病的方法,称为免疫预防。根据输入的物质不同,免疫预防分为人工主动免疫和人工被动免疫。

▶▶ 一、人工主动免疫

(一) 概念

人工主动免疫(artificial active immunization)是用人工方法给机体输入抗原,如疫苗、类毒素等,刺激机体产生相应免疫效应的方法。人工主动免疫有以下特点:机体在抗原刺激下产生相应免疫效应物质需要一定时间,故免疫出现时间慢,一般需要 2~4 周;由于免疫效应物质是机体主动产生的,故免疫维持时间长,一般可达数月至数年。因此,人工主动免疫的应用主要是预防相应的传染病,近来也用于治疗肿瘤等疾病。

(二) 常用制剂

疫苗是主动免疫的常用制剂。狭义疫苗的概念是将病原体及其产物,经过人工灭活、减毒或利用基因工程等方法制成用于预防传染病的主动免疫制剂。近年来由于免疫技术的迅速发展,疫苗的研制并不限于病原体成分,其应用也超出了传染病的范围,包括应用于肿瘤、超敏反应、自身免疫病、移植排斥反应等疾病的防治。因此,目前广义疫苗的概念是凡用于人工主动免疫的制剂统称为疫苗。

目前常用的人工主动免疫制剂包括以下几种。

1. 死疫苗(killed vaccine) 又称为灭活疫苗,是用理化方法将致病微生物杀死而制成的疫苗。死疫苗接种于人体后,不能生长繁殖,对人体免疫系统刺激时间短,只激发体液免疫,不能激发细胞免疫,产生免疫力不高,要想得到较高而持久的免疫力,必须大量多次重复注射,接种局部和全身不良反应明显。但死疫苗稳定性好,易于保存,4℃一般能保存1年左右。常用的死疫苗有伤寒疫苗、乙脑疫苗、霍乱疫苗、狂犬疫苗等。

2. 活疫苗(living vaccine) 又称减毒疫苗,是通过自然筛选或人工诱变为弱毒或无毒的活微生物而制成的疫苗。活疫苗接种于人体后具有一定的生长繁殖能力,免疫系统可持续接受疫苗刺激产生体液免疫和细胞免疫,与轻型或隐性感染类似,一般只需接种一次,用量小,不良反应轻,免疫效果持久。但活疫苗稳定性差,不易保存,4℃只能保存数周。常见的活疫苗有卡介苗、麻疹疫苗、风疹疫苗、脊髓灰质炎病毒疫苗等。

死疫苗与活疫苗的比较见表8-1。

表8-1 死疫苗与活疫苗的比较

	死疫苗	活疫苗
接种途径	多为皮下注射	可皮下注射、皮上划痕、口服、吸入
接种剂量	较大	较小
接种次数	2~3次	1次
不良反应	较大	较小
免疫效果	数月至数年	3~5年或更长
疫苗保存	较易(多为4℃保存1年左右)	不易(多为4℃保存数周)
常见制剂	伤寒疫苗、乙脑疫苗、霍乱疫苗、狂犬疫苗等	卡介苗、麻疹疫苗、风疹疫苗、脊髓灰质炎病毒疫苗等

3. 类毒素(toxoid) 细菌的外毒素经0.3%~0.4%甲醛处理后失去毒性,仍保留免疫原性的制剂称为类毒素;接种后可诱导机体产生抗外毒素抗体,称为抗毒素,如白喉类毒素、破伤风类毒素等。

4. 新型疫苗 上述传统疫苗都是完整的微生物体或由其产物制成。近30年来对疫苗进行了人工改造、纯化或合成,只取强力免疫成分制成更高效、更安全的新型疫苗。

(1)亚单位疫苗(subunit vaccine):只提取对激发保护性免疫有效的成分所制成的疫苗称为亚单位疫苗,如乙肝亚单位疫苗只含乙肝病毒表面抗原。

(2)合成疫苗(conjugate vaccine):用人工合成能诱导保护性免疫的特异性多肽抗原,连接适当载体,加佐剂而制成的疫苗称为合成疫苗,如用流感病毒血凝素的18个氨基酸肽制成的疫苗。

(3)基因工程疫苗(genetically engineering vaccine):将编码有效抗原的基因插入载体,形成重组DNA,再导入宿主细胞(如酵母菌),使后者产生有效抗原而制成的疫苗称为基因工程疫苗或重组疫苗。如目前应用的乙肝重组疫苗即是将编码HBsAg的基因插入酵母菌基因组中制成的。

链接 **转基因植物口服疫苗**

人类传染病主要是通过接种疫苗来进行防治的。但应用常规技术生产疫苗存在抗原来源困难、有副作用、不安全等问题。随着分子生物学技术的发展,转基因植物疫苗成为一种颇具发展潜力的基因工程疫苗。将抗原基因构建在植物表达载体上,利用基因枪等介导方法,将抗原基因转化到植物细胞中,并与植物基因组整合,获得稳定表达的转基因植株,即转基因植物口服疫苗,通过食用即可使人获得免疫保护。 转基因植物疫苗具有接种方便、储存简单和安全性好等优点。 目前，已有多种抗原基因在转基因植物中表达成功，如乙型肝炎疫苗、口蹄疫病毒疫苗、霍乱毒素疫苗等，且在动物和人体实验中获得了满意的结果，为传染病预防奠定了一定的基础。

（三）计划免疫

计划免疫（planed immunization）是根据某些传染病疫情监测和人群免疫状况分析，按照国家规定的免疫程序，将有关疫苗有计划地对人群进行接种，使人体获得对这些传染病的免疫力，从而达到控制、消灭相应传染病的目的。我国计划免疫程序见表 8-2。

表 8-2　我国计划免疫程序表

疫苗名称	第一次	第二次	第三次	加强	预防传染病
儿童计划免疫疫苗					
卡介苗	出生				肺结核
乙肝疫苗	出生	1 月龄	6 月龄		乙型病毒性肝炎
脊髓灰质炎疫苗	2 月龄	3 月龄	4 月龄	4 周岁	脊髓灰质炎
百白破疫苗	3 月龄	4 月龄	5 月龄	18~24 月龄	百日咳、白喉、破伤风
百白破疫苗	6 周岁				百日咳、白喉、破伤风
麻腮风疫苗	8 月龄				麻疹、流行性腮腺炎、风疹
麻腮风疫苗	18~24 月龄				麻疹、流行性腮腺炎、风疹
乙脑疫苗	8 月龄	2 周岁			流行性乙型脑炎
A 群流脑疫苗	6~18 月龄	（1、2 次间隔 3 个月）			流行性脑脊髓膜炎
A+C 群流脑疫苗	3 周岁	6 周岁			流行性脑脊髓膜炎
甲肝疫苗	18 月龄				甲型病毒性肝炎
重点人群免疫疫苗					
出血热双价纯化疫苗					出血热
炭疽减毒活疫苗					炭疽
钩体灭活疫苗					钩体病

▶▶ 二、人工被动免疫

（一）概念

人工被动免疫（artificial passive immunization）是用人工方法给机体直接输入抗体，使机体获得相应免疫力的方法。人工被动免疫有以下特点：抗体输入人体后立即生效，故免疫出现时间比人工主动免疫快；输入的抗体受其半衰期的限制，故免疫维持时间不长，一般是 2~3 周。因此，人工被动免疫的应用主要是紧急预防和治疗相应的疾病。

案例 8-1

某孕妇,29 岁,既往体健,近一年来发现 HBsAg(+),但无任何症状,肝功能正常。经十月怀胎足月顺产分娩一 4500g 男婴。

问题:

为阻断母婴传播,对该新生儿最适宜的预防方法是什么?

(二) 常用制剂

1. 抗毒素 是用类毒素多次注射给马而产生的抗外毒素抗体,采集马血清浓缩纯化而制成。抗毒素主要用于外毒素所致疾病的治疗和紧急预防。常用的有破伤风抗毒素、白喉抗毒素等。抗毒素是马血清制品,对人体而言,既是抗体又是抗原,对于某些个体可能成为变应原,故用前应做皮试,防止超敏反应的发生。

2. 丙种球蛋白 按制剂来源分为胎盘丙种球蛋白(取自健康产妇的胎盘血,主要含 IgG 类抗体)和血浆丙种球蛋白(取自正常人血浆,主要含 IgG、IgM 等抗体)。由于多数成人已隐性或显性感染过麻疹、脊髓灰质炎和甲型肝炎等传染病,这些人体中产生抗这些传染病的抗体,并维持很长时间,故采取这些正常人的血清,可含有这些抗体。主要用于麻疹、脊髓灰质炎、甲型肝炎等病毒性疾病的紧急预防和早期治疗,也可用于丙种球蛋白缺乏症的治疗。

3. 特异性免疫球蛋白 如抗乙肝免疫球蛋白、抗狂犬免疫血清、抗蛇毒免疫血清等特异性免疫球蛋白,用于紧急预防和治疗相应的传染病。

人工主动免疫与人工被动免疫比较见表 8-3。

表 8-3 人工主动免疫与人工被动免疫比较

比较项目	人工主动免疫	人工被动免疫
免疫物质	抗原	抗体
免疫产生时间	较慢,2~4 周	快,立即
免疫维持时间	长,数月至数年	短,2~3 周
主要用途	预防	治疗或紧急预防
常用制剂	疫苗,类毒素	抗毒素,丙种球蛋白,特异性免疫球蛋白

第 **2** 节 免疫治疗

免疫治疗(immunotherapy)是指利用免疫学原理,针对疾病发生机制,人为地应用生物制剂或药物来改变机体的免疫状态,以治疗疾病的方法。改变机体的免疫状态有两个方面:一是对于肿瘤、慢性传染病、免疫缺陷等患者,因其免疫功能低下,故宜应用免疫增强疗法,用于免疫增强疗法的物质称为免疫增强制剂;二是对于超敏反应、自身免疫病、器官移植排斥等患者,因其对抗原产生过高或损伤性的免疫应答,故宜应用免疫抑制疗法,用于免疫抑制疗法的物质称为免疫抑制剂。

▶▶ 一、免疫增强疗法

（一）治疗性疫苗

治疗性疫苗一般指对患有某种疾病的机体,通过诱导特异性免疫应答,以阻止疾病的发展而达到治疗目的的制剂。治疗性疫苗以激发细胞免疫应答为主,这是与以激发体液免疫应答为主的普通预防性疫苗的主要区别。

链接

治疗性疫苗

很长时间内医学界普遍认为,疫苗只作为预防疾病用。随着免疫学研究的深入,人们发现疫苗也能治疗疾病。1998年,国外开始用乙肝病毒转染鼠为动物模型,研究乙肝病毒治疗性疫苗抗病毒作用。同年,在法国、日本也开始用乙肝病毒某些基因片段表达的多肽疫苗做临床研究,结果揭示这种疫苗对转染乙肝病毒的鼠有抗病毒作用。从发展趋势来看,乙肝病毒治疗性疫苗将成为对慢性乙肝病毒感染特别是慢性乙肝病毒携带者治疗领域的热点,它与现有抗乙肝病毒药物的联合应用,将成为一种新的治疗方法。

1. 肿瘤疫苗　天然肿瘤抗原的免疫原性弱,不能激发有效的免疫应答。因此,用经人工处理纯化或基因重组的肿瘤抗原制备瘤苗,回输给患者,可诱导有效的细胞免疫,增强抗肿瘤功能。

2. 治疗病毒性疾病的疫苗　如治疗性乙肝疫苗。乙型肝炎患者往往对乙肝病毒抗原产生免疫耐受。如何改造乙肝疫苗,解除机体的免疫耐受状态,是目前的研究热点,有些已取得初步成功。

（二）其他

除治疗性疫苗以外,免疫增强制剂尚有以下几种。①细胞因子制剂:如 IFN、IL-2、转移因子等;②免疫细胞制剂:包括骨髓移植、脐带血干细胞移植、同种淋巴细胞被动转移等;③微生物制剂:如短小棒状杆菌、卡介苗等;④化学合成药:如左旋咪唑、西咪替丁等;⑤中草药:如灵芝、人参、枸杞子、刺五加等。以上制剂均可增强机体免疫功能。

▶▶ 二、免疫抑制疗法

（一）抗体制剂

如抗淋巴细胞丙种球蛋白及抗 CD3 单克隆抗体可杀伤成熟 T 细胞,达到抗排斥反应的目的。

（二）化学合成药物

1. 抗肿瘤化学药物　用于免疫抑制疗法的抗肿瘤药物主要有烷化剂(如氮芥、环磷酰胺)和抗代谢药(如硫唑嘌呤、甲氨蝶呤),对淋巴细胞有杀灭或抑制作用。

2. 肾上腺皮质激素　具有明显的抗炎和免疫抑制作用,对单核-巨噬细胞、中性粒细胞、T 细胞、B 细胞均能较强地抑制,临床上广泛应用于炎症及各型超敏反应性疾病的治疗。

（三）其他

免疫制剂药物尚有以下几种。①真菌代谢产物，如环孢素 A 和 FK-506 可抑制 T 细胞，已在临床器官移植中应用；②中草药，如雷公藤的提取物雷公藤多苷，可抑制免疫，在临床用于治疗肾炎、红斑狼疮、类风湿关节炎等都取得明显疗效，且无明显毒副作用。

（王传生）

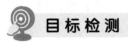 目标检测

一、名词解释

1. 人工主动免疫　2. 人工被动免疫　3. 疫苗

4. 类毒素　5. 抗毒素　6. 计划免疫

二、单项选择题

1. 对死疫苗叙述错误的是

　A. 用免疫原性强的病原体灭活制成

　B. 需多次接种

　C. 注射的局部和全身反应较重

　D. 保存比活疫苗方便

　E. 能诱导细胞免疫形成和特异性抗体产生

2. 对活疫苗叙述错误的是

　A. 用减毒或无毒活病原体制成

　B. 一般只需接种一次

　C. 比死疫苗更安全

　D. 保存要求比死疫苗高

　E. 能诱导特异性抗体产生和细胞免疫形成

3. 下列哪项属于活疫苗的特点

　A. 由死的病原微生物制成

　B. 所需接种量大

　C. 免疫效果差

　D. 不易保存

　E. 免疫效果只能维持 1 年

4. 可用于人工主动免疫的制剂是

　A. 破伤风抗毒素　　B. 白喉类毒素

　C. 抗狂犬免疫血清　D. 血浆丙种球蛋白

　E. 胎盘丙种球蛋白

5. 可用于人工被动免疫的制剂是

　A. 白喉类毒素　　B. 破伤风抗毒素

　C. 卡介苗　　　　D. 百日咳疫苗

　E. 脊髓灰质炎疫苗

6. 下列哪种物质可刺激机体产生人工主动免疫

　A. 丙种球蛋白　　B. 卡介苗

　C. 破伤风抗毒素　D. 白喉抗毒素

　E. IFN

7. 属于人工主动免疫特点的是

　A. 输入的物质为抗原

　B. 免疫产生时间快

　C. 免疫力维持时间短

　D. 多用于治疗

　E. 常用制剂为抗毒素

8. 属于人工被动免疫特点的是

　A. 输入的物质为抗原

　B. 免疫产生时间慢

　C. 免疫力维持时间长

　D. 多用于治疗

　E. 常用制剂为死疫苗

9. 下列哪种制剂不属于免疫增强剂

　A. 卡介苗　　　　B. 左旋咪唑

　C. 灵芝多糖　　　D. 环孢素 A

　E. 短小棒状杆菌

10. 属于免疫抑制剂的物质是

　A. 卡介苗　　　　B. 环磷酰胺

　C. 灵芝多糖　　　D. 左旋咪唑

　E. 短小棒状杆菌

（11、12 题共用备选答案）

　A. 注射抗毒素得到的免疫

　B. 接种疫苗、类毒素得到的免疫

　C. 传染病后得到的免疫

　D. 通过胎盘或初乳得到的免疫

　E. 注射短小棒状杆菌

11. 人工主动免疫

12. 人工被动免疫

（13~17 题共用备选答案）

　A. 活疫苗　　　　B. 死疫苗

　C. 合成疫苗　　　D. 亚单位疫苗

　E. 基因工程疫苗

13. 伤寒疫苗

14. 细菌荚膜多糖水解物化学联结白喉类毒素形成

的疫苗

15. 重组乙型肝炎表面抗原

16. 卡介苗

17. 脑膜炎球菌荚膜多糖疫苗

(18、19题共用备选答案)

　　某检验人员在给一位乙型肝炎病毒携带者采血时,不慎被病人用过的针头刺伤手指。

18. 为预防乙肝病毒感染,应首先采取的措施是

　　A. 注射抗生素

　　B. 注射丙种球蛋白

　　C. 注射乙型肝炎疫苗

　　D. 注射抗乙肝免疫球蛋白

　　E. 注射干扰素

19. 所采取的措施应用的免疫原理是

　　A. 人工主动免疫　　B. 人工被动免疫

　　C. 免疫增强疗法　　D. 免疫抑制疗法

　　E. 细胞免疫

三、简答题

1. 人工主动免疫与人工被动免疫有何区别?

2. 死疫苗与活疫苗有何区别?

第二篇 免疫检验技术

第9章 抗原抗体反应

学习目标

1. 掌握：抗原抗体反应的特点。
2. 熟悉：抗原抗体反应的影响因素和基本类型。
3. 了解：抗原抗体反应的基本原理。

抗原抗体反应(antigen-antibody reaction)是指抗原与相应抗体的特异性结合反应。它既可以发生在体内，也可发生在体外。体内抗原抗体反应可作为体液免疫应答的效应机制自然发生，表现为溶菌、杀菌和中和毒素等作用，也可引起超敏反应导致免疫病理损伤；在体外发生的抗原抗体反应，可作为免疫学实验的结果出现，根据抗原、抗体及反应条件的不同，可表现为凝集、沉淀、细胞溶解和补体结合等不同的反应。本章所叙述的抗原抗体反应，主要是指体外抗原抗体反应。因抗体主要存在于血清中，在抗原或抗体的检测中多采用血清标本进行实验，所以体外实验中的抗原抗体反应亦称为血清学反应。但是，随着单克隆抗体和基因工程抗体技术的发展，"血清学反应"这一名词目前已很少使用。

第1节 抗原抗体反应的基本原理

▶▶ 一、抗原抗体的结合力

抗原和抗体特异性结合反应主要是由于抗原表位和抗体分子超变区的结构互补性和亲和性，两者结合不形成牢固的共价键，只有在极短距离内才能发生，为可逆反应。有四种分子间引力参与并促进其结合：静电引力、范德华引力、氢键结合力和疏水作用力(图9-1)。

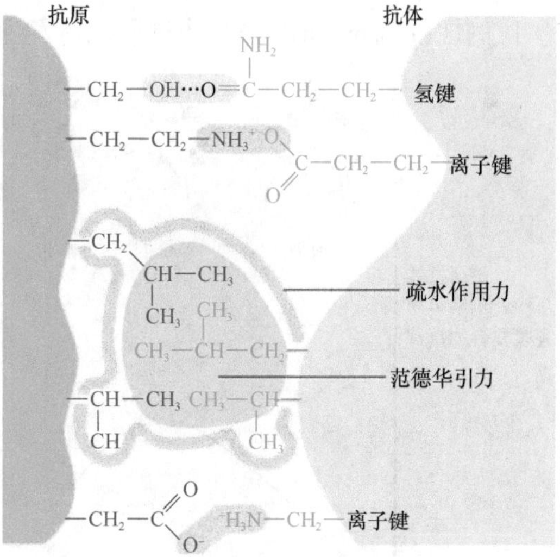

▶▶ 二、抗原抗体的亲和性和亲和力

亲和性(affinity)是指抗体分子上一个抗原结合部位与对应的抗原表位之间的相适性而存在的引力强度，是抗原与抗体之间固有的结合力。

●● 图9-1 抗原抗体结合力示意图 ●●

亲和力(avidity)是指一个抗体分子与整个抗原表位分子之间结合的强度,与抗体的亲和性及抗体的结合价有关,存在多价优势。如IgG为2价,亲和力为单价的10^3倍,IgM为5价时,其亲和力为单价的10^7倍。亲和力越大,抗原抗体结合越牢固,不易解离;反之,则容易解离。

三、亲水胶体转化为疏水胶体

抗体和大多数抗原都属于蛋白质。在通常的抗原抗体反应中,溶液的pH偏高,蛋白质分子均带负电荷,极化的水分子在其周围形成水化层,使其成为亲水胶体。因此,蛋白质不会自行凝集出现沉淀。当抗原和抗体结合后,表面电荷减少,水化层变薄;而且由于抗原抗体复合物形成后,与水接触的面积减少,抗原抗体复合物逐渐成为疏水胶体。此时再加入一定浓度的电解质,中和胶体粒子表面的电荷,使各疏水胶体间进一步靠拢,形成可见的抗原抗体复合物。

第2节 抗原抗体反应的特点

一、特异性

特异性(specificity)是指任何一种抗原分子通常只能与其刺激机体后产生的抗体结合。这种特异性是由抗原表位与抗体分子超变区之间空间结构的互补性决定的。抗体分子超变区氨基酸残基的变异性使可变区沟槽形状千变万化,只有与其空间结构互补的抗原表位才能如楔状嵌入,如同钥匙和锁的关系。例如,白喉抗毒素只能与相应的外毒素结合,而不能与破伤风外毒素结合。由于抗原抗体的高度特异性,可用已知的抗原(或抗体)检查标本中未知的抗体(或抗原),应用于传染病的诊断、防治等医学和生物学领域。

由于抗原抗体反应针对的是抗原表位,而大多数天然抗原物质的结构十分复杂,彼此间可含有相同的表位,则可与彼此相应的抗血清发生交叉反应。

二、比例性

比例性(proportionality)是指抗原抗体发生可见反应需要遵循一定的量比关系。只有两者浓度比例适当时,才形成较大的抗原抗体复合物。以可溶性抗原与相应抗体发生沉淀反应为例,向一排试管中各加入同等量的抗体,再依次加入逐渐增量的相应抗原,结果发现反应开始时,随着抗原浓度的增加,沉淀很快出现,而且量也逐渐增加,但抗原超过一定范围之后,沉淀速度和沉淀量随抗原浓度增加反而降低,到最后甚至不出现沉淀。根据所形成的沉淀物及抗原抗体的比例关系绘制出反应曲线(图9-2)。

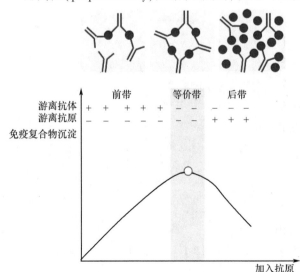

●● 图9-2 沉淀反应中沉淀与抗原抗体的比较关系 ●●

图9-2中曲线的高峰部分抗原与抗体分子比例合适,结合充分,沉

淀物形成快而多的范围,称为抗原抗体反应的等价带。在此范围内,有一管沉淀物形成最快,抗原抗体几乎全部结合成复合物,上清液中基本无游离抗原和抗体,表明这是抗原与抗体浓度的最适比(optimal ratio)。当抗原抗体浓度比不在等价带范围内时,可见反应的速度和复合物的量都会迅速降低,甚至不可见,上清液中可检出游离的抗原或抗体。因抗原抗体比例不合适而不出现可见反应,称带现象(zone phenomenon)。抗体过量时,称为前带(prozone);抗原过量时,称为后带(postzone)。在同一抗原抗体反应系统中,无论抗原和抗体浓度如何变化,其沉淀反应的最适比始终恒定不变(表 9-1)。

表 9-1　抗原抗体反应的最适比例

抗体稀释	抗原稀释								
	不稀释	1:2	1:4	1:8	1:16	1:32	1:64	1:128	1:256
不稀释	4+	4+	4+	3+	3+	2+	+	+	+
1:2	2+	4+	4+	3+	3+	2+	+	+	+
1:4		+	+	3+	3+	2+	+	+	+
1:8				+	+	3+	2+	+	+
1:16						2+	3+	+	+
1:32							2+	2+	+
1:64								+	2+

注:表中蓝色者表示出现沉淀最快,抗原与抗体浓度的最适比例始终是 1:4。

Marrack 提出的网格学说解释了抗原抗体反应比例性的机制,目前电镜观察结果也证实了网格学说。因为天然抗原多数是多价,抗体至少为 2 价,当两者在等价带结合时,抗体分子的 2 个 Fab 段分别与 2 个抗原表位结合,相互交叉连接成具有立体结构的网格状复合物。当抗原或抗体过量时,由于过量方的结合价得不到饱和,存在较多游离的抗原或抗体,只能形成小的网格复合物,以至于观察不到可见反应。应用免疫学技术检测抗原或抗体时,由于带现象的干扰,可导致假阴性结果。

▶ 三、可逆性

可逆性(reversibility)是指抗原与相应抗体结合成复合物后,在一定条件下又可解离为游离抗原和抗体的特性。由于抗原抗体的结合是非共价结合,形成的复合物不牢固,在低 pH、冻融、高浓度盐等条件下抗原抗体间的静电引力消失而发生解离,解离后的抗原或抗体分子仍保留游离抗原、抗体的理化性质及生物学活性,如毒素抗毒素复合物解离后,毒素仍保持毒性。根据这一特性,常用亲和层析技术来分离纯化抗原或抗体。

抗原抗体复合物的解离取决于两方面的因素:一是抗体对相应抗原的亲和力,亲和力越高越不容易解离;二是环境因素对复合物的影响,改变 pH 和离子强度是最常用的促解离方法。

▶ 四、阶段性

抗原抗体反应可分为两个阶段:第一阶段为抗原和抗体发生特异性结合的阶段,此阶段反应快,仅需要几秒至几分钟,但一般不出现可见反应现象。第二阶段为可见反应阶段,抗原抗体复合物在环境因素的影响下,进一步交联和聚集,表现为凝集、沉淀、溶解和补体结合等肉眼可见的反应,此阶段反应慢,往往需要数分钟至数小时。但这两个阶段并不能严格划分,各阶段所需的时间也受多种因素的影响。

第 3 节　抗原抗体反应的影响因素

影响抗原抗体反应的因素很多,主要有两方面:一是抗原、抗体自身因素;二是环境条件的影响。

▶▶ **一、抗原抗体自身因素**

(一) 抗原

抗原的理化特性、表位种类和数目等均可影响抗原抗体反应的结果。例如,颗粒性抗原与相应抗体反应发生凝集;可溶性抗原与相应抗体反应发生沉淀;单价抗原与抗体结合不出现可见反应;粗糙型细菌在生理盐水中易出现自凝等。

(二) 抗体

抗体是抗原抗体反应的关键因素,可从多方面影响反应,如抗体的来源、浓度、特异性和亲和力等。来自不同动物的免疫血清,其反应性有差异。如家兔、羊等动物的免疫血清,由于具有较宽的等价带,与相应抗原结合易形成可见的抗原抗体复合物,称为 R 型抗体;而马、驴等许多大型动物的免疫血清等价带较窄,少量的抗原或抗体过剩均可形成可溶性免疫复合物。单克隆抗体仅与抗原分子上一种抗原表位结合,一般不适用于凝集反应或沉淀反应;红细胞与 IgM 类抗体反应可出现凝集,而与 IgG 类抗体反应不出现凝集现象。另外,抗体的特异性和亲和力也影响试验结果的准确程度。免疫早期获得的抗血清特异性较好,但亲和力低;后期获得的抗血清亲和力较高,但特异性较差。因此,尽量选用特异性好且亲和力高的抗血清试剂,才能保证和提高试验结果的可靠性。

▶▶ **二、环境因素**

(一) 电解质

抗原抗体反应后,由亲水胶体变为疏水胶体时易受电解质的影响。若无电解质的存在,则不出现可见反应。在抗原抗体反应中,常以氯化钠溶液或各种缓冲溶液作为抗原、抗体的稀释液及反应液。最常用的是 8.5g/L 的氯化钠溶液,即生理盐水。浓度过高,会出现盐析现象,使蛋白质出现非特异性沉淀。如抗原抗体反应中有补体参与,还应加入 Mg^{2+} 和 Ca^{2+},以促进补体活化。

(二) 酸碱度

适当的 pH 是抗原抗体反应的必要条件之一。pH 过高或过低都会影响抗原抗体的反应。这是因为蛋白质具有两性电离的性质,每种蛋白质都有固定的等电点,当 pH 达到或接近蛋白质的等电点时,会引起蛋白质的非特异性沉淀。大多数抗原抗体反应的适宜酸碱环境为 pH 6~9。有补体参与的反应最适 pH 为 7.2~7.4,超过此范围均可不同程度地降低补体的酶反应活性。

(三) 温度

抗原抗体反应需要合适的温度才有利于两者结合,通常以 15~40℃ 为宜,最适温度为 37℃。温度越低,分子运动越慢,反应速度越慢,但抗原抗体的结合越牢固,易于观察结果。

温度越高,分子运动越快,增加了抗原、抗体分子接触的机会,反应速度越快,但若温度过高,可使已结合的抗原抗体复合物发生解离,甚至使抗原、抗体变性和补体灭活。某些抗原抗体反应需要特定的温度,如冷凝集在4℃时与红细胞结合最好,20℃以上反而解离。

另外,适当的振摇和搅拌可加强抗原抗体分子的结合,加速反应。

第 4 节　抗原抗体反应的基本类型

抗原抗体反应试验方法很多,随着现代免疫学技术的发展,抗原抗体反应向更敏感、简便、快速、微量和自动化方向发展。根据抗原、抗体性质和反应条件的不同而表现为各种不同的形式,抗原抗体反应的基本类型见表9-2。

表 9-2　抗原抗体反应的基本类型

反应类型	检测方法	实验技术	敏感度	主要用途
凝集反应	用肉眼、放大镜或显微镜观察红细胞或胶乳等颗粒的凝集现象	直接凝集试验	1+	血型鉴定、菌种的诊断和分型等
		间接凝集试验	2+	病原体感染后抗体、自身免疫性疾病抗体检测等
		凝集抑制试验	3+	病原体感染后抗体检测等
		协同凝集试验	3+	病原微生物的快速诊断、定种和定型等
		抗球蛋白试验	3+	新生儿溶血症时不完全抗体检测等
沉淀反应	观察沉淀,检测浊度,观察扫描沉淀线、沉淀环、沉淀峰、沉淀弧等	液相沉淀试验	1+或2+	抗原抗体最适比测定等
		琼脂凝胶扩散	1+	各种免疫球蛋白定性、半定量及定量检测,抗原性质分析等
		凝胶电泳技术	2+	M蛋白、脑脊液中微量蛋白测定等
补体参与的反应	以肉眼或光电比色仪观察测定溶血现象	补体溶血试验	2+	补体总活性、单个补体成分溶血活性测定等
		补体结合试验	3+	自身抗体、肿瘤相关抗原、HLA的检测与分析等
中和反应	病毒感染性丧失	病毒中和试验	1+	病毒株的种型鉴定等
	外毒素毒性丧失	毒素中和试验	2+	细菌的毒素类型鉴定等
免疫标记技术	检测酶-底物显色	酶标免疫技术	4+	多种病原体的抗原抗体、肿瘤标志物、激素、药物检测等
	检测荧光现象	荧光免疫技术	4+	血清中自身抗体、药物、激素、免疫病理组织中抗原抗体复合物的检测等
	检测放射性强度	放射免疫技术	4+	激素、微量蛋白质、肿瘤标志物等微量物质检测
	检测金颗粒沉淀	金标免疫技术	4+	尿hCG、乙肝表面抗原等快速检测
	检测发光强度	发光免疫技术	4+	激素、肿瘤标志物、药物等定量检测

（胡　荣）

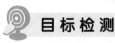 目 标 检 测

单项选择题

1. 抗原抗体反应最适合的温度是

A. 25℃　　　　B. 30℃

C. 33℃　　　　D. 37℃

E. 40℃

2. 根据抗原抗体反应的特点,以下说法正确的是

A. 抗原抗体结合牢固,不易受环境影响
B. 解离后的抗体活性改变
C. 解离后抗体不能再与抗原结合
D. 抗体与抗原结合后仍可与其他抗原结合
E. 解离后抗体的活性和特异性不变

3. 抗原抗体反应需要合适的温度才有利于两者结合,其范围一般为
A. 15~40℃   B. 4~10℃
C. 11~15℃   D. 16~20℃
E. 41~50℃

4. 抗原抗体反应形成明显沉淀物的条件是
A. 抗体多于抗原
B. 抗原多于抗体
C. 抗原抗体一样多
D. 抗原抗体比例合适
E. 不必考虑抗原与抗体的比例

5. 抗原抗体分子结合的最适比例为最适比,此时
A. 上清中有少量游离抗体
B. 上清中有少量游离抗原
C. A、B 均有
D. 出现沉淀物是肉眼不可见的

E. 上清中无游离抗原或抗体存在

6. 抗原抗体反应最适宜的 pH 为
A. 2.5~4.5   B. 5~6
C. 6~9   D. 7~9
E. 不需要最适 pH

7. 影响抗原抗体反应的因素包括
A. 电解质   B. 抗原和抗体
C. 温度   D. pH
E. 以上都是

8. 抗原抗体反应的前带现象是指
A. 抗体过量   B. 抗原过量
C. 凝集明显   D. 沉淀物显著
E. 溶血明显

9. 抗原抗体反应的后带现象是指
A. 抗体过量   B. 抗原过量
C. 凝集明显   D. 沉淀物显著
E. 抗原抗体数量相等

10. 抗原抗体的特点包括
A. 特异性   B. 比例性
C. 可逆性   D. 阶段性
E. 以上都是

第10章 免疫原和免疫血清的制备

学习目标

1. 掌握:多克隆抗体、单克隆抗体与免疫佐剂的概念。
2. 熟悉:免疫原的制备方法和免疫血清的制备过程。
3. 了解:单克隆抗体技术的基本原理、制备流程和应用。

抗原和抗体是免疫反应的基本物质,也是免疫学检测的两大重要因素。抗原的纯化是制备特异性抗体的前提条件,抗体作为重要的免疫效应分子,广泛应用于临床疾病的诊断、研究、治疗和预防中。因此,抗原和抗体的制备在免疫学检测和免疫学研究中是很重要的技术。

第 1 节 免疫原的制备

免疫原(immunogen)即抗原,是能诱导机体产生抗体又能与相应抗体在体内外发生特异性反应的物质。制备合格的免疫原是制备高质量抗体的前提条件。免疫原的分类方法多种多样:从物理性状上可分为颗粒性抗原及可溶性抗原;就化学性质而言又分为蛋白质抗原、多糖抗原和核酸抗原等,因此免疫原的制备方法也不尽相同。一般来说,免疫原制备的基本过程是:材料的选取及预处理、细胞的粉碎、提取纯化免疫原、鉴定免疫原及浓缩或冷冻干燥保存。

▶▶ 一、颗粒性免疫原的制备

人和各种动物的血细胞、微生物和寄生虫细胞及各种细胞器等均为颗粒性免疫原。颗粒性抗原的免疫原性强,一般不诱发免疫耐受,只需将分离或培养的细胞用生理盐水洗涤去除杂质,调整到一定浓度即可应用。常用的颗粒性免疫原有绵羊红细胞和细菌抗原。

(一) 绵羊红细胞的制备

取无菌新鲜绵羊红细胞,以无菌生理盐水洗涤 3 次(2000r/min 离心,每次 10 分钟),最后配成 $1 \times 10^6/ml$ 或 2%~5% 的细胞悬液,即可应用。有溶血现象者应弃去。

(二) 细菌免疫原的制备

细菌抗原包括菌体抗原、鞭毛抗原等,多用典型菌株的液体或固体纯培养物经集菌后处理。制备鞭毛抗原需选用有动力的菌株,菌液用0.3%~0.5%甲醛处理即可;菌体抗原则需要100℃加温2~2.5小时去掉鞭毛抗原后应用。为保证安全使用,细菌悬液中应检查无活菌存在。菌液浓度应视需要而定。

二、可溶性抗原的制备

可溶性抗原包括蛋白质、糖蛋白、脂蛋白、核酸等,这些抗原大多来源于人和动物的组织或细胞,通常需要先将组织或细胞破碎,再经一定的方法提取和纯化,才能获得所需的可溶性抗原。

(一)组织细胞粗抗原的制备

1. 器官组织细胞抗原的制备 取新鲜或低温保存的器官或组织,及时清除脂肪组织、结缔组织和大血管,内脏器官还应用生理盐水灌洗,去除血管内残留的血液。将处理好的器官组织在冰浴中切成小块后进行粉碎。粉碎方法有两类。①高速捣碎法:在组织中加生理盐水(1/3~1/2)装入捣碎机内,用10 000r/min间断离心,每次30~60秒,避免离心时间过长产热破坏抗原活性;②研磨法:用玻璃匀浆器或乳钵研磨,经过旋转、压挤将组织粉碎。上述组织浆液经2000~3000r/min离心10分钟后分为两部分,沉淀物含有大量的组织细胞和碎片,上清液经10 000~20 000r/min离心除去细胞碎片及微小组织后可用作提取可溶性抗原的材料。

2. 细胞抗原的制备 制备各类细胞抗原都需要破碎细胞。不同类型细胞如正常组织细胞、传代培养的细胞或细菌细胞,其破碎的方法和条件亦有所不同。

(1)酶处理法:在一定条件下,溶菌酶、蜗牛酶、纤维素酶、半纤维素酶和蛋白酶等能够消化溶解细菌、真菌和细胞。如溶菌酶在碱性条件下能溶解革兰阳性菌的细胞壁,纤维素酶主要溶解真菌细胞壁。酶处理法的作用条件温和,不易损坏内含物成分,可有效控制细胞壁破坏程度,适用于多种微生物细胞的溶解。

(2)反复冻融法:通过骤然冷冻使细胞内水分结晶及细胞内外溶剂浓度突然改变而破坏细胞。将待破碎细胞置-20℃冰箱内完全冻结,然后在室温融化,如此反复多次,大部分组织细胞及细胞内的颗粒可被融破,此法适用于对组织细胞的处理。如要提取细菌或病毒中的蛋白质或核酸,可用类似的冷热交替法,即将细胞置于沸水浴中,90℃左右维持数分钟后,立即移至冰浴或更低的温度环境迅速冷却,可使大部分微生物细胞膜破坏。

(3)超声波破碎法:利用超声波的机械震荡产生压力使细胞破碎。超声波破碎时,需间歇进行,避免长时间作用产热破坏抗原。组织细胞与微生物的破碎均可采用此法。

(4)自溶法:利用组织细胞和微生物的自身酶系,在一定的pH和温度下使细胞裂解。动物组织细胞自溶的温度常选0~4℃,而微生物常选室温(22~25℃)。

(5)表面活性剂处理法:在适当的温度、pH及低离子强度的条件下,表面活性剂与脂蛋白形成微泡,使细胞膜通透性改变致细胞溶解。常用的表面活性剂有十二烷基磺酸钠(SDS)、二乙胺十六烷基溴、苯扎溴铵、聚山梨酯等。本法作用较温和,多用于细菌的破碎。

(二)蛋白质抗原的制备

不同种类的蛋白质,其分子质量、结构和理化性质不同,因而应根据目的蛋白质特有的性质采用有针对性的方法进行分离纯化。

1. 超速离心法 是利用蛋白质的比重特点进行分离的方法,常用于分离亚细胞成分及大分子蛋白质。超速离心可分为差速离心和梯度离心,前者是低速与高速离心交替进行,分离大小差异较大的抗原。梯度离心是利用样品中各颗粒在一定密度梯度介质(蔗糖、甘油、氯化铯等)中沉降速度或漂浮速度不同,使具有不同沉浮速度的物质位于不同密度的梯度层内。

2. 选择性沉淀法　根据不同蛋白质理化性质上的差异,使用各种沉淀剂或改变某些外界条件迫使蛋白质抗原成分沉淀,从而达到纯化的目的。其方法包括盐析沉淀法、有机溶剂沉淀法、聚合物沉淀法等。盐析沉淀法为经典的蛋白质纯化分离技术,是利用各种蛋白质在不同盐浓度中有不同溶解度进行分段提取的方法,具有简单、有效、不影响抗原活性等优点。常用的盐析剂为 330 ~ 500g/L 饱和度的硫酸铵,该法可用于蛋白质抗原的粗筛、浓缩。若用 330 ~ 400g/L 饱和度的硫酸铵沉淀丙种球蛋白,主要为 IgG(95% 以上),去盐后能直接用作一些检测抗体试剂。

3. 凝胶过滤　又名分子筛色谱,凝胶是具有三维空间多孔网状结构的物质,经处理平衡后,装入色谱柱内作为分子筛的支撑物。当含有各种分子的样品液缓慢流经凝胶柱时,大分子物质不易进入凝胶微孔中,在凝胶颗粒之间的空隙很快由上至下通过,首先被洗脱出来;小分子物质能进入凝胶颗粒的微孔内,需反复洗脱才缓慢地流出,因而蛋白分子按分子大小被分离。

4. 离子交换色谱　利用一些带电离子基团的纤维素或凝胶吸附带有相反电荷的蛋白质抗原,因各种蛋白质的等电点不同,所带电荷量不同,与纤维素或凝胶结合的能力有差别。当洗脱时,逐渐增加流动相的离子强度,加入的离子与蛋白质竞争纤维素上的电荷位点,使吸附的蛋白与离子交换剂解离,从而将不同特性的蛋白质洗脱分离。

5. 亲和层析　亲和色谱是根据生物大分子间专一性亲和力而设计的色谱技术,如抗原和抗体、酶与配体、酶和酶抑制剂、激素与受体之间具有专一亲和力,在一定条件下,两者能紧密结合成复合物。若将已知一方固定在固相载体上,则可从溶液中特异地分离和提纯另一方。该法的特点是特异性强、操作简单、提取物纯度高,是纯化抗原常用而有效的方法。

（三）核酸抗原的制备

核酸分子多数是半抗原物质,与适当载体连接可作为免疫原制备抗体。提取核酸的主要步骤:先破碎细胞,使核酸从细胞中游离出来,再用酚和氯仿抽提去除蛋白质,最后用乙醇沉淀核酸。

（四）脂多糖抗原的制备

脂多糖(LPS)是革兰阴性菌细胞壁的重要成分,有多种生物学效应,常用苯酚法提取LPS。提取主要步骤:将 2g 干燥的菌体(或菌量相当的湿菌体)在 35ml 水中混匀,加温到 65 ~ 68℃,加入等体积预温的 90% 苯酚并激烈搅匀,再加热 5 分钟,用冰水立即冷却至 10℃ 以下,5000r/min 离心 20 ~ 30 分钟,使其分为上下两层。上层为水层(含 LPS),下层为酚层,菌体碎片沉于底部。吸取水层,透析除酚、浓缩、超速离心后,LPS 位于上层沉淀的透明胶质部分,取出悬于水中,再离心,可获得纯化的 LPS 样品。

（五）免疫球蛋白片段的制备

免疫球蛋白作为抗原,可用于免疫动物制备相应的抗体。五类免疫球蛋白可用纯化方法提取。如将免疫球蛋白分解成各种片段,如 Fab 段、Fc 段、轻链和重链等作为免疫原制备抗血清,可获得分辨力更高的特异抗体。片段制备方法有:①免疫球蛋白肽链亚单位之间以非共价键连接,键结合力较弱,可经强变性剂(如盐酸胍)将其断开。②二硫键是连接免疫球蛋白肽链的共价键,通常采用氧化法或还原法将其解离,从而将重链和轻链分开。③酶对免疫球蛋白的水解有极好的专一性,不同的酶将免疫球蛋白裂解成不同片段。如木瓜蛋白酶将 IgG 裂解成一个 Fc 段和两个 Fab 段;胃蛋白酶将 IgG 水解成一个 F(ab')$_2$ 片段和数个结晶小片段。

(六) 纯化抗原的鉴定、浓缩与保存

纯化抗原的鉴定内容包括分子质量、含量、纯度和免疫活性鉴定等。鉴定方法较多,常用的有聚丙烯酰胺凝胶电泳法、结晶法、免疫电泳法和免疫双扩散法等。实际应用时需用几种方法联合进行鉴定。

抗原经纯化后常需要进行浓缩,浓缩的方法可用吸收浓缩法、蒸发浓缩法与超滤浓缩法。

浓缩后的抗原可以在液态或干燥状态下低温保存。液态保存时须加入防腐剂,如氯仿、叠氮钠、硫柳汞等。干燥状态保存较稳定,在 $0 \sim 4℃$ 条件下可保存数年。

▶▶ 三、免疫佐剂的应用

免疫佐剂(immunoadjuvant),简称佐剂,是先于抗原或与抗原一起注入机体,可增强机体对该抗原的特异性免疫应答或改变免疫应答类型的物质。免疫佐剂为一类非特异性的免疫增强剂。佐剂本身可具有免疫原性,也可无免疫原性。

(一) 佐剂的常用种类

佐剂的种类很多,按其理化性质进行分类,常用种类见表 10-1。

表 10-1　佐剂的常用种类

分类	常用种类
无机佐剂	氢氧化铝、磷酸钙、磷酸铝、表面活性剂
有机佐剂	分枝杆菌、百日咳杆菌、短小棒状杆菌、脂多糖、胞壁酰二肽、细胞因子、热休克蛋白
合成佐剂	双链多聚腺苷酸-尿苷酸(polyA-U)、双链多聚肌苷酸-胞苷酸(polyI-C)
油剂	弗氏佐剂、矿物油、植物油

目前可安全地用于人体的佐剂只有氢氧化铝、明矾、polyI-C、胞壁酰二肽、细胞因子和热休克蛋白等。最常用于免疫动物的佐剂是弗氏佐剂。弗氏佐剂包括弗氏不完全佐剂和弗氏完全佐剂。弗氏不完全佐剂是由油剂(花生油或液体石蜡)和乳化剂(羊毛脂或吐温-80)制成,在弗氏不完全佐剂中加入卡介苗即为弗氏完全佐剂。弗氏完全佐剂的作用较强,易在注射局部形成肉芽肿和持久溃疡,因而不适用于人体。

使用弗氏佐剂免疫动物前,需将佐剂和抗原按体积1:1充分混合成油包水乳剂。乳化方法可用:①研磨法,先将佐剂加热倾入无菌乳钵,待冷后缓缓滴入卡介苗,边滴边按同一方向研磨,使菌体完全分散,再用同法加入抗原,直到完全变成乳剂。②注射器混合法,用两个 5ml 注射器,在针头处用尼龙管连接,一侧为佐剂,另一侧为抗原,装好后来回推动,经多次混合逐渐变为乳剂。此法能进行无菌操作,并节省抗原与佐剂,但不易乳化完全。鉴定是否乳化完全的方法是将一滴乳剂滴入水中,若立即散开,则乳化不好,若不散开,则乳

化完全;还可将乳化过的物质放置一段时间,出现油水分层也说明未乳化完全。

（二）佐剂的作用机制

佐剂能增强抗原免疫原性,并能增强机体对免疫原刺激的反应性,而且能改变免疫应答的类型。其可能的作用机制主要为:①改变抗原的物理性状,形成抗原储存库,利于抗原缓慢释放,延长抗原在体内的存留时间,从而有效地刺激免疫系统;②活化抗原提呈细胞（APC）,增强其抗原提呈能力,促使其释放细胞因子,调节及增强淋巴细胞的应答能力;③刺激淋巴细胞增殖和分化,扩大和增强免疫应答的效应。

（三）佐剂的应用原则

应用佐剂的目的是为了提高抗原的免疫原性,以增强免疫应答。有些抗原如可溶性蛋白抗原经高度纯化后,免疫原性往往降低,因而这些抗原尤其是可溶性抗原在免疫动物时必须加入佐剂,以增加抗体的产生。在某些情况下,欲改变抗原免疫应答类型,延长抗原在免疫动物体内的存留时间,或改变抗原的分布,或增强局部对变应原的超敏反应等情况,都可考虑应用佐剂。应用佐剂也可能引起过强的免疫应答而造成免疫损伤,对于可预见的严重免疫病理反应应慎重使用。

第2节　免疫血清的制备

目前临床应用的抗体按其制备的原理分为三类,一类为传统方法制备的免疫血清（抗血清）,是利用抗原免疫动物,从动物血清中获得的针对抗原多种表位的抗体,称多克隆抗体（polyclonal antibody, PcAb）（图 10-1）;第二类是通过杂交瘤技术制备的针对抗原分子中一种抗原表位的抗体,称单克隆抗体（monoclonal antibody, McAb）;其三是利用基因工程技术制备的抗体,称基因工程抗体（genetic engineering antibody, GEAb）。

免疫血清的制备大致分为三个阶段,即免疫原的制备、动物免疫和血清的分离、纯化与鉴定。动物免疫应选择适宜的动物及设计切实可行的免疫方案,如抗原的剂量、剂型、注射途径、免疫次数、免疫间隔及免疫动物的生理状态等,这些均与免疫效果密切相关。

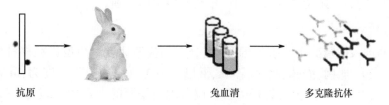

抗原　　　　　　　　　　　兔血清　　　　多克隆抗体

●● 图 10-1　免疫血清制备示意图 ●●

▶▶ 一、免疫动物的选择

制备免疫血清的接种动物主要有哺乳类和禽类。常用的有家兔、绵羊、马、豚鼠和鸡等。动物种类的选择主要根据抗原的生物学特性及所需抗体的数量和用途而定,具体选择时应考虑以下因素。

（一）动物种属的选择

一般而言,抗原来源与免疫动物种属差异越大,免疫原性越强,免疫效果越好。同种系或亲缘关系越近,免疫效果越差(如鸡与鸭)。

(二)动物个体的选择

免疫动物个体必须适龄、健康、无感染性疾病,体重符合要求。如家兔应选择 6 月龄以上的,体重 2~3kg 为宜。一般选用雄性动物,雌性动物尤其是妊娠动物因诸多因素影响抗体的产生。

(三)抗原的性质

不同性质的免疫原,适宜的动物亦不相同。蛋白质类抗原对多数动物皆适合,常选用家兔和山羊。但若动物体内含有蛋白抗原类似物质,则对这些动物免疫原性极差,如 IgE 对绵羊、多种酶类(如胃蛋白酶等)对山羊、胰岛素对家兔免疫后不易出现抗体。此时可以改变抗原的剂型及选择另类动物如豚鼠等进行试验。其他类免疫原如类固醇激素免疫时多选用家兔,而酶类免疫多用豚鼠。

(四)免疫血清的要求

根据免疫的动物种类不同,将所获抗血清分为 R(rabbit) 型及 H(horse) 型,R 型抗血清是用家兔及其他动物免疫产生的抗体,抗原抗体反应比例合适范围较宽,适用于诊断试剂;H 型抗血清是用马等大型动物免疫获得的抗体,抗原抗体反应比例合适范围较窄,一般用作免疫治疗。除依据抗血清的用途选择动物外,也可从所需抗体的数量考虑,抗体需求量大,可选用马、绵羊等大型动物;抗体需量少,可选用家兔或豚鼠。

▶▶ 二、免疫方案的制订与实施

确定免疫动物后,应依据抗原的性质设计适当的免疫方案,包括免疫原的剂量、接种途径、免疫间隔时间及佐剂的应用等,这些因素均关系到免疫的成功与否。

(一)免疫原的剂量

免疫原剂量的选择应考虑抗原免疫原性强弱、相对分子质量大小、动物的个体状态、免疫途径和佐剂种类等因素。抗原剂量过大或过小都可使动物产生免疫耐受,在一定范围内,免疫原的用量越大,免疫反应越强,产生的抗体效价越高。用半抗原性免疫原时,半抗原的载体应始终相同,避免影响抗体的产量或改变抗体类别。

(二)免疫途径

免疫原的进入途径决定了抗原的吸收、分布和代谢速度。免疫途径多种多样,常用的途径有皮内、皮下、肌肉、静脉、腹腔、脾脏、淋巴结。对抗原的吸收速度为:静脉＝脾脏＝淋巴结>腹腔>肌肉>皮下>皮内。途径的选择应考虑免疫原的生物学及理化特性,如激素、酶及毒素等抗原,一般不宜静脉注射。免疫时皮下及皮内常采用多点注射,包括脚掌、腋窝淋巴结周围及背部两侧、耳后及颌下等处。静脉及腹腔注射,免疫原能很快进入血液,常用于颗粒性抗原及其加强免疫。宝贵抗原可选择淋巴结内微量注射,仅需 10~100μg 抗原,可获得较好的免疫效果。半抗原宜用皮内多点注射。

(三)免疫间隔时间

免疫间隔时间也是影响抗体产生的重要因素之一,尤其是首次与第二次免疫间隔很重要。首次免疫后,动物机体处于识别抗原和 B 细胞增殖阶段,若很快进行第二次注射,相当于第一次抗原剂量过大,易造成免疫耐受,一般间隔 7~20 天为佳。两次以后的每次间隔一般为 7~10 天,不能太长,以防止刺激变弱,抗体效价不高。免疫的总次数多为 5~8 次。半抗原的免疫间隔要求较长,有的报告 1 个月,有的达 40~50 天。由于免疫原及动物的差异,可先进行预试验,寻求最佳剂量和间隔时间。

此外,免疫前应测试动物体内是否存在针对注入抗原的抗体,免疫后应认真做好编号、标记、管理与记录,注意动物的体温、体重、呼吸与粪便是否正常,注射部位的变化及是否有其他异常表现等。

▶▶ 三、动物采血法

动物免疫 3~5 次后,可取少量血清检测抗体效价与特异性,测试合格后,应在末次免疫后 5~7 天及时采血分离血清。若抗血清效价不理想,可追加免疫 1~2 次后再行采血。在采血前动物应禁食 24 小时,防止血脂过高。目前常用采血方法有三种。

1. 颈动脉放血法　该法采血量较多,常用于家兔、绵羊、山羊等动物的采血。以家兔为例:仰卧固定家兔,头部放低,暴露颈部,剃毛消毒后,沿颈中线切开皮肤,钝性分离颈总动脉,将动脉与迷走神经游离,手术线结扎动脉远心端,用止血钳夹住近心端,在两端之间用另一止血钳夹持血管横径 1/3 以固定动脉,于结扎处剪断血管,将血管断端移向无菌瓶口,松开近心端止血钳,血液射入瓶内。另一种放血方法是分离颈动脉后,将无菌导管插入颈动脉近心端引血入瓶。一般一只家兔可放血 50~100ml。放血时应避免速度过快,否则动物很快死亡,取血量减少。

2. 心脏采血法　此法常用于家兔、豚鼠、大鼠等小动物的采血。将动物仰卧或垂直位固定,于左胸去毛消毒,触摸胸壁探明心脏搏动最明显处,将注射器在预定部位刺入,刺中心脏有明显的搏动感,抽取血液。一般 1 只家兔 1 次可取血 20~30ml。本法要求操作熟练,否则穿刺不当,易引起动物死亡。

3. 静脉采血法　家兔可用耳中央静脉,绵羊和山羊用颈静脉。该法可多次进行,因此可采集较多的血液,如绵羊颈静脉采血,一次能采血 300ml,采血后立即回输 10% 葡萄糖生理盐水,能在短时间内恢复动物的体能,三天后仍可采血 200~300ml。让动物休息一周,加强免疫一次,又可采血 2 次。如此,一只绵羊可获血液 1500~2000ml。小鼠眼底静脉丛取血,1 次可获 0.1~0.3ml 血液,小鼠还可采取摘除眼球或断尾法甚至断头法采血。

▶▶ 四、免疫血清的分离纯化与鉴定

采集的动物血液应及时分离血清,分离方法常采用室温自然凝固法,放置 37℃ 或 4℃ 使血块收缩,再收取血清。抗体效价高低、特异性强弱及亲和力大小是判断抗血清质量优劣的主要标准。免疫血清在保存或应用之前、纯化之后及在动物免疫的后期都必须进行抗体活性的鉴定。

(一)免疫血清中抗体的纯化

纯化免疫血清的目的是尽量去除免疫血清中与目的抗体不相关的成分,以避免杂抗体对特异性抗体的干扰。因此,应根据不同的要求,从免疫血清中除去干扰成分或提取相应的免疫球蛋白。

1. 单价特异性抗体的提取纯化　单价特异性是指抗血清只与其特异性抗原发生反应。因免疫原不纯,抗血清可出现杂抗体。纵然用高纯度的 IgG 免疫动物,抗血清仍有抗重链及抗轻链抗体。此外,有些目的蛋白质与其他蛋白质黏合在一起,难以分开,免疫得到的抗血

清总是含有抗其他蛋白的杂抗体。除去杂抗体的方法有两种。

(1) 亲和层析法：将杂抗原交联到琼脂糖凝胶 4B 上，让抗血清通过亲和色谱柱，杂抗体被吸附在柱上，流出液则是单价特异性抗体。

(2) 吸附法：将含有杂抗原的混合液制成固相吸附剂，直接加到抗血清中，杂抗体与抗原吸附剂结合被除去。上清液则为无杂抗体的单价特异性抗体。有时因杂抗体多需吸附几次才能完全去除。

2. IgG 类抗体的纯化 免疫动物的抗血清中，主要含有特异性 IgG。纯化后的特异性 IgG 类抗体常用于标记免疫或其他免疫技术中，如 ELISA，用于包被的抗体主要是特异性 IgG。纯化的 IgG 类抗体，可用硫酸铵盐析法获得，也可用凝胶过滤法获取，还可采用离子交换色谱与亲和色谱法提取。用酶解法可制备 $F(ab')_2$ 片段。

（二）免疫血清的鉴定

抗血清的鉴定主要是检测抗体的效价、特异性、纯度与亲和力。

1. 抗血清效价的测定 抗血清效价是指血清中所含抗体的浓度或含量。可用相对效价或绝对效价定量。测定效价的方法很多，包括试管凝集反应、琼脂扩散试验、ELISA 和放射免疫法等。目前常用的是放射免疫法和琼脂双向扩散，放射免疫法测定的效价极为精确，是以不同稀释方法的抗血清与标记抗原混合，孵育 24 小时后，测定其结合率，以结合率为 50% 的血清稀释倍数为效价。琼脂双向扩散是根据抗原与抗体在琼脂中由高浓度向低浓度扩散，两者相遇所形成抗原抗体复合物沉淀线的位置来判断抗体效价。有两种稀释方法：一是稀释抗血清，如 1:2、1:4、1:8、1:16 等倍比稀释，分别与一个固定浓度的纯抗原反应；另一种是同时倍比或按浓度稀释抗血清及抗原，再分别进行双向扩散试验（称棋盘滴定）。以抗原最高稀释倍数时出现沉淀线的抗血清最高稀释倍数为该抗体的效价。

2. 抗体特异性的鉴定 抗体的特异性是指抗体对相应的抗原及结构相似抗原的识别能力。鉴定方法常用双向免疫琼脂扩散技术，在琼脂板上打两排孔，一排放含有同一种抗原的抗原粗提物和纯化抗原，另一排加待检抗血清，扩散 18~24 小时后，观察两排孔间出现的沉淀线。若抗血清与粗抗原及纯抗原之间皆出现一条沉淀线，而且两条线融合，证明此动物已产生单价特异性抗体。如与纯化抗原出现一条，与粗抗原出现多条沉淀线，而其中一条沉淀线与纯抗原沉淀线融合，表示免疫成功，但有杂抗体存在。若没有沉淀线，表示免疫失败。

3. 抗体纯度的鉴定 往往由于抗原纯化不彻底或其他原因，使制备的抗血清含有杂蛋白，为去除杂蛋白的干扰，需对抗体进行纯度鉴定。鉴定方法可用 SDS-聚丙烯酰胺凝胶电泳（SDS-PAGE）、双向琼脂扩散、免疫电泳等方法。依据出现的电泳区带与沉淀线分析抗体的纯度。

4. 抗体亲和力的鉴定 抗体亲和力是指抗体与抗原结合的强度，常以亲和常数 K 表示。一般采用平衡透析法、ELISA 和放射免疫技术等进行测定。亲和力鉴定对抗体的筛选、确定抗体的用途、验证抗体的均一性都具有重要意义。

▶▶ **五、免疫血清的保存**

为了使用方便，抗血清除菌后一般用小份包装保存，保存的方法有 3 种：①4℃保存，液体状态下保存于普通冰箱，可存放 3~6 个月，效价高时，可放 1 年，若放置过长，应重新鉴定效价。保存时需加入 $1 \sim 2g/L$ NaN_3 和一定浓度的甘油,前者用以防腐,后者可延长保存期。②低温保存,存于 $-40 \sim -20℃$,在 $3 \sim 5$ 年内效价下降不明显,应避免反复冻融,否则效价明显降低。③真空干燥,用真空冻干机除去抗血清的水分,使最后制品内水分 $<0.2\%$,封装后可长期保存,在冰箱中可保存 $5 \sim 10$ 年。

第 3 节　单克隆抗体的制备

单克隆抗体(McAb)是由单个 B 细胞克隆产生的仅针对一种抗原表位的高特异性抗体。单克隆抗体理化性状均一、生物活性专一、纯度高、易于标准化,利用 B 细胞杂交瘤技术可大量制备单克隆抗体。

▶▶ 一、单克隆抗体制备的基本原理

单克隆抗体制备是应用 B 细胞杂交瘤技术,将抗原免疫的小鼠脾细胞与具有体外长期繁殖能力的小鼠骨髓瘤细胞通过融合剂融合,在 HAT 培养基的选择作用下,只让融合成功的杂交瘤细胞生长,经反复的免疫学检测、筛选和单个细胞培养(克隆化),最终获得既能产生所需抗体,又能体外长期增殖的杂交瘤细胞系,将这种杂交瘤细胞扩大培养,接种于小鼠腹腔,从小鼠腹腔液中获取高效价的单克隆抗体。

▶▶ 二、单克隆抗体制备的基本步骤与方法

制备单克隆抗体为一项周期性长和高度连续性的实验技术,涉及大量的细胞培养与免疫化学等基本方法,具体包括两种亲本细胞的选择与制备、细胞融合、杂交瘤细胞的筛选、克隆化与细胞冻存、单克隆抗体的大量制备、纯化及鉴定。单克隆抗体的制备技术流程见图 10-2。

(一) 细胞的选择与制备

杂交瘤技术首先是选择与制备用于细胞融合的两种亲本细胞:一种是有产生抗体能力的 B 细胞,通常来源于免疫动物的脾细胞;另一种是具有体外长期增殖能力的骨髓瘤细胞。同时也需制备饲养细胞。

1. 免疫脾细胞　免疫时选用与所用骨髓瘤细胞同源的、鼠龄在 $8 \sim 12$ 周的 BALB/c 健康小鼠。可同时免疫 $3 \sim 5$ 只小鼠,以防免疫反应不佳或免疫过程中死亡。免疫用抗原尽量提高纯度和活性,细胞性抗原每次可取 $1 \times 10^7 \sim 2 \times 10^7$ 个细胞,不必加佐剂;可溶性抗原应加弗氏完全佐剂并经充分乳化,抗原用量一般为 $100\mu g$ 。免疫途径多用腹腔内或皮内多点注射。珍贵微量抗原可进行脾脏内直接注射。免疫

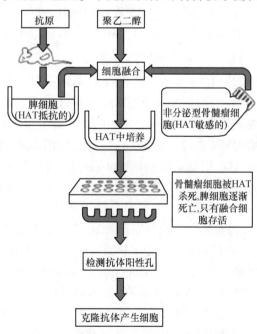

●● 图 10-2　单克隆抗体制备的流程图 ●●

99

间隔通常为 2~3 周,以获得高效价抗体为最终目的。末次免疫后 3~5 天分离脾细胞。

2. 小鼠骨髓瘤细胞 选择骨髓瘤细胞的条件:①瘤细胞系来源应与制备脾细胞小鼠同一品系,这样杂交融合率高;②自身不分泌免疫球蛋白及细胞因子,对杂交瘤细胞中的抗体合成基因不会产生抑制;③能在体外连续培养,生长快速,繁殖倍增期短于 24 小时;④次黄嘌呤-鸟嘌呤磷酸核糖转化酶(hypoxanthine-guanine phosphoribosyl transferase,HGPRT)缺陷株。可用 8-氮鸟嘌呤定期处理,HGPRT$^+$ 细胞利用 8-氮鸟嘌呤,合成毒性核苷酸而死亡,只有 HGPRT$^-$ 细胞能持续生长。目前常用的小鼠骨髓细胞瘤为 Sp2/0 和 NS-1 细胞株。

用于融合的骨髓瘤细胞应处于对数生长期、细胞形态良好,活细胞计数大于 95%。一般在细胞融合前一天,用新鲜培养基调至细胞浓度为 2×10^5/ml,次日即为对数生长期细胞。

3. 饲养细胞 体外培养条件下,细胞生长依赖适当的细胞密度,所以在培养融合细胞、细胞克隆化及扩大培养时,均需要加入饲养细胞(feeder cell)。饲养细胞可分泌细胞生长因子,有利于细胞生长,同时可以吞噬衰老的细胞与微生物。常用的饲养细胞有小鼠腹腔巨噬细胞(最常用)、小鼠脾细胞、大鼠或豚鼠腹腔细胞等。小鼠腹腔巨噬细胞的制备方法为:冷冻果糖液注射腹腔,轻揉腹部几次,吸出腹腔液,其中含有巨噬细胞和其他细胞。腹腔注射时,应避免刺破动物消化器官,防止收获的细胞被污染。

（二）细胞融合

细胞融合是产生杂交瘤细胞的关键环节。目前最常用的细胞融合剂为聚乙二醇(polyethlene glycol,PEG),使用浓度通常为 400g/L。PEG 可能导致细胞膜上脂类物质结构重排,使细胞膜容易打开而有助于融合。基本方法是将适量的脾细胞与骨髓瘤细胞混合后加入PEG,促使细胞融合,融合时间控制在 2 分钟以内,然后用培养液稀释 PEG,以消除 PEG 的毒性作用。再将融合细胞适当稀释,分别置培养板孔中培养。融合中应注意以下问题:①细胞比例:瘤细胞与脾细胞的比例可为 1:10~1:2,常用 1:4,两种细胞在融合前应保证具有较高的活性。②培养液的成分:优质培养液对融合细胞尤其重要,其中小牛血清、各种离子及营养成分均需严格配制。若融合率下降,应及时核查培养基的情况。

（三）杂交瘤细胞选择培养

细胞 DNA 合成一般有两条途径:一是主要合成途径,由糖和氨基酸合成核苷酸,然后合成 DNA,叶酸作为重要的辅酶参与这一合成过程;二是替代途径,在次黄嘌呤-鸟嘌呤磷酸核糖转化酶(HGPRT)及胸腺嘧啶核苷激酶(thymidine kinase,TK)的催化下,利用次黄嘌呤及胸腺嘧啶核苷合成 DNA。杂交瘤细胞选择培养基中有三种关键成分:次黄嘌呤(hypoxanthine,H)、甲氨蝶呤(aminopterin,A)与胸腺嘧啶核苷(thymidine,T),取三者首字缩写为 HAT 培养基。甲氨蝶呤是叶酸的拮抗剂,可阻断骨髓瘤细胞经主要途径合成 DNA。

融合结束后的细胞混合体中有脾-骨髓瘤细胞融合的杂交细胞、脾-脾细胞融合细胞、骨-骨髓瘤融合细胞及未融合脾细胞与骨髓瘤细胞,在 HAT 培养液选择培养时,脾细胞(B细胞)在培养基中不能生长繁殖,于 5~7 天死亡。骨髓瘤细胞是经毒性培养基选出的 HGPRT 缺陷株,在合成 DNA 主要途径被甲氨蝶呤阻断的情况下,因缺乏 HGPRT,不能利用替代途径合成 DNA,因而不能在 HAT 培养基中生长。由脾细胞与骨髓瘤细胞融合的杂交细胞,同时具有亲代双方的遗传性能,虽然合成 DNA 主要途径被甲氨蝶呤阻断,但杂交瘤细胞可从脾细胞获得 HGPRT,能经替代途径合成 DNA(细胞代谢缺陷被补救),因此只有杂交瘤细胞能在 HAT 培养基中长期生存与繁殖。

(四) 杂交瘤细胞克隆化培养与冻存

由于一个 B 细胞仅识别一种抗原表位,而用于免疫小鼠的抗原可能含有多个抗原表位,制备的脾细胞存在针对不同抗原表位的 B 细胞。因此,在 HAT 培养液中生长的杂交瘤细胞中,既有针对目的抗原表位的特异性抗体分泌细胞,又有非特异性抗体分泌细胞及无关的细胞融合体,必须及时筛选,以获取所需的特异性杂交瘤细胞。筛选的方法是将杂交瘤细胞群多次进行单个细胞培养,即克隆化,克隆化的方法有多种,最常用的是有限稀释法 (limiting dilution)。

有限稀释法是将杂交瘤细胞悬液连续稀释,使分配到培养板(96 孔板)每孔中的细胞数为 1 个,培养后取每孔上清液,以 ELISA 或其他方法检测抗体含量。依抗体的分泌情况筛选出抗体高分泌孔,对孔中细胞再克隆化,再进行特异性抗体测定。经反复多次克隆化(至少 3 ~ 5 次)后,可获得较稳定的由单个细胞增殖而形成同源性的杂交瘤细胞克隆。

筛选出的杂交瘤细胞即阳性克隆应及时冻存,以保证细胞不会因污染或过多传代变异丢失染色体而丧失功能。二甲亚砜(DMSO)是常用的细胞冻存保护剂,其易穿透细胞膜,可使冰点下降,提高细胞膜对水的通透性,且对细胞无明显毒性。冻存温度越低越好。目前常用液氮冷冻保存法:在细胞内加入适量保护剂,逐渐降温,以减少冰晶对细胞膜的损伤,最后置入 -196℃ 液氮中长期保存。该法保存的细胞株活性仅有轻微的降低;冻存的细胞复苏后活性多为 50% ~ 95% 。若低于 50% ,说明冻存、复苏过程有问题。

(五) 单克隆抗体的大量制备

经过反复克隆化获得抗体阳性杂交瘤细胞株后,便可根据需要大量制备单克隆抗体。目前大量制备的方法有两种:体外培养法和动物体内诱生法。

1. 体外培养法 各实验室普遍采用细胞单层培养法,即将杂交瘤细胞置培养瓶中培养,待培养液颜色改变或细胞过多开始死亡时,收集上清液离心弃掉碎片及细胞。本法所制抗体含量不高,为 5 ~ 25μg/ml,仅能满足部分免疫学实验要求。而杂交瘤细胞高密度培养法可高效率地制备大量单克隆抗体。高密度培养法分两大系统:一类是细胞悬浮培养系统,采用发酵罐式的旋转瓶培养;另一类是细胞固定化培养系统,包括中空纤维细胞培养法和微囊化细胞培养法。该法生产工艺简单、易控制,可大规模生产,目前国际上上市的单克隆抗体多采用此种方法制备。

2. 动物体内诱生法 是一种操作简便、经济的常用方法,主要用于生产科学研究或诊断检测的单克隆抗体。常用小鼠腹腔接种法:选用 BALB/c 小鼠或其亲代小鼠,用液体石蜡先行小鼠腹腔注射,1 周后将杂交瘤细胞接种到小鼠腹腔中。接种 1 ~ 2 周,通常小鼠有明显的腹水产生。以无菌方法抽取腹水,每只小鼠可收集 5 ~ 10ml 腹水,离心取上清液即可。此法制备的腹水抗体含量高,每毫升可高达数十毫克水平。此外,因腹水中杂蛋白较少,也便于抗体的纯化。制备时接种的细胞数量应适当,一般为 5×10^5 个/鼠,且根据腹水产生情况适当增减。

(六) 单克隆抗体的纯化与鉴定

经上述方法制备的单克隆抗体,无论是获取的细胞上清液,或是含抗体的腹水均可混有脂蛋白、脂质与细胞碎片等杂质,一般采用过滤和离心法进行初步处理,再根据不同的纯度要求采用相应的方法纯化,通常采用盐析、凝胶过滤、离子交换色谱等方法达到纯化目的。最有效的方法为亲和色谱法。

纯化后的单克隆抗体需对其进行性质鉴定。鉴定内容包括:抗体的效价、特异性、亲和力、Ig 的类型与亚类及识别抗原表位的鉴定等。鉴定方法有放射免疫测定、ELISA、沉淀试验与补体介导的溶血试验等,以 ELISA 法常用。一般先行定性测定,阳性者再做定量检测。单克隆抗体若效价理想,应进一步定量测定,以确定其工作浓度。

三、单克隆抗体的临床应用

1. 应用于临床诊断　单克隆抗体作为检验诊断试剂,通过抗原抗体的检测,辅助诊断疾病、判断预后和研究疾病发生机制。目前采用单克隆抗体制备的检验试剂可应用于:①检测病原体,如乙肝病毒、疱疹病毒、EB 病毒、巨细胞病毒及其他病原体;②检测肿瘤抗原:如甲胎蛋白(AFP)和癌胚抗原(CEA);③检测淋巴细胞的表面标志,如 CD3、CD4;④测定机体微量成分如酶类、维生素、激素药物、细胞因子等。利用单克隆抗体进行各种定性、定量与定位检测,对多种疾病诊断具有重要参考意义。

2. 应用于临床治疗　用于肿瘤的治疗和防止移植排斥反应。将针对某一肿瘤抗原的单克隆抗体与放射性核素、化学药物连接,利用单克隆抗体的导向作用,将放射性核素、化学药物携带至靶器官,直接杀伤肿瘤细胞,称为放射免疫疗法与抗体导向化学疗法。防止移植排斥反应是用一些非杀伤性单克隆抗体(抗 CD4、抗 CD8),封闭 T 细胞表面分子而诱导免疫耐受。

3. 应用于物质的提纯　常用于蛋白质类物质的提纯。原则上只要能制备出被提纯物质的相应单抗,均可用已知的相应单抗作为亲和物的一方,实施亲和层析将提取高纯度的对应物质。

目前单克隆抗体多数来源于小鼠,这限制了其在人体内的应用。

(张　凯)

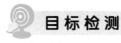

目标检测

单项选择题

1. 细菌的菌体免疫原常规的制备方法是
   A. 75% 乙醇处理　　B. 100℃加温 2 小时处理
   C. 0.5% 甲醛处理　　D. 1% 氯化钙处理
   E. 2% 氯仿处理

2. 要从组织和细胞匀浆中粗提某种蛋白抗原,最常用又简便的分离方法是
   A. 盐析法　　　　　B. 凝胶过滤法
   C. 离子交换层析法　D. 免疫亲和层析法
   E. 免疫电泳法

3. 制备人工抗原时,最常用于偶联半抗原的载体是
   A. 免疫球蛋白　　　B. 人甲状腺球蛋白
   C. 人血清白蛋白　　D. 牛血清白蛋白
   E. 葡萄球菌 A 蛋白

4. 蛋白质抗原首次免疫接种后,最好间隔多长时间

再进行第二次免疫
   A. 7～20 天　　　　B. 10～20 天
   C. 20～30 天　　　　D. 30～60 天
   E. 3 个月

5. 鉴定抗体的效价,最好采用下列哪种方法
   A. 间接凝集试验　　B. 单向免疫扩散法
   C. 双向免疫扩散法　D. 免疫亲和层析法
   E. 聚丙烯酰胺凝胶电泳法

6. 完全佐剂的组成为
   A. 液体石蜡+羊毛脂
   B. 羊毛脂+氢氧化铝
   C. 液体石蜡+卡介苗+氢氧化铝
   D. 卡介苗+氢氧化铝+羊毛脂
   E. 卡介苗+液体石蜡+羊毛脂

7. 颗粒性抗原免疫接种方法一般采用

A. 淋巴结注射 　　B. 静脉注射

C. 皮内注射 　　D. 皮下注射

E. 肌内注射

8. 免疫小鼠采血通常采用

A. 心脏采血或断尾法

B. 颈动脉放血或断尾法

C. 颈静脉或摘除眼球采血

D. 摘除眼球或断尾法

E. 耳静脉采血或摘除眼球

9. 较长时间(4~5年)保存抗体,通常采用

A. 4℃保存 　　B. −10℃保存

C. −20℃保存 　　D. −30℃保存

E. 真空干燥保存

10. 在 HAT 选择培养基中可长期存活的是

A. 细胞多聚体

B. 融合的脾细胞与瘤细胞

C. 融合的瘤细胞与瘤细胞

D. 未融合的瘤细胞

E. 未融合的脾细胞

11. 单克隆抗体是指

A. 单个骨髓瘤细胞增殖产生的抗体

B. 单个 B 淋巴细胞增殖产生的抗体

C. 单个杂交瘤细胞增殖产生的高度纯一的抗体

D. 单个抗体通过克隆化,产生大量抗体

E. 由单一组织细胞产生的抗体

第11章 凝集反应

学习目标

1. 掌握:直接凝集反应与间接凝集反应的原理、类型及临床应用;玻片凝集试验、肥达反应、类风湿因子检测及抗人球蛋白试验等技术操作。

2. 熟悉:协同凝集试验、冷凝集试验的原理及临床应用。

凝集反应(agglutination reaction)是指用细菌和红细胞等颗粒性抗原,或吸附在载体颗粒(如聚苯乙烯胶乳颗粒等)上的可溶性抗原(或抗体)与相应抗体(或抗原)结合,在电解质参与下,出现肉眼可见的凝集现象。一般认为,颗粒型抗原与载体是在普通光学显微镜下可见的,可溶性抗原是在普通光学显微镜下不可看见的物质。

凝集反应分为两个阶段:①抗原抗体特异性结合阶段,此阶段仅需数秒至数分钟,反应体系中抗原与对应抗体相互识别并结合,但不出现肉眼可见的反应。②可见凝集反应阶段,此阶段需要数分钟至数小时,抗原-抗体复合物在适当电解质和离子强度等环境因素影响下,发生进一步聚集、交联,出现肉眼可见的凝集现象。实际上这两个阶段往往难以严格区分,所需反应时间也受多种因素影响。

根据凝集反应参与的颗粒不同,将凝集反应的类型主要分为直接凝集反应和间接凝集反应,而协同凝集反应、抗人球蛋白试验是特殊的间接凝集反应。

案例11-1

患者,男性,15岁,学生。不规则发热半个月,体温38~40℃,无畏寒、寒战,伴食欲缺乏、腹胀,近日出现精神恍惚、谵妄,听力下降,在当地不规则用过青霉素、氨苄西林治疗。体查:体温40℃,脉搏100次/分,血压98/79mmHg,表情呆滞,心肺无异常,腹软,右下腹轻压痛,肝右肋下0.5cm,脾左肋下1cm,胸、腹部见淡红色玫瑰疹;血常规:WBC $4.0×10^9$/L,N 0.65,L 0.35。

问题:

1. 该患者可能的诊断是什么?
2. 确诊最好进行哪项检查?

第1节 直接凝集试验

细菌、红细胞等颗粒性抗原与相应抗体在适当条件下发生反应,比例适当时出现肉眼可见的凝集现象,称为直接凝集反应(direct agglutination reaction)。1896年,法国医生Widal利用伤寒病人血清与伤寒杆菌发生特异性凝集的现象,成功地诊断了伤寒病,即肥达反应

（Widal reaction）。1900 年，Landsteiner 在特异血凝现象的基础上发现了人类 ABO 血型，并因此获得诺贝尔生理学或医学奖。直接凝集反应的特点：抗原呈颗粒状，制成的液体为悬液；抗原颗粒分子相对比抗体大，故反应所形成的凝集物主要成分为抗原；抗原的比表面积（表面积/体积）比抗体小，试验时为使抗体不过剩，通常需要稀释抗体；因为需要稀释抗体，故以出现凝集现象的抗体最高稀释度判断效价，因而以测定抗体更为敏感。

常见的直接凝集试验有玻片法和试管法两种。

▶▶ 一、玻片凝集试验

玻片凝集试验为定性试验方法，一般用已知抗体作为诊断血清，与受检颗粒抗原如菌液或红细胞悬液滴在玻片上，混匀，数分钟后即可用肉眼观察凝集结果，出现颗粒凝集的为阳性反应，说明待检抗原与已知抗体相对应（图 11-1）。

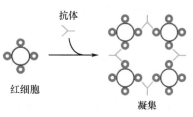

●● 图 11-1　血型鉴定试验原理 ●●

此法简便、快速，但只能定性，并且敏感性低。一般用来鉴定菌种或分型，也用于人类 ABO 血型的鉴定。

▶▶ 二、试管凝集试验

试管凝集试验是指用已知颗粒性抗原作为诊断试剂，在试管内与一系列倍比稀释的血清混合反应，通过肉眼或低倍镜观察凝集现象，为半定量试验。常用的有诊断伤寒和副伤寒的肥达反应、诊断斑疹伤寒和恙虫病等立克次体病的 Weil-Felix 反应（外-斐反应）以及诊断布氏菌病的 Wright 反应（瑞氏反应）。

用一系列试管，将待检血清（抗体）进行一系列倍比稀释，各管再加入等量已知的颗粒性抗原（如细菌）悬液一起混匀（图 11-2），数小时或次日观察结果。

判断凝集试验的结果，选择良好的光源和黑暗的背景。首先不振摇，观察管底凝集物和上清浊度。然后用手指轻弹管壁使凝集物悬浮，观察试管内的上清液和下沉凝集物的松软、大小、均匀度和悬液浊度，再轻摇试管使凝集物从管底升起，最后按液体的清浊、凝集物的大小记录。对照管应无凝集现象。管底沉积呈圆形、边缘整齐，轻摇则沉积菌分散，均匀混浊。

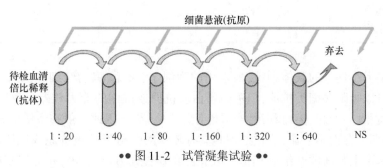

●● 图 11-2　试管凝集试验 ●●

凝集为阳性，说明待检血清中有与已知抗原相对应的抗体。根据颗粒性抗原的凝集程度，可分（-）～（++++）五个等级，通常以产生明显凝集现象（++）的最高血清稀释度作为血清中抗体的效价。以能出现++凝集现象的血清最高稀释倍数为该血清的凝集效价。

++++ 上清完全透明,细菌全部形成凝块。

+++ 上清透明度达75%,大部分细菌形成凝块。

++ 上清透明度达50%,约50%细菌形成凝块。

+ 上清透明度只达25%,仅有小部分细菌形成小凝块。

– 液体均匀浑浊,无凝集块(有部分菌体因静止而沉于管底,经摇后细菌如云烟状升起,但很快就消失)。

试管凝集试验为经典的定量凝集试验,缺点是灵敏度不高,但由于其操作简便,对于实验条件要求低,目前仍被广泛应用。需注意:抗体效价不是血清抗体的浓度,但其可反映血清中抗体的相对含量,与血清抗体浓度呈正相关。

第2节 间接凝集反应

将可溶性抗原(或抗体)吸附或偶联在适当大小的颗粒性载体表面,然后与相应抗体或抗原作用,在适当电解质存在的条件下,出现特异性的凝集现象,称为间接凝集反应(indirect agglutination reaction)。由于载体颗粒增大了可溶性抗原(或抗体)的反应面积,其敏感性要高于沉淀反应,在临床上被广泛用于多种抗体和可溶性抗原的检测。

载体是试验体系中与免疫无关的颗粒,能牢固吸附抗原或抗体而不影响其特异性。在间接凝集反应中,常用的载体颗粒有动物或人的红细胞(血凝试验)、细菌、多种惰性颗粒如聚苯乙烯胶乳(乳凝试验)和明胶颗粒、活性炭(炭凝试验)、火棉胶、离子交换树脂等。临床最常用的是以红细胞为载体的间接血凝试验和以聚苯乙烯胶乳为载体的胶乳凝集试验(表11-1)。

表11-1 常用载体颗粒分类及比较

载体	新鲜RBC	醛化RBC	聚苯乙烯胶乳	羧化聚苯乙烯胶乳
原理	吸附多糖类,但吸附蛋白质的能力差	较强的蛋白质吸附能力	带负荷,物理性吸附蛋白质	共价键交联
凝集性能	好	好	较差	较差
敏感性	好	好	差	差
稳定性	差	较好	差	好
均一性	差	较好	好	好

红细胞是大小均一的载体颗粒,最常用的为绵羊、家兔、鸡的红细胞及人O型红细胞。新鲜红细胞可以吸附多糖类抗原,但吸附蛋白质抗原或抗体的能力较差。致敏的新鲜红细胞保存时间短,且易变脆、溶血和污染,只能使用2~3天。因此一般在致敏前先将红细胞醛化,以便于长期保存而不溶血,醛化红细胞具有较强的吸附蛋白质抗原或抗体的能力,血凝反应的效果基本上与新鲜红细胞相似。醛化红细胞能耐60℃加热,并可反复冻融不破碎,在4℃可保存3~6个月,在-20℃可保存1年以上。

间接血凝试验是以红细胞作为载体的间接凝集试验,在临床检验中应用广泛。可在微量滴定板或试管中进行,将标本倍比稀释,加入致敏红细胞悬液,充分混匀,置室温1~2小时后观察结果。根据红细胞的凝集程度,可分(–)~(++++)五个等级(图11-3)。

－ ＋ ＋＋ ＋＋＋ ＋＋＋＋ ＋＋＋＋

●● 图 11-3 血凝试验强度示意图 ●●

－ 红细胞沉积于孔底。

＋ 红细胞沉积于孔底,周围有散在少量凝集。

＋＋ 红细胞形成层凝集,面积较小,边缘较松散。

＋＋＋ 红细胞形成片层凝集,面积略多于＋＋。

＋＋＋＋ 红细胞形成片层凝集,均匀布满孔底。

胶乳凝集试验也是一种间接凝集试验,所用的载体颗粒为聚苯乙烯胶乳,可物理性吸附蛋白质分子,但这种结合牢固性差。也可制备成具有化学活性基团的颗粒,如带有羧基的羧化聚苯乙烯胶乳等,抗原或抗体以共价键交联在胶乳表面。

案例 11-2

患者,女性,35 岁。5 年前开始两手关节肿胀疼痛伴晨僵。近一年来,指关节、腕关节均变形。检查:生命体征正常。实验室检查:Hb 100g/L。ESR 加快。RF 滴度>1:20。X 线胸片示:胸腔积液;关节片示:指关节、腕关节骨质疏松,关节间隙变窄。初步诊断为:类风湿关节炎、胸腔积液。

问题:

1. 为什么该病人诊断为类风湿关节炎?

2. 类风湿关节炎与风湿性关节炎有何不同?

间接凝集试验根据致敏所用的试剂和反应方法,分为正向间接凝集试验、反向间接凝集试验、间接凝集抑制试验三种类型。

▶▶ 一、正向间接凝集试验

正向间接凝集试验是将已知可溶性抗原与载体颗粒结合,测定未知抗体,出现凝集现象为阳性,无凝集现象为阴性(图 11-4)。正向间接凝集试验一般用于测定抗体,如间接胶乳凝集试验检测类风湿因子(RF)、间接炭凝试验检测梅毒反应素。

间接胶乳凝集试验是指抗原或抗

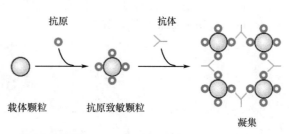

●● 图 11-4 正向间接凝集试验原理 ●●

体与人工合成的聚苯乙烯胶乳载体颗粒结合,与待检标本中的抗体或抗原结合而发生凝集反应。常见胶乳试验如类风湿因子(RF)检测,RF 是一组抗变性 IgG 的自身抗体,它能与人或动物的变性 IgG 结合,而不与正常人 IgG 发生凝集反应。根据这一点,将处理过的人 IgG 与羧化聚苯乙烯胶乳共价交联,使其吸附于胶乳颗粒载体上,称为致敏的胶乳颗粒。当待检血清中有 RF 时,则致敏胶乳颗粒上的变性 IgG 与相应的抗体(RF)发生反应,出现凝集现象。

试验所用的胶乳颗粒为人工合成的载体,与红细胞载体相比稳定性强,均一性较好,但与蛋白质抗原结合的能力及凝集性能不如红细胞,因此敏感性不及血凝试验。胶乳凝集试验方法的优点是简便、快速、特异性强,结果易判断。缺点是易发生非特异性凝集现象。

▶▶ 二、反向间接凝集试验

反向间接凝集试验是将已知抗体吸附于载体上,测定未知可溶性抗原,出现凝集现象为阳性,无凝集现象为阴性(图11-5)。反向间接凝集试验具有快速、简便、敏感性高、特异性强等优点。临床上常用于乙型肝炎病毒表面抗原(HBsAg)、甲胎蛋白(AFP)、新型隐球菌荚膜抗原等的检测。

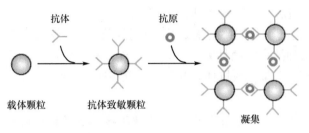

●● 图 11-5　反向间接凝集试验原理 ●●

▶▶ 三、间接凝集抑制试验

间接凝集抑制试验是预先用可溶性抗原封闭抗体的抗原结合位点,使吸附在载体上的可溶性抗原不能与抗体结合而出现不凝集现象。

在试验时先加入被检标本和已知抗体混合,再加入已知可溶性抗原吸附的载体。若被检标本中有可溶性抗原与已知抗体结合,则占据了抗体的抗原结合位点,使得后加入的载体-可溶性抗原无抗体结合,结果载体不能凝集,为阳性;若标本无抗原,已知抗体的抗原结合位点即可与后加入的载体上的抗原结合,结果载体凝集,为阴性(图11-6)。间接凝集抑制试验可用于测定可溶性抗原。如胶乳凝集抑制试验,用于检测孕妇尿液中的绒毛膜促性腺激素(hCG),协助诊断早期妊娠。

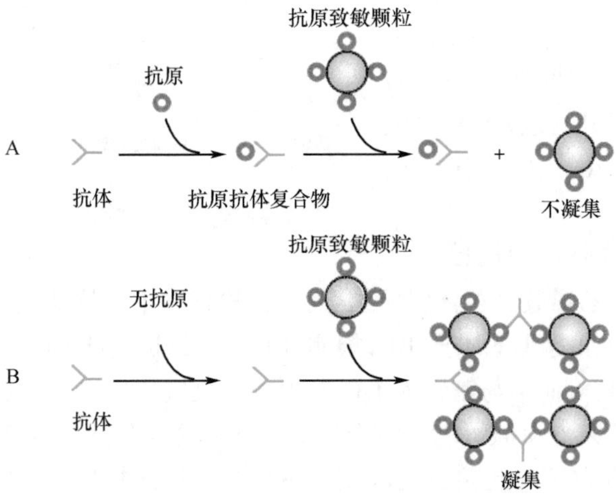

抗原致敏颗粒

A　抗体　抗原　抗原抗体复合物　+　不凝集

抗原致敏颗粒

B　抗体　无抗原　凝集

●● 图 11-6　间接凝集抑制试验原理 ●●

人绒毛膜促性腺激素是由胎盘的滋养层细胞分泌的一种糖蛋白,在受精后就进入母血并快速增殖一直到孕期的第8周,然后缓慢降低浓度直到第18~20周,然后保持稳定。将hCG吸附于胶乳颗粒载体上,如受检者尿中hCG含量增高,加入相应量的抗血清(hCG抗体),充分作用后,其中的抗体与尿中hCG结合,再加入hCG胶乳抗原,本应凝集反应受到抑制,说明尿中含hCG,即为妊娠反应阳性。实验结果判断:出现明显的均匀一致的凝集颗粒为hCG阴性,而出现均匀一致的胶乳状,不发生凝集则为hCG阳性,现象与直接凝集试验相反。

妊娠免疫诊断试验是临床常用的经典胶乳凝集抑制试验,具有操作方法简便、快速、特异性强、结果清晰易观察判断等优点。

第3节 其他凝集试验

其他凝集试验如协同凝集试验、抗人球蛋白试验及冷凝集试验,与常见间接凝集试验类似,但所用载体及试验原理又有所不同。

案例 11-3

患儿,男性,3天。第一胎,足月顺产,出生18小时发现皮肤黄染,吃奶好。查体:反应好,皮肤巩膜中度黄染,血清胆红素257μmol/L(15 mg/dl),肝肋下2cm,子血型"B",Rh阳性,母血型"O",Rh阳性,直接抗人球蛋白实验弱阳性。

问题:

该患者可能的诊断是什么?

一、抗人球蛋白试验

抗人球蛋白凝集试验(antiglobulin test,AGT)又称 Coombs 试验,由英国免疫学家Coombs 于1945年建立的一种有抗球蛋白抗体参与的血凝试验,用于检测血清中抗红细胞不完全抗体,是诊断自身免疫性溶血性贫血(AIHA)的重要依据。与相应抗原结合却无可见凝集现象的抗体称为不完全抗体,多为IgG类抗体。借助抗人球蛋白抗体(即抗抗体)使不完全抗体与相应抗原结合后能出现凝集现象,称为抗人球蛋白凝集试验,有直接法和间接法两种。

1. 直接 Coombs 试验 红细胞上结合有不完全抗体,加入抗人球蛋白后可与红细胞上的不完全抗体结合,使红细胞凝集(图 11-7)。

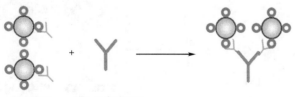

自身抗体　　　抗人免疫球蛋白

•• 图 11-7　直接 Coombs 试验原理 ••

2. 间接 Coombs 试验 血清中有抗红细胞的不完全抗体,先加入红细胞抗原与之特异性结合,再加入抗人球蛋白结合红细胞上的不完全抗体,使红细胞凝集(图 11-8)。临床上多用于检测母体 Rh(D)抗体,以便及早发现和避免新生儿溶血症的发生。亦可对红细胞不相容的输血所产生的血型抗体进行检测。

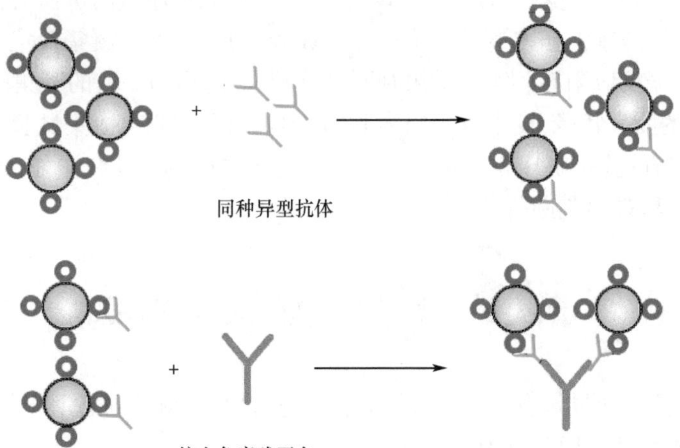

同种异型抗体

抗人免疫球蛋白

●● 图 11-8　间接 Coombs 试验原理 ●●

直接试验和间接试验阳性为红细胞表面不完全抗体存在及血清中游离的不完全抗体存在,判定结果凝集均为阳性,不凝集为阴性。利用抗人球蛋白血清可与体内已被不完全抗体或补体致敏红细胞产生凝集反应,可检查红细胞是否已被不完全抗体所致敏,如新生儿溶血症(胎儿红细胞被母亲血型抗体致敏)、溶血性输血反应(输入的不相合红细胞被受血者不完全抗体致敏)、自身免疫性溶血性贫血(患者红细胞被自身抗体致敏)以及药物诱导产生的自身抗体(由甲基多巴类药物、青霉素等所致)。

二、协同凝集试验

协同凝集反应(co-agglutination reaction)与间接凝集反应的原理类似,但所用载体既不是红细胞,也不是人工合成的聚合物颗粒,而是金黄色葡萄球菌。金黄色葡萄球菌细胞壁成分中的 A 蛋白(staphylococcal protein A,SPA)具有与 IgG 的 Fc 段结合的特性。当 IgG 的 Fc 段与 SPA 结合后,两个 Fab 段暴露在金黄色葡萄球菌表面,可与特异性抗原结合而使细菌发生凝集现象(图 11-9)。

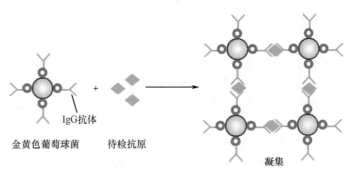

IgG抗体

金黄色葡萄球菌　　待检抗原

凝集

●● 图 11-9　协同凝集试验原理 ●●

该试验特异性强、灵敏度高,具有节省抗血清,快速、方便且不需特殊仪器设备等优点,是一种简便的血清学反应技术。临床上常用于脑脊液、血液、尿液和其他分泌物中病原菌的快速鉴定和分型，也可用于病毒的鉴定、分型及细菌可溶性产物的测定。

三、冷凝集试验

冷凝集试验主要用于由肺炎支原体引起的原发性非典型性肺炎的辅助诊断。由肺炎支原体感染引起的原发性非典型性肺炎患者的血清中常含有较高的寒冷红细胞凝集素，简称冷凝集素，它能与患者自身红细胞或"O"型人红细胞于4℃条件下发生凝集，在37℃时又呈可逆性完全散开（图11-10）。

75%的支原体肺炎病人，于发病后第二周血清中冷凝集素效价达1：32以上，一次检查凝集价>1：64或动态检查升高4倍以上时，有诊断意义。某些患冷凝集素综合征的病人，其效价可高达1：1000以上。绝大多数正常人本试验呈阴性反应，但本试验并无特异性，流行性感冒、传染性单核细胞增多症、肝硬化等也可呈阳性反应，但滴度均较低。

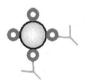

4℃条件下发生凝集

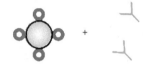

37℃条件下抗原抗体不结合

•• 图11-10　冷凝集试验示意图 ••

（苏　琰）

 目标检测

一、单项选择题

1. ABO血型鉴定常采用
   A. 间接凝集反应　　B. 间接凝集抑制反应
   C. 玻片凝集反应　　D. 试管凝集反应
   E. 反向间接凝集反应

2. 试管凝集试验判定抗体效价（滴度）的依据是
   A. 抗原和抗体达最适比例时的抗体稀释度
   B. 产生明显凝集现象的最高抗原稀释度
   C. 产生明显凝集现象的最高抗体稀释度
   D. 产生明显凝集现象的最低抗体稀释度
   E. 产生明显凝集现象时的凝集块状态

3. 直接凝集反应与间接凝集反应的根本区别是
   A. 参与反应介质中电解质的浓度不同
   B. 参与反应pH不同
   C. 前者采用可溶性抗原致敏颗粒，后者采用颗粒性抗原
   D. 前者采用颗粒性抗原，后者采用可溶性抗原致敏颗粒
   E. 判断结果是在抗原抗体反应的不同阶段

4. 以未出现凝集现象为阳性结果的试验是

   A. 正向间接凝集试验
   B. 反向间接凝集试验
   C. 协同凝集试验
   D. 间接凝集抑制试验
   E. Coombs试验

5. 有关胶乳凝集试验叙述不正确的是
   A. 所用载体为聚苯乙烯胶乳
   B. 胶乳颗粒吸附IgG或抗原
   C. 是间接凝集反应
   D. 是直接凝集反应
   E. 可分为试管法和玻片法两种

6. Coombs试验的基本原理是
   A. 抗球蛋白抗体与红细胞结合导致凝集
   B. 抗球蛋白抗体与不完全抗体结合导致沉淀
   C. 抗球蛋白抗体与完全抗体结合导致沉淀
   D. 抗球蛋白抗体与黏附在红细胞膜上的不完全抗体结合导致凝集
   E. 抗球蛋白抗体与黏附在红细胞膜上的完全抗体结合导致凝集

7. Coombs试验直接法和间接法的主要区别是

A. 直接法检测完全抗体,间接法检测不完全抗体

B. 直接法是凝集反应,间接法是沉淀反应

C. 直接法主要检测 IgG 型抗体,间接法主要检测 IgM 型抗体

D. 直接法检测红细胞上黏附的不完全抗体,间接法检测血清中游离的不完全抗体

E. 两者结果判断方法不同

8. 以金黄色葡萄球菌作为载体颗粒的试验是

A. 胶乳凝集试验　　　B. 协同凝集试验

C. 明胶凝集试验　　　D. Coombs 试验

E. 间接凝集抑制试验

二、多项选择题

9. 以下物质属于颗粒性抗原的有

A. 青霉素　　　　　　B. 破伤风外毒素

C. 内毒素　　　　　　D. 绵羊红细胞

E. 伤寒沙门菌

10. 下列是凝集反应的是

A. ABO 血型鉴定

B. 细菌种属鉴定试验

C. 细菌毒素中和反应

D. 肥达反应

E. 外斐试验

11. 关于间接凝集试验的分类正确的是

A. 用连接抗原的致敏红细胞检测抗体称为正向间接血凝反应

B. 用连接抗体的致敏红细胞检测抗体称为正向间接血凝反应

C. 用连接抗原的致敏红细胞检测抗体称为反向间接血凝反应

D. 用连接抗体的致敏红细胞检测抗体称为反向间接血凝反应

E. 先将样品抗原与诊断抗体混合,再加入标准抗原致敏红细胞,称为反向间接血凝抑制反应

12. 直接 Coombs 试验可用于

A. 检测血清中游离的不完全抗体

B. 检测红细胞上结合的不完全抗体

C. 检测自身免疫性溶血性贫血

D. 检测新生儿 Rh 溶血症

E. 检测药物诱导的溶血

13. 下列有关协同凝集试验的叙述,正确的是

A. 以金黄色葡萄球菌作为载体颗粒

B. 属于间接凝集反应

C. 菌体细胞壁中含有 SPA,可与 IgG 结合

D. IgG 通过其 Fab 段与 SPA 结合

E. 主要应用于可溶性抗原的检出

14. 不可应用于检测血清样品中抗体的试验是

A. 反向间接凝集试验

B. 正向间接凝集试验

C. 间接凝集抑制试验

D. 协同凝集试验

E. 直接凝集试验

15. 可用于检测可溶性抗原的是

A. 正向间接凝集试验

B. 反向间接凝集试验

C. 间接凝集抑制试验

D. Coombs 试验

E. 协同凝集试验

第12章 沉淀反应

沉淀反应(precipitation)是指可溶性抗原与相应抗体特异性结合,在适当条件下形成肉眼可见沉淀物的现象。可溶性抗原包括细菌培养滤液、外毒素、组织成分和血清蛋白等。根据沉淀反应介质和检测方法的不同,可将其分为液相内沉淀试验、凝胶内沉淀试验和凝胶免疫电泳技术三大基本类型。

现代免疫学技术包括免疫标记技术,大多是在沉淀反应基础上建立起来的,因此沉淀反应是免疫学检测技术的基础技术。特别是近年免疫浊度测定技术的建立使沉淀反应适应了现代测定快速、简便和自动化的要求,开创了免疫化学定量检测的新纪元,并成为临床上常用的一种简便、可靠的免疫学检测技术。

第1节 液相内沉淀试验

沉淀反应分两个阶段,第一阶段为抗原、抗体特异性结合反应,可在几秒钟到几十秒钟内完成,出现可溶性小复合物,但不可见。在免疫比浊法中可测定免疫复合物形成的速率,称速率比浊;第二阶段形成可见的免疫复合物,约需几十分钟到数小时完成,如通常可见的沉淀线、沉淀环。在免疫浊度测定中反应经过一定时间后来测量形成复合物的量,称终点比浊。

▶ 一、环状沉淀试验

环状沉淀试验(ring precipitation)是 Ascoli 于 1902 年建立的,其方法是:先将抗血清加入内径 1.5~2mm 小玻管中,约装 1/3 高度,再用细长滴管沿管壁叠加抗原溶液。如有相对应的抗原和抗体,室温 10 分钟至数小时后,在两液交界处可出现白色环状沉淀。环状试验中抗原、抗体溶液须澄清。该试验主要用于鉴定微量抗原,如法医学中鉴定血迹,流行病学用于检查媒介昆虫体内的微量抗原等,亦可用于鉴定细菌多糖抗原。该法敏感度低,且不能作两种以上抗原的分析鉴别,现已少用。

▶ 二、絮状沉淀试验

絮状沉淀试验(flocculation)是将抗原、抗体溶液混合,在适量电解质存在的条件下,抗原与抗体结合形成絮状沉淀物。该试验受抗原和抗体比例的影响较明显,常用于测定抗原抗体反应的最适比。

(一) 抗原稀释法

抗原稀释法(Dean-Webb法)是将抗原作一系列稀释,与恒定浓度的抗血清等量混合,室温或37℃反应后,形成的沉淀物的量随抗原量变化而不同。离心沉淀后,分别测定沉淀物总量和上清中游离的抗体或抗原量。沉淀物产生量最多,上清中无反应过剩物的 Ab/Ag 比例,即为最适比。表 12-1 系以牛血清白蛋白为例的实验结果。

表 12-1 Dean-Webb 定量沉淀试验

管号	抗原	抗体	总沉淀量	反应过剩物	抗原沉淀量	抗体沉淀量	沉淀中 Ab/Ag
1	0.003	0.68	0.093	Ab	0.003	0.090	30.0
2	0.005	0.68	0.145	Ab	0.005	0.140	28.0
3	0.011	0.68	0.249	Ab	0.011	0.238	21.7
4	0.021	0.68	0.422	Ab	0.021	0.401	19.1
5	0.032	0.68	0.571	Ab	0.032	0.539	16.8
6	0.043	0.68	0.734	–	0.043	0.691	16.1
7	0.064	0.68	0.720	Ag	–	–	–
8	0.085	0.68	0.601	Ag	–	–	–
9	0.171	0.68	0.464	Ag	–	–	–
10	0.341	0.68	0.386	Ag	–	–	–

从表 12-1 可以看出,1~5 管抗体过剩,7~10 管抗原过剩,唯第 6 管沉淀物最多,两者之比为 16∶1,即最适比。

(二) 抗体稀释法

抗体稀释法(Ramon法)是将恒定量抗原与不同程度稀释的抗体反应。计算结果同上法,得出的是抗体结合价和抗体最适比。

为了同时取得抗原与抗体的最佳比例,可将以上两法结合,即抗原和抗体同时稀释,称为棋盘格法(亦称方阵法),找出最佳配比,举例见表 12-2。

表 12-2 方阵最适比测定

抗体稀释度	抗原稀释度								
	1/10	1/20	1/40	1/80	1/160	1/320	1/640	1/12	对照
1/5	+	++	+++	+++	++	+	+	–	–
1/10	+	++	++	++	+++	++	+	–	–
1/20	+	+	++	++	+++	++	+	–	–
1/40	–	+	+	++	+++	++	+	–	–
1/80	–	–	–	–	+	+	+	+	–

从表 12-2 可以看出,方阵法可较正确地找出抗原与抗体的最适比。如抗体用 1∶40,抗原则按 1∶320 稀释;如抗原是 1∶160,抗体则用 1∶20 为最恰当。

三、免疫比浊分析

免疫比浊分析(immunoturbidimetry)是将现代光学测量仪器与自动化分析检测系统相结合应用于沉淀反应,可对各种液相介质中的微量抗原、抗体和药物及其他小分子半抗原物质进行定量测定的技术。可溶性抗原与相应抗体特异结合,当两者比例合适时,在特殊的缓冲液中它们快速形成一定大小的免疫复合物,使反应液出现浊度变化,反应液浊度与待测抗原量呈正相关,然后利用现代光学测量仪器对浊度进行测定从而检测抗原含量。

目前,临床常用的免疫比浊分析法有透射比浊法、散射比浊法和免疫胶乳比浊法三种类型。

(一)透射比浊法

原理是可溶性抗原与抗体在一定缓冲液中形成免疫复合物,当光线透过反应液时,由于溶液内免疫复合物微粒对光线的反射和吸收,引起透射光减少,在一定范围内,透射光减少的量(用吸光度表示)与免疫复合物呈正相关,当抗体量固定时,与待测抗原量呈正比(图 12-1)。用已知浓度的标准品进行比较,可测出标本中抗原含量。

方法是取一定量经稀释后的待检样品和标准品分别加入测定管中,再分别加入最适工作浓度(用方阵法预先测定)的抗体,孵育

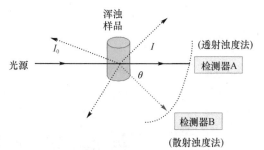

●● 图 12-1　透射比浊法和散射比浊法的
工作原理示意图 ●●
(θ 为入射光与散射光的夹角,I_0 为入射光的强度,I 为散射光的强度)

一定时间,测定吸光度(A)值。以不同浓度抗原含量为横轴,吸光度为纵轴,绘制标准曲线,从标准曲线可得待检抗原量。

本方法敏感度高于单向琼脂扩散 5～10 倍,但不及标记免疫分析技术高,该法批内、批间重复性较好,操作简便,可全自动化或半自动化分析。反应时间较长,抗原或抗体量过剩时易出现可溶性复合物,造成测定误差。透射比浊法可测定免疫球蛋白、C-反应蛋白、尿微量白蛋白、转铁蛋白等多种物质,但因其灵敏度不够高,目前有被散射浊度测定取代的趋势。

(二)散射比浊法

散射比浊法是一定波长的光沿水平轴通过抗原抗体反应混合液时,由于反应液中免疫复合物微粒对光线的衍射和折射而产生散射光,散射光强度与免疫复合物量成正比,即待测的抗原越多,形成的复合物越多,散射光就越强。

散射比浊法可分为终点散射比浊法和速率散射比浊法。

1. 终点散射比浊法　取一定量经稀释后的待测抗原液和抗原标准品分别加入试管中,然后加入抗体充分混匀,孵育一定时间后,用散射比浊仪测定反应液的散射光强度。以抗原标准品的数量为横坐标、浊度为纵坐标,绘制标准曲线。根据待测抗原液的浊度,查出抗原相应含量。

2. 速率散射比浊法　速率比浊法是在抗原-抗体结合过程中,测定两者结合的最大反应速度,即测定单位时间内抗原-抗体反应复合物形成的最快时间段的散射光信号值。该峰值大小与抗原浓度呈正相关。检测时,将经稀释的待检抗原和标准品加入样本盘中,抗血

清加入试剂盘,选择检测项目,仪器即可自动测定并计算结果。

散射比浊法具有速度快、敏感度高(达 μg/L 水平)、可自动化、精密度和稳定性好等特点。其中,速率散射比浊法较终点散射比浊法速度更佳,其敏感度可达 ng/L 水平。

(三)免疫胶乳比浊法

免疫胶乳比浊法是一种带载体的免疫比浊法。上述比浊法中,少量小分子免疫复合物不易形成浊度,为提高免疫浊度测定的灵敏度,建立了该技术。

基本原理是致敏胶乳颗粒的抗体(一般直径为 0.2 μm)与相应抗原相遇时,颗粒表面的抗体与抗原特异性结合,导致胶乳颗粒凝聚。单个胶乳颗粒在入射光波长之内,光线可透过,两个或两个以上胶乳颗粒凝聚时,则使透过光减少,其减少的程度与胶乳颗粒凝聚的程度成正比,即与待测抗原量成正比。由此可检测样本中的特定抗原含量。

方法是将抗体致敏胶乳溶液分别和稀释后的待检抗原、不同浓度的抗原标准品反应一定时间后,测定吸光度。然后以抗原标准品的数量为横坐标、吸光度为纵坐标绘制标准曲线,查出待检抗原量。

该法精确度和灵敏度都达到了放射免疫测定法要求。但其操作简便,稳定性好,试剂价格低廉,且所用仪器可与普通分光光度计、自动生化分析仪通用。

第2节 凝胶内沉淀试验

凝胶内沉淀试验(gel phase precipitation)是以适宜浓度的琼脂(或琼脂糖)凝胶作为介质,可溶性抗原和相应抗体在凝胶中扩散,形成浓度梯度,在抗原与抗体比例适当的位置出现肉眼可见的沉淀环或沉淀线。琼脂凝胶含水量在 98% 以上,凝胶形成网络,将水分固相化,因此可将凝胶视为一种固相化的液体。可溶性抗原和抗体分子在凝胶内扩散,犹如在液体中自由运动。但抗原与相应抗体结合后,形成的大分子复合物则被网络固定于凝胶内。盐水浸泡后能去除游离的抗原或抗体,可将琼脂凝胶干燥后进行染色分析,并可长期保存。根据试验时抗原与抗体反应的方式和特性,分为单向免疫扩散试验、双向免疫扩散试验,以及与电泳技术结合的免疫电泳、对流免疫电泳和火箭电泳等。

▶▶ 一、单向琼脂扩散试验

本试验是在琼脂凝胶中混入一定量抗体,使待测的抗原溶液从局部向琼脂内自由扩散,在一定区域内形成可见的沉淀环。根据试验形式可分为试管法和平板法两种。

(一)试管法

该方法由 Oudin 于 1946 年报道。将抗血清混入约 50℃的 0.7% 琼脂糖溶液中,注入小口径试管内,待凝固后,在其上面叠加抗原溶液,抗原可自由扩散入凝胶内,在抗原与抗体比例恰当的位置形成沉淀环。在黑色背景斜射光照射下,极易观察这种白色不透明沉淀带。

试管法沉淀环的数目和形态受抗原和抗体性质的影响较大,曾多用于排泄物和组织匀浆中的细菌、寄生虫、螺旋体等抗原的检测,现已少用。

(二)平板法

此法由 Mancini 于 1965 年提出,是一种简便、易行的抗原定量技术。先将抗体加入琼脂凝胶中混匀,制成含抗体的琼脂板,然后于琼脂板上打孔,孔中加入一定量的待测抗原。由于抗体已与琼脂凝胶混合,不会再扩散,仅抗原从小孔向四周扩散。结果在小孔周围出现可见的沉淀环(图 12-2),其大小与抗原量呈正相关。由于试验中抗原向四周扩散,故又称单向辐射状免疫扩散(single radial immunodiffusion,SRID)。

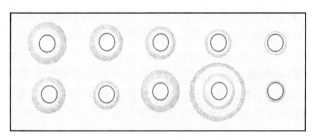

●● 图 12-2 单向辐射状免疫扩散 ●●

在检测标本的同时,用已知含量的标准抗原作 5~7 个稀释度,同时测量沉淀环的大小,制作标准曲线。扩散后沉淀环直径或面积的大小与抗原量相关,但这种相关是对数关系,而不是直线相关,同时沉淀环的大小还与分子质量和扩散时间有关。抗原含量与环径的关系有以下两种计算方法。

1. Mancini 曲线 适用于大分子抗原和长时间扩散(>48 小时)的结果处理,扩散环直径的平方与抗原浓度呈线性关系(图 12-3),即 $C/d^2 = K$(C = 抗原浓度,d = 沉淀环直径,K = 常数)。使用普通坐标纸作图。

2. Fahey 曲线 适用于小分子抗原和较短时间(24 小时)扩散的结果处理。浓度的对数与扩散环直径之间呈线性关系(图 12-4),即,$\log C/d = K$(C = 抗原浓度,d = 沉淀环直径,K = 常数)。使用半对数纸作图。

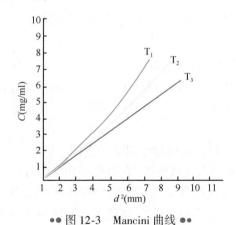

●● 图 12-3 Mancini 曲线 ●●

T_1 为 16~24 小时;T_2 为 24~48 小时;T_3 为 48 小时以上,可见 T_3 为直线,T_1 为反抛物线

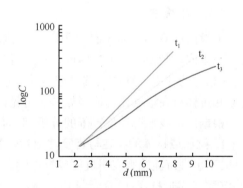

●● 图 12-4 Fahey 曲线 ●●

t_1 为 16~24 小时;t_2 为 24~48 小时;t_3 为 48 小时以上,可见 t_1 为直线,t_3 为反抛物线

(三)影响因素

单向琼脂免疫扩散法作为抗原的定量方法,设备条件要求简单,试剂易得,方法稳定。常用于多种血浆蛋白的测定。除琼脂凝胶等一般试剂外,具备如下条件,即可开展 SRID 定量测定:①具有仅针对某待测抗原的单价特异性抗血清;②已知含量的标准品;③待测品含

量在 $1.25\mu g/ml$ 以上(单向琼脂免疫扩散技术的敏感度)。试验中以下影响因素也应注意。

（1）抗血清要求亲和力强、特异性好及效价高。

（2）标准曲线应随每次测定同时制作，不可一次作成长期应用。每次测定还需加测质控血清，以保证定量的准确性。

（3）有时出现扩散圈呈两重沉淀环的双环现象，这是由于出现了抗原性相同、但扩散率不同的两个组分，如 α 重链病血清中含 α 重链和正常 IgA，与多态抗 IgA 反应，就形成内外两重环。

（4）单克隆抗体的结合价单一，用此抗体测定正常人的多态性抗原，则抗体相对过剩，使沉淀圈的直径变小，测量值降低；反之，如用多克隆抗体测定单克隆病(M 蛋白)，则抗原相对过剩(单一抗原决定簇成分)，致使沉淀圈呈不相关的扩大，从而造成某一成分的伪性增加。

（5）操作中还应注意：①保持加样孔完整，以免沉淀环不规则；②浇注凝胶板时要保持台面水平，使凝胶板厚薄均匀；③打孔后挑取琼脂栓时，切勿将凝胶板挑起，防止检样在孔底流溢；④扩散时放置免疫琼脂板的湿盒必须保持水平位，以防止沉淀环偏心。

二、双向琼脂扩散试验

将抗原与抗体分别加入琼脂板相对应的小孔中，两者互相扩散，在比例适当处形成可见的沉淀线。观察沉淀线的位置、数量、形状及对比关系，可对抗原或抗体进行定性分析，常用于抗原和抗体的纯度鉴定。此法亦可用于免疫血清抗体效价测定。

(一) 试管法

试管法由 Oakley 首先报道。先在试管中加入含抗体的琼脂，凝固后在中间加一层普通琼脂，冷却后将抗原液体叠加到上层。放置后，下层的抗体和上层的抗原向中间琼脂层内自由扩散，在抗原与抗体浓度比例恰当处形成沉淀线。此法在实际工作中极少应用。

(二) 平板法

平板法由 Ouchterlony 首先采用，是抗原抗体鉴定的最基本方法之一。测定时将加热融化的琼脂或琼脂糖浇至平皿内或玻片上，待琼脂凝固后，在琼脂胶板上相距 3～5mm 成对打孔，在相对的孔中分别加入抗原或抗体，置室温或 37℃ 18～24 小时后，凝胶中各自扩散的抗原和抗体可在浓度比例适当处形成可见的沉淀线。

根据沉淀线形态和位置等的分析，双向免疫扩散试验可应用于以下几方面。

1. 抗原或抗体的存在与否及其相对含量的估算 出现沉淀线，表明存在相应的抗原和抗体，不出现沉淀线则表明抗原或抗体的缺乏。沉淀线的形成是根据抗原抗体两者比例所致，沉淀线靠近抗原孔，提示抗体含量高；靠近抗体孔，提示抗原含量较多。出现多条沉淀线，则说明抗原和抗体皆不是单一的成分。因此，双向免疫扩散可用于鉴定抗原或抗体的纯度。

2. 分析抗原或抗体的相对分子质量 抗原或抗体在琼脂内扩散的速度受相对分子质量的影响。分子质量大，扩散慢，扩散圈小，局部浓度则较大，因此形成的沉淀线弯向相对分子质量大的一方。如两者相对分子质量相等，则形成直线(图 12-5)。

3. 用于抗原性质的分析 两种受检抗原的性质可完全相同、部分相同或完全不同。在一块琼脂板上打三个孔，两个孔中加入抗原，一个孔中加入抗体，扩散后通过沉淀线的形态

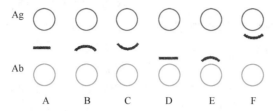

●● 图12-5　沉淀线形状、位置与抗原和抗体扩散速率及浓度的关系 ●●

A. Ag、Ab 浓度及相对分子质量相近；B. Ag、Ab 浓度近似，相对分子质量 Ag<Ab；C. Ag、Ab 浓度近似，相对分子质量 Ag>Ab；D. 浓度 Ag>Ab，相对分子质量相近；E. 浓度 Ag>Ab，相对分子质量 Ag<Ab；F. 浓度 Ag<Ab，相对分子质量 Ag>Ab

可鉴定两种抗原的性质。如图12-6所示，A中两条沉淀线互相吻合相连，表明抗体与两个抗原中的相同表位结合形成沉淀，说明两个抗原相同；B中两条沉淀线交叉，说明两个抗原完全不同；C中两条沉淀线相切，提示两个抗原之间有部分相同。这种技术作为抗原的分析，是免疫化学中较常用的鉴定技术之一。

4. 用于抗体效价的滴定　双向扩散技术是抗血清抗体效价滴定的常规方法。固定抗原的浓度，稀释抗体；或者抗原、抗体双方皆作不同的稀释，经过自由扩散，形成沉淀线（图12-7）。出现沉淀线的最高抗体稀释度为该抗体的效价。

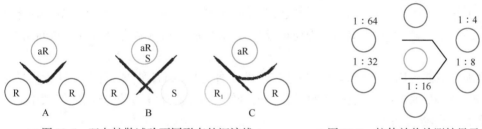

●● 图12-6　双向扩散试验不同形态的沉淀线 ●●
A. 吻合；B. 相交；C. 相切

●● 图12-7　抗体效价检测结果示意图 ●●
中央孔为 Ag，周围为 Ab，效价为 1：16

第3节　凝胶免疫电泳技术

免疫电泳技术（immunoelcctrophoresis technique）是电泳分析与沉淀反应的结合产物，由 Graber 和 Willians 于1953年将凝胶扩散置于直流电场中进行而创建。该技术有以下优点：一是加快了沉淀反应的速度；二是电场规定了抗原抗体的扩散方向，提高了灵敏度；三是可将某些蛋白质组分根据其带电荷的不同而将其分开后再与抗体反应，使该技术更为微量化、多样化。免疫电泳技术现已发展为包括免疫电泳、对流免疫电泳、火箭免疫电泳、免疫固定电泳等多项技术的综合技术手段。

▶▶ 一、免疫电泳和免疫固定电泳

免疫电泳（immunoelectrophoresis，IEP）是将区带电泳与双向免疫扩散相结合的一种免疫化学分析技术。其基本原理是将蛋白质抗原在琼脂糖凝胶上进行电泳，样品中不同的抗原成分因所带电荷、分子质量及构型不同，电泳迁移率各异，而被分离成肉眼不可见的若干

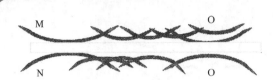

●● 图 12-8　免疫电泳示意图 ●●
M 为骨髓瘤患者血清;N 为健康对照血清

区带。停止电泳后,在与电泳方向平行的琼脂槽内加入相应抗体进行双向免疫扩散。分离成区带的各种抗原成分与相应抗体在琼脂中扩散后相遇,在两者比例合适处形成肉眼可见的弧形沉淀线(图 12-8)。根据沉淀线的数量、位置和形状,与已知的标准(或正常)抗原、抗体形成的沉淀线比较,即可对样品中所含成分的种类及其性质进行分析、鉴定。

免疫电泳沉淀线的数目和分辨率受许多因素影响。如抗原与抗体的比例、抗血清的抗体谱(多只动物混合抗血清较好)、电泳条件(如缓冲液、琼脂和电泳)等皆可直接影响沉淀线的分辨率。对于免疫电泳的分析,重要的是经验的积累,只有多看,多对比分析,才能作出恰当的结论。

免疫电泳为定性试验,目前主要应用于纯化抗原与抗体成分的分析及正常和异常体液蛋白的识别、鉴定等方面。

免疫固定电泳(immunofixation electrophoresis,IFE)是区带电泳与免疫沉淀反应相结合的技术。该法原理与免疫电泳类似,不同之处是区带电泳后,直接用抗血清作用于被组分的蛋白质,或将浸有抗血清的滤纸贴于其上,抗原与对应抗体直接发生沉淀反应,使抗原在电泳位置上被免疫固定。免疫固定后的区带为单一免疫复合物沉淀带,与同时电泳而未经免疫固定的标本比较,可判明该蛋白为何种成分,以对样品中所含成分及其性质进行分析、鉴定。

免疫固定电泳可用于鉴定具有近似迁移率的多种蛋白,如各种 M 蛋白、触珠蛋白的遗传型、补体的裂解产物、冷球蛋白、免疫球蛋白的轻链型别,脑脊液、尿液或其他体液中微量蛋白的检测与鉴定。

M 蛋白鉴定的方法:先将患者血清或血浆在琼脂凝胶上作区带电泳(一般作 6 条标本),电泳后将抗血清加于蛋白质泳道上,或将浸泡过相应抗体的醋酸纤维薄膜贴附于载体上,通常选用抗人全血清、抗 IgG、抗 IgA、抗 IgM、抗 κ 轻链和抗 λ 轻链。孵育 30 分钟后洗去游离蛋白质,染色后则可见被固定的相应 M 蛋白成分。

▶▶ 二、对流免疫电泳

对流免疫电泳(counter inmunoelectrophoresis,CIEP)是双向免疫扩散与电泳相结合的定向加速的免疫扩散技术。大部分蛋白质抗原在碱性溶液中带负电荷,电泳时从负极向正极泳动,而抗体 IgG 分子质量大,暴露的极性基团较少,在缓冲液中解离的也少,向正极的泳动速度较慢,电泳时由电渗引向负极的液流速度超过了 IgG 向正极的泳动,带动抗体向负极移动,这样就使抗原和抗体定向对流并发生反应,出现肉眼可见的沉淀线。由于电场的作用,限制了抗原、抗体的自由扩散,使其定向泳动,因而增加了试验的灵敏度(比双向扩散法高 8 ~ 16 倍),并缩短了反应时间。

实验时在琼脂板上打两排孔,左侧各孔加入待测抗原,右侧孔内放入相应抗体,抗原在阴极侧,抗体在阳极侧。通电后,带负电荷的抗原泳向阳极抗体侧,而抗体借电渗作用流向阴极抗原侧,在两者之间或抗体的另一侧(抗原过量时)形成沉淀线(图 12-9)。

三、火箭免疫电泳

火箭免疫电泳（rocket immunoelectrophoresis, RIE）是将单向免疫扩散和电泳相结合的一种定量检测技术。其基本原理是：电泳时，含于琼脂凝胶中的抗体不发生移动，而样品孔中的抗原在电场的作用下向正极泳动，并与琼脂中的抗体发生反应，当两者达到适当比例时，即形成一个状如火箭的不溶性免疫复合物沉淀峰（图 12-10）。峰的高度与样品中的抗原浓度呈正相关。用已知量标准

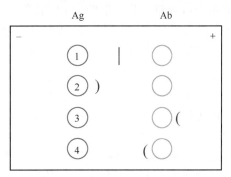

●● 图 12-9　对流免疫电泳示意图 ●●

抗原作对照，绘制标准曲线，根据样品的沉淀峰高度即可计算出待测抗原的含量。反之，固定琼脂中抗原浓度，便可测定待检抗体的含量（即反向火箭免疫电泳）。

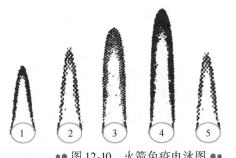

●● 图 12-10　火箭免疫电泳图 ●●
①②③④为标准抗原；⑤⑥为标本

火箭免疫电泳操作时应注意以下几点。

（1）沉淀峰应呈圆锥状，如峰前端呈不清晰的云雾状或圆形，提示电泳未达终点；沉淀峰直达电泳板边缘，且未见峰尖，呈"烟囱"状，提示抗原含量过高，应稀释后重测。

（2）要选择无电渗或电渗很小的琼脂，否则火箭形状不规则。

（3）标本数量多时，电泳板应先置电泳槽上，搭桥并开启电源（电流要小）后再加样，因加样与开始电泳之间的间隔时间太长，可形成短的宽基底沉淀峰，使定量不准。

（4）作 IgG、SIgA 等定量时，由于抗原和抗体的性质相同，火箭峰因电渗呈纺锤状，影响结果测定。为了纠正这种现象，可先将待检血清用含 0.1% 戊二醛或 2.85% 甲醛的电泳缓冲液稀释（甲酰化），使本来带两性电荷的 IgG 变为只带负电荷，加快了泳向正极的速度，抵消了电渗作用，形成伸向阳极的火箭峰。

火箭电泳作为抗原定量只能测定 μg/ml 以上的含量。将放射自显影技术与火箭电泳结合起来，可明显提高火箭电泳的灵敏度。火箭电泳时加入少量[125]I 标记的标准抗原共同电泳，经洗涤干燥后，用 X 线胶片显影，可出现放射性显影，根据自显影火箭峰降低的程度（竞争法）可计算出抗原的浓度。放射免疫自显影技术可测出 ng/ml 的抗原。

第4节　沉淀反应的方法评价与临床应用

沉淀反应是免疫学的经典基础技术，为免疫技术的发展和新型免疫测定技术的设计奠定了基础。但因影响因素较多，灵敏度较低，在定量检测方面的应用价值降低，现临床上多被快速、敏感的新型技术所替代。

1. 单向扩散试验平板法的特点　这是一种定量的凝胶内沉淀试验。通过测量沉淀环的直径而得出抗原量。单向扩散试验中应注意抗血清的质量和抗原性相同但扩散率不同

的两个组分对试验结果的影响,学会对试验中假阳性、假阴性结果的分析。双向扩散试验平板法是鉴定抗原抗体的最基本、最常见的方法之一,它可以应用于抗原或抗体的定性、抗原或抗体相对分子质量的分析、抗原性质的分析、抗体效价的滴定、抗原或抗体纯度鉴定等。

2. 免疫电泳技术的特点　免疫电泳技术是电泳分析与沉淀反应的结合产物,常见的有对流免疫电泳、火箭免疫电泳、免疫电泳、免疫固定电泳等。①对流免疫电泳是双向免疫扩散与电泳相结合的免疫扩散技术,相对应的抗原抗体在电场作用下相对移动形成沉淀线,可定性检测;从沉淀线位于两孔间的位置可大致判断抗原抗体的比例关系。②火箭免疫电泳是将单向免疫扩散与电泳相结合的一项定量检测技术,电泳时抗体不移动,抗原向正极泳动,最后形成火箭状的沉淀峰,峰的高度与抗原量呈正相关。③免疫电泳是区带电泳与免疫双扩散相结合的一种免疫分析技术,根据沉淀线的数量、位置和形态可分析待测样品中所含成分的种类和性质,但免疫电泳沉淀线的数目和分辨率受许多因素影响。④免疫固定电泳是具有实用价值的电泳加沉淀反应技术,该方法原理类似免疫电泳,临床上最常用于 M 蛋白的鉴定。

经典的沉淀反应有诸多缺点无法克服,因此临床检测中此方法的应用逐渐减少。近 10 年来,随着现代科学技术的不断发展,各种医学检验分析仪应运而生,使沉淀反应中的免疫浊度法在科研与临床检测中得到广泛应用。目前免疫浊度主要用于血液、体液中蛋白质的测定,如免疫球蛋白 IgG、IgA、IgM、λ 轻链、κ 轻链,补体 C3、C4,血浆蛋白,前白蛋白、α-抗胰蛋白酶、α-酸性糖蛋白、α₂-巨球蛋白、血浆铜蓝蛋白、结合球蛋白、转铁蛋白、尿微量蛋白系列和半抗原。免疫浊度法最大的优点是稳定性好,敏感度高,精确度高,简便快速,易于自动化,无放射性核素污染,适合于大批量标本的检测,为此已在免疫分析中奠定了坚实的基础。

电泳技术与抗原抗体的沉淀反应相结合,由电流来加速待测抗原与抗体的扩散,大大地扩大了电泳技术的临床应用范围。但是对流免疫电泳与火箭免疫电泳技术由于电渗的缘故,目前已不推荐使用。而免疫电泳所需扩散时间长,沉淀线的数目和分辨率又受许多因素影响,且结果较难分析,必须积累经验,才能作出恰当的结论。免疫固定电泳技术最大的优势是分辨力强,敏感度高,结果易于分析,现最常用于血清中 M 蛋白的鉴定与分型,并已列入临床实验室的常规检测工作。此外,尿液中本-周蛋白的检测与 κ、λ 分型,脑脊液中寡克隆蛋白的检测与分型,以及其他体液标本的免疫固定电泳分析技术也正在展开。

(曲亚丽)

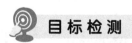

目标检测

一、单项选择题

1. 单向琼脂扩散试验,抗体与融化琼脂混合的温度是
   A. 约 37℃　　　　B. 约 45℃
   C. 约 50℃　　　　D. 约 60℃
   E. 室温
2. 单向琼脂扩散法可用于

   A. 抗体定性　　　　B. 抗体定量
   C. 抗原定性　　　　D. 抗原定量
   E. 抗体效价滴定
3. 双向琼脂扩散试验出现多条沉淀线的原因
   A. 抗原抗体过剩　　B. 抗原抗体相等
   C. 抗原抗体缺乏　　D. 抗原抗体不纯
   E. 抗原抗体相对分子质量不等

4. 双向琼脂扩散试验测量两种有相关成分的抗原时,沉淀线出现
   - A. 两条直线相交叉
   - B. 两条弧线完全融合
   - C. 两条弧线部分融合
   - D. 两条弧线不连接
   - E. 两条相交弧线靠近抗体孔

5. 双向琼脂扩散试验中,抗原含量较大,反应沉淀线应
   - A. 靠近抗原孔
   - B. 靠近抗体孔
   - C. 在两孔之间
   - D. 沉淀线弯向抗原孔
   - E. 呈多条沉淀线

6. 速率散射比浊法测定的散射信号值产生于
   - A. 单位时间内最大量的免疫复合物
   - B. 单位时间内免疫复合物形成的最快时间段
   - C. 单位时间内免疫复合物形成的最稳定期
   - D. 抗体过剩期形成的免疫复合物
   - E. 小分子不溶性免疫复合物颗粒

7. 对于血清中数种蛋白质抗原成分的分析,常用
   - A. 免疫电泳法
   - B. 双向扩散试验
   - C. 单向扩散试验
   - D. 火箭免疫电泳
   - E. 对流免疫电泳

8. 免疫电泳是
   - A. 区带电泳与双向免疫扩散相结合的技术
   - B. 电泳与单向免疫扩散相结合的技术
   - C. 电泳与双向免疫扩散相结合的技术
   - D. 区带电泳与免疫沉淀反应相结合的技术
   - E. 电泳与环状沉淀反应相结合的技术

9. 免疫电泳法常用于
   - A. IgG 定量测定
   - B. 抗原组分鉴定
   - C. Ig 类别鉴定
   - D. 抗原相对分子质量测定
   - E. 抗体效价测定

10. 免疫电泳的结果,主要是观察
    - A. 沉淀环的直径
    - B. 沉淀弧的长短
    - C. 沉淀峰的高低
    - D. 沉淀线的数目、形状和位置
    - E. 沉淀弧的方向

二、简答题

1. 决定抗原和抗体最佳配比的方法有几种?
2. 在免疫浊度测定的反应体系中,为什么必须始终保持抗体过量?
3. 如何检测本周蛋白?

第 13 章 酶免疫分析技术

学习目标

1. 掌握:掌握酶联免疫吸附试验的原理、技术类型及临床应用。
2. 熟悉:其他酶免疫检测技术的原理及临床应用。
3. 了解:酶标志物的制备。

酶免疫分析技术是以酶标记的抗原(抗体)作为主要试剂,将抗原抗体反应的特异性与酶高效催化反应的专一性、敏感性相结合,检测样本中相应的抗体(抗原)的一种免疫检测技术。基本原理是将某种酶结合到特异性抗原(抗体)上,使这种酶标记的抗原(抗体)既保留酶对底物的催化活性,又保留抗原与抗体的免疫学活性,当酶标记的抗原(抗体)与相应抗体(抗原)反应后,通过酶对底物的显色反应来对抗体或抗原进行定性、定位或定量分析。

作为一种经典的免疫标记技术,酶免疫分析技术具有灵敏度高、特异性强、准确性好、酶标志物有效期长、试剂价格低廉、操作简便等优点。近年来,随着单克隆抗体技术、化学发光技术、生物素-亲和素技术等相关技术的发展,酶免疫分析技术不断改进与更新,灵敏度、特异性和自动化程度得到进一步提升,在医学和生物学领域的应用也日益广泛。

根据实际应用目的不同,酶免疫分析技术可分为以下两类。

1. 酶免疫组织化学技术(enzyme immunohistochemical technique,EIHCT) 主要用于组织切片或其他标本中抗原成分的定位分析。

2. 酶免疫测定技术(enzyme immunoassay,EIA) 主要用于液体标本中抗原(抗体)的定性或定量检测。根据反应过程中是否需要将结合的酶标志物和游离的酶标志物分离,又分为均相酶免疫测定(homogenous enzyme immunoassay)和非均相(或异相)酶免疫测定(heterogenous enzyme immunoassay)两种类型。均相酶免疫测定主要包括酶放大免疫测定技术(enzyme-multiplied immunoassay technique,EMIT)和克隆酶供体免疫测定(cloned enzyme donor immunoassay,CEDIA)。根据是否采用固相材料吸附抗原或抗体,非均相酶免疫测定又可分为液相酶免疫测定和固相酶免疫测定两类,固相酶免疫测定(solid phase enzyme immunoassay,SPEIA)中具代表性的是酶联免疫吸附试验(enzyme-linked immunosorbent assay,ELISA)。

第 1 节 酶标记技术——酶标志物的制备

一、常用的酶及底物

自然界的酶种类繁多,用于标记的酶应具备以下条件:①活性高,催化反应率高;②作用的专一性强,性质稳定,其活性不受标本中其他成分影响;③易与抗原或抗体偶联,偶联后不影响抗原、抗体的活性;④酶催化底物后的产物易于测定,且测定方法简便易行、敏感、精确;⑤酶和底物价廉易得,对人体无害。

（一）常用的酶

1. 辣根过氧化物酶（horseradish peroxidase,HRP）　来源于植物辣根中,是一种复合酶,由主酶(酶蛋白)和辅基(亚铁血红素)结合而成的一种蛋白质。分子质量为40kDa,等电点pH 5.5～9.0,主酶与酶活性无关,为无色糖蛋白,最大吸收峰为275nm;辅基是深棕色的含铁卟啉环,最大吸收峰为403nm。HRP的纯度用纯度数（reinheit zahl,RZ）表示,即HRP在403nm与275nm处的吸光度之比。RZ值越大,酶的纯度越高。高纯度的HRP,其RZ值应大于3.0。酶活性以单位（U）表示,即1分钟将1μmol的底物转化为产物所需的酶量。RZ值与活性无关,酶变性后,RZ值不变,但活性降低,因此选择酶制剂时,酶活性单位比RZ值更重要。

HRP具有相对分子质量小、性质稳定、易标记、易保存、溶解性好、底物种类多、价廉易得等优点,是ELISA和酶免疫组化技术中最常用的酶。

2. 碱性磷酸酶（alkaline phosphatase,AP）　是一种磷酸酯酶的水解酶,从大肠埃希菌提取的AP分子质量为80kDa,最适pH为8.0。从小牛肠黏膜提取的AP分子质量为100kDa,最适pH为9.6。后者的活性高于前者。AP敏感性高,但由于其不易透入细胞,稳定性及酶标志物的收率低,且价格高,不易获得高纯度制剂,因此其应用不及HRP广泛。

3. 其他酶　其他标记酶还有葡萄糖氧化酶、β-半乳糖苷酶、6-磷酸葡萄糖脱氢酶、溶菌酶、青霉素酶、苹果酸脱氢酶等。

（二）常用的底物

1. HRP的底物　HRP催化的反应式为:$DH_2+H_2O_2 \rightarrow D+2H_2O$。其中,$DH_2$为供氢体,即称为底物;$H_2O_2$为受氢体。HRP对受氢体有很强的专一性,仅作用于$H_2O_2$、小分子醇过氧化物和尿素过氧化物。可作为HRP供氢体的底物较多,在ELISA中常用的有以下几种。

（1）四甲基联苯胺（3,3',5,5'-tetramethyl benzidine,TMB）:经酶作用后由无色变为蓝色,颜色对比鲜明,便于目测观察,用硫酸终止反应后呈黄色,检测波长为450nm。TMB优点是稳定性好,成色反应无需避光,无致癌性,是目前ELISA中应用最广泛的底物;缺点是水溶性差。

（2）邻苯二胺（orthophenylenediamine,OPD）:与酶反应后呈橙黄色,用硫酸终止反应后呈棕黄色,检测波长为492nm。OPD优点是灵敏度高,比色方便;缺点是其应用液性质不稳定,配制后需在1小时内使用,显色过程须避光,并且OPD有致癌性。

（3）其他底物:2,2'-氨基-二(3-乙基-苯并噻唑啉磺酸-6)铵盐〔2,2-amino-dis(3-ethyl-benzothiazoline sulphonic acid-6)ammonium salt,ABTS〕、5-氨基水杨酸(5-aminosalicyclic acid,5-ASA)均是HRP的底物。

2. AP的底物　常用的AP底物是对硝基苯磷酸酯（p-nitrophenyl phosphate,p-NPP）,与酶作用后的产物为黄色的对硝基酚,用氢氧化钠终止反应仍为黄色,检测波长为405nm。

▶▶ 二、酶标记抗体（抗原）的制备

用于制备酶结合物的抗原要求纯度高、抗原性强。抗体则要求特异性强、亲和力强、效

价高、易于分纯及批量生产。标记时可根据具体方法选择不同的抗体组分,如单克隆抗体、多克隆抗体或是经纯化的 Ig 组分,如 Ig 的 Fab 片段、F(ab')$_2$ 片段等。

（一）标记方法

酶标记的抗体或抗原称为酶标志物,是酶免疫分析技术的重要试剂。酶标记抗体(抗原)有多种方法,根据酶的结构不同而采取不同的方法。在制备标志物时,选用的标记方法一般应符合下述特点:方法简单,重复性好,产率高;保持酶和抗体(抗原)的生物活性;酶结合物稳定,本身不发生聚合;较少形成酶与酶、抗体与抗体或抗原与抗原的聚合物。目前常用的标记方法如下。

1. 改良过碘酸钠法　该法仅用于 HRP 的标记。过碘酸钠可将 HRP 分子中与酶活性无关的多糖羟基氧化为醛基。后者与抗体蛋白分子中的游离氨基结合,再加入硼氢化钠即生成稳定的酶标志物。为防止酶蛋白氨基与醛基反应发生自身偶联,常在标记前先用二硝基氟苯(DNFB)封闭酶蛋白上的 α-氨基和 ε-氨基。此法酶标志物产率高,是目前用于 HRP 标记抗体(抗原)最常用的方法。

2. 戊二醛交联法　戊二醛是常用的双功能交联剂,具有两个活性醛基,可分别与酶分子和抗体(抗原)分子上的氨基结合形成酶-戊二醛-抗体(抗原)复合物。此方法又可分为一步法和两步法。一步法是将酶、抗体(抗原)与戊二醛同时反应连接而成。该法操作简便,可用于 HRP、AP 标记抗体(抗原)。缺点是酶标志物产率低,且易发生酶标志物自身聚合,且酶与酶、抗体与抗体之间也可发生交联,影响标志物的质量。两步法是先将酶与过量的戊二醛反应,除去多余未结合的戊二醛后,再加入抗体(抗原),与戊二醛分子中另一个活性醛基结合,形成酶-戊二醛-抗体(抗原)结合物。优点是酶标志物均一,不发生自身聚合,标记效率高。

（二）酶标志物的纯化与鉴定

当酶与抗体(抗原)结合后,应除去标志物中的游离酶、游离抗体(抗原)、酶聚合物及抗体(抗原)聚合物,因为游离酶会增加非特异显色,而游离抗体(抗原)与酶标记的抗体(抗原)有竞争作用,会降低特异性染色的强度。常用的纯化方法有葡聚糖凝胶层析法和饱和硫酸铵沉淀法等。

酶标记完成后,需要对标志物进行鉴定,包括标志物中酶的活性、抗体(抗原)的免疫活性及酶标记率的测定。免疫活性鉴定常用免疫电泳或双向扩散法,出现沉淀线表示标志物中的抗体(抗原)具有免疫活性。沉淀线经生理盐水反复漂洗后,滴加酶的底物,若沉淀线上显色,表示标志物中酶具有活性,也可用 ELISA 方法测定酶活性。酶标记率的测定常用分光光度法,分别测定标志物中酶和抗体(抗原)的蛋白含量,然后按公式计算其标记率。

第 2 节　酶联免疫吸附试验

酶联免疫吸附试验(ELISA)是 1971 年由瑞典学者 Engvall 和 Perlmann、荷兰学者 Anton Schuurs 和 Weenmen 创立的,是一种广泛用于液体标本中微量物质的检测方法。由于 ELISA 具有快速、敏感、简便、易于标准化等优点,已成为最广泛应用的检测方法之一。

▶▶ 一、基本原理

在不影响免疫活性的条件下,将已知抗原或抗体吸附在固相载体表面(常用为聚苯乙烯),按照一定的程序加入待测的抗体或抗原,以及酶标记抗体或抗原,使抗原抗体反应在固相表面进行,用洗涤的方法将固相上的抗原抗体复合物与液相中的游离成分分开。加入酶底物后,通过酶对底物催化的显色反应程度,对标本中抗原或抗体进行定性或定量。

二、技术类型

ELISA 既可以用于测定抗原,又可以用于测定抗体。根据检测目的的不同,ELISA 有以下常用类型。

(一) 双抗体夹心法检测抗原

1. 原理 将已知抗体包被固相载体,待检标本中的相应抗原与固相抗体结合,然后再与酶标抗体结合,形成固相抗体-抗原-酶标抗体复合物,洗去多余未结合成分,加底物后显色,根据显色反应的强度确定待检抗原的含量(图 13-1)。

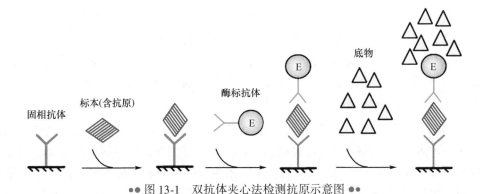

●● 图 13-1 双抗体夹心法检测抗原示意图 ●●

2. 主要步骤

(1) 包被抗体:将特异性抗体包被于固相反应板上,形成固相抗体,洗去未结合的抗体和杂质。

(2) 加入待测标本:标本中的待测抗原与固相抗体充分结合,形成固相抗体-抗原复合物,洗去未结合物。

(3) 加入酶标记抗体:酶标记抗体与结合于固相载体上的待测抗原反应,形成固相抗体-抗原-酶标抗体复合物,彻底洗去未结合物质。

(4) 加入底物显色:根据颜色反应的程度对该抗原进行定性或定量测定。

3. 方法评价 该法用于检测多价抗原,不能用于单价抗原和小分子半抗原的检测,并且需针对不同抗原制备不同的酶标抗体。另外,此方法应注意类风湿因子(RF)的影响。RF 是一种自身抗体,能与多种动物的 IgG 的 Fc 段结合。如果待检标本中含有 RF,可同时与固相抗体和酶标抗体结合,产生假阳性结果。作为酶标记的抗体,可使用其 $F(ab')_2$ 或 Fab 片段,以此消除 RF 的干扰。

(二) 双位点一步法检测抗原

1. 原理 在双抗体夹心法基础上使用针对抗原分子上两个不同抗原决定簇的单克隆抗体,分别作为固相抗体和酶标抗体。测定时将待检标本和酶标抗体同时加入进行反应,形成固相抗体-抗原-酶标抗体复合物,洗涤后,即可加入底物,显色后进行抗原的定性或定量测定(图 13-2)。

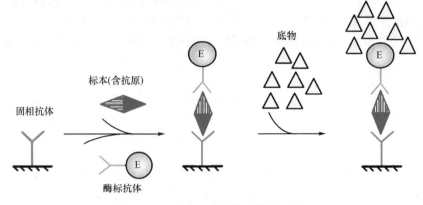

●● 图 13-2　双位点一步法检测抗原示意图 ●●

2. 方法评价　该法简化了操作流程,缩短了反应时间。同时,单克隆抗体的运用提高了检测的敏感性及特异性。但如果待检标本中抗原浓度过高,抗原则会分别与固相抗体和酶标抗体结合,而不形成夹心复合物,检测结果低于实际的含量,这种现象称为"钩状效应(hook effect)",甚至出现假阴性结果,必要时可将待检标本适当稀释后重新测定。

(三) 竞争法检测抗原

1. 原理　酶标抗原和待检抗原对固相抗体具有相同的结合力,在同一反应体系中两者竞争结合固相抗体。若将固相抗体和酶标抗原固定限量,且固相抗体的结合位点少于酶标和非酶标抗原的分子数量和,免疫反应后,结合于固相的酶标抗原量与标本中待检抗原含量成反比。待检抗原量越多,相应的结合特异性抗体越多,而酶标抗原与固相抗体结合越少,底物显色反应浅;反之,则显色越深,即底物显色程度与待检标本中抗原含量成反比(图 13-3)。

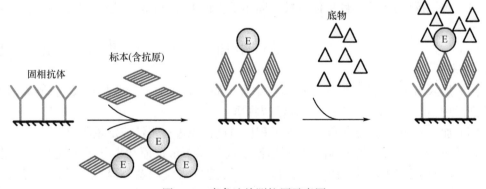

●● 图 13-3　竞争法检测抗原示意图 ●●

2. 主要步骤

(1) 包被抗体:将特异性抗体包被于固相反应板上,形成固相抗体,洗去未结合的物质。

(2) 加入标本和酶标记抗原:标本中的抗原及一定量酶标抗原两者竞争与固相抗体结合。洗涤,除去未结合的物质。

(3) 加入底物显色:颜色深浅与待测抗原的含量呈反比。

3. 方法评价　此方法主要用于小分子抗原的检测。

（四）间接法检测抗体

1. 原理 将已知抗原吸附于固相载体上,待检标本中相应抗体分别与固相抗原、酶标抗抗体(二抗,即针对待测抗体的抗体)结合,形成固相抗原-抗体-酶标二抗复合物,根据加底物后的显色程度确定待检抗体含量(图13-4)。

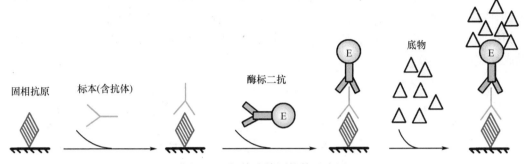

固相抗原　　标本(含抗体)　　　　　　酶标二抗　　　　　　底物

•● 图13-4　间接法检测抗体示意图 ●•

2. 主要步骤

（1）包被抗原:将已知抗原包被于固相反应板上,形成固相抗原,洗涤。

（2）加入适当稀释后的标本:标本中的待测抗体与固相抗原充分结合,形成固相抗原抗体复合物。洗涤,除去未结合物质。

（3）加入酶标抗抗体(如酶标记的羊抗人 IgG 抗体):酶标抗抗体与固相复合物中的抗体结合,形成固相抗原-抗体-酶标抗抗体复合物,从而使待测抗体间接地标记上酶。洗涤。

（4）加底物显色:颜色深浅代表标本中待检抗体量的多少。

3. 方法评价 间接法是测定抗体最常用的技术,只需变换固相抗原,即可用一种酶标抗抗体检测各种与抗原相应的抗体。但是间接法对抗原的纯度要求较高,现在使用的均为基因工程重组抗原。

（五）双抗原夹心法检测抗体

此法也是检测抗体常用的方法,其原理类似于双抗体夹心法检测抗原,操作步骤也基本相同,是用已知抗原包被固相载体,待检标本中的相应抗体可分别与固相抗原、酶标抗原结合,形成固相抗原-抗体-酶标抗原复合物,根据加底物后的显色程度确定待检抗体的含量(图13-5)。也可采用一步法,由于机体产生抗体 IgG 的效价有限,一般不会因为抗体过多出现钩状效应。

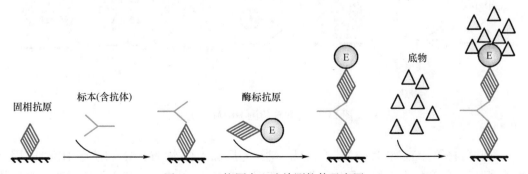

固相抗原　　标本(含抗体)　　　　　酶标抗原　　　　　底物

•● 图13-5　双抗原夹心法检测抗体示意图 ●•

（六）竞争法检测抗体

抗体的测定一般不使用竞争法,但抗原中杂质难以去除或对应的抗原结合特异性不稳定时,则可采用这种方式测定,最典型的例子就是检测乙型肝炎病毒核心抗体(HBcAb)和乙型肝炎病毒 e 抗体(HBeAb)。虽然都是竞争法,但具体操作模式有所差别。

1. 竞争法检测 HBcAb 操作步骤与竞争法测抗原相同,即将 HBcAg 包被于固相载体中,形成固相抗原。加入待检标本和酶标抗体,使待检标本中的抗体与酶标抗体竞争结合固相抗原,洗去未结合的物质,加入底物形成有色产物,显色深浅与待检标本中相应抗体含量成反比(图 13-6)。

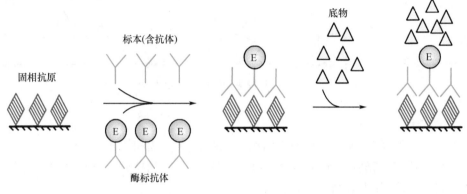

●● 图 13-6　竞争法检测 HBcAb 示意图 ●●

2. 中和竞争法检测 HBeAb

（1）包被抗体:将单克隆 HBeAb 包被于固相载体上,形成固相抗体,洗去未结合物质。

（2）加入待检标本及已知基因工程重组 HBeAg:待检标本中的 HBeAb 与固相抗体竞争结合 HBeAg。待检标本中的 HBeAb 量越多,则结合 HBeAg 越多,固相 HBeAb 结合的 HBeAg 越少;反之亦然。

（3）加入酶标多克隆 HBeAb:酶标 HBeAb 与结合于固相抗体上的 HBeAg 结合,洗去未结合物质。

（4）加入底物显色:显色深浅与标本中待检抗体含量成反比(图 13-7)。

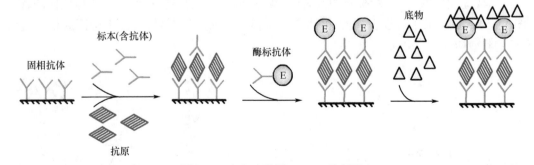

●● 图 13-7　竞争法检测 HBeAb 示意图 ●●

通常可将第(2)步和第(3)步合并为一步,先后加入标本、HBeAg 和酶标 HBeAb,固相抗体、酶标抗体和标本中的特异抗体将一起竞争与 HBeAg 结合。这样更能体现竞争测定的实质。

HBeAb 之所以要采用这种模式测定,是因为 HBeAg 较 HBcAg 仅多 29 个氨基酸,性质不稳定,很容易转变为核心抗原,如在固相直接包被 HBeAg,则会因为 HBeAg 向 HBcAg 的易转变性,而导致测定误差。

(七) 捕获法检测抗体

1. 原理　捕获法又称反向间接法,首先将抗人 IgM 抗体(抗人 IgM μ 链抗体)吸附于固相载体上,标本中特异性 IgM(待测)和非特异性 IgM 抗体多被固相抗体捕获。再依次加入特异性抗原、与抗原相对应的酶标抗体,形成固相抗人 IgM-特异性 IgM-抗原-酶标抗体复合物。最后根据加底物后的显色强度判断待检 IgM 抗体的含量(图 13-8)。

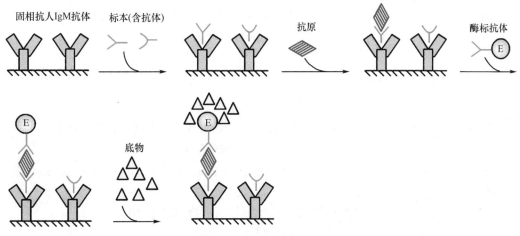

●● 图 13-8　捕获法检测抗体示意图 ●●

2. 主要步骤

(1) 包被抗抗体:将抗人 IgM 抗体吸附于固相载体上,形成固相抗人 IgM,洗涤。

(2) 加入适当稀释的待测血清:血清中的 IgM 与固相抗人 IgM 结合,洗涤。

(3) 加入特异性抗原:使抗原与固相载体上相应的特异性抗体 IgM 结合,形成固相抗人 IgM-特异性 IgM-抗原复合物,洗涤。

(4) 加入酶标抗体(特异性抗原对应的抗体):酶标抗体与结合在固相载体上的抗原结合,形成固相抗人 IgM-特异性 IgM-抗原-酶标抗体复合物,洗涤。

(5) 加入底物显色:根据显色程度对待测的特异性 IgM 进行定性或定量分析。

3. 方法评价　本方法主要用于血清中特定抗体 IgM 类别的测定。值得注意的是,标本中 RF(IgM 类)及其他非特异 IgM 对此法检测 IgM 类抗体有干扰。RF(IgM 类)能与固相抗人 μ 链抗体结合,也能与加入的酶标抗体(动物 IgG)结合,从而出现假阳性反应。而非特异 IgM 可与特异 IgM 竞争与固相抗体结合,能影响测定的灵敏度。因此,使用本法测 IgM,必须对临床样本进行适当稀释。样本经稀释后,上述产生干扰作用的非特异 IgM 含量减少,而在病原体的急性感染期特异 IgM 滴度很高,稀释后对其检测不会有明显影响。在某些病原体如 HBV 的慢性感染阶段,IgM 类特异性抗体能持续存在,即使是没有非特异 IgM 的干扰,不对血清样本稀释,直接检测,滴度要低很多。因此,此法主要用于病毒性感染的早期诊断,如急性甲型肝炎的抗-HAV IgM 的检测及 TORCH 系列的 IgM 检测等都采用捕获法。

三、ELISA 的反应载体与试剂

(一) ELISA 的反应载体

固相酶免疫测定法需要将抗体(抗原)吸附在固相载体上,抗原抗体反应在固相载体上进行,经洗涤除去游离的酶标志物,即可对结合于固相载体上的抗原-抗体复合物进行测定,以确定标本中抗原或抗体的含量。将抗体(抗原)吸附在固相载体表面的过程称为包被,亦即将抗体(抗原)固相化。固相化的抗体(抗原)仍保持其原有的免疫活性。

ELISA 常用的固相载体是由聚苯乙烯或聚氯乙烯制成的微量反应板,抗体或蛋白质抗原对其有较强的吸附能力,并且能保留原有的免疫活性。通用的标准板形是 8×12 的 96 孔式,便于标本批量检测,并在特定的酶标仪上迅速测定结果。另外还可与自动化仪器配套使用,有利于各操作步骤的标准化。优质的微量反应板应具备的条件是吸附性能好,空白值低,孔底透明度高,各板之间、同一板各孔之间性能相近。聚苯乙烯材料经济、方法简便,被普遍采用。

(二) ELISA 的试剂

1. 酶标志物 通过化学或免疫学反应,将酶与抗体(抗原)结合而成。

2. 包被缓冲液 Na_2CO_3 1.6g, $NaHCO_3$ 2.9g; NaN_3 0.2g,加双蒸水至 1000ml。

3. 洗涤缓冲液 0.05% 吐温-20 0.5ml 加在 PBS 缓冲溶液 1000ml 中。

PBS 缓冲液:KH_2PO_4 0.2g, $Na_2HPO_4 \cdot 12H_2O$ 2.9g, KCl 0.2g, NaCl 8.0g,加双蒸水至 1000ml。

4. 封闭缓冲液 2% 牛血清白蛋白(BSA)2g 加入洗涤缓冲液 100ml。

5. 稀释液 0.1% 牛血清白蛋白 0.1g,PBS 缓冲溶液 100ml。

6. 底物液 TMB-过氧化氢尿素溶液,分显色液 A、显色液 B。

A 液:TMB 20mg 完全溶于 10ml 无水乙醇中,加双蒸水至 100ml。

B 液:$Na_2HPO_4 \cdot 12H_2O$ 14.34g,枸橼酸 1.87g 溶于 180ml 双蒸水中,加 0.75% 过氧化氢尿素 1.28ml,定容至 200ml,调 pH 至 5.0 ~ 5.4。

7. 终止液(2mol/L H_2SO_4) 逐滴加入浓硫酸(98%)21.7ml 至 178.3ml 双蒸水中。

8. 对照血清 临床标本筛选获得阳性血清和阴性对照血清,空白对照可用稀释液代替。

9. 中和试剂 竞争法测 HBeAb 可用,即基因工程 HBeAg。

四、方法评价与临床应用

(一) 方法评价

ELISA 既可用于检测抗原,又可用于检测抗体;能进行定性、定量、微量、超微量分析,且易与其他相关技术结合;敏感性高、特异性强;操作简单快捷、无放射性污染、不需要昂贵的仪器、便于自动化和标准化;酶标试剂稳定、便于保存、有效期长。ELISA 是目前应用最广泛、发展速度最快的一种酶免疫测定技术。

(二) 临床应用

1. 病原生物及其抗体检测 用于细菌、病毒、立克次体、支原体、螺旋体、真菌、寄生虫等多种病原生物抗原及其相应抗体的检测,以辅助诊断传染病、进行流行病学调查和病情

分析、预后判断等。如链球菌、淋病奈瑟菌、伤寒沙门菌、结核分枝杆菌、幽门螺杆菌和布氏杆菌等的检测;肝炎病毒、风疹病毒、疱疹病毒、轮状病毒、人类免疫缺陷病毒、SARS病毒等的检测;弓形虫、阿米巴、疟原虫的检测,以及霍乱弧菌、大肠埃希菌、铜绿假单胞菌和破伤风杆菌毒素、葡萄球菌肠毒素与沙门菌毒素的检测。

2. 蛋白质检测 如各种免疫球蛋白、补体成分、肿瘤相关标志物(如甲胎蛋白、癌胚抗原、前列腺特异性抗原等)、各种血浆蛋白质、同工酶等。

3. 非肽类激素检测 如T3、T4、绒毛膜促性腺激素、雌激素、黄体素、促甲状腺素、胰岛素、皮质醇等。

4. 其他物质的检测 自身抗体、循环免疫复合物、凝血因子Ⅰ及药物、毒品、兴奋剂等。

第3节 其他酶免疫检测技术

一、均相酶免疫技术

均相酶免疫技术属于竞争结合分析方法,其原理是:酶标记抗原和未标记抗原与限量抗体竞争结合的能力相同,而酶标抗原与抗体结合形成酶标抗原-抗体复合物后,其中的酶活性将被减弱或增强。因此,不需对反应液中结合和游离的酶标抗原进行分离,直接测定反应系统中总酶活性的变化即可推算出被检样品中抗原的含量。

均相酶免疫测定主要用于小分子激素和半抗原(如药物)等的测定。由于不需分离结合和游离的酶标抗原,因此简化了操作步骤,减少了分离操作误差,并且易于自动化分析,其灵敏度可达10^{-9}mol/L。缺点是易受样品中非特异的内源性酶、酶抑制剂和交叉反应物的干扰,而且由于采用竞争性结合分析原理,灵敏度不及非均相酶免疫测定。

二、液相酶免疫技术

液相酶免疫技术是将酶标抗原、待检抗原与特异性抗体共同混合(平衡法),或先将待检抗原与特异性抗体混合反应一定时间后,再加入酶标抗原(非平衡法),抗原抗体反应达到平衡后,加入二抗,离心沉淀后,将游离的酶标志物与结合的酶标志物(酶标抗原-抗体-二抗复合物)分离,弃上清液,测定沉淀物中酶的活性。待检抗原量与沉淀物中酶的活性成反比。

三、固相膜免疫技术

固相膜免疫技术是以微孔滤膜作为固相载体的免疫测定技术。常用的固相膜为硝酸纤维素膜(NC膜)。

(一)斑点酶免疫吸附试验

斑点酶免疫吸附试验(dot enzyme linked immunosorbent assay,Dot-ELISA)的试验原理与ELISA相同。不同之处在于,斑点酶免疫吸附试验使用吸附蛋白质能力很强的硝酸纤维素膜为固相载体,酶催化底物形成不溶性有色沉淀物沉积在硝酸纤维素膜上,使硝酸纤维素膜染色。以间接法检测抗体为例,具体操作是:①加少量抗原于膜上,干燥后用封闭液进行封闭;②滴加待检标本,标本中待测抗体与膜上的抗原特异性结合,洗涤;③滴加酶标二抗,形成抗原-抗体-酶标二抗复合物;④最后滴加底物溶液,硝酸纤维素膜上出现肉眼可见的有色斑点即为阳性(图13-9)。

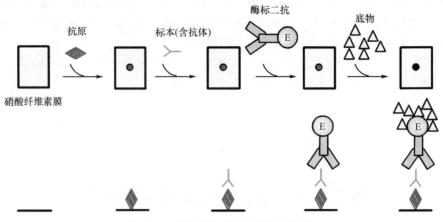

●● 图13-9　斑点酶免疫吸附试验示意图 ●●

Dot-ELISA 的优点:NC 膜吸附蛋白能力强,微量抗原或抗体即可吸附完全,故敏感性较普通 ELISA 高 6 ~ 8 倍。如将 NC 膜裁剪成膜条,并在同一张膜条上点有多种抗原,将整个膜条与同一份血清反应,则可同时获得对多种抗体的检测结果,试剂用量小,较 ELISA 节约 5 ~ 10 倍。试验和结果判断不需特殊设备条件。吸附有抗原或抗体的 NC 膜及膜上的结果均可长期保存(-20℃可达半年)。缺点是操作麻烦,特别是洗涤很不方便。只能用于定性检查,不能用作定量检测。

(二) 酶免疫渗滤试验

酶免疫渗滤试验(immunoenzyme filtration assay,IEFA)是在 Dot-ELISA 的基础上发展建立的,该法以 NC 膜为固相载体,抗原抗体反应和洗涤在微孔滤膜上以渗滤的方式进行。试验中用到的渗滤装置由塑料小盒、NC 膜(点加了抗原或抗体)和吸水纸所组成,所有反应过程均在此渗滤装置上进行,其原理和操作与 ELISA 基本相同。以双抗体夹心法测 hCG 为例,具体操作是:①在小孔内加待测标本,待渗入,如标本中有 hCG,则与 NC 膜上的抗 hCG 结合,洗涤;②加酶标抗体,形成抗 hCG-hCG-酶标抗 hCG 复合物;③滴加底物,膜上出现有色斑点即为阳性。

IEFA 的优点:操作简便快速,结果易于观察,敏感性和特异性高。在此基础上发展建立的斑点金免疫渗滤试验以胶体金代替酶作为标志物,省略了酶对底物的催化反应,更加简便快速(详见第 16 章)。

(三) 免疫印迹试验

免疫印迹试验(immunoblotting test,IBT)又称酶联免疫电转移印迹法(enzyme linked immuno electrotransfer blot,EITB)或蛋白质印迹(western biot)。它是一种凝胶电泳的高分辨力与抗原抗体反应的高特异性、敏感性相结合的技术,即将电泳区分的蛋白质转移至固相载体,借助酶免疫、放射免疫等技术测定。IBT 分三步:SDS-聚丙烯酰胺凝胶电泳(SDS-PAGE)、电转移和酶免疫定位。具体方法:①将待检品进行聚丙烯酰胺凝胶电泳,待检品中蛋白质的不同抗原组分因分子质量和电荷的不同而分开,得到不同区带(此时因未染色肉眼不可见);②通过转移电泳(100V,1 ~ 2A,通电 45 分钟)将各区带上的抗原原位转移至 NC 膜上(相当于在固相载体上包被抗原);③先后加入特异性抗体和酶标二抗,形成抗原-抗体-酶标二抗复合物,加入底物经酶催化形成不溶性有色产物,使区带染色(图 13-10)。阳性反应的条带染色清晰,并可根据 SDS-PAGE 时加入的分子质量标准,确定各组分的分子质量。

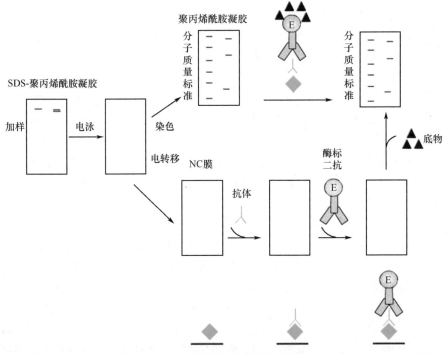

●● 图 13-10　免疫印迹法原理示意图 ●●

免疫印迹试验能分离分子大小不同的蛋白质并确定其分子质量,常用于多种病毒抗原或抗体的检测。例如,检测 HIV 抗体用于确定 HIV 感染。在成品试剂盒中,厂家已完成前两个步骤,检测时只需进行第三步即可,非常方便。

(四) 重组免疫结合试验

重组免疫结合试验(recombinantimmunlbindingassay,RIBA)与免疫印迹法相似,不同之处在于特异性抗原不通过电泳分离转印,而是直接分条加在固相膜上。RIBA 已用于血清中抗 HCV 抗体的检测与分析。HCV 抗原成分较复杂,包括特异性的非结构区抗原、结构区抗原、核心抗原和非特异性的 G 抗原。在 ELISA 中通常是使用混合抗原包被,检测到的血清抗体也是混合性的。而 RIBA 将各种抗原成分以横线条形式分别吸附在硝酸纤维素膜上,放于特制的长条凹槽反应盘中与标本(一抗)和酶标抗抗体(二抗)温育和洗涤,最终加底物显色,显色条带提示血清中存在相对应这一吸附抗原的特异性抗体。根据条带的粗细和显色深浅,还可粗略估计抗体效价。

RIBA 非常适合于含复杂抗原成分的病原体抗体的分析,除抗 HCV 外,也成功地用于抗 HIV 抗体的检测。

▶▶ 四、生物素-亲和素系统在标记免疫技术中的应用

(一) 生物素-亲和素系统

生物素和亲和素是一对具有高度亲和力的物质,结合迅速,且极其稳定。生物素-亲和

素系统(biotin-avidin system,BAS)既可以偶联抗原抗体等大分子物质,且不影响其活性,又可以被酶、荧光素、放射性核素标记,使 BAS 标记技术比常规酶联免疫、荧光免疫及放射免疫技术有着更高的灵敏度,为微量抗原、抗体的检测开辟了新的途径。BAS 与 ELISA 组合的技术,极大地提高了分析测定的敏感度,比普通的 ELISA 敏感性高 4~16 倍。

1. 生物素(biotin,B) 又称维生素 H 或辅酶 R,分子质量为 244.31kDa,等电点为 pH 3.5,是一种广泛分布于动、植物组织中的小分子生长因子,常从含量较高的卵黄和肝组织中提取。生物素有两个环状结构,其中一个咪唑酮环是与亲和素结合的主要部位;另一个噻吩环末端的羧基是与抗体和酶等蛋白质结合的主要部位。利用生物素的羧基加以化学修饰后可制成带有多种活性基团的衍生物-活化生物素,以适合与各种生物大分子结合的需要,能和各种蛋白质(如抗体、激素、酶)、多肽、多糖、核酸及荧光素、放射性核素、胶体金等结合,不影响大分子物质的原有活性。这些物质与活化生物素结合称之为生物素化。用于标记蛋白质氨基(如抗体、中性或偏碱性抗原)的活化生物素主要有长臂活化生物素(BC-NHS)、生物素 N-羟基丁二酰胺酯(BNHS)等。用于标记蛋白质糖基、巯基、醛基(如偏酸性抗原)的主要有脐肼化生物素(BCHZ)、生物素酰肼(BHZ)等。

2. 亲和素(avidin,A) 又称抗生物素蛋白、卵白亲和素,分子质量为 68kDa,等电点为 pH 10.5。卵白亲和素存在于卵清蛋白中,常从鸡蛋清中提取。亲和素富含色氨酸,通过其色氨酸残基与生物素分子的咪唑酮环结合,一个亲和素分子可结合 4 个生物素分子,且亲和力极强,比抗原与抗体间的亲和力至少高 1 万倍,且具有高度特异性和稳定性。

3. 链霉亲和素(streptavidin,SA) 是链霉菌分泌的一种蛋白质,分子质量为 65kDa,含较多的甘氨酸和丙氨酸,是一种偏酸性的蛋白质,等电点为 pH 6.0,而且不带任何糖基。链霉亲和素由 4 条序列相同的肽链组成,每条肽链都通过色氨酸残基结合 1 分子生物素。因链霉亲和素在检测应用中发生的非特异性结合远较亲和素低,因此日渐受重视,已有取代亲和素之势。

(二)生物素-亲和素标记技术在 ELISA 中的技术类型

生物素与亲和素结合具有高度亲和力,其结合特异性强、稳定性高,且均能偶联抗原、抗体及辣根过氧化物酶而不影响这些物质的生物学活性。将生物素亲和素系统与 ELISA 结合起来,借助所形成的亲和素-生物素酶复合物,通过酶催化底物显色,追踪生物素标记的抗原或抗体,可检出相应的抗体或抗原。BAS-ELISA 技术类型有多种(表 13-1)。

表 13-1 BAS-ELISA 的技术类型

	反应层次	
	直接法	间接法
BA-ELISA	Ag-(Ab-B)-A*	Ag-Ab1-(Ab2-B)-A*
BAB-ELISA	Ag-(Ab-B)-A-B*	Ag-Ab1-(Ab2-B)-A-B*
ABC-ELISA	Ag-(Ab-B)-AB*C	Ag-Ab1-(Ab2-B)-AB*C

注:Ag 为抗原;Ab-B 为生物化抗体;A* 为酶标记亲和素;B* 为酶标记生物素;Ab1 为第一抗体;Ab2 为第二抗体。

1. BA-ELISA 是标记亲和素-生物素技术在 ELISA 中的应用。即用酶标记亲和素(链霉亲和素)与免疫复合物中生物素化抗体结合,加底物显色后对抗原或抗体进行定性或定量测定的技术。直接 BA-ELISA 是以酶标亲和素直接连接生物素化抗体。间接 BA-ELISA 中生物素化的抗体为抗抗体(二抗),可提高检测灵敏度。

(1)直接 BA-ELISA 检测抗原:①包被抗体于固相载体上;②加入待检标本,同时设标准、空白对照、阳性和阴性对照,温育,洗涤;③加入经稀释的生物素化抗体,温育,洗涤;④加入经稀释的辣根过氧化物酶标记的亲和素,温育,洗涤;⑤加入底物使其充分显色,再加硫酸终止反应；⑥在酶标仪上测定 A 值(图 13-11)。

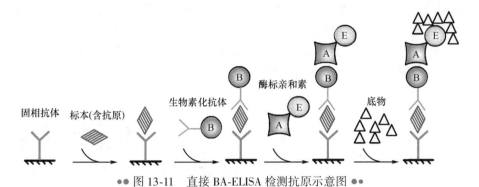

•• 图 13-11　直接 BA-ELISA 检测抗原示意图 ••

（2）间接 BA-ELISA 检测抗体：①包被抗原于固相载体上；②加入待检标本,同时设标准、空白对照、阳性和阴性对照,温育,洗涤；③加入经稀释的生物素标记二抗,温育,洗涤；④加入经稀释的辣根过氧化物酶标记的亲和素,温育,洗涤；⑤加入底物使其充分显色,再加硫酸终止反应；⑥在酶标仪上测定 A 值(图 13-12)。

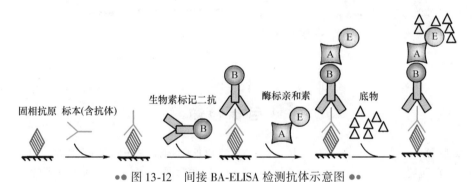

•• 图 13-12　间接 BA-ELISA 检测抗体示意图 ••

2. BAB-ELISA　是桥联亲和素-标记生物素(bridged avidin-biotin,BAB)技术在 ELISA 中的应用。即以游离的亲和素(链霉亲和素)作为桥联剂,分别与抗原抗体复合物中生物素化的抗体、酶标记的生物素结合,加底物显色后对抗原或抗体进行定性或定量测定的技术。类似于 BA-ELISA,也分为直接与间接两类,间接法灵敏度更高(图 13-13)。

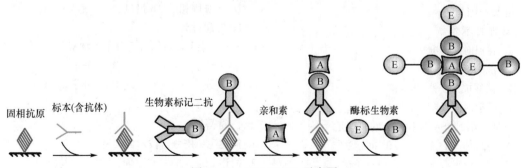

•• 图 13-13　BAB-ELISA 示意图 ••

3. ABC-ELISA　是亲和素-生物素-过氧化物酶复合物(avidin biotin peroxidase complex,ABC)技术在 ELISA 中的应用,是在 BAB-ELISA 基础上的改良,原理与 BAB-ELISA 法基本相同,只是亲和素和酶标生物素需要先按一定比例形成 ABC 复合物,这种网络结构结合了大量的酶分子,当亲和素尚未被酶标生物素饱和时,生物素化抗体即可与之结合。因此,将 ABC 应用于 ELISA 可极大地提高酶在抗原-抗体反应场所的浓度,使该法的检测敏感性明显提高。同样,此法也分为直接与间接两类(图 13-14)。

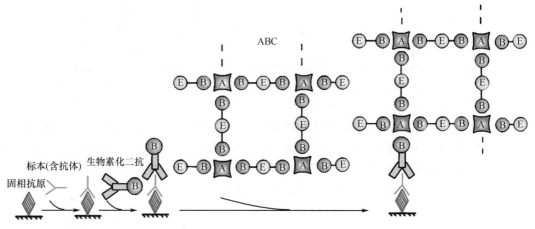

●● 图 13-14　ABC-ELISA 示意图 ●●

（舒　文）

🎯 目标检测

一、名词解释

1. ELISA　2. 包被

二、单项选择题

1. ELISA 测定过程中影响因素应除外
   A. 振荡　　　　　　　　B. 加样
   C. 保温　　　　　　　　D. 洗涤
   E. 照射

2. ELISA 操作过程中导致空白对照孔显色加深的主要原因是
   A. 加样不准
   B. 保温时间不准
   C. 洗涤不彻底
   D. 酶标抗体变性,酶脱落
   E. 照射时间长

3. 临床上用 ELISA 测 HBsAg 的原理是
   A. 双抗体夹心法　　　B. 间接法
   C. 双抗原夹心法　　　D. 竞争法
   E. 直接法

4. ELISA 目前最常用的固相载体是
   A. 琼脂糖　　　　　　B. 聚苯乙烯
   C. 玻璃　　　　　　　D. 硅橡胶
   E. 塑料

5. 双位点一步法出现钩状效应现象的主要原因是
   A. 待测抗原过量
   B. 待测抗原的抗原决定簇位点过少
   C. 酶标抗体过量
   D. 包被固相的 Ab 量过少
   E. 时间过久

6. 1 分子亲和素可结合几分子生物素
   A. 1 分子　　　　　　B. 2 分子
   C. 3 分子　　　　　　D. 4 分子
   E. 8 分子

三、简答题

1. 简述酶免疫分析技术的类型。
2. 简述 ELISA 的基本原理、技术类型及应用。

第14章 荧光免疫技术

学习目标

1. 掌握:荧光免疫技术的基本原理、分类与应用;流式细胞术检测分析方法、单细胞悬液制备。

2. 熟悉:常用荧光物质及荧光抗体的制备。

3. 了解:荧光免疫显微技术的操作及注意事项;流式细胞仪的基本结构、流式细胞术的特点。

荧光免疫技术(fluoroimmunoassay,FIA),又称荧光抗体技术(fluorescent antibody technique),是最早建立的免疫标记技术,以荧光素标记已知的抗原或抗体,制成荧光素标志物,再用这种荧光抗体(或抗原)作为探针,检测组织或细胞内的相应抗体(或抗原),进行抗原或抗体的性质、定位及定量分析。该技术的主要特点是特异性强、敏感性高、速度快。主要缺点为非特异性染色问题尚未完全解决,结果判定的客观性不足,技术程序较为繁复。

1941年Coons等首次用荧光素成功地进行了标记,这种以荧光物质标记抗体而进行抗原定位的技术称为荧光抗体技术。用荧光抗体示踪或检查相应抗原的方法称荧光抗体法(fluorescent antibody technique,FAT);用已知的荧光抗原标志物示踪或检查相应抗体的方法称荧光抗原法。这两种方法总称免疫荧光技术,荧光素不但能与抗体结合,用于检测或定位各种抗原,亦可与其他蛋白结合,用于检测或定位抗体。

在实际工作中,荧光抗原技术很少应用,以荧光抗体方法较为常用。习惯称为荧光抗体技术或免疫荧光技术,其中用免疫荧光技术显示和检查细胞或组织内抗原或半抗原物质等方法称为免疫荧光细胞(或组织)化学技术。荧光免疫法按反应体系及定量方法不同,还可进一步分为若干类型。与放射免疫法相比,荧光免疫技术无放射性污染且大多操作简便,便于推广。其分类方法如下所述(图14-1)。

```
                  ┌─ 荧光抗体技术(检测组织或细胞中抗原或抗体)
荧光免               │
疫技术 ┤              ┌─ 时间分辨荧光免疫测定(TRFIA)
                  │              │
                  └─ 荧光免疫测定分析技术 ┤ 荧光偏振免疫测定(FPIA)
                     (检测体液中微量物质) │
                                  └─ 荧光酶免疫测定(FEIA)
```

●● 图14-1 荧光免疫技术的分类 ●●

第1节 荧光及荧光标志物的制备

一、荧光的基本知识

1. 荧光的产生 处于基态的某些化学物质从外界吸收并储存能量(如光能、化学能等)而跃迁到激发态(高能级状态,不稳定),当其从激发态回复到基态时,过剩的能量以电磁辐射的形式放射,此即发光。

荧光发射的特点为可产生荧光的分子或原子在接受能量后即刻引起发光;一旦供能停止,发光(荧光)现象也随之消失。可引发荧光的能量种类很多,由光激发所引发的荧光称为光致荧光。由化学反应所引起的称为化学荧光,由 X 线或阴极射线引起的分别称为 X 线荧光或阴极射线荧光。荧光免疫技术一般用荧光物质进行标记。

2. 荧光效率 荧光分子不会将全部吸收的光能都转变成荧光,总或多或少地以其他形式释放。荧光效率是指荧光分子将吸收的光能转变成荧光的百分率,与发射荧光光量子的数值成正比。

荧光效率=发射荧光的光量分子数(荧光强度)/吸收光的光量子数(激发光强度)

发射荧光的光量子数亦即荧光强度,除受激发光强度影响外,也与激发光的波长有关。各个荧光分子有其特定的吸收光谱和发射光谱(荧光光谱),即在某一特定波长处有最大吸收峰和最大发射峰。选择激发光波长量接近荧光分子的最大吸收峰波长,且测定光波量接近最大发射光波峰时,检测到的荧光强度也最大。

3. 荧光寿命 荧光物质被激发后所产生的荧光衰减到一定程度所用的时间,称为荧光寿命。激发光消失,荧光现象随之消失。不同荧光物质的寿命不同,延时测定可消除某些非特异荧光,此即时间分辨免疫荧光测定的理论基础和优势所在。

4. 荧光的淬灭 荧光分子的辐射能力在受到激发光较长时间的照射后会减弱甚至淬灭,这是由于激发态分子的电子不能回复到基态,所吸收的能量无法以荧光的形式发射。一些化合物有天然的荧光淬灭作用而被用作淬灭剂,以消除不需要的荧光。因此荧光物质的保存应注意避免光(特别是紫外光)的直接照射和与其他化合物的接触。在荧光抗体技术中常用一些非荧光的色素物质如亚甲蓝、碱性复红、伊文思蓝或低浓度的高锰酸钾、碘溶液等对标本进行复染,以减弱非特异性荧光,使特异荧光更突出显示。

二、常用的荧光物质

1. 荧光色素 许多物质都可产生荧光现象,但并非都可用作荧光色素。只有那些能产生明显的荧光并能作为染料使用的有机化合物才能称为免疫荧光色素或荧光染料。荧光色素的基本条件如下所述。

(1) 具有化学活性基团,如异硫氰基等易与免疫球蛋白结合形成共价键。

(2) 对免疫球蛋白无毒性,不影响抗体活性。

(3) 荧光效应高,与蛋白结合需要量少。

(4) 荧光素性能稳定,结合物性能稳定,容易储藏。

(5) 结合物的颜色必须与背景组织有良好的反衬作用,易于观察判定。

到目前为止,基本符合上述要求的荧光素只有异硫氰酸荧光素(FITC),四乙基罗丹明

B200(RB200)等,其荧光特点如表14-1所示。

表14-1　常用荧光素的荧光特点

荧光物质	最大吸收光谱(nm)	最大发射光谱(nm)	荧光颜色	应用
异硫氰酸荧光素(FITC)	490～495	520～530	黄绿色	荧光抗体法、荧光偏振免疫测定、流式细胞术
四乙基罗丹明(RB200)	570	595～600	橘红色	双标记荧光抗体法、FITC衬比染色
四甲基乙硫氰酸罗丹明(TRITC)	550	620	橙红色	双标记荧光抗体法、FITC衬比染色或单用
藻红蛋白(PE)	488	575	红色	流式细胞术、与FITC共用488nm激发光双标记荧光抗体法
碘化丙啶(PI)	488	620	橙红色	流式细胞术
藻红蛋白-德州红(ECD)	488	620	橘红色	流式细胞术
藻红蛋白-花青甙5(PeCy5)	488	670	红色	流式细胞术
藻红蛋白-花青甙7(PeCy7)	488	755	深红色	流式细胞术
别藻青蛋白(APC)	633	670	红色	双激发管的仪器分析
Eu^{3+}螯合物	340	613	镧系发光	时间分辨免疫荧光测定

常用的荧光色素有以下几种。

(1)异硫氰酸荧光素(fluorescein isothiocyanate,FITC):为黄色或橙黄色结晶粉末,易溶于水或乙醇等溶剂,呈现明亮的黄绿色荧光。有两种同分异构体(其中异构体Ⅰ是应用最广泛的荧光素)。其主要优点为:①人眼对黄绿色较为敏感;②通常切片标本中的绿色荧光少,荧光染色时背景干扰小。

(2)四乙基罗丹明(rhodamine,RB200):为橘红色粉末,不溶于水,易溶于乙醇和丙酮。性质稳定,可长期保存,呈橘红色荧光。

(3)四甲基异硫氰酸罗丹明(tetramethyl rhodamine isothiocyanate,TRITC),呈橙红色荧光。与FITC的翠绿色荧光对比鲜明,可配合用于双重标记或对比染色。其异硫氰基可与蛋白质结合,但荧光效率较低。

2. 其他荧光物质

(1)酶作用后产生荧光的物质:某些化合物本身无荧光效应,一旦经酶作用便形成具有强荧光的物质。例如,4-甲基伞酮-β-D半乳糖苷,受β-半乳糖苷酶的作用分解成4-甲基伞酮,后者可发出荧光,激发光波长为360nm,发射光波长为450nm。其他如ALP的底物4-甲基伞酮磷酸盐和HRP的底物对羟基苯乙酸等。

(2)镧系螯合物:某些三价镧系元素如铕(Eu^{3+})、铽(Tb^{3+})、铈(Ce^{3+})等的螯合物经激发后也可发射特征性的荧光,其中以Eu^{3+}应用最广。Eu^{3+}螯合物的激发光波长范围宽,发射光波长范围窄,荧光衰变时间长,最适合用于时间分辨荧光免疫测定。

▶▶ 三、荧光抗体的制备

荧光抗体即荧光素或镧系螯合物与已知的特异性抗体以共价键结合而形成的物质。以异硫氰酸荧光素常用的标记法为例:

（一）荧光素标志物的制备

1. 搅拌法

（1）取一定量的纯 IgG 液,用 0.5mol/L pH 9.5 碳酸盐缓冲液稀释至 20mg/ml。

（2）按荧光素与蛋白质比 1∶200～1∶10（一般用 1∶100）称取 FITC,用 pH 9.5 碳酸盐缓冲液溶解。

（3）将球蛋白液置于电磁搅拌器上,启动开关,轻轻搅拌,以不起沫为准。逐滴加入荧光素液（10～15 分钟加完）。加完后,随时用试纸测定搅拌液的 pH,若低于 9.0,则应以碳酸钠溶液调整。置 4℃搅拌 6～12 小时即可。

2. 透析法

（1）0.5mol/L pH 9.5 碳酸盐缓冲液稀释 IgG 液为 1%,装入透析袋中。

（2）配制 10 倍体积于 1% 蛋白液的 0.1mg/ml 荧光素,置于烧杯中。

（3）将透析袋置于烧杯中,电磁搅拌器上 4℃搅拌 24 小时。

透析法的优点是标记均匀,非特异性荧光少,但标记时间长,荧光素用量多。

（二）影响标记的因素

1. 荧光素与蛋白质的比值　取决于荧光素的质量与保存期。一般而言,粉末状荧光素以 0.025～0.05mg/mg 蛋白质为宜,结晶型只需 0.006～0.008mg/mg 蛋白质即可。

蛋白含量以 20～25mg/ml 为宜,浓度过低,标记过慢。浓度过高,标记效果不好。在实践中,以较高的蛋白浓度为宜。

2. pH　以 pH 9.0～9.5 为最好。过低,标记速度慢;过高,蛋白质易变性。

3. 温度和时间　温度 4～25℃均可。温度与时间成正比,温度越高,反应越快;反之,亦然。4℃需 6～12 小时,7～9℃需 3～4 小时,20～25℃只需 1～2 小时。实践中可根据实际情况自行选用。透析法建议以 4℃及较长时间反应为宜。

4. 荧光素的质量及有效期。

（三）标记抗体的纯化

标记后的溶液包括蛋白质与荧光素的结合体、游离的荧光素、游离的蛋白质等的混合物。对某些细菌性的诊断荧光抗体,只需去除游离的荧光素即可。对于一般组织染色荧光抗体,去除过度标记的抗体即可。但对某些特殊要求的组织染色试剂,须经过严格处理,以去除具有特异性交叉反应或非特异性反应的物质。

1. 去除游离的荧光素

（1）透析法:标记好的抗体置入透析袋于 0.01mol/L pH 7.6 PBS 中或生理盐水中 4℃透析数天,每天换液数次,直至透析液中无游离色素。常需 5～7 天方能透析完毕。

（2）凝胶过滤:以 G25 或 G50 葡聚糖凝胶柱过滤,该法速度快,一般 1～2 小时即可完成。也可先透析 4～5 小时,在除去大部分游离的荧光素后,再过柱处理。

2. 去除过度标记的蛋白质分子　可采用 DEAE-纤维素过柱,进行阶梯洗脱法。收集每部分有荧光抗体的洗脱液管,并测荧光素的 OD_{495nm} 及蛋白的 OD_{280nm},查标准曲线,计算出各管荧光素和蛋白质的浓度,并计算 F/P 值（见后）,将合格者合并、浓缩后分装。层析柱上滞留的过度标记的蛋白质,可用 1mol/L NaCl 溶液洗脱。

3. 去除交叉反应等非特异性染色因素　非特异性染色的干扰因素,包括免疫血清不纯、类属抗原及荧光色素质量不高、标本处理不当等。处理后的荧光抗体须加 0.1% 叠氮钠

（不能加硫柳汞）后小瓶分装冻存。

（四）标记抗体的鉴定

1. F/P 值鉴定 荧光色素与球蛋白的结合率即为 F/P 值。F/P 值以 1～2 为合适,1～3.5 为合格。比值过低,敏感性差;比值过高,易出现非特异性反应。检查组织或细胞抗原成分,F/P 值 1～2 为宜;检查细菌涂片,F/P 值 2～3 为宜。

2. 免疫电泳测定 通过免疫电泳可以测定荧光抗体的免疫纯度。要求在球蛋白的部位上只出现一条沉淀线。

3. 染色性能的鉴定 包括测定荧光抗体的敏感性与特异性。

（1）荧光抗体效价的测定:倍比稀释荧光抗体,再用已知抗原制片,分别用各稀释度去染色,观察"++"荧光强度的最大稀释倍数,即为该荧光抗体的染色滴度(或单位)。

（2）荧光抗体的特异性试验:为确保荧光抗体的特异性,须进行以下预试验。①阳性标本染色试验;②阴性标本染色试验;③类属性抗原染色试验;④抗体吸收试验;⑤染色阻抑试验。

（五）荧光抗体的保存

4℃或-20℃保存,防止抗体活性降低和蛋白质变性。最好加入浓度为 1∶10 000～1∶5000 的硫柳汞或 1∶5000～1∶1000 的叠氮钠防腐,小量分装如 0.1～1ml,长期保存则采用真空干燥。

第 2 节 荧光免疫显微技术

一、基本原理

免疫荧光显微技术的基本原理为荧光抗体与标本切片中组织或细胞表面的抗原进行反应,洗涤除去游离的荧光抗体后,在荧光显微镜下观察,在黑暗背景上可见明亮的特异性荧光。

二、技术类型

1. 直接法 将特异性荧光抗体直接滴加于标本中,使之与抗原发生特异性结合(图 14-2)。本法的优点是操作简便,特异性高,非特异荧光染色少;缺点是敏感度偏低,每检查一种抗原需制备相应的特异性荧光抗体。

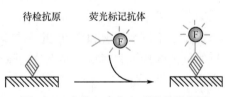

待检抗原　　荧光标记抗体

●● 图 14-2　直接免疫荧光法原理示意图 ●●

直接法中为保证荧光染色的正确性,首次试验时需设置下述三个对照,以排除某些非特异性荧光染色的干扰。①标本自发荧光对照:标本加 1～2 滴 0.01mol/L pH 7.4 的 PBS。②特异性对照(抑制试验):标本加未标记的特异性抗体,再加荧光标记的特异性抗体。③阳性对照:已知的阳性标本加荧光标记的特异性抗体。如果标本自发荧光对照和特异性对照呈无荧光或弱荧光,阳性对照和待检标本呈强荧光,则为特异性阳性染色。

2. 间接法 可用于检测抗原和抗体,原理见图 14-3。本法有两种抗体相继作用,第一抗体为针对抗原的特异抗体,第二抗体(荧光抗体)为针对第一抗体的抗抗体(即抗球蛋白抗体)。本法灵敏度高,而在不同抗原的检测中只需应用一种荧光抗体。

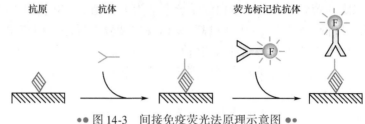

抗原　　　抗体　　　　　　　荧光标记抗抗体

●● 图 14-3　间接免疫荧光法原理示意图 ●●

间接法中也需设置:①阳性对照(阳性血清+荧光标志物);②阴性对照:阴性血清+荧光标志物;③荧光标志物对照(PBS+荧光标志物),以排除非特异性染色。

3. 补体结合法　本法较少使用。在间接法的第一步抗原抗体反应时加入补体(多为豚鼠补体),再以荧光素标记的抗补体抗体进行示踪分析(图 14-4)。该法敏感度高且只需一种抗体,但存在易出现非特异性染色的缺陷,且补体不稳定,需采集新鲜的豚鼠血清。

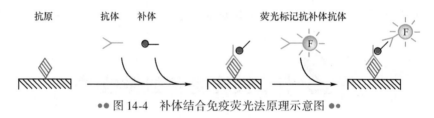

抗原　　　抗体　补体　　　　　荧光标记抗补体抗体

●● 图 14-4　补体结合免疫荧光法原理示意图 ●●

4. 双标记法　本法用两种荧光素如 FITC 及罗丹明分别标记不同的抗体,而对同一标本作荧光染色。在有两种相应抗原存在时,可同时见到橙红和黄绿两种荧光色泽。

三、技术流程

(一)标本的制作

标本制作的好坏直接影响到检测的结果。荧光显微技术主要通过观察标本上荧光抗体的染色结果来分析抗原。因此制作标本时,应力求保持抗原的完整性,并在染色、洗涤和封埋过程中不发生溶解和变性,也不扩散至邻近细胞或组织间隙。标本切片尽量薄,以利于抗原抗体的接触和镜检。要充分去除标本中干扰抗原抗体反应的物质,传染性标本尤应注意生物安全。

临床标本主要有组织、细胞和细菌三类。按需求可制作涂片、印片或切片。组织材料可制备成石蜡切片或冷冻切片。石蜡切片因操作繁琐、结果不稳定、非特异反应强等已较少应用。组织标本亦可制成印片,细胞或细菌可制成涂片,涂片应薄而均匀。涂片或印片制成后应迅速吹干、封装。置-10℃保存或立即使用。

(二)荧光抗体染色

固定好的标本上滴加经适当稀释的荧光抗体,置湿盒内于一定温度下温育,一般可用25～37℃ 30 分钟,不耐热抗原的检测宜 4℃过夜。PBS 充分洗涤后干燥。

（三）荧光显微镜镜检

经荧光抗体染色后的标本,需在染色当天作荧光显微镜镜检,以防荧光消退而影响结果。荧光显微镜(图 14-5)检查应在通风良好的暗室内进行。

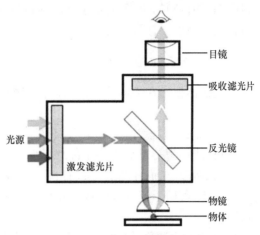

1. 光源　普遍采用 200W 的超高压汞灯,它可发射很强的紫外光和蓝紫光,激发各类荧光物质。超高压汞灯亦可大量散热,故灯室须散热良好,工作环境温度不应太高。

2. 滤色系统　滤光片的正确选择是获得良好荧光观察效果的重要条件。滤色系统是荧光显微镜的重要组成部件,由激发滤板和压制滤板组成。

●● 图 14-5　荧光显微镜示意图 ●●

（1）激发滤板:基本要求是获得最亮的荧光和最佳背景,且可提供一定波长范围的激发光。

（2）压制滤板:可完全阻挡激发光通过,提供相应波长范围的荧光。

3. 反光镜　一般使用平面反光镜。

4. 聚光镜　分明视野、暗视野及相差荧光聚光器等类型。普通荧光显微镜上多采用明视野聚光器;暗视野聚光器可增强荧光图像的亮度和反衬度,提高图像质量,可发现亮视野难分辨的细微荧光颗粒。相差荧光聚光器需与相差物镜配合使用,有助于荧光的准确定位。

5. 物镜与目镜　最好使用消色差物镜,以获取足够亮度的荧光图像。对荧光不强的标本,应使用镜口率大的物镜,配以尽可能低的目镜以利于镜检。荧光显微镜中多用双筒低倍目镜,方便观察。

6. 落射光装置　照明方式有落射式和透射式两种。通常为落射式,即光源通过物镜投射于样品上,更适用于不透明及半透明标本,如厚片、滤膜、菌落、组织培养标本等的直接观察。新型荧光显微镜多采用落射光装置,故称为落射荧光显微镜。

（四）结果显示与标本保存

1. 结果显示　荧光显微镜镜下所示的荧光图像,主要依据形态学特征和荧光亮度这两个指标对染色结果进行综合判定。荧光强度的表示方法如下。

+++ ~ ++++:荧光闪亮,呈明显的亮绿色。

++:荧光明亮,呈黄绿色。

+:荧光较弱,但清楚可见。

±:极弱的可疑荧光。

－:无荧光。

2. 标本保存　由于荧光色素和蛋白质分子的稳定性都是相对的,因此随着保存时间的延长,在各种条件影响下,标记蛋白可能变性解离,失去其应有的亮度和特异性,因此给标本的保存带来一定的困难,所以在标本进行荧光染色之后应立即观察。

保存的方法可采取以下几种:①固定标本片以后低温保存,随用随染;②染色片采取优质封固剂,如特别的荧光封固剂(fluormount)或碱性优质纯甘油封固剂等封固,这些封固剂能防止荧光激发,封固后低温保存;③可以采用拍照保存照片。

四、在医学检验中的应用

荧光抗体技术在临床检验上已用作细菌、病毒和寄生虫的检验及自身免疫病的实验室诊断等。

1. 在细菌学检验中主要用于菌种的鉴定,且较其他鉴定细菌的血清学方法快速、简单、敏感,但只能作为补充手段而不能代替常规诊断。荧光抗体技术对脑膜炎奈瑟菌、霍乱弧菌、痢疾志贺菌、炭疽杆菌和布氏杆菌等有较好的实验诊断效果。荧光间接染色法测定血清中的抗体,可用于流行病学调查和临床回顾诊断。用荧光抗体染色法可检出病毒及其繁殖情况。

2. 在寄生虫感染诊断中,间接荧光抗体染色法有非常广泛的应用。间接免疫荧光试验(IFAT)是当前公认的最有效的检测疟疾抗体的方法。常用抗原为疟疾患者血液中红内期裂殖体抗原。IFAT 对肠外阿米巴,尤其是阿米巴肝脓肿也有很高的诊断价值,所用抗原是阿米巴培养物悬液或提取的可溶性抗原。

3. 检测自身抗体,该法可同时检测抗体和与抗体起特异反应的组织成分,并可同时检测在同一组织中抗不同组织成分的抗体,如抗核抗体(ANA)、抗平滑肌抗体和抗线粒体抗体等。ANA 的检测最常采用鼠肝作为核抗原,作成冷冻切片、印片或匀浆。用培养的 Hep-2 或 Hela 细胞涂片可检出抗着丝点抗体、抗中性粒细胞质抗体等。该法还可检出抗胃壁细胞抗体、抗 dsDNA 抗体、抗甲状腺球蛋白抗体、抗甲状腺微粒体抗体、抗骨髓肌抗体及抗肾上腺抗体等自身抗体。

4. 荧光抗体技术的特殊应用即流式细胞分析(flow cytometry),该法将游离细胞作荧光抗体特异染色后,用流式细胞仪检测经单色光照射发出的荧光信号并自动处理,常用于 T 细胞亚群的检测。

第3节 荧光免疫分析

一、时间分辨荧光免疫测定

以常用荧光素作为标志物的荧光免疫分析技术易受本底荧光、激发光源的杂射光等的影响而限制灵敏度,因此可克服普通荧光免疫分析缺陷的时间分辨荧光免疫测定(time resolved fluorescence immunoassay,TRFIA)应运而生。

(一) 基本原理

TRFIA 以镧系元素铕(Eu)螯合物作荧光标志物,镧系元素螯合物的荧光寿命长,延长荧光测量时间,在短寿命的自然本底荧光完全衰退后再行测定,所得信号完全为镧系螯合物的特异性荧光,从而有效地消除非特异性本底荧光的干扰。TRFIA 的测定原理见图14-6。

在免疫反应完成后,生成的抗原-抗体-镧系标志物复合物在弱碱性环境中激发产生的荧光信号甚弱。在 pH 2~3 的增强液中,Eu^{3+} 容易解离并与增强液中的 β-二酮体生成带有强烈荧光的新的 Eu^{3+} 螯合物,非常有利于荧光信号的检测。用于检测荧光信号的时间分辨荧光计,采用脉冲光源(每秒闪烁 1000 次的氙灯),照射待检样品后即短暂熄灭,以电子设备控制延缓

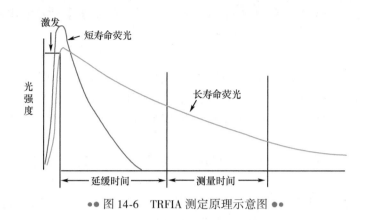

••图14-6 TRFIA测定原理示意图••

时间,在非特异本底荧光完全衰退后,再测定样品所激发的特异性镧系荧光信号。

（二）技术类型

1. 双抗体夹心法 将待检抗原与固相抗体结合,再与 Eu^{3+} 标记的抗体结合,形成固相抗体-待测抗原-Eu^{3+}标记抗体夹心复合物,在酸性增强液的作用下,复合物上的 Eu^{3+} 从免疫复合物中解离并形成新的微粒,在 340nm 激发光的照射下,游离出的 Eu^{3+} 螯合物可发射 613nm 的荧光。经时间分辨荧光检测仪测定并推算出待检抗原的含量(图 14-7)。

其中,增强液的作用是增强荧光信号。

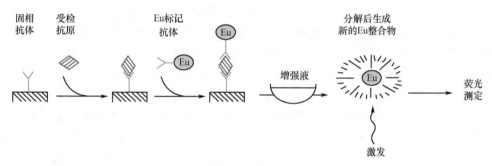

••图14-7 双抗体夹心法 TRFIA 原理示意图••

2. 竞争法

（1）固相抗体竞争法:检测体系中,待检抗原和 Eu^{3+} 标记抗原与固相抗体发生竞争性结合,温育洗涤后在固相中加入荧光增强液,测定荧光强度,所测得的荧光强度与待检抗原的含量呈负相关。

（2）固相抗原竞争法:将待检抗原和固相抗原竞争性结合定量的 Eu^{3+} 标记的抗体,温育洗涤后,在固相中加入荧光增强液,测定荧光强度,所测得的荧光强度与待检抗原含量呈负相关。

（三）方法评价与应用

1. 方法评价 与其他免疫分析技术相比,TRFIA 具有独特的优点。一方面,它克服了放射性免疫分析法(RIA)中放射性同位素引发的污染,也克服了酶免疫分析法(EIA)中酶不稳定的缺点;另一方面,TRFIA 法能很好地消除背景荧光的干扰。其灵敏度、稳定性和自动化分析方面不亚于放射免疫分析,是目前最有发展前途的超微量物质分析方法。其不足之处在于,检测试剂、容器及环境中的镧系元素离子可引发污染,导致检测本底升高。

2. 应用 TRFIA 可应用在以下领域。

(1)内分泌激素的检测:对内分泌激素这种半抗原的测定,多采用时间分辨荧光免疫法测定(竞争法)。主要测定血清中孕酮、雌二醇、睾酮、甲状腺激素、前列腺素等。

(2)肿瘤标志物的检测:对一些完全抗原如促甲状腺激素、血清胰岛素、血清癌胚抗原、血清甲胎蛋白、乙型肝炎表面抗原等肿瘤标志物,则主要采用非竞争性的 TRFIA 法进行检测。

(3)免疫活性细胞的检测:TRFIA 可用于检测某些免疫细胞(如 NK、LAK、T 杀伤细胞等)的活性。

(4)病原微生物的检测和分析:目前已广泛用于乙型肝炎病毒、风疹病毒、流感病毒、副黏病毒、轮状病毒、脑炎病毒、呼吸道合胞病毒(RSV)、人类免疫缺陷病毒(HIV)、出血热病毒和梅毒螺旋体等抗原抗体以及某些细菌和寄生虫抗体的检测。

二、荧光偏振免疫分析

荧光偏振免疫分析(fluorescence polarization immunoassay,FPIA)为一种定量免疫分析技术,是将荧光偏振法与免疫竞争法相结合的一项荧光免疫分析技术。它利用荧光偏振原理,采用竞争结合法机制,在医学中常用来监测体液样本中小分子物质如药物、激素的含量。

(一)基本原理

荧光物质经单一平面的偏振光(蓝光,485nm)照射后,吸收光能跃迁到激发态,在其恢复至基态时,释放能量并发射出相应的单一平面的偏振荧光(绿光,525~550nm),偏振荧光的强弱程度与荧光物质的分子大小呈正相关,与其受激发时转动的速度呈负相关。在反应体系中,荧光素标记的大分子抗原物质转动速度慢,发出的偏振荧光强;而小分子物质转速快,其偏振荧光较弱。利用这一现象建立了荧光偏振免疫测定(图 14-8)。

在反应体系中,未标记抗原(待测抗原)和一定量用荧光素(常用 FITC)标记的小分子抗原,使两者与特异性大分子抗体发生竞争性结合。当待测抗原浓度高时,大部分抗体被其结合,荧光素标记的抗原多呈游离的小分子状态,小分子在液相中转动速度较快,检测到的偏振荧光强度也较低;反之,大部分荧光素标记抗原与抗体结合,形成大分子的抗原抗体复合物,检测到的偏振荧光偏振强度也较高。偏振荧光强度与待测抗原浓度呈反比关系,通过制备的标准曲线可精确推测出样品中待测抗原的含量。

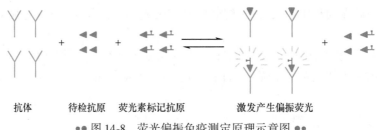

抗体　　　待检抗原　荧光素标记抗原　　　激发产生偏振荧光

●● 图 14-8　荧光偏振免疫测定原理示意图 ●●

(二)方法评价与应用

荧光偏振免疫分析法这一均相分析技术,具有样品用量少、荧光标志物稳定、使用寿命长、方法重复性好、灵敏度高、简便快速、易于快速全自动化等特点,在监测血药浓度方面,具有独到的优势,尤其适合小分子的药物和激素检测,但其不适用于检测大分子抗原物质。其灵敏度也较非均相荧光酶免疫测定低。

荧光偏振免疫分析用偏振光激发标志物,利用结合竞争免疫原理,可用于快速激素、肿瘤标志物、维生素的检测及治疗性药物监测,而且用于分析的样品可多样,如培养物、感染组织、分泌排泄物等。

第4节 流式细胞术

流式细胞术(flow cytometry,FCM)是以流式细胞仪为检测工具,通过检测标记的荧光信号,在功能水平上快速、精确地对单细胞或其他生物粒子进行定量分析和分选的技术。FCM综合运用了流体喷射技术、激光技术、电子物理技术、光电测量技术、计算机技术、荧光化学技术及单克隆抗体技术等。FCM可高速分析上万个细胞,并可同时检测一个细胞的多个参数,与荧光镜检查相比,具有快速准确、精度高等优点,已成为细胞定量分析的先进技术之一。

一、流式细胞术的检测原理

(一)流式细胞仪的基本结构

流式细胞仪主要由液流系统、光学系统和数据处理系统组成,具有分选功能的流式细胞仪还包括分选系统。流式细胞术的分析和分选功能主要涉及光学原理、光电转换原理及测试原理三部分。

1. 液流系统 包括流动室和液流驱动系统。流动室是流式细胞仪的核心组件,以石英玻璃制成,由样品管、鞘液和喷嘴等组成。样品经荧光染料染色后制成细胞悬液,在清洁气体的压力下,通过鞘液包围的样品管进入流动室形成样品流。鞘液将样品流包裹,并使样品流中的细胞排成单列进入流动室的喷嘴口,经由喷嘴喷出后形成的细胞液柱与入射激光束相交(图14-9)。

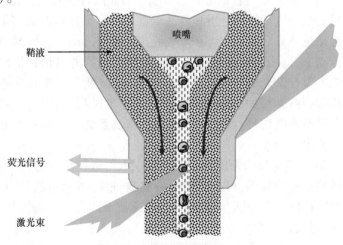

●● 图14-9 流式细胞仪流动室模拟图 ●●

液流驱动系统包括压缩空气泵、压力感受器、鞘液过滤器和样品压力调节器等。细胞流和鞘液流的驱动一般采用加正压的方法,就可得到恒定的鞘液流流速,从而确保每个细胞流经激光照射区的速度不变。

2. 光学系统 由激光光源、分色反光镜、光速成形器、透镜组和光电倍增管组成。现代流式细胞仪多采用气冷式氩离子激光器作为激光光源(波长为 488nm)。分色反光镜可反射特定长波或短波,以实现细胞信号的同步多色分析。光束成形器由两个十字交叉的圆柱形透镜组成。透镜组有三片透镜,可将激光和荧光变成平行光并除去离散的室内光。滤片是光学系统的主要光学元件,主要分为长通滤片、短通滤片及带通滤片三类。光电倍增管主要用于检测侧向散射光和荧光信号,并将转换成电压信号。

3. 数据处理系统 主要由计算机及相应软件组成,进行数据的分析、存储、显示。流式细胞仪的数据参数主要包括前向散射光、侧向散射光和荧光。

(1)前向散射光(forward scatter,FS):指激光束照射细胞时,光以相对轴较小的角度(0.5°~10°)向前方散射的讯号,又称小角散射,由位于激光束正前方的前向散射光检测器采集。FS 是反映细胞大小的重要参数,主要用于检测细胞或其他颗粒的表面属性。

(2)侧向散射光(side scatter,SS):指激光束照射细胞时,光以90°散射的信号,又称90°散射,由与激光束成垂直方向的侧向散射光检测器采集。SS 信号反映细胞或颗粒内部结构的复杂程度、表面的光滑程度,主要用于检测细胞内部结构属性。

(3)荧光信号:由待检细胞上标记的特异性荧光染料受激光激发后产生。每种荧光染料经特定波长的激光激发后又产生特定波长的荧光。检测荧光信号的强弱,可了解细胞或颗粒的某些特征。

(二)检测原理

流式细胞仪的检测原理是以激光为激发光源,保证其单色性和激发效率;利用单克隆抗体与荧光染料结合的标记技术,保证检测的特异性和灵敏度;通过计算机系统对流动的单细胞悬液中单个细胞的多个参数信号进行数据处理和分析,保证检测速度和统计分析的准确性。由此,能同时从一个细胞上获取多种参数资料,保证了对细胞的详细分析。

1. 细胞分析原理 流式细胞仪的分析信号主要为光散射信号和荧光信号,根据光信号转换成的电压信号的强弱进行细胞分析和分选。首先将待测样本制成单细胞悬液,在经由特异性荧光染料标记抗体染色后,在恒定气体压力下进入流动室。同时,鞘液在高压下从鞘液管喷出进入流动室,待测细胞在鞘液的包裹下单行排列并以恒速依次流经检测区;细胞或颗粒上的荧光染料在激光束与样品流垂直相交时,被激发产生特异性荧光信号;混合细胞群因细胞大小和胞内颗粒的多少被激发产生不同的散射光信号。不同光信号由相应的检测系统接受并转换成电信号,经放大后进入计算机系统进行数据的处理和分析,并以图像和数据的形式输出。

2. 细胞分选原理 带有分选装置的流式细胞仪方可进行细胞分选。根据细胞流经激光照射区时的电脉冲信号的强弱,可检测和分析细胞,根据所测定的各种参数从细胞群体中分离出具有某种特征的细胞,此即细胞分选。分选技术能将特定细胞从细胞群中分选出来,且可使单个或一定数量的细胞分选到特定的培养孔或板上进行培养与克隆,以研究或观察细胞的生物学行为。为保证分选细胞活性和纯度,细胞分选应考虑分选速度、分选纯度、分选收获率和分选得率等因素的影响。

细胞分选有捕获式和电荷式两种分选方式,目前以后者应用最多。当单细胞悬液形成的液流柱流经流动室时,液流柱在流动室上方的压电晶体的机械振动作用下,断裂成一连串均匀的液滴。根据设定的分选参数由逻辑电路判断细胞是否被分选,再由充电电路对设定分选参数的细胞液滴充电,使其带正电荷或负电荷;未设定分选参数的细胞及空白滴液则不带电荷。带电荷的细胞液滴通过静电场时发生偏转而落入收集器中,其他液体被当作废液抽吸,从而完成细胞分选(图14-10)。

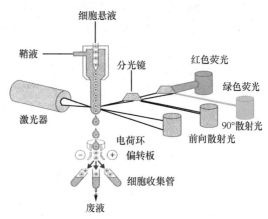

●● 图14-10 流式细胞仪分析原理示意图 ●●

(三) FCM 的技术特点

FCM 具有以下特点:①分析速度快。分析速度以每秒可分析的细胞数来表示,一般可达 3000~6000 个/秒,大型机已达每秒几万个细胞。②荧光测量灵敏度高。每个细胞上只需带有 1000~3000 个荧光分子即能被检测出来。③多参数分析。继而同时分析单个细胞或生物颗粒的多种特征。④测量精度高。分辨率是衡量仪器测量精度的指标,常用变异系数 CV 表示。在细胞悬液中检测细胞的 CV 更小,分辨率更高。⑤分选细胞的纯度高(可达到99% 以上)。

(四) FCM 的注意事项

在科研和临床检验的定量分析过程中,应明确 FCM 各项工作环节的影响因素,并进行严格的质量控制才能保证实验数据的准确性和可靠性。

1. 影响因素

(1) 环境温度:荧光染色的环境温度对检测结果有一定影响。因为温度升高会使溶剂与荧光染料分子运动加快,荧光淬灭的可能性增大。通常环境温度在 20℃ 以下时,荧光分子的发光产额基本保持恒定。

(2) pH:每种荧光染料分子在其最适 pH 时发光产额最高,此 pH 可保持荧光发光基团与溶剂之间的电离平衡。pH 改变则会影响荧光强度。

(3) 固定剂:在固定插入性荧光染料时,有些固定剂与细胞某些物质的结合将干扰荧光染料与细胞成分的结合,从而改变荧光强度,影响检测结果的准确性。

(4) 非特异性荧光:非特异性荧光会导致假阳性结果的出现。

(5) 其他:细胞浓度、溶剂的性质等都将影响检测结果。

2. 流式细胞仪的质量控制

(1) 环境要求:环境温度可影响激光的稳定性,一般要求 20~25℃。实验室内应尽量减少灰尘和烟尘,室内光源和仪器光源也都应有良好的屏蔽。

(2) 仪器校正:每日须用质控品校正仪器后才可进行实验。质控品有仪器校准品、细胞质控品、荧光定量分析校准品等几种。此外,还需采用 Flow Check 荧光微球定期校准光路和流路,必要时还需进行不同仪器和不同实验室的结果比对。

(3) 样本要求:FCM 的基础是制备单细胞悬液,应根据样本类型采用适当的方式制备出合格的单细胞悬液,以保证细胞分析成功。

(4) 设置对照:检测样品须设置同型对照和全程质控(分析前、分析中和分析后)。如未设置同型对照,则影响测定结果的可靠性。FCM须进行全程质控,将待测标本和质控品同时进行分析,若结果达标则提示检测结果可靠。

(5) 实验数据的获取和分析:应先调节仪器的光路补偿,校正不同荧光探测之间的光谱重叠,再进行实验数据的采集。根据实验目的来决定分析模型,圈定细胞群,进行实验数据的分析。

3. 其他注意事项

(1) 细胞浓度:上机前的细胞浓度应为$1\times10^6/ml$,过低直接影响检测结果。

(2) 非特异性结合位点的封闭:常用0.5%牛血清白蛋白和1%胎牛血清封闭非特异性结合位点。

(3) 荧光抗体染色应避光,染色后需充分洗涤,注意混匀、低速离心,减少细胞碎片和重叠细胞。

(4) 对照设置:采用与抗体来源同型匹配的无关对照和荧光抗体的本底对照。

(5) 结果判定:判定时应减去荧光本底,用拟合曲线方法从实验组的曲线峰值减去对照组的曲线峰值,以保证定量分析结果的准确性。

▶▶ 二、流式细胞仪免疫分析技术要求

根据不同的检测分析要求,在样本制备、特异性荧光染料的选择与染色、对照的设置等方面应严格掌握。根据分析目的设定不同的技术要求,以保证获取的检测结果正确可靠。

(一) FCM 单细胞标本的制备

用于FCM测定的样本须是单细胞悬液,制备单细胞悬液是进行流式细胞分析最关键的一步。单细胞悬液主要来源于培养细胞、血液、新鲜实体组织及石蜡包埋组织等,不同来源的样本单细胞悬液的制备方法也各异。

1. 外周血单细胞悬液制备　新鲜外周血是天然的单细胞悬液。外周血中的单核细胞、淋巴细胞、粒细胞及血小板是最常检测的细胞成分。为减少检测时的干扰因素,常在检测前将某一细胞群(单核细胞或血小板)从血液中分离并制成单细胞悬液,再进行标记染色。单个核细胞的分离制备详见第19章。

2. 培养细胞的单细胞悬液制备　培养细胞一般以贴壁或悬浮方式生长。对贴壁型细胞,需在消化后用机械吹打的方式使细胞从培养瓶壁上脱落,离心去培养液后用PBS液或生理盐水洗涤,用吸管反复吹成单细胞状态,经重悬后即可收获单细胞悬液。对悬浮型细胞可不经消化处理,直接反复吹打后经洗涤、低速离心及重悬后即可获得单细胞悬液。

3. 新鲜实体组织单细胞悬液制备　新鲜实体组织应先破坏组织间的胶原纤维,水解组织间的黏多糖,分解组织间的蛋白质,但分离细胞时不可损伤细胞。目前最常用酶消化法、机械法、化学法和表面活性剂法等处理实体组织,但上述方法均会不同程度地损伤细胞表面膜结构、活性、功能及DNA的完整性等。酶消化法常用胰酶、胃蛋白酶或胶原酶;机械法主要采用剪碎法、研磨法、网搓法等处理组织并使细胞分离,但该法常造成细胞的严重损伤,细胞碎片和细胞团块多,存活细胞少,单细胞产量较低;化学处理法用EDTA等螯合剂与胰酶的螯合物置换出组织细胞间起粘连作用的钙、镁离子而使细胞分散;表面活性剂处理法则主要通过破坏细胞膜结构,使细胞核释放到悬液中,从而制备单个细胞核成分悬液。

4. 石蜡包埋组织单细胞悬液制备 扩大了流式细胞术的应用范围。常用的制备方法有二甲苯脱蜡法、组织清洁剂脱蜡法和甲氧-双氧水处理法等。石蜡切片一般需厚度适宜（$40\sim50\mu m$）且脱蜡彻底，再用酶消化处理组织，经过滤、漂洗后即可获得单细胞悬液，但消化时间不宜过长，以免细胞核被消化溶解。

此外，FCM亦可对部分活检标本及脱落细胞制备的单细胞悬液进行分析。已制备好的单细胞悬液，若不能或不必立即检测，需采用特殊的方法对其进行处理和保存，以防止细胞自溶破坏，并保持细胞原有特性。

（二）FCM样品的荧光染色

FCM的测定信号主要包括散射光信号和荧光信号两种，荧光信号可由细胞的自发荧光产生，也可由待测细胞经特异性荧光标记染色后受激光激发而产生。故而特异性荧光染料的选择和标记染色是保证荧光信号产生的关键。

1. 荧光染料的选择 FCM分析的荧光染料需具备以下条件：①有较高的量子产额和消光系数。②对488nm的激发光能较强吸收。③发射光与激发光间有较大波长差。④易与被标记的单克隆抗体结合而不影响抗体的特异性。选择荧光染料时，须依据流式细胞仪的激光光源的发射光波长，最常用的染料有FITC、PE、PI、ECD等。

2. FCM荧光染色的方法 FCM中常用的荧光染色方法包括直接免疫荧光染色和间接免疫荧光染色。

（1）直接免疫荧光染色法：常用于对细胞表面标志的染色分析。选用直接针对细胞表面抗原特异性的单克隆荧光抗体，一种抗体只针对一个抗原。如需进行多参数分析，则需选用多个特异性荧光标记的单克隆抗体，各标记荧光素的发射波长也不同，以利于仪器的区分。

该法特异性强，荧光标记的干扰因素少，判定结果简单，但需购买多种荧光标记的单克隆抗体。

（2）间接免疫荧光染色法：尤其适用于一些研究分析（如检测一些新的未知抗原）。其基本原理是用未标记的已知特异性抗体（一抗）与待测抗原反应后，用荧光素标记的二抗（针对一抗的抗体）进行标记染色，再检测分析荧光素标记的二抗所发射的荧光信号，用以鉴定标本中的待测抗原。

该法敏感性高，不需标记多种荧光抗体，只需标记几类种属特异性不同的二抗即可检测多种抗原。但操作繁琐，干扰因素较多，易产生非特异性染色，结果判断有时较为困难。

（3）多参数分析时荧光抗体的组合标记：目前FCM多采用多色标记，如两色标记、三色标记、四色标记甚至五色或六色标记。多色标记简便省时、节约成本，但多数情况下需自己组合荧光标记的单克隆抗体。选择荧光标记抗体组合时应考虑免疫荧光染料与激发光源及荧光染料的匹配问题，避免一种激发光激发多种荧光染料时出现发射光谱之间的交叉和重叠。

3. 细胞自发荧光 未经荧光标记的细胞，在受到激光照射后所激发的荧光称为自发荧光。大部分哺乳动物细胞内的吡啶或黄素类核苷酸均存在自发荧光，用紫外线或蓝光激发可产生蓝色或绿色荧光。每种细胞都有不同水平的自发荧光光谱强度，淋巴细胞、中性粒细胞、嗜酸性粒细胞都有较强的自发荧光。淋巴细胞的自发荧光的光谱强度易引起信号干扰，导致假阳性结果的出现，特别是用FITC标记染色。临床检测工作中，尤应重视细胞自发荧光对检测分析结果的干扰。

三、流式细胞术的临床应用

FCM 现已广泛地应用于基础科学研究和临床检测。通过对细胞表面的抗原成分的标记，对细胞进行多参数检测，并区分细胞的各种特性，为疾病的临床诊断和治疗提供有效的帮助。

（一）淋巴细胞及其亚群的分析

淋巴细胞是执行免疫功能和参与免疫调节的免疫活性细胞，主要分为 T 细胞、B 细胞和 NK 细胞三大类，这三类细胞群各有功能不同的亚群、活化细胞与静止细胞。在临床疾病发生发展过程中，对各类淋巴细胞的 CD 抗原进行测定，可判断患者的免疫功能状态，了解免疫相关性疾病的发病机制。

1. T 淋巴细胞及亚群分析 TCR 和 CD3 是外周血成熟 T 细胞特有的表面标志。按 CD 分子表达不同，将 T 细胞分为 $CD4^+$ 和 $CD8^+$ 两大亚群，两者分别称为 Th 和 Tc。用三色标记的单克隆荧光抗体，通过 FCM 可实现对 T 细胞及其亚群的精确分类。

（1）Th 表达 $CD3^+$、$CD4^+$、$CD8^-$，受自身 MHC Ⅱ 类分子限制，能辅助 B 细胞分化成熟为浆细胞，参与促进细胞介导的免疫应答。Th 活化后合成和释放多种细胞因子（CK），据 CK 类型可将 Th 进一步分为不同的 Th 亚群。

（2）Tc 表达 $CD3^+$、$CD4^-$、$CD8^+$，受自身 MHC Ⅰ 类分子限制，在 T 细胞免疫应答中发挥重要功能，可特异性直接杀伤靶细胞，参与机体的抗肿瘤免疫、抗感染免疫、自身免疫病及移植排斥反应等。

2. B 淋巴细胞及亚群分析 BCR 是外周血中成熟 B 细胞特有的表面标志。外周血成熟 B 细胞主要表达 CD19、CD20、CD21、CD22。若同时检测 CD5，可将 B 细胞进一步分为 B1 细胞和 B2 细胞。B1 细胞主要参与免疫调节、自身免疫性疾病及 B 细胞源性肿瘤的发生，B2 细胞常在受到外来抗原刺激后，经活化、增殖、分化后产生高亲和力的抗体。

3. NK 细胞分析 NK 细胞为一类大颗粒的淋巴细胞，其主要的表面标志包括 CD16 和 CD56。目前，临床上常用三色荧光抗体标记将 $CD3^-$、$CD16^+$、$CD56^+$ 淋巴细胞定为 NK 细胞。NK 细胞在抗肿瘤免疫、抗感染免疫中有重要作用，还参与机体的免疫调节，抑制活化 B 细胞的增殖分化及骨髓造血干细胞增生等。

（二）白血病免疫分型

白血病免疫分型，即利用单克隆抗体检测白血病细胞表面和细胞质内的抗原，通过表型分析以了解白血病的分类和分期，是研究白血病分化抗原和白血病分类诊断的重要手段。正常血细胞在其从造血干细胞开始分化、发育、成熟的过程中，其细胞膜、细胞质或细胞核的抗原在分化成熟的过程不断改变，并表现出与各系细胞及其分化程度相关的特异性，这些抗原又称为造血细胞分化抗原，如髓系细胞的 MPO、CD33、CD13、CD14、CD15、CD117 等抗原，巨核细胞系的 CD41、CD61 抗原，红细胞系的 GLY-A 抗原，T 淋巴细胞的 CD2、CD3、CD4、CD5、CD7、CD8 等抗原，B 淋巴细胞的 CD19、CD20、CD21、CD22 等抗原。白血病细胞即是造血细胞在某一个分化阶段的大量积累，同时可表达与分化阶段相应的造血细胞分化抗原，故而可用造血细胞分化抗原来标记并检测白血病细胞。此外，对淋巴细胞的表面抗原进行动态监测，可明确淋巴细胞在其分化过程中各阶段表面抗原的表达情况，据此检测出表型异常的淋巴细胞，用于各型淋巴细胞白血病的鉴别诊断，如主要表达 B 细胞标志而不表达 CD5 的滤泡性淋巴瘤与滤泡性淋巴瘤白血病和慢性淋巴细胞型白血病的鉴别。

（三）在免疫血液病中的应用

1. 阵发性睡眠性血红蛋白尿症（paroxysmal nocturnal hemoglobinuria，PNH） 是以补体介导的血管内溶血为临床特征的造血干细胞克隆性疾病。现已证实，PNH患者的血细胞膜上缺乏多种糖化肌醇磷脂结合蛋白（GPI锚蛋白）如CD55（C3转换酶衰变加速因子）、CD59（反应性溶血膜的抑制物），使血细胞对补体异常敏感而出现以血管内溶血为特征的一系列临床症状。以FCM检测外周血RBC、WBC及Ret膜上的CD55和CD59可诊断PNH。

2. 免疫性血小板疾病和中性粒细胞减少症 FCM检测原发性血小板减少性紫癜和中性粒细胞减少症患者血液中的抗血小板抗体和抗白细胞抗体，可用于上述疾病的临床诊断。

（四）在艾滋病监测中的应用

艾滋病又称获得性免疫缺陷综合征（acquired immune deficiency syndrome，AIDS），是由HIV选择性侵犯$CD4^+$ T细胞并使该群细胞受到溶解性破坏，导致$CD4^+$ T细胞数量显著下降，功能降低，继而造成全身免疫功能受损。AIDS的特征性免疫诊断指标是T细胞总数减少，T细胞亚群CD4/CD8比例倒置，$CD4^+$ T细胞绝对计数显著下降甚至检测不到；但$CD8^+$ T细胞数量可正常或增加，NK细胞计数减少或活力降低，B细胞正常。采用三参数荧光标记进行FCM，可对外周血T细胞及其亚群进行分析，并通过动态监测T细胞亚群对HIV携带者及AIDS病人进行鉴别。

（五）其他临床应用

FCM检测血小板膜表面受体，可用于血栓性疾病的诊断；通过网织红细胞分析监测贫血的严重程度；FCM亦广泛用于肿瘤研究，如DNA非整倍体出现率增高是癌变的重要标志之一，FCM分析DNA含量即可判断细胞的倍体状态；通过检测肿瘤患者外周血淋巴细胞表达的肿瘤耐药相关蛋白（MDR），可分析患者对化疗药物是否出现耐药性，从而提示更改治疗方案。此外，FCM的交叉配型可用于骨髓移植和干细胞移植后的免疫监测，以及分析细胞周期及细胞凋亡的发生与否、分析染色体核型等。

第5节 免疫芯片技术

免疫芯片（immune chip）也称抗体芯片（antibody microarray）或抗体微阵列，是最重要的蛋白质芯片，也是一种全新概念的生物芯片检测技术，它将抗原抗体反应的特异性与电子芯片高密度集成原理相结合而建立，为高通量获取生物信息的检测方法。

▶▶ 一、免疫芯片的原理及方法学评价

在固相载体上，将几个、几十个甚至几万个或数量更多的抗原（或抗体）高密度排列在一起所构建的微阵列即抗体芯片。检测时，芯片与患者待检样品或生物标本同时进行反应，即可一次获得抗体芯片中所有已知抗原（或抗体）的检测结果，可一次同时完成多达几十种，甚至几万种或更高数量的抗原（或抗体）等致病因素或生物样品的检测分析。

免疫芯片是一种高通量的检测技术，仅需少量病人标本或生物样品，通过一次检测便可获得几种甚至几万种有关的生物信息或疾病的检测结果，与现行传统的免疫学检测方法比较，具有信息量大、快速、及时、操作简便、生产成本低、用途广泛及自动化程度高等优点。

二、免疫芯片的应用

免疫芯片广泛应用在蛋白质组计划（后基因组计划）和生物医学领域对重要蛋白质的功能鉴定和疾病诊断中，亦可应用在高通量药物筛选、环境和农业检测、食品卫生等方面。

（一）肿瘤标志物检测

芯片技术可同时分辨多种肿瘤标志物，并可分析定量其血清浓度，为同时快速分析多种蛋白质间的相互作用，建立肿瘤的表达谱型及筛选生物标志提供研究方向和途径，对肿瘤的早期诊断与分型有重要的临床意义。

（二）感染性疾病病原体的检测

如肝炎病毒、结核杆菌、幽门螺杆菌等均可用蛋白芯片进行快速准确的临床检测。

（三）自身免疫性疾病的检测

蛋白芯片法检测项目多、简便快速、敏感性好、特异性强、分析客观，值得推广。

（四）细胞膜表面抗原的检测

淋巴细胞因分类不同，其表面 CD 抗原也存在差异，蛋白芯片可同时快速检测多种蛋白，用于细胞膜表面抗原的监测。利用蛋白质微阵列的方法可对不同来源的个体、组织、刺激细胞的蛋白质进行检测，从而对这些不同的个体、组织、细胞分化发育阶段、病变和刺激等特异性进行综合分析判断。

（五）细胞因子的检测

细胞因子与免疫炎症的规律性应答有关，且可提示机体存在的某些其他病理状态。但目前的检测方法均难以实现准确定量，免疫芯片在蛋白质组学中稳定性较好，结果准确可靠，可为临床疾病的诊疗提供更好的监测及评价指标。

（六）兴奋剂的检查

大规模的兴奋剂检测，可通过蛋白芯片及通过高精度仪器观测尿样与蛋白质的反应，检测是否服用了兴奋剂。

（七）其他

除上述免疫芯片外，还有很多蛋白芯片用于临床研究并取得了巨大的进步。如风湿性疾病检测蛋白芯片，免疫球蛋白检测蛋白芯片，变态反应性疾病检测蛋白芯片等。

（旷兴林）

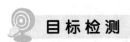

目标检测

一、名词解释

1. 荧光效率　　2. 荧光淬灭　　3. FCM

二、单项选择题

1. 荧光效率指

   A. 荧光素产生荧光的强度

   B. 荧光素将吸收的光能转变为荧光的百分率

   C. 物质产生荧光的效率

   D. 特异性荧光和非特异性荧光的强度比

   E. 荧光素接受激发后，产生的荧光色调

2. 荧光显微镜中能阻断红外线透过的滤板为

   A. 隔热滤板　　　　　　B. 折射滤板

   C. 吸收滤板　　　　　　D. 激光滤板

E. 衍射滤板

3. 有关荧光抗体标记中 F/P 值的叙述,正确的是
    A. F/P 值越大,说明抗体分子上结合的荧光素越少
    B. F/P 值越大,说明抗体分子上结合的荧光素越多
    C. F/P 值是指荧光素占蛋白质的百分比
    D. F/P 值是 A_{260} 与 A_{280} 之比
    E. 以上都不对

4. 荧光显微镜与普通光学显微镜相同的结构是
    A. 光源　　　　　　B. 滤板
    C. 聚光器　　　　　D. 目镜
    E. 物镜

5. 荧光素与抗体间通过什么结合成荧光素标记抗体
    A. 范德华力　　　　B. 氢键
    C. 离子键　　　　　D. 共价键
    E. 静电引力

6. 可有效避免内源性非特异荧光干扰的荧光免疫分析技术为
    A. 时间分辨荧光免疫测定
    B. 荧光偏振免疫测定
    C. 荧光酶免疫测定
    D. 直接荧光抗体染色法
    E. 间接荧光抗体染色法

7. 在临床检验中,主要用于测定各种激素、蛋白质、酶、药物及病毒抗原的检测技术为
    A. 荧光偏振免疫测定
    B. 荧光抗体技术
    C. 时间分辨荧光免疫测定
    D. 底物标记荧光免疫测定
    E. 流式细胞术

8. 临床上治疗性药物监测中药峰时间检测的首选方法为
    A. 时间分辨荧光免疫测定
    B. 流式细胞术
    C. 荧光抗体技术
    D. 荧光偏振免疫测定
    E. 底物标记荧光免疫测定

9. 最适于时间分辨荧光免疫测定的荧光素为
    A. 藻红蛋白　　　　B. 四甲基异硫氰酸罗丹明
    C. 四乙基罗丹明　　D. 异硫氰酸荧光素
    E. 镧系稀土元素(Eu^{3+})

10. 只需制备一种标记抗体,即可检测所有抗原抗体的荧光抗体染色法的为
    A. 直接法　　B. 间接法　　C. 补体结合法
    D. 双标记法　　E. 以上都不对

11. 落射荧光显微镜的吸收滤片应安装在
    A. 激发滤片与分色镜之间
    B. 物镜与分色镜之间
    C. 光源与激发滤片之间
    D. 分色镜与目镜之间
    E. 物镜与载玻片之间

12. 去除过度标记的荧光抗体最好用
    A. 搅拌法　　B. 透析法　　C. 盐析法
    D. 凝胶过滤法　　E. 离子交换层析法

13. 荧光免疫技术中,应用最广泛的金属元素为
    A. Eu　　B. Tb　　C. Ce
    D. Au　　E. Zn

14. 作为荧光显微镜的光源不可能是
    A. 氙灯　　B. 氪灯　　C. 紫外灯
    D. 卤素灯　　E. 高压汞灯

15. 荧光显微镜镜检时,不正确的操作是
    A. 染色后标本应即刻镜检
    B. 镜下观察时间不宜太长
    C. 油镜检查时,宜用无荧光镜油
    D. 在37℃时,观察效果更好
    E. 检查在暗室内进行

16. FCM 最关键的实验步骤是
    A. 荧光染料的选择与标记
    B. 单克隆抗体的选择
    C. 单细胞悬液的制备
    D. 反应条件的确定
    E. 流式细胞仪参数的设定

(17、18 题共用备选答案)
    A. 异硫氰酸荧光素　　B. 四乙基罗丹明
    C. 四甲基异硫氰酸罗丹明　D. 藻红蛋白
    E. 镧系螯合物

17. 激发后产生的荧光寿命最短的是

18. 最大发射光波长为 620nm 的物质为

三、简答题

1. 简述荧光抗体技术的基本原理。
2. 简述荧光偏振免疫测定的基本原理。
3. 时间分辨荧光分析法的原理及其临床应用。
4. 简述 FCM 的临床应用。

第15章　放射免疫技术

案例 15-1

患者，女性，28 岁，已婚未育。平素月经不规律，因想怀孕到妇科诊治，查性激素示催乳素 51.12ng/ml，一周后复查 39.92ng/ml。该患者拟做血、尿皮质醇，血浆 ACTH 泌乳素测定。查 MRI 示腺垂体左侧轻度异常强化区，直径约 4.5mm，垂体柄轻度右移。

问题：

此案例多次进行激素水平的检测，鉴于激素是体内极其微量的物质，选用何种方法定量检测适合？

附参考资料：腺垂体主要分泌 7 种激素，分别是促甲状腺激素、促卵泡生成素、促黄体生成素、生长激素、促肾上腺皮质激素、泌乳素、促黑色细胞素。这几种激素如检测出现异常就有不同的病理表现。

1959 年 Yalow 和 Berson 在研究胰岛素和胰岛素抗体的免疫反应时，首先将放射性核素高敏感的示踪特点和抗原抗体反应的高特异性特点相结合，实现了血浆胰岛素的定量分析，创立放射免疫分析（radioimmunoassay，RIA）。1968 年 Mile 和 Hale 将放射性核素 I 标记在抗体上，采用固相吸附方式进行未结合标志物的分离，创立免疫放射分析（immunoradiometric assay，IRMA）。放射免疫分析技术开创了体液微量物质定量分析的崭新领域，并为其他标记免疫分析奠定了基础。放射免疫技术是临床实验室的重要检测手段，已广泛应用于激素、维生素、药物、肿瘤标志物、病原微生物抗原（抗体）的定量分析。

第1节　放射性核素标志物的制备

放射免疫技术以放射性核素作为示踪物质（标志物），选择哪种放射性核素，以及如何将放射性核素与抗原（或抗体）连接即放射标志物的制备，是建立放射免疫分析方法的基础。

一、放射性核素基本知识

(一) 放射性核素

放射性核素是指在自然条件下可发生自发性的转化,由一种放射性核素转变为另一种放射性核素,并同时释放射线。放射性核素的这一转变过程称为放射性衰变。放射性核素依衰变方式不同分为 α、β、γ 三类。用于放射免疫技术的有 β、γ 两大类,分别采用液体闪烁计数器和 γ 计数器测定。最常用的放射性核素是^3H(β 衰变)和^{125}I(γ 衰变);由于^3H存在半衰期长、测量复杂、效率低、废弃物处理困难等缺陷,目前已经很少使用。

(二) 放射性核素^{125}I

放射性核素 ^{125}I 是最常用的放射免疫技术标志物。其优点:①化学性质比较活泼,标记方法简单,且容易获得高比活性的标志物。②在衰变过程发射 γ 射线,便于测量,且测量效率高。③半衰期短(60 天),试剂盒有一定的使用期,废弃物的处理也比较容易。缺点包括:①用^{125}I取代 H 会改变原物质的化学结构,有可能影响原物质的免疫活性。②较容易发生辐射损伤而使标记抗原变性。③标志物只能应用 6 ~ 8 周,对商品化的试剂来说,其产品的货架期较短。

二、放射性核素标志物的制备

放射性标志物的质量优劣,是此技术的关键,标志物的各项指标直接影响分析测量结果。因此,必须制备高比活度、高纯度和具有完整免疫活性的标志物,这是建立高质量放射免疫分析法的重要条件。

(一) 抗原(抗体)

用于放射性碘标记的抗原化合物一般要求其纯度应大于 90% 的高纯度抗原,蛋白质、肽类抗原可直接进行标记,非蛋白质抗原或半抗原(不含有酪氨酸或酪胺残基及组胺残基上的氢原子等的甾体激素和药物分子等)需要进行必要的修饰才能用放射性碘标记。

用于放射性碘标记的抗体需选用高效价、高亲和力的抗体,常选择多克隆抗体,也可以选择单克隆抗体。此外,必须选用较高纯度和较高效价抗体,而多克隆抗体必须具有较高的特异性。

(二) 标记方法——氯胺 T 法

将放射性核素连接在抗原或抗体分子上形成放射标志物。放射标志物是进行放射免疫分析关键的试剂之一。放射性核素 ^{125}I 的标记通过取代反应置换被标志物中酪氨酸或酪胺残基芳香环上的氢原子实现。因此,蛋白质、肽类等化合物可直接标记,而对不含上述基团的甾体激素或药物分子,必须连接相应的基团才能进行标记。

氯胺 T(Ch-T)法是常用的标记方法。Ch-T 是对甲苯磺基酰胺的 N-氯衍生物钠盐,在水中易分解成具有氧化性的次氯酸;次氯酸可将^{125}I的 I^-氧化为 I^+,取代抗原(或抗体)中酪氨酸残基苯环上的氢原子,形成稳定放射标志物;最后加入还原剂偏重亚硫酸钠($Na_2S_2O_3$)终止反应。碘化反应过程如图 15-1 所示。

为避免损伤被标志物的生物学活性并得到高比放射性的标志物,应注意:①使用无还原剂的高比放射活性碘源($Na^{125}I$)。②注意抗原或抗体用量(5 ~ 20μg),Ch-T 用量要低。③小于 200μg 的反应体积,反应时间为 1 ~ 2 分钟,pH 7.4 ~ 7.6 为宜。

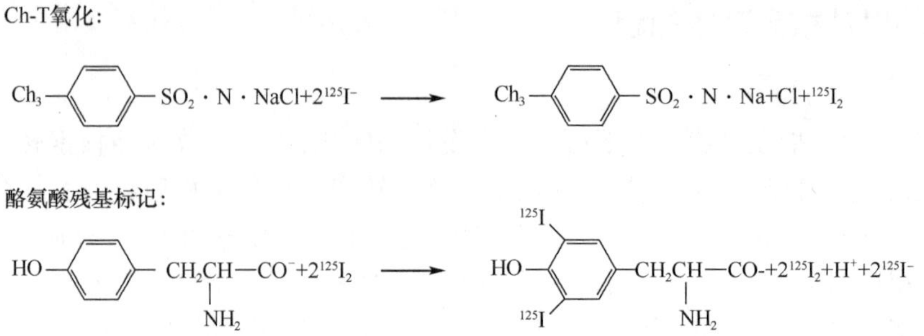

Ch-T氧化:

$$CH_3-\bigcirc-SO_2\cdot N\cdot NaCl+2^{125}I^- \longrightarrow CH_3-\bigcirc-SO_2\cdot N\cdot Na+Cl+^{125}I_2$$

酪氨酸残基标记:

$$HO-\bigcirc-CH_2CH-CO^-+2^{125}I_2 \longrightarrow HO-\bigcirc-CH_2CH-CO+2^{125}I_2+H^++2^{125}I^-$$

●● 图 15-1　蛋白质^{125}I 标记反应示意图 ●●

甾体类化合物、环核苷酸、前列腺素等缺乏碘标记基团,需采用间接标记方法。预先将^{125}I 用氯胺 T 法标记在一个带有可与蛋白质或多肽交联活性基团的 3-(4-羟苯)-苯丙酚-N-琥珀酰胺酯配体上,获得一种^{125}I 化酯;再将^{125}I 化酯与待标志物混合反应,两者反应结束后,^{125}I 化酯的功能基团即与蛋白分子上的氨基酸残基反应,从而使待标志物被碘化。

（三）纯化

标记反应后形成的标志物不能直接使用,需去除游离^{125}I 和其他杂质(如过度标记的标志物)。游离^{125}I 和^{125}I 标记抗体(抗原)分子大小相差悬殊,采用凝胶层析即可分离。

标志物长期储存后可因脱碘和自身辐射造成蛋白质破坏而形成碎片,可采用上述方法对标志物重新进行纯化。

（四）放射标志物的鉴定

放射标志物的鉴定内容有放射化学纯度、比放射活性和免疫性三个参数。

1. 放射化学纯度　指标志物中结合在抗原(或抗体)上的放射活性占该标志物总放射活性的百分比。因只有结合在抗原(或抗体)上的部分才是直接参与抗原抗体反应的部分,所以放射化学纯度一般要求大于95%。一般情况下,被标志物(抗原或抗体)的纯度、标记后纯化效果、储存过程中脱碘均会影响放射化学纯度。

常用的测定方法是利用三氯乙酸将待测样品中所有蛋白质沉淀,离心后测定沉淀物(标志物)的放射性并计算其占待测样品总放射性的百分率。同时,放射化学纯度还是观察在储存期内标志物脱碘程度的重要指标。

2. 比放射活性　是指单位质量标志物中所含的放射性强度,也可理解为每分子抗原(或抗体)平均所结合放射性原子的数目,常用 Ci/g 或 Ci/mmol 表示。比活性可直接影响竞争性分析的敏感度。理论和实践都证明,已知的放射性抗原浓度与待测样品中待测抗原的浓度保持同一水平时,分析系统的敏感度最高。标志物比放射活性较高时,可提高方法的敏感度(因相同放射性强度时,高比放射活性者标志物用量少);但比放射性过高时,辐射损伤大,标志物免疫活性易受影响,且储存稳定性差。

比放射活性可通过以下方法获得。

（1）计算法:依据标记反应中放射性核素的利用率(标记率)来计算。

比放射活性$(\mu Ci/\mu g)$ = 投入的总放射性×标记率/被标志物化学量

标记率(放射性核素利用率) = (标志物总放射性/投入的总放射性)×100%

（2）自身置换法:通过比较标记抗原与标准品抗原的免疫活性来测定纯化后标志物的

比放射活性。以标记抗原为例:先作一条常规 RIA(详见本章第 2 节)标准曲线,反应体系由定量标记抗原、不同浓度的标准品抗原、限量抗体组成。标记抗原与抗体的结合率(B/T)随标准抗原的增加而竞争抑制性减少。同时,另作一条标记抗原自身置换曲线,反应体系仅限量抗体和不同剂量的标记抗原;标记抗原的结合率也随标记抗原总量的增加而减少,即所谓自身置换。因此,若标记抗原与标准品抗原具有相同的免疫活性,则上述两条曲线应平行。表明在相同的放射性结合参数(B/T)水平上,标准抗原和标记抗原所对应的物质浓度完全相同;由此可通过选择不同放射结合水平的标准抗原化学量(以 ng/ml 或 nmol/ml 表示)和相应的标记抗原放射性计量(以 cpm/ml 表示,其中 cpm 可换算为 Ci 或 nCi),即可计算出该标志物的比放射活性(图 15-2)。

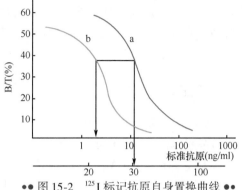

●● 图 15-2　^{125}I 标记抗原自身置换曲线 ●●

3. 免疫活性(immunoreactivity)　指标志物与待测物抗体结合的能力,此指标可反映标记过程中被标志物抗原的免疫活性受损情况。如标志物的免疫活性改变,标记的抗体与特异性抗原的反应发生改变,此被标志物失去了其特有的生物学活性,因而也无法应用其去检测未知抗原。免疫活性测定方法可用少量标志物与过量抗体反应,测定与抗体结合部分(B)的放射活性,并计算与加入的标志物总放射活性(T)的百分比(B/T)。一般情况下 B/T 应大于 80%。

4. ^{125}I 放射活性检测　^{125}I 释放 γ 射线,采用探测 γ 射线的晶体闪烁计数器测量。晶体闪烁计数器包括碘化钠(铊)闪烁晶体、光电倍增管及计数器三个基本部分。其探测 γ 射线的原理如下:利用 γ 射线照射闪烁体,导致晶体分子激发,在退激发时闪烁体发出一定波长的荧光;再由光电倍增管将极微弱的荧光转换成光电子并放大 10 倍;从光电倍增管输出的电信号经过放大器放大,经单道分析器甄别处理,并在定标器上显示。探测到的放射性信号是仪器输出的电脉冲数,单位为:每分钟计数(counts per minute,cpm)。

(五) 放射性检测的防护

为了保证职业性放射工作人员、公众的健康与安全,并保证环境不受污染,必须按《放射卫生防护标准》的要求,本着安全、经济、合理的原则,对核医学实验室须采取综合性的卫生防护措施。放射性防护措施包括实验室的选址、布局、必要的防护器材、放射性废弃物的处理、放射性表面污染的去除及个人的防护等。如实验室要注意通风,实验操作间与测量间分开,遵守安全操作的技术规程等,再如个人防护必须按操作要求穿工作服、戴手套帽子,在指定的地点操作等。

第2节　放射免疫分析

自放射免疫分析技术于 20 世纪 50 年代首创以来,因其高灵敏度、高特异性和精确性等特点,而被广泛地应用于测定小分子抗原(如激素、多肽等)的定量分析上。其创始人之一美国学者 Yalow 因此而荣获了 1977 年度的诺贝尔生理学或医学奖。

下丘脑垂体疾病的早期诊断

20世纪初,由于激素检测技术的落后,人们对下丘脑垂体疾病的认识仅仅限于临床有明显症状的疾病,如激素分泌性垂体瘤库欣综合征和肢端肥大症;垂体激素分泌减少的侏儒症、席汉综合征以及具有典型的宦官面容的男性性功能减低等疾病。随着放射免疫检测技术的发展,自20世纪70年代后期开始,很多垂体激素尤其是下丘脑神经垂体分泌的pg级激素得以精确定量测定。因此,越来越多的下丘脑垂体疾病被大家所认识。

一、检测原理

放射免疫分析就分析原理而言属于竞争性分析,基于标记抗原和非标记抗原对同一抗体有相同亲和力,则两者在同一系统中发生与特异性抗体的竞争性结合。

1. 原理 标记抗原(Ag^*)、非标记抗原(Ag)与特异性抗体三者同时存于一个反应体系中,标记抗原和非标记抗原对特异性抗体具有相同的特异结合力,两者相互竞争结合特异性抗体。在这一反应系统中,作为试剂的标记抗原和抗体的量是固定的,而受检标本中的非标记抗原是变化的,Ag^* 和 Ag 的量大于 Ab 结合位点,两者通过竞争方式与 Ab 结合。随着待检 Ag 增加,Ag^* 与 Ab 结合形成 $Ag^*Ab(B)$ 复合物的放射量降低,$Ag^*(F)$ 放射量增加,两者变化呈函数关系(图15-3)。

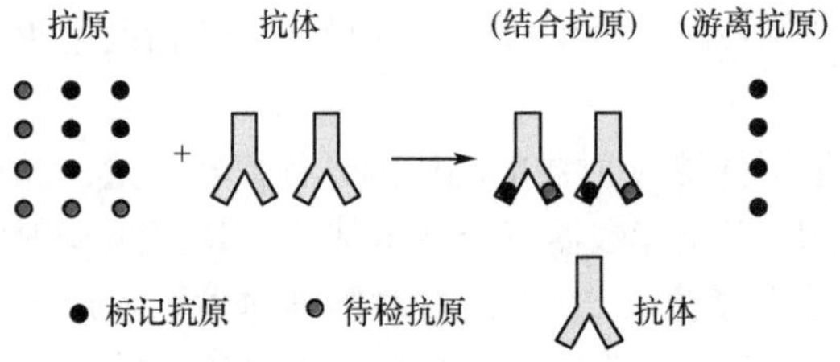

2. 方法 放射免疫分析实验过程包括:抗原抗体反应、分离结合标志物、放射性测定和数据处理等重要环节。抗原抗体反应是指将未标记抗原(标准品或待测样品)、标记抗原和特异性抗体加入反应试管中,在一定条件(温度、时间及酸碱度)下进行竞争抑制反应。

●● 图15-3 放射免疫分析原理示意图 **●●**

抗原　　　　抗体　　　　(结合抗原)　(游离抗原)

● 标记抗原　● 待检抗原　人 抗体

放射免疫分析有两种竞争模式:①平衡法,标记抗原、标准品抗原(或待测样本)特异性抗体,同时加入反应体系中;②非平衡法,标准品抗原(或待测样本)和特异性抗体,优先使非标记抗原与特异性抗体达到平衡,然后再加入标记抗原竞争与抗体结合。

二、技术要求

在放射免疫分析中形成的抗原抗体复合物并不发生沉淀,它与游离 Ag^* 同时存在于体系中;只有将结合标志物部分(Ag^*Ab,B)和游离标志物部分(Ag^*,F)分离,并测定其中一个组分(一般测量结合标志物),才能得到剂量反应曲线。因此,分离技术是放射免疫分析的重要环节,分离效果将直接影响测定结果的准确性和测定重复性。

1. 样品的处理 血清、血浆(抗凝),尿液,组织匀浆用蒸馏水或缓冲液适当稀释。血清或血浆−20℃保存3个月,−70℃保存6个月。

2. 试剂要求 抗体限量,且总结合位点数小于 Ag 或 Ag^* 量。当标本中无待检 Ag 时,抗体全部与 Ag^* 结合,并有游离的 Ag^* 存在;当标本中有待检 Ag 时,Ab 与 Ag^* 结合将受到抑制,标本中待测 Ag 的量与可以测量的结合标志物(Ag^*Ab)的量形成某种反比函数关系。如用已知的不同浓度的 Ag 为标准品,分别与定量 Ag^* 和限量的抗体反应,即可获得一条剂量反应曲线;如将未知浓度待测标本进行同样操作,则可利用上述剂量反应曲线获得标本中待测抗原的浓度。

3. 反应温度与时间 可依据待检抗原的理化性质和所用抗体亲和力(K 值)大小等条件进行选择。若抗原性质稳定且含量高,反应时间可较短(数小时),反应温度可选室温或 37℃;若抗原的理化性质不稳定(如某些小分子肽)或含量甚微或抗体的 K 值较低,则应选低温(4℃)长时间(20～24 小时)反应条件。

4. B、F 分离 理想的分离技术应分离彻底、迅速;分离过程不影响反应平衡,且分离效果不受反应介质干扰;操作简便、重复性好。常用分离技术有:活性炭吸附法、聚乙二醇深沉法、双抗体法等。

(1)聚乙二醇沉淀法:聚乙二醇(PEG)可以破坏蛋白质水化膜,非特异性沉淀大分子蛋白质(抗原抗体复合物),而将小分子蛋白(游离标记抗原)保留在上清中,经离心后弃上清即可获得结合标志物。一般选择分子质量为 6000Da 的聚乙二醇,体系中的聚乙二醇的最终浓度为 7% ～9%,同时维持 pH 6～9,可取得较好的分离效果。

聚乙二醇被广泛用于放射免疫分析中作沉淀剂。其优点是沉淀完全且经济方便;缺点是非特异结合率较高,且受温度、酸碱度、离子强度等影响较大。

(2)双抗体法:以第二抗体作为沉淀剂。第二抗体是一种抗抗体,即以第一抗体动物源性免疫球蛋白(IgG)作为免疫原,免疫动物获得免疫血清。如第一抗体为单克隆抗体(鼠源性),第二抗体可以是用鼠 IgG 免疫家兔制备的兔抗鼠 IgG(Ab2);如第一抗体是用家兔制备的多克隆抗体(兔源性),第二抗体可以是用家兔 IgG 免疫山羊获得的羊抗兔 IgG(Ab2)。

双抗体法分离原理是第二抗体可特异性结合标记复合物中的第一抗体并形成沉淀,但不能结合游离标记抗原,离心后便可分离结合标志物。但因第一抗体含量甚微,不易离心分离,一般还需加入一定量的与一抗同源动物的 IgG,可提高分离效果。

双抗体法的优点是分离的特异性强、重复性好、非特异结合少;缺点是第二抗体与第一抗体反应需要较长时间,第二抗体的用量较大会增加检测成本。

(3)PR 试剂法:即双抗体-PEG 法是目前广泛应用的方法。本方法融合双抗体法和 PEG 法的优点,既保持了双抗体的特异沉淀作用,又保持了 PEG 法快速沉淀的优点;同时减少第二抗体和 PEG 的用量。减少第二抗体的用量可节省成本,降低 PEG 的用量(2% ～4%)则可降低非特异性结合。

▶▶ 三、方法评价与临床应用

(一) 方法评价

1. 优点 ①灵敏度高,能检测出 μg/L 甚至 ng/L 或 pg/L 的物质。②特异性高,与结构类似物质间的交叉反应少。③准确性和重复性好,批间批内误差低。④标本用量少。

2. 缺点 存在实验室和环境的放射性核素污染,试剂有效期短,不易保存。

(二) 临床应用

(1)激素的测定,辅助诊断和治疗内分泌疾病,如 T_3、T_4、雌二醇、雌三醇、生长激素、胰岛素、前列腺素等。

(2)监测治疗药物浓度、检测违禁药物,如地高辛、巴比妥类药物、吗啡等。

(3)定量检测肿瘤标志物,对肿瘤的辅助诊断、疗效判断及预后判断,如 AFP、hCG、

CA125 等。

（4）检测细胞因子、维生素、某些微量蛋白如铁蛋白、转铁蛋白等。

（5）测定病原体抗原和抗体，可为感染性疾病的诊断提供有力证据。如乙肝"两对半"检测对乙型肝炎的临床诊断、感染分期具有重要价值。

第3节 免疫放射分析

免疫放射分析（immunoradiometric assay，IRMA）是一种非竞争性免疫分析，其原理与ELISA 极为相似，不同点主要为标志物是放射性核素，最后检测物为放射性量。

▶▶ 一、检测原理

免疫放射分析是将放射性核素标记在抗体分子上，以过量标记抗体与待测抗原进行非竞争性免疫结合反应，采用固相免疫吸附方式对 B 或 F 进行分离。由于采用过量抗体缩短反应达到平衡所需时间，采用固相吸附分离方式简化分离程序（无需离心），从而有效节省检测时间。免疫放射分析以双位点（双抗体夹心）法最为常用，适用于大分子蛋白质（多肽）的检测。免疫放射分析有单位点和双位点两种类型，实际工作中以双位点（或双抗体夹心法）最为常用。

双位点 IRMA 法原理：双抗体夹心法采用两种抗体，一种已知抗体作为捕获抗体，与固相载体连接，并保留抗体活性；另一种已知抗体标记放射性核素，制备成标记抗体。测定时先加标准品抗原和待测抗原与过量的固相抗体反应，形成固相抗体-抗原复合物于固相载体表面；洗涤除去未发生结合的物质后，再加标记抗体，温育后形成固相抗体-抗原-标记抗体复合物，未结合标记抗体存在于液相中，通过洗涤即可去除。用已知浓度抗原的系列标准品进行反应，可以得到一条正向剂量反应曲线，如将待测样品进行同样操作，则可从计量反应曲线查得样品中的抗原浓度（图 15-4）。

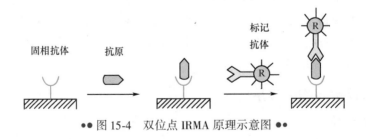

固相抗体　抗原　　　　　　　　　　　　标记抗体

●● 图 15-4　双位点 IRMA 原理示意图 ●●

▶▶ 二、技术要求

1. 包被　IRMA 技术重点不是分离，而是吸附（也称包被）。吸附一般采用物理吸附法；用 pH 9.6 碳酸盐缓冲液将预包被抗体稀释到一定浓度（3 ~ 10μg/ml），加入试管中室温过夜；弃包被缓冲液并洗涤去掉结合不牢固抗体，再加入 1% 牛血清白蛋白溶液，以高浓度蛋白封闭未结合抗体的空白位点，防止在以后反应中发生非特异性吸附，此过程称为封闭。经上述处理的塑料试管经真空干燥后保存备用。

2. 抗原抗体反应　向已包被抗体的反应管中加入待测抗原及标记抗体，在一定的温度下温育至反应达到平衡。

3. B、F 分离　洗涤上清液,以便除去未结合的游离标记抗体。

4. 放射性测定　测定反应管中的放射性强度。

5. 数据处理　IRMA 复合物的放射性强度与待测抗原量呈正比,用抗原标准品绘制标准曲线,即可查出待测抗原量。

三、方法评价与临床应用

放射免疫技术是三大经典标记免疫技术之一,它的建立使检验医学技术发生重大变化,并为检验医学开拓了崭新的检测领域。

（一）方法评价

1. 优点　①有商品化试剂盒的生产与销售。②灵敏度、特异性明显高于 RIA。

2. 缺点　①需要特殊的分离方法,主要是靠单克隆抗体作为分离剂,对小分子的半抗原不合适。②采用放射性核素作为示踪物质,放射性废物的储存和销毁,均会对环境造成一定放射性污染。

（二）临床应用

放射免疫技术原则上适用于 RIA 检测的所有物质。对某些难以标记的抗原如病毒,RIA 不能测定,但 IRMA 可以检测。

近年来,由于非放射标记免疫(如发光免疫分析)飞速发展和广泛普及,同时放射标记技术存在放射性污染、试剂盒有效期短等缺陷,放射免疫技术有逐渐被发光免疫技术取代的趋势。但是,因放射标记免疫在小分子半抗原(甾体激素)测定方面的优势,加之检测成本较低,同时由于目前大多数发光免疫试剂和仪器均依赖进口,因此放射免疫技术在今后一段时间内仍会发挥一定作用。

四、放射免疫分析与免疫放射分析技术的区别

放射免疫分析与免疫放射分析是放射免疫技术中的两种重要类型,分别是竞争性分析和非竞争性分析的典型,两者各具特色,见表 15-1。

表 15-1　放射免疫分析与免疫放射分析的比较

	放射免疫分析	免疫放射分析
标志物	抗原	抗体
抗体用量	限量	过量
反应模式	竞争性分析	非竞争性分析
反应时间	较慢	较快
分离技术	PEG-双抗体法等	固相吸附法
测量范围	较窄	较宽
敏感度	较低	较高
应用范围	小分子半抗原	常用于大分子抗原或抗体

（王丽欣）

目标检测

单项选择题

1. 放射免疫技术间接标记法的缺点是
   A. 添加基团可能影响被标志物的免疫活性
   B. 标志物化学纯度低
   C. 降低标志物的免疫活性
   D. 标志物的比放射性低
   E. 降低标志物的亲和力

2. ^{125}I 标志物的放射化学纯度要求为
   A. >80%　　　　　　　　B. >90%
   C. >95%　　　　　　　　D. >98%
   E. >99%

3. 观察储存期内^{125}I 标志物脱碘程度的指标是
   A. 放射化学纯度　　　　　B. 免疫活性
   C. 比放射性　　　　　　　D. 亲和力
   E. 碘含量

4. 常用的间接碘标记法是
   A. 氯胺 T 法　　　　　　B. 乳过氧化物酶法
   C. 联接标记法　　　　　　D. 碳化二亚胺法
   E. 戊二醛法

5. ^{125}I 标志物的免疫活性要求为
   A. >70%　　　　　　　　B. >90%
   C. >85%　　　　　　　　D. >80%
   E. >95%

6. 最常用的 RIA 标志物是

A. ^{125}I　　　　　　　　　B. ^{131}I
C. ^{14}C　　　　　　　　　D. ^{3}H
E. ^{32}P

7. 关于 RIA,下列说法正确的是
   A. 标记抗原限量　　　　B. 标记抗体限量
   C. 抗体限量　　　　　　D. 标准抗原限量
   E. 待测抗原限量

8. 关于活性炭吸附法,说法正确的是
   A. 活性炭吸附抗原　　　B. 吸附抗体
   C. 吸附抗原抗体复合物　D. 吸附补体
   E. 吸附非特异性物质

9. 关于第二抗体沉淀法,说法正确的是
   A. 反应结束时只需加入二抗
   B. 反应结束时只需加入一抗
   C. 反应结束时只需加入一抗同种动物的血清
   D. 反应结束时只需加入一抗同种动物的 IgG
   E. 以上说法都不对

10. 关于 IRMA 的说法正确的是
    A. 反应中加入过量的标记抗原
    B. 反应中加入定量的标记抗原
    C. 反应中加入过量抗体
    D. 反应中加入过量的标记抗体
    E. 反应中加入定量的标记抗体

第16章 金免疫技术

学习目标

1. 掌握:胶体金、免疫金的概念;斑点金免疫层析试验的原理和临床应用。
2. 熟悉:胶体金的特性;斑点金免疫渗滤试验的原理。
3. 了解:胶体金和免疫金的制备。

金免疫技术是以胶体金作为示踪物应用于抗原抗体的一种免疫标记测定技术。目前在医学检验中广泛应用的是胶体金标志物与膜载体配合形成特定的测定模式:如斑点金免疫层析试验(dotimmunogoldchromatographic assay,DICA)和斑点金免疫渗滤法(dot immunogold filtration assay,DIGFA),以其简便、快速、安全、无需特殊的仪器设备等特点成为临床医学检验快速诊断领域中的主要检测方法,是当今"即时检验"的主要技术之一。

链接
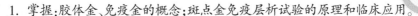

胶体金发展简史

胶体金作为标志物用于免疫组织化学始于1971年,Faulk等应用电镜免疫胶体金染色法(IGS)观察沙门菌,此后他们把胶体金与多种蛋白质结合。 1974年Romano等将胶体金标记在第二抗体(马抗人IgG)上,建立了间接免疫胶体金染色法。 1978年Geoghega发现了胶体金标志物在光镜水平的应用。 之后,许多学者进一步证实胶体金能稳定又迅速地吸附蛋白质,而蛋白质的生物活性无明显改变。 它可以作为探针进行细胞表面和细胞内多糖、蛋白质、多肽、抗原、激素、核酸等生物大分子的精确定位,也可以用于日常的免疫诊断,进行免疫组织化学定位,因而在临床诊断及药物检测等方面的应用已受到广泛的重视。

第1节 胶体金与免疫金的制备

▶▶ 一、胶体金的特性

胶体金(colloidal gold)也称金溶胶(gold solution),是由金盐被还原成金原子后形成的金颗粒悬液。胶体金颗粒由一个基础金核(原子金Au)及包围在外的双离子层构成,紧连在金核表面的是内层负离子($AuCl_2^-$),外层带正电荷的H^+分散在胶体间溶液中,由于静电作用,金颗粒之间相互排斥而悬浮成为一种稳定的胶体状态,称为胶体金。

(一)胶体特性

金颗粒大小多为1～100nm,微小金颗粒稳定地、均匀地、呈单一分散状态悬浮在液体中,成为胶体金溶液。胶体金因此具有胶体的多种特性,特别是对电解质的敏感性。电解质能破坏胶体金颗粒的外周水化层,从而打破胶体的稳定状态,使分散的单一金颗粒凝聚成大颗粒,而从液体中沉淀下来。某些蛋白质等大分子物质具有保护胶体金、加强其稳定性的作用。

(二) 呈色性

胶体金颗粒大小不同,呈色不同。最小的胶体金(2～5nm)是橙黄色的,中等大小的胶体金(10～20nm)是酒红色的,较大的胶体金(30～80nm)则是紫红色的。根据这一特点,用肉眼观察胶体金的颜色可粗略估计金颗粒的大小。

(三) 光吸收性

胶体金在可见光范围内有单一光吸收峰,波长(λ_{max})为510～550nm,随胶体金颗粒大小而变化,大颗粒胶体金的λ_{max}偏向长波长;反之,小颗粒胶体金的λ_{max}则偏于短波长,因此测定胶体金吸收峰波长变化可粗略估计金颗粒的大小。表16-1所列为部分胶体金的λ_{max}。

表16-1 100ml 氯金酸中枸橼酸三钠加入量与胶体金粒径的关系

胶体金粒径(nm)	1% 枸橼酸三钠加入量(ml)	胶体金特性	
		呈色	λ_{max}
16	2.00	橙色	518nm
24.5	1.50	橙红	522nm
41	1.00	红色	525nm
71.5	0.70	紫色	535nm

▶▶ 二、胶体金的制备

(一) 制备原理

胶体金的制备多采用还原法。氯金酸($HAuCl_4$)是主要还原材料,常用还原剂有枸橼酸钠、鞣酸、维生素C、白磷、硼氢化钠等。氯金酸($HAuCl_4$)在还原剂的作用下,聚合成一定大小的金颗粒,形成带负电荷的金颗粒悬液。根据还原剂类型及还原作用的强弱,可以制备0.8～150nm不等的胶体金。最常用的制备方法为枸橼酸盐还原法。

(二) 技术要点

(1) 取100ml 0.01% $HAuCl_4$溶液加热至沸腾。

(2) 搅动下准确加入一定量的1% 枸橼酸三钠溶液。

(3) 此时可观察到淡黄色的氯金酸溶液在枸橼酸三钠加入2分钟后很快变灰色,续而转成黑色,随后逐渐稳定成红色。继续加热煮沸15分钟。

(4) 冷却至室温后用蒸馏水恢复至原体积。

用此法可制备16～147nm粒径的胶体金。制备时加入的枸橼酸三钠的量不同可获得不同大小金颗粒。表16-1列举了制备4种不同粒径胶体金时枸橼酸三钠的用量。

(三) 注意事项

(1) 氯金酸易潮解,应干燥、避光保存。在配置其水溶液时,最好将整个小包装一次溶解。

（2）氯金酸对金属有强烈的腐蚀性，因此在配制氯金酸水溶液时，不应使用金属药匙称量氯金酸，并避免接触天平秤盘。

（3）用于制备胶体金的蒸馏水应是双蒸馏水或三蒸馏水，或者是高质量的去离子水。

（4）用以制备胶体金的玻璃容器必须是绝对清洁的，用前应先经酸洗并用蒸馏水冲净。最好是经硅化处理的，硅化方法可用5%二氯甲硅烷的氯仿溶液浸泡数分钟，用蒸馏水冲净后干燥备用。

（四）胶体金的鉴定和保存

胶体金的制备并不难，但要制备高质量的胶体金却也并非易事。因此对每次制备的胶体金应加以鉴定，主要检查指标的颗粒大小、粒径的均一程度及有无凝集颗粒等。粒径大小可通过日光观察胶体金的颜色和用分光光度计测定其最大吸收波长来粗略估计，还可作电镜观察并进行显微摄影，可以较精确地测定胶体金颗粒的平均粒径。一般需测量100个以上的胶体金颗粒，然后用统计学方法处理，计算胶体金颗粒的平均直径及标准差，平均直径反应颗粒大小，标准差说明颗粒是否均匀一致。良好的胶体金应清亮透明，若制备的胶体金浑浊或液体表面有漂浮物，提示制备的胶体金有较多的凝集颗粒。

胶体金在洁净的玻璃器皿中室温可稳定保存3个月，4℃可稳定保存半年，应避免低温冻存。

三、免疫金的制备

（一）免疫金的特性

胶体金可以和蛋白质等大分子物质结合，用于免疫测定时胶体金与抗原或抗体结合，这类胶体金结合物常称为免疫金复合物，或简称免疫金（immunogold）。而在免疫组织化学技术中，则称之为金探针。

胶体金颗粒表面带有一层负电荷，与蛋白质表面的阳性电荷通过静电感应吸附。因此，环境pH和离子强度是影响吸附的主要因素，其他如胶体金颗粒的大小、蛋白质的分子质量及蛋白质浓度等也会影响蛋白质的吸附。

（二）技术要点

（1）胶体金溶液的pH调整：用K_2CO_3或HCl调节胶体金溶液的pH至选定值。原则上可选择待标记蛋白质等电点，也可略为偏碱。但通常最适反应pH需经多次试验才能确定。

（2）蛋白质最适标记量的确定：将待标记的蛋白质储存液作系列稀释后，分别取一定量加到胶体金溶液中，另设一管不加蛋白质的对照管，5分钟后加入NaCl溶液，混匀后静置2小时，未加蛋白及加入蛋白量不足以稳定胶体金的试管，即呈现由红变蓝的聚沉现象，而加入蛋白量达到或超过最低稳定量的试管则胶体金的红颜色不变。其中含蛋白量最低的试管即为稳定胶体金的必须蛋白量。在此基础上再加10%~20%即为稳定所需蛋白质的实际用量。

（3）标记过程：在磁力搅拌下，将1/10体积的合适浓度的蛋白质溶液加于胶体金溶液中，放置室温反应数分钟。加入浓度为1%的PEG（相对分子质量为2000）或5%BSA以饱和游离的胶体金。

（4）去除上清液中未结合的蛋白质：离心条件视胶体金颗粒的粒径而异。5nm 金颗粒可选用 40 000r/min 离心 1 小时；8nm 金颗粒用 25 000r/min 离心 45 分钟；14nm 金颗粒用 25 000r/min 离心 30 分钟，40nm 金颗粒用 15 000r/min 离心 30 分钟。轻吸上清液。沉淀用含 PEG 或 BSA 的缓冲液悬浮，恢复原体积后再离心。如此洗涤 2～4 次。以彻底除去未结合的蛋白质。

（三）注意事项

（1）在调节胶体金的 pH 时应注意，胶体金会阻塞 pH 计的电极，不可直接将电极插入胶体金溶液中，宜先用终浓度为 0.1% 的聚乙二醇稳定胶体金后，再检测胶体金的 pH。

（2）盐类成分能影响胶体金对蛋白质的吸附，并可使胶体金聚沉，因此待标记蛋白质溶液若含有较高的离子浓度，应在标记前先用低离子强度的蒸馏水透析去盐。

（3）免疫金的保存：免疫金复合物最终用稀释液配制成工作浓度保存。稀释液通常是加入稳定剂的缓冲液。缓冲溶液常用中性的 PBS 或 Tris 缓冲液。

多种蛋白质、葡聚糖、PEG2000、明胶等均为良好的高分子稳定剂，PEG 和 BSA 是最常用的稳定剂。稳定剂的作用主要是为保护胶体金的稳定性，使之便于长期保存；还可防止或减少免疫金复合物的非特异性吸附反应。稳定剂的合理选择是十分重要的，不适当的稳定剂有时也会导致非特异性反应。

第 2 节　斑点金免疫渗滤技术

一、检测原理

DIGFA 是以硝酸纤维素膜为载体，并包被了抗原或抗体，利用微孔滤膜的可滤过性，依次滴加标本、免疫金及洗涤液，因微孔滤膜贴置于吸水材料上，故抗原抗体反应和洗涤在这特殊的渗滤装置上以液体渗滤过膜的方式迅速完成。阳性结果在膜上呈现红色斑点。

二、技术类型

1. 方法类型

（1）双抗体夹心法：将特异性抗体包被在硝酸纤维素膜的膜片中央。当滴加标本时，标本中含待测抗原被膜上抗体捕获，其余无关蛋白等滤出膜片。其后加入的胶体金标记抗体与已结合在膜上的抗原相结合，加洗涤液洗涤后，因胶体金本身呈红色，阳性反应即在膜中央显示红色斑点（胶体金聚集）。

（2）间接法：将抗原包被在硝酸纤维素膜的膜片中央，依次滴加待测标本、洗涤液、滴加金标抗体，再加洗涤液洗涤，阳性反应即在膜中央显示红色斑点（胶体金聚集）。该法由于人血清标本中非目的 IgG 的干扰，易产生假阳性结果，临床上较少用。

2. 技术要点

（1）试剂盒组成：①渗滤装置（胶体金反应板），是斑点金免疫渗滤试验试剂盒中主要组成成分之一，由塑料小盒、吸水垫料和点加了抗原或抗体的硝酸纤维素膜片三部分组成（图 16-1）。②胶体金标志物。③洗涤液。④抗原参照品或抗体阳性对照品。

（2）操作要点：①将渗滤装置（胶体金反应板）平放于实验台面上，于小孔内滴加待测标本 1～2 滴，待完全渗入。②于小孔内滴加胶体金标志物 1～2 滴，待完全渗入。③于小孔内滴加洗涤液 2～3 滴，待完全渗入。④在膜中央显示清晰的淡红色或红色斑点者判为阳性反应；反之，无斑点则为阴性反应。斑点呈色的深浅与待测抗原（抗体）含量相关。

（3）注意事项：①试剂盒从冰箱拿出后需先恢复至室温再打开包装。②血清从反应孔正中央垂直加入。③待反应板上的液体完全渗透后，立即加入下一种液体。既要防止渗透不全，又须避免反应膜干枯。④结果判定，以即时观察

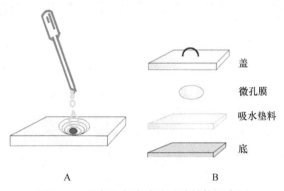

盖

微孔膜

吸水垫料

底

A B

●● 图 16-1 斑点金免疫渗滤试验结构示意图 ●●
A. 操作示意图；B. 装置分解图

为准，若长期保存，将反应板正面朝下放置即可。⑤检测完毕后，未用的反应板要立即放入自封袋中密闭冷藏，切忌冷冻。

三、方法评价与临床应用

本法具有操作简便、快速，操作人员不需技术培训，无需特殊仪器设备，可单份测定，样品用量极小，试剂稳定、便于保存与运输等特点，因此特别符合"即时检验"项目的要求。

斑点金免疫渗滤试验目前主要作为快速筛查的检测手段，对阳性的和可疑的结果还需要做更细致可靠的检查。

目前该技术在临床医学检验主要应用的范围包括以下几方面：激素检查，如 hCG、FSH 等的检测；疾病普查和流行病学调查，如甲肝、乙肝、丙肝、艾滋病、结核、寄生虫等；急重症患者的快速诊断，如 CK-MB、肌钙蛋白等；肿瘤筛查和早期诊断，如甲胎蛋白、癌胚抗原等；毒品的检查，如检测尿液中的可卡因、吗啡、苯丙胺等，并有继续发展的趋势。

案例 16-1

患儿，女性，8 岁。咳嗽伴发热 4 天，体温最高 39.5℃。病程第二天查血常规正常，诊断为"呼吸道感染"，予以口服"头孢克肟、肺力咳"两天，无明显好转，咳嗽加重，为阵发性刺激性咳嗽，少痰，胸部 X 线片提示：双肺纹理增粗，右上肺片影。复查血常规仍正常。

问题：

1. 患儿肺部感染可能是哪种病原体所致？

2. 如何进行快速诊断？

第3节 斑点金免疫层析技术

一、检测原理

斑点金免疫层析试验（DICA）是用胶体金标记技术和蛋白质层析技术结合的以微孔滤膜为载体的快速的固相膜免疫分析技术。其原理与 DIGFA 基本相同，不同点是 DICA 测试中滴加在膜一端的标本溶液受载体膜的毛细管作用向另一端移动，犹如层析一般，而非渗滤作用。标本在移动过程中被分析物与固定于载体膜上某一区域的抗体或抗原结合而被

固相化,无关物则越过该区域而被分离,然后通过胶体金的呈色条带来判读实验结果。

二、技术类型

1. 双抗体夹心法 试剂条上端(A)和下端(B)分别粘贴吸水材料,G 处为金标抗体,紧贴其上为硝酸纤维素膜条。硝酸纤维素膜条上有两个反应区域,T 处为测试区,包被有特异抗体;C 处为参照区,包被有羊抗鼠 IgG。测定时将试纸条 A 端浸入液体标本中,A 端吸水材料即吸取液体向上端移动,流经 G 处时使干片上的金标抗体复合物复溶,若标本中有待测特异抗原,形成金标抗体-抗原复合物,此抗原-抗体复合物流至测试区即被固相抗体所获,在 T 处膜上显出红色反应线条。过剩的金标抗体继续前行,至参照区与固相羊抗鼠 IgG 结合(免疫金复合物中的单克隆抗体为小鼠 IgG),C 处显出红色质控线条;反之,阴性标本则无反应线条,而仅显示质控线条(图 16-2)。

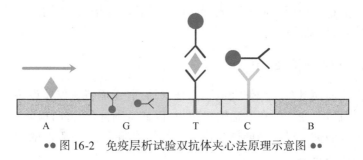

●● 图 16-2　免疫层析试验双抗体夹心法原理示意图 ●●

2. 竞争法 G 处为金标抗体,T 处包被标准抗原,C 处包被抗抗体。测试时,待测标本加于 A 端,若标本中含有待测抗原,流经 G 处时结合金标抗体,当混合物移至 T 处时,因无足够游离的金标抗体与膜上标准抗原结合,T 处无红色线条出现,实验结果为阳性,游离金标抗体或金标抗体复合物流经 C 处,与该处的抗金标抗体结合出现红色的质控带;若标本中不含待测抗原,金标特异性抗体则与 T 处标准抗原结合,在 T 处出现红色线条,实验结果为阴性,而质控带仍然出现红色线条(图 16-3)。

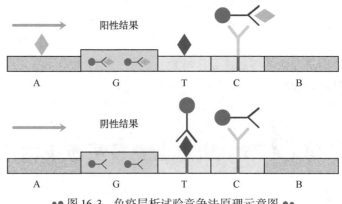

●● 图 16-3　免疫层析试验竞争法原理示意图 ●●

3. 间接法 为了消除待测血清标本中大量非目的 IgG 与特异性 IgG 竞争结合金标记抗人 IgG,降低试验敏感性,胶体金间接免疫层析法测抗体常设计成反流免疫层析法(图 16-4)。

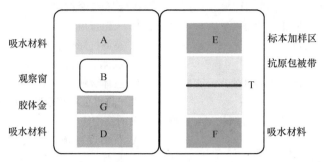

●● 图16-4　金免疫层析试验间接法原理示意图 ●●

测试卡分成可左右折叠的两部分,右面中央纵向贴有 NC 膜条,膜上包被有抗原线 T,E 处为与蛋白结合的有色染料,F 处为吸水材料;左面中央开有观察窗口 B,G 处固定有金标记羊抗人抗体,A、D 处为吸水材料。测定时先将缓冲液加在 D 处层析至 G 处使金标物复溶,然后将标本加在 E 处使其与染料一起在膜的层析作用下向 F 端移动,若标本中有待测抗体存在,则与膜上抗原结合形成抗原-抗体复合物,待有色染料延伸至膜上标记线处时,在 F 处加缓冲液,合上测试卡,A 的强大吸水作用使膜上液体反向流动,标本中非特异性 IgG 及无关物被洗回 E 处,随后而来的金标羊抗人抗体与抗原-抗体复合物结合,出现棕红色线条。无棕红色线条出现则表明血清中无特异性抗体。该法有效地排除了非特异性抗体对测试的干扰。

▶▶ 三、方法评价与临床应用

DICA 优点是操作简便、快捷,操作人员不需技术培训,无需特殊仪器设备,试剂稳定、便于保存。但其灵敏度不及酶标法和化学发光免疫测定法。斑点免疫层析试验不能准确定量,故临床上只能作为定性或半定量试验,目前主要应用于检测正常体液中不存在的物质(如感染性疾病抗原、抗体及毒品)和正常含量极低而在特殊情况下异常升高(如 hCG、AFP 等)的物质。近年来,由于制备技术的改进和实际原料的提高,应用范围更加广阔。进一步提高金免疫测定技术的敏感性、特异性,实现多元检测、定量或半定量检测是未来胶体金技术发展的方向。

(熊丽丽)

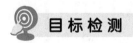 目标检测

一、名词解释

1. 胶体金　2. 免疫金

二、单项选择题

1. 金免疫技术由 Faulk 和 Taylor 始创,最初用于
   A. 金免疫电镜染色
   B. 金(银)免疫光镜染色
   C. 斑点金免疫渗滤试验
   D. 斑点金免疫层析试验
   E. 金免疫定量检测

2. 有关胶体金颗粒大小特性的描述正确的是
   A. 胶体金颗粒越大,λ_{max} 越小
   B. 胶体金溶液呈色与胶体金颗粒大小无关
   C. 胶体金颗粒越大,呈色越深
   D. 胶体金颗粒大小与制备时枸橼酸三钠加入量无关
   E. 胶体金颗粒大小与制备时枸橼酸三钠加入量

呈正比

3. 关于胶体金保存的描述,正确的是
  A. 置于洁净的玻璃器皿中
  B. 加防腐剂不利于保存
  C. 使用时为提高标记效率不必低速离心去除凝集颗粒
  D. 保存过程产生少量胶体金凝集颗粒就会影响以后胶体金的标记
  E. 应于干燥处避光保存

4. DIGFA 间接法测血清标本中抗体,导致假阳性结果的主要原因为
  A. 血清标本中非目的 IgG 的干扰
  B. 血清标本中非目的抗原的干扰
  C. 洗涤不充分
  D. 反应时间过长
  E. 反应时间过短

5. DICA 竞争法测小分子抗原(a),层析条的待测样品结果判读处应包被
  A. 胶体金标记抗 a 抗体
  B. 标准抗原(a)
  C. 抗免疫金抗体
  D. 抗 a 抗体
  E. 小鼠 IgG

6. DICA 双抗体夹心法测大分子抗原(b),层析条的待测样品结果判读处应包被
  A. 胶体金标记抗 b 抗体
  B. 抗 b 抗体
  C. 抗免疫金抗体
  D. 标准抗原(b)
  E. 人血清 IgG

7. 用于包被斑点金免疫层析试验载体膜质控条(线)的物质是

A. 抗免疫金抗体
B. 人白蛋白
C. 待测抗原标准品
D. 胶体金标记抗体
E. 胶体金颗粒

8. 关于斑点金免疫层析试验双抗体夹心法结果正确的判读是
  A. 仅出现一条棕红色质控条带者为试验结果阳性
  B. 出现两条棕红色条带者为试验结果阳性
  C. 出现棕红色质控条带者为试剂失效
  D. 必须在 5 分钟内观察结果
  E. 仅在实验区出现一条棕红色条带者为试验结果阳性

9. 关于斑点金免疫层析试验竞争法结果正确的判读是
  A. 仅出现一条棕红色质控条带为阴性
  B. 出现两条棕红色条带为阳性
  C. 无棕红色质控条带出现为试剂失效
  D. 都无棕红色条带出现即为阳性
  E. 出现一条棕红色条带即为阳性

10. DICA 间接法测血清抗体,常设计成反流免疫层析法的主要目的是
  A. 缩短反应时间
  B. 减少样品用量
  C. 提高灵敏度
  D. 提高特异性
  E. 减少血清中非特异性免疫球蛋白对实验结果的干扰

三、简答题

1. 简述斑点金免疫渗滤试验的原理及临床应用。
2. 简述斑点金免疫层析技术的原理及技术类型。

第17章 化学发光免疫技术

学习目标

1. 掌握：化学发光、化学发光剂的概念；常用的化学发光剂；化学发光免疫分析的基本原理；电化学发光分析技术的基本原理与临床应用。
2. 熟悉：化学发光免疫分析、化学发光酶免疫分析技术的原理。
3. 了解：化学发光标志物的制备。

第1节 概　述

发光免疫分析是将发光分析和免疫反应相结合而建立起来的一种检测微量抗原或抗体的新型标记免疫分析技术，是继放射免疫技术、酶免疫技术和荧光免疫技术之后发展起来的一项新的免疫测定技术，在生物医学领域广泛应用。

发光是指分子或原子中的电子吸收能量后，由较低能级的基态跃迁到较高能级的激发态，然后再返回基态并释放光子的过程。根据形成激发态分子的能量来源不同可分为光照发光、生物发光和化学发光三种。

光照发光（photoiuminescence）是指发光剂（荧光素）经短波长的入射光照射后，电子吸收能量跃迁到激发态，在其回复至基态时，发射出较长波长的可见光（荧光）的过程。

生物发光（bioluminescence）是指发生在生物体内的发光现象，如萤火虫的发光，反应底物为萤火虫荧光素，在荧光素酶的催化下，利用 ATP，生成激发态氧化型荧光素，它在回复基态时多余的能量以光子的形式释放出来。

化学发光（chemiluminescence）是指伴随化学反应过程所产生的光的发射现象。某些物质（发光剂）在化学反应时，吸收了反应过程中所产生的化学能，使反应的产物分子或反应的中间态分子中的电子跃迁到激发态，当电子从激发态回复到基态时，以发射光子的形式释放出能量，这一现象称为化学发光。

化学发光免疫分析（chemiluminescence immunoassay，CLIA）由 Halmann 和 Velan 在20世纪70年代末建立，是将化学发光技术与免疫技术相结合，使标志物或底物发光，通过测定发光强度实现被检测物质的定量。此检测系统包含两部分，即免疫反应系统和化学发光分析系统，即在抗原-抗体特异性反应过程中，伴随化学发光反应过程而产生光的发射现象。化学反应系统以化学反应为基础，化学反应的首要条件是发光物质吸收化学能而处于激发态的分子或原子必须能释放出光子，这个反应过程称作直接化学发光，或处于激发态的分子或原子将能量转移到另一物质的分子上并使该分子激发，当这种分子回到基态时释放出光子,这个过程称作间接化学发光。反应过程可简单描述如下。

直接化学发光:$A+B \rightarrow C^*$

$\qquad C^* \rightarrow C+h \cdot \gamma$

间接化学发光:$A+B \rightarrow C^*$

$\qquad C^*+D \rightarrow C+D^*$

$\qquad D^* \rightarrow D+h \cdot \gamma$

化学发光反应必须满足以下条件:①该化学反应必须能够提供足够的激发能,并由某一步骤单独提供;②反应过程中的化学能量至少能被一种物质所接受并生成激发态;③激发态分子必须具有一定的化学发光量子效率并释放出光子,或者能够转移它的能量给另一分子,使之进入激发态并释放出光子。

第2节 化学发光剂和标记技术

▶▶ 一、化学发光剂

化学发光免疫分析中的发光物质是在化学发光反应中参与能量转移并最终以发射光子的形式释放能量的化合物,称为化学发光剂或发光底物。在化学发光免疫分析应用中最常采用的是发光剂的氧化发光,这些物质大多是有机化合物,要作为化学发光剂必须满足:①其发光是由发光物质的氧化反应所产生的。②产生的光量子效率高。③不影响反应体系中抗原或抗体的活性。④能与抗原或抗体形成稳定的偶合物。⑤对环境或人体无毒性。化学发光免疫分析的发光物质常分为两类,一类是作为标志物,直接标记在抗原或抗体上,在化学反应过程中发光;另一类是作为底物,在酶(ALP、HRP)的催化作用下发光。

(一) 直接化学发光剂

直接化学发光剂在发光免疫分析过程中不需酶的催化作用,直接参与发光反应,它们在化学结构上有产生发光的特有基团,可直接标记抗原或抗体。这类物质通常没有本底发光,能用于极低水平的样品浓度测定。

1. 吖啶酯类(acridinium ester,AE) 包括吖啶酯Ⅰ、吖啶酯Ⅱ和吖啶酯Ⅲ,在碱性条件下被 H_2O_2 氧化,发出波长为470nm的光,发光类型为辉光型,是一类具有很高的发光效率的发光剂,可用于半抗原和蛋白质的标记。其发光反应过程如图17-1所示。

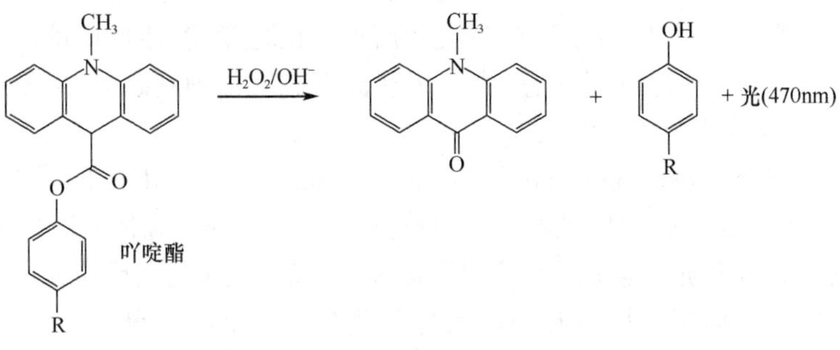

●● 图 17-1 吖啶酯发光反应原理 ●●

2. 三联吡啶钌($[RU(byp)_3]^{2+}$) 可直接标记抗原或抗体,反应迅速,是电化学发光免疫分析中的发光剂,它和三丙胺(TPA)一起组成反应系统,在阳电极表面两者同时失去一个电子而发生氧化反应。在反应过程中,激发态的三联吡啶钌分子衰减时发出波长为620nm的光。其发光反应过程如图17-2所示。

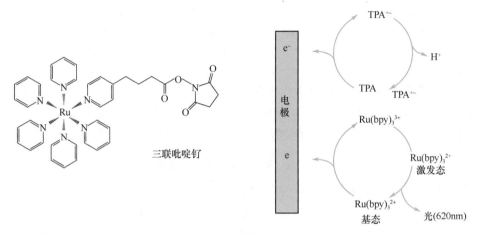

●● 图 17-2　三联吡啶钌发光反应原理 ●●

（二）酶促化学发光剂

需要酶的催化作用才能发光的发光剂称为酶促反应发光剂,该类发光剂在化学发光免疫分析中作为底物,通过底物发光检测抗原抗体的浓度。酶促发光反应的主要优点是只要标记酶相同,底物可以兼容,与 ELISA 反应类似。

1. 鲁米诺及异鲁米诺衍生物(ABEI)　是最常用的一类化学发光剂。鲁米诺在碱性条件下和过氧化物酶的催化下,生成激发态中间体,当其回到基态时发射波长为425nm的光。早期用鲁米诺直接标记抗原(或抗体),但标记后发光强度降低而使灵敏度受到影响。近来用过氧化物酶标记抗体,进行免疫反应后利用鲁米诺作为发光底物,在过氧化物酶和起动发光试剂(NaOH 和 H_2O_2)作用下,鲁米诺发光,发光强度依赖于酶免疫反应中酶的浓度。其发光反应过程如图17-3所示。

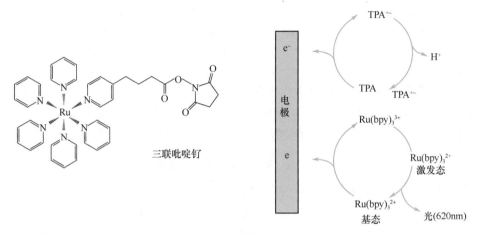

鲁米诺　　　　　　　　　激发态　　　　　　　二价阴离子胺基酞酸盐

●● 图 17-3　鲁米诺发光反应原理 ●●

2. 金刚烷(AMPPD)　其分子结构中包含起稳定作用的金刚烷基,发光基团为芳香基团和酶作用的基团,在酶及启动发光试剂作用下引起化学发光。AMPPD 在 ALP 作用下,磷酸酯基水解脱去一个磷酸基,得到一个中等稳定的中间体 AMPD,AMPD 经分子内电子转移裂解为一分子的金刚烷酮和一分子处于激发态的间氧苯甲酸甲酯阴离子,当其回到基态时产生 470nm 的光,可持续几十分钟。其发光反应过程如图17-4所示。

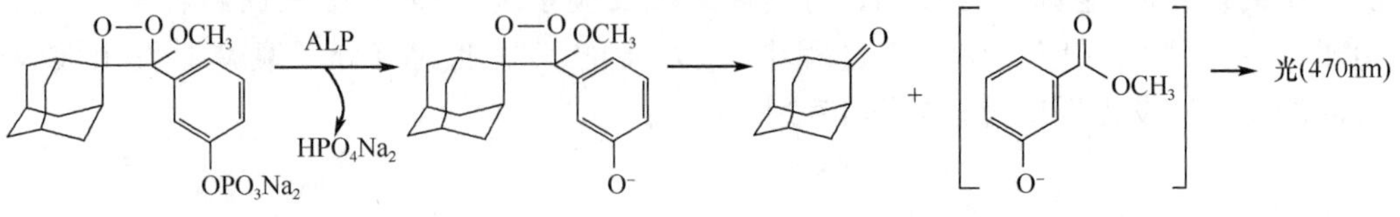

●● 图 17-4　AMPPD 发光反应原理 ●●

总之,化学发光剂不论以何种方式出现,都是作为免疫反应的示踪物,指示被检测物质的存在与否以及进行定量分析。以上四类发光物质在临床免疫学检验中应用广泛,不同厂家根据其自身特点,选择不同的发光物质。四类发光物质特点见表 17-1。

表 17-1　不同化学发光物质比较

发光物质	缩写	发光类型	作用	发光波长
吖啶酯类	AE	闪光型	直接标记	470nm
鲁米诺类	ABEI	闪光型 *	直接标记或底物	425nm
金刚烷	AMPPD	辉光型	底物	470nm
三联吡啶钌	$[RU(byp)_3]^{2+}$	闪光型	直接标记	620nm

* 发光增强剂的应用可使发光强度增强和时间延长。

二、发光剂的标记技术

在化学发光免疫分析过程中,不论是发光剂还是参与发光反应的酶类物质,必须通过化学手段将一种分子共价连接到另一种分子上,参与偶联反应的两种物质分别称为标志物和被标志物。所用标志物有两类,一类是直接用发光物质如吖啶酯等标记抗体或抗原;另一类是以催化剂(如 HRP 和 ALP 等)标记抗体或抗原。

按照标记反应的过程和形成结合物的结构特点,可将标记反应分为直接偶联和间接偶连两种方式。直接偶联是指通过偶联反应,使标志物分子中的反应基团直接连接在被标记分子的反应基团上,如碳二亚胺缩合法、过碘酸盐氧化法、重氮盐偶联法、混合酸酐法等。间接偶联是在标志物与被标志物之间插入一条链或一个基团,使两种物质通过引进的"桥"联结成结合物,通过插入的"桥"在原有结构中引进新的活基团,增加反应活性,还可减弱参与偶联双方结构中存在的空间阻碍效应,如琥珀酸酐法、N-羟基琥珀酰亚胺活化法和戊二醛法等均属间接偶联。

(一) 标记方法

1. 碳化二亚胺(EDC)缩合法　常用的缩合剂有 1-乙基-3-(3-二甲氨基丙基)-碳二亚胺(EDC)和二环己基碳二亚胺(DCC),用于蛋白质分子中的游离羧基或游离氨基的标记,制备大分子-大分子或大分子-半抗原衍生物的交联结合物。制备过程较温和,应用范围广。

2. 重氮盐偶联法　芳香胺能与 $NaNO_2$ 和 HCl 反应生成重氮盐,该重氮盐能直接与蛋白质的酪氨酸残基上酚羟基邻位反应,形成偶氮化合物。蛋白质能耦合重氮盐的位置有:酪氨酸残基上的酚羟基邻位、组氨酸吲哚环等。此法简易、成本低、重复性好,若标记的分子无芳香伯胺基则不能用此法。脂肪伯胺基发光剂,因其生成的重氮盐不稳定,即使在 0℃

也会生成氮气。此外, ABEI 等伯胺基位于侧链者也不适用此法。

3. 过碘酸盐氧化法　此法利用过碘酸盐氧化糖蛋白中糖基的邻二羟基成为醛基, 再通过醛基与发光剂的伯氨基反应形成 Schiff 碱, 后者经硼氢化钠还原—N ═ C—键成为稳定结合物。此方法可用于发光剂或催化剂的标记, 适用于芳香伯胺或脂肪伯胺发光剂, 标记方法稳定且标志物不易脱落, 但此法不适用于无糖基的蛋白质和含有糖基但氧化后会影响免疫学活性的蛋白质。

4. 混合酸酐法　标志物或被标志物分子结构中含有羧基, 在三乙胺或三正丁胺等存在下, 与氯甲酸酯反应, 生成活泼的混合酸酐中间体, 混合酸酐能与另一分子的氨基反应形成酰胺键连接的化学发光标志物。

5. 琥珀酸酐法(环内酸酐法)　此法利用环内酸酐与分子中的羟基或氨基反应形成半酯或半酰胺, 再经碳化二亚胺法或混合酸酐法使其与另一分子中的氨基作用形成酰胺键, 标志物与被标志物通过琥珀基连接在一起。该方法没有双功能交联剂的不良反应, 能实现标志物和蛋白质分子间的单向定量缩合, 标记效率高, 已有商品化试剂供应。

6. N-羟基琥珀酰亚胺活化法　蛋白分子中羧基通过 N-羟基琥珀酰亚胺活化, 再与发光剂的氨基偶联形成酰胺键的发光标志物。该方法的优点是能避免使用其他双功能交联剂时存在的不良反应, 是标志物和蛋白质分子间的单项定量缩合, 标记率高。

7. 戊二醛法　戊二醛作为一种双功能交联剂, 可通过两个醛基分别与标志物和被标志物的伯胺基形成 Schiff 碱, 通过一个五碳桥偶联成发光标志物。由于戊二醛在溶液中以单体和聚合体形式存在, 后者占多数, 所以在标记反应中双方分子间构成较大的距离, 减少了在抗原抗体反应时的空间位阻; 但因偶联不易定量控制且缺乏特异性等而未得到广泛应用。

8. 三联吡啶钌标记　主要用于电化学发光免疫分析试剂的制备中, 包括电化学发光剂的标记和抗原或抗体的固相化, 应用了多种先进技术。三联吡啶钌$[\mathrm{Ru(bpy)_3^{2+}}]$必须经过化学修饰, 即通过活性基团与 $\mathrm{Ru(bpy)_3^{2+}}$ 中的吡啶基反应, 形成具有活性的衍生物后才能与抗原或抗体形成结合物。

(二) 影响标记的因素

1. 发光剂的选择　根据发光剂的结构和性质选择合适的标记方法。在使用氨基苯二酰肼类发光剂作为标志物时, 应优先选用带有侧链的衍生物如氨丁基乙基异鲁米诺。吖啶酯类发光剂多选用 N-羟基琥珀酰亚胺法进行标记, 此类发光剂的发光效率比鲁米诺高, 且在较温和条件下, 仅需 H_2O_2 和高 pH 即可激发化学发光。

2. 被标记蛋白质的性质　抗原作为被标志物时, 应具有较高的纯度和免疫学稳定性; 抗体作为被标志物时, 应具有较高的效价, 用提纯的 IgG 来代替全血清以减少血清中氧化酶类的影响, 亦可排除其他物质对发光免疫测定的干扰。

3. 标记方法的选择　不论直接法还是间接标记法都有其独特的反应条件和适用对象。应在熟悉这些方法的原理和应用情况下, 正确选择与发光剂和被标志物结构相适应的偶联方式。

4. 原料比　在制备发光剂-IgG 结合物时, IgG : 发光剂 : 交联剂的克分子比(mol : mol : mol)会影响结合物的发光效率。当确定一种交联剂后, 必须仔细地选择它们之间的克分子比, 求出最佳比例。

5. 标记率 是指结合物中 IgG 与发光剂之间的克分子比。由于每一种发光剂对应于被标志物都有最佳标记率,标志物选择不好,会造成标记率低、不易保存等现象。

6. 温度 对于较稳定的小分子标志物,温度影响较小;当被标志物是抗原或抗体等大分子(蛋白质)时,由于蛋白质的热不稳定性,应尽量选择较低的温度,避免蛋白质在标记过程中丧失活性。

7. 纯化与保存 多数经偶联反应制备的结合物,使用前都需用透析法、凝胶过滤法或盐析法等进行及时的纯化。对新制备或经长时间保存的结合物,在使用前均需测定蛋白质的含量、免疫学活性及发光效率等指标以保证实验结果准确可靠。结合物一般可分装保存于−70℃,最好冷冻干燥保存,这样可保存数年而不丧失活性。

第3节 发光免疫分析技术

化学发光免疫分析技术根据其发光物质的发光特点,可分为化学发光免疫分析(chemiluminescence immunoassay,CLIA)、化学发光酶免疫分析(chemiluminescent enzyme immunoassay,CLEIA)和电化学发光免疫分析(electrochemiluminescence immunoassay,ECLIA)三种类型,三种技术免疫反应原理基本相同,但发光反应各有特点。

一、化学发光免疫分析

(一) 基本原理

用化学发光剂直接标记抗原或抗体的免疫分析方法。常用的化学发光剂为吖啶酯类化合物(acridinium ester,AE),其通过启动发光试剂(NaOH 和 H_2O_2)作用而快速、强烈地闪烁发光,且发光在 1 秒钟内完成。吖啶酯作为标志物在化学发光免疫分析中的优点是:①化学反应简单、快速,无需催化剂;②非特异性结合少,本底低,检测小分子抗原采用竞争法,大分子抗原则采用夹心法;③灵敏度高,与大分子结合不会减少所产生的光量。

(二) 检测方法

1. 将预先包被有抗原或抗体的磁性微粒子与样品混合,在孵育过程中,样品中的被分析物与微粒子上的抗原或抗体结合,形成磁性微粒子抗原抗体免疫复合物。

2. 孵育后,磁铁将磁性微粒子抗原抗体免疫复合物吸附在反应杯的管壁上,清洗去除未结合的物质,然后继续进行测定。

3. 免疫复合物在反应杯中与吖啶酯标记的连接物反应,反应结束后,清洗去除未结合的物质。

4. 加入预激发液(H_2O_2)进行本底读数,预激发液用于建立一个酸性环境,防止能量的过早释放、微粒子的凝集以及将吖啶酯从反应复合物中脱离下来,为吖啶酯的下步反应作准备,然后加入激发液(NaOH),吖啶酯在过氧化物和碱性溶液中发生氧化反应,产生470nm 的光,仪器光电系统检测并计算分析物的浓度。

二、化学发光酶免疫分析

用参与催化某一化学发光反应的酶如 HRP 或 ALP 标记抗原或抗体,在与待测标本中相应的抗原(抗体)发生免疫反应后,形成固相包被抗体-待测抗原-酶标记抗体复合物,经洗涤后,加入底物(发光剂),酶催化和分解底物发光,检测光信号,再经计算机数据处理,得出待测物的浓度。其分析过程与 ELISA 基本相同,操作步骤与酶免疫分析基本相同,但检测灵敏度是酶免疫分析的 5×10^5 倍。CLEIA 常用的标记酶有 HRP 和 ALP,HRP 的发光底物为鲁米诺及其衍生物,ALP 的发光底物为 AMPPD。

（一）HRP 标记的 CLEIA

1. 基本原理 用 HRP 标记抗原或抗体进行免疫反应后,以鲁米诺为发光底物,在过氧化物酶和启动发光试剂的作用下,鲁米诺发出波长为 425nm 的光。有些全自动免疫发光分析仪,采用生物亲和素技术和增强化学发光技术,用 HRP 标记抗原或抗体,以锥形小杯为固相载体,鲁米诺(luminol)为发光底物,同时加入化学发光增强剂(三氯四羟乙酰苯胺),增加化学发光强度,延长发光时间。

2. 检测方法 其反应基本过程为:①向链霉亲和素包被的锥形小杯中加入待测标本和生物素标记的特异性抗体,经过反应,链霉亲和素与生物素结合,生物素标记的抗体与待检样本中的抗原结合,形成链霉亲和素-生物素抗体-抗原复合物,洗涤去除多余的未结合物。②加入 HRP 标记的抗体,经温育反应,形成链霉亲和素-生物素抗体-抗原-HRP 抗体复合物,并固定在小杯壁上。③加入 H_2O_2、化学发光增强剂和鲁米诺,结合在固相载体上的 HRP 在强氧化剂的作用下将化学发光增强剂激活,同时催化和激活鲁米诺发射光子。④鲁米诺的发光强度与待测样本中抗原的含量呈正相关,经计算机处理得出待检物中抗原的含量。

（二）ALP 标记的 CLEIA

1. 基本原理 与 HRP 标记的 CLEIA 的不同点是以 ALP 为标志物,进行免疫反应后以 AMPPD 为发光底物。AMPPD 在 ALP 作用下产生 470nm 的光。

2. 检测方法 以 ALP 为标记酶,固相载体 ACCESS 为微磁性颗粒,Immulite 为直径约6mm 的聚苯乙烯珠。其反应基本过程为:向反应杯中加入待测标本和 ALP 标记的特异性抗体或抗原,待测物与固相载体发生免疫反应,形成固相包被抗体-待检抗原-酶标记抗体复合物,加入发光底物 AMPPD,ALP 使 AMPPD 水解脱去一个磷酸根基团而产生 470nm 的光,经计算机处理得出待检物的含量。

化学发光酶免疫分析的特点是:①属酶免疫测定范畴,测定过程与 ELISA 相似,仅最后一步酶反应的底物为发光剂和测定的仪器为光信号检测仪;②酶标记抗原或抗体结合稳定;③发光底物鲁米诺,金刚烷发出的光稳定,持续时间长,便于记录和测定。

▶▶ **三、电化学发光免疫分析**

电化学发光免疫分析是化学发光免疫分析中的新一代标记免疫分析技术,是电化学发光和免疫测定相结合的产物。

（一）基本原理

在电极表面由电化学引发的特异性化学发光反应,包括电化学和化学发光两部分。电化学发光免疫分析常采用直接法,以三联吡啶 $[Ru(bpy)_3]^{2+}$ 标记抗原或抗体,通过免疫反应和由电化学引发的特异性化学发光反应,其发出的光强度由检测器检测并自动计算出被测定物样品的浓度。

目前,采用链霉亲和素-生物素包被技术,以磁性颗粒作为载体,利用生物素-链霉素亲和素的牢固结合力、免疫放大能力和反应系统中的磁分离功能,使免疫反应在微球表面快速进行。并且,电发光过程产生许多光子,使光信号得以增强,检测灵敏度大为提高,可达到检测浓度小于1pmol/L的超微量物质,线性范围可达6个数量级。

(二)检测方法

以双抗体夹心法为例介绍ECLIA的测定过程。

(1)将$[Ru(bpy)_3]^{2+}$标记抗体、生物素标记抗体与待测血清(含相应抗原)同时加入反应体系中,37℃孵育一定时间后完成反应,生成$[Ru(bpy)_3]^{2+}$标记抗体-抗原-生物素标记抗体复合物。

(2)在上述反应体系中加入链霉亲和素包被的磁性颗粒,37℃再次孵育一定时间后,$[Ru(bpy)_3]^{2+}$标记抗体-抗原-生物素标记抗体复合物与包被链霉亲和素的磁颗粒结合,形成$[Ru(bpy)_3]^{2+}$标记抗体-抗原-生物素标记抗体-包被链霉亲和素的磁颗粒复合物,以及未结合的$[Ru(bpy)_3]^{2+}$标记抗体和生物素标记抗体-包被链霉亲和素的磁颗粒复合物。

(3)将上述混合溶液吸进流动测量室,混合溶液中含磁性颗粒的复合物被流动测量室下装载的可移动磁铁吸附在电极表面,其余反应物被冲出流动测量室,此时流动测量室内仅有$[Ru(bpy)_3]^{2+}$标记抗体-抗原-生物素标记抗体-包被链霉亲和素的磁颗粒复合物。

(4)接着含TPA的缓冲液进入测量室,同时电极加电,化学发光剂$[Ru(bpy)_3]^{2+}$和电子供体TPA在阳电极表面同时各失去一个电子发生氧化反应。二价的$[Ru(bpy)_3]^{2+}$被氧化成三价。TPA被氧化成阳离子自由基TPA$^+$,并迅速自发地脱去一个质子(H^+),形成自由基TPA·。由于$[Ru(bpy)_3]^{3+}$是强氧化剂,自由基TPA·是强还原剂,两个高反应基团在电极表面迅速反应,$[Ru(bpy)_3]^{3+}$被还原成$[Ru(bpy)_3]^{2+}$,TPA·自身被氧化成二丙胺和丙醛。接着激发态的$[Ru(bpy)_3]^{2+}$衰减成基态的$[Ru(bpy)_3]^{3+}$,同时发射波长620nm的光子。这一过程在电极表面周而复始地进行,产生许多光子,光电倍增管检测光强度,计算机根据标准曲线计算出测出物含量。

(5)终止电压,冲洗测量室,反应物被彻底清除,即可准备下一样本的检测。

第4节 方法评价与临床应用

化学发光免疫分析自20世纪70年代问世以来,因其检验稳定性、报告时间短、易于全自动化和不污染环境等特点,近年来已在我国各级医院广泛使用。其主要优点叙述如下。

1. 灵敏度高 可达nmol/ml、pg/ml水平,化学发光底物(如AMPPD)可检测出的碱性磷酸酶的浓度比显色底物要灵敏$5×10^5$倍。

2. 线性范围宽 发光强度在4~6个量级之间与测定物质浓度间呈线性关系。这与显色的酶免疫分析吸光度(OD值)为2.0的范围相比,优势明显。虽RIA也有较宽的线性动力学范围,但放射性限制了其应用。

3. 光信号持续时间长 辉光型的CLIA产生的光信号持续时间可达数小时甚至一天,简化了实验操作及测量。

4. 分析方法简便快速 绝大多数分析测定均为仅需加入一种试剂(或复合试剂)的一步模式。

5. 结果稳定、误差小 样品系直接自己发光,不需任何光源照射,免除了各种可能因素

(光源稳定性、光散射、光波选择器等)给分析带来的影响,使分析结果灵敏、稳定可靠。

6. 安全性好,无放射性污染,且试剂使用有效期相对较长,可长达 1 年以上,有效期长可节约成本,也利于推广应用。放射免疫分析试剂的有效期一般只有 1 个月,而 ELISA 试剂的底物储存性差。

化学发光免疫分析技术的检测范围极为广泛,检测内容包括以下几方面。

（1）肿瘤标志物类:如糖类抗原、甲胎蛋白等。

（2）激素类:如甲状腺激素、性激素、生长激素等。

（3）感染标志物:如肝炎系列、糖尿病检测指标如 C-肽、胰岛素等,性病系列如梅毒抗体、HIV 抗体等。

（4）产前筛查:如检测母体血清中甲胎蛋白(AFP)、血清人绒毛膜促性腺激素(hCG)、抑制素 A(Inh-A)和非结合雌三醇(uE3)、妊娠相关蛋白 A(PAPP-A)等。

（5）贫血类:如叶酸、维生素 B_{12} 等。

（6）治疗性药物监测:如茶碱、环孢素、巴比妥、地高辛等。

> **链接**　　　　　　　**闪光型和辉光型的概念**
>
> 　　化学发光反应的发光类型通常分为闪光型（flash type）和辉光型（glow type）两种。 闪光型发光时间很短,只有零点几秒到几秒。 辉光型又称持续型,发光时间从几分钟到几十分钟,或几小时至更久。 闪光型的样品必须立即测量,必须配以全自动化的加样及测量仪器。 辉光型样品的测量可以使用通用型仪器,也可以配有全自动化仪器。

（左江成）

 目标检测

一、名词解释

1. 化学发光免疫分析

2. 化学发光酶免疫分析

二、单项选择题

1. 在化学发光免疫分析中,直接作为标志物的发光物质是
   A. HRP
   B. 金刚烷酮
   C. AMPPD
   D. 吖啶酯
   E. ALP

2. 关于电化学发光免疫分析描述错误的是
   A. 在电极表面由电化学引发的特异性发光反应
   B. 分析中常用间接法
   C. 分析中常用直接法
   D. 包括电化学和化学发光反应
   E. 分析灵敏度可达 pg/ml

3. 在化学发光免疫分析中,既作为直接标志物也作为底物发光物质的是
   A. 鲁米诺
   B. 三联吡啶钌
   C. AMPPD
   D. 吖啶酯
   E. ALP

4. 化学发光免疫分析不包括
   A. 直接化学发光反应
   B. 化学发光酶免疫分析
   C. 增强化学发光酶免疫分析
   D. 电化学发光免疫分析
   E. 免疫荧光分析

三、简答题

1. 电化学发光免疫分析的基本原理。

2. 化学发光免疫分析技术的特点。

第18章 免疫组织化学技术

学习目标

1. 掌握：免疫组织化学的基本过程、结果判断和标本的处理；酶标记抗体的免疫组织化学染色的基本原理；荧光免疫组织化学染色的基本原理。

2. 熟悉：免疫组织化学技术的抗原修复方法和质量控制；非标记抗体的酶免疫组织化学染色的基本原理。

3. 了解：免疫组织化学的定义、种类和抗体的处理；酶免疫组织化学技术、荧光免疫组织化学技术的方法评价及临床应用；其他免疫组织化学技术。

免疫组织化学技术(immunohistochemistry technique)又称免疫细胞化学技术，是指用标记的特异性抗体在组织细胞原位通过抗原抗体反应和组织化学的呈色反应，对相应抗原进行定性、定位、定量测定的一项免疫检测方法。它把免疫反应的特异性、组织化学的可见性和分子生物学技术的敏感性等巧妙地结合在一起，借助显微镜(包括荧光显微镜、电子显微镜)的显像和放大作用，在细胞、亚细胞水平检测各种抗原物质(如蛋白质、多肽、酶、激素、病原体及受体等)。它是形态、功能和代谢密切结合为一体的研究和检测技术，在原位检测出病原的同时，还能观察到组织病变与该病原的关系，确认受染细胞类型，从而有助于了解疾病的发病机制和病理过程。

第 1 节 免疫组织化学技术要求

根据标志物的不同，免疫组织化学技术可分为荧光免疫组织化学技术、酶免疫组织化学技术、免疫金(银)组织化学技术、亲和组织化学技术、免疫电镜组织化学技术等。不同的免疫组织化学技术，各具有独特的试剂和方法，但其基本技术原理相似。近几年来，分子生物学基因探针、核酸分子杂交、原位 PCR、原位端粒重复序列扩增法、组织芯片、冷冻细胞芯片、显微切割技术、活细胞原位荧光杂交等新技术与免疫组织化学相结合，使免疫组织化学技术进入一个新的发展阶段。图像分析、流式细胞仪的运用，使免疫细胞化学定量分析技术提高到更加精确的水平。

免疫组织化学技术的基本过程包括：①抗原的提取与纯化；②标记抗体的制备；③标本的处理与制备；④染色；⑤结果判定。其中，最为关键的步骤是染色。

▶▶ 一、标本的处理

(一) 标本的主要来源

组织材料的处理对于免疫细胞组织化学技术至关重要。在组织细胞材料准备的过程中,不仅要求保持组织细胞形态的完整,更要保持组织或细胞成分的抗原性。标本的来源主要有以下几种。

1. 活体组织 各种实验动物和人体活检组织。标本应取材于病变组织及病变与正常组织交界处,一般取材大小为1cm×1cm×0.2cm,切取组织的刀应锋利,刀体宜薄,并有足够的长度,应减少对组织标本的损伤与挤压。取材时应剔除脂肪和钙化,否则会影响切片,出现假阳性或假阴性结果。材料必须新鲜,搁置时间过久则产生蛋白质分解变性,导致细胞自溶及细菌的滋生,而不能反映组织活体时的形态结构。

2. 各种体液及穿刺液 标本量少可直接涂片或经离心后取沉淀物涂片。

3. 培养细胞 培养的细胞经离心沉淀后作细胞涂片,载玻片上的单层培养细胞可直接固定,吹干后保存备用。

（二）标本的固定

1. 标本固定的目的 良好的固定是免疫组织化学结果可靠的重要保证,固定的意义在于:①使细胞内蛋白质凝固,细胞内分解酶反应终止,以防止细胞自溶,保持细胞形态和结构;②保存组织细胞抗原性;③防止标本脱落;④除去妨碍抗体结合的类脂,便于保存;⑤抑制组织中细菌的繁殖,防止组织腐败和后续组织制备中的细胞结构和成分的改变。标本的固定应以不损伤细胞形态、不干扰固定后抗原的识别和结合为原则。

2. 固定剂的选择 标本固定必须根据其性质及所进行的组织化学反应选择适当的固定剂。蛋白质类抗原,可用乙醇或甲醇固定;微生物抗原可用丙酮或三氯化碳固定;如需除去病毒的蛋白质外壳,可用胰蛋白酶;多糖类抗原可用10%甲醛固定或以微火加热固定;如有黏液物质存在,应用透明质酸酶等处理除去;类脂丰富的组织进行蛋白、多糖抗原检测时,需用有机溶剂(乙醚、丙酮等)处理除去类脂。

3. 固定的方法

（1）浸泡法:最常用的固定方法。用于动物标本、尸检标本及临床活检标本等。

（2）蒸气法:比较小而薄的标本可用锇酸或甲醛蒸气固定。主要用于血液、细胞涂片及某些薄膜组织的固定。

（3）注射、灌注固定法:主要适用于动物实验标本的固定。

（4）微波固定法:近年来报道经微波固定的组织具有收缩较小、核膜清晰、染色质均匀、分辨清晰等特点。

（三）制片

在通常的实验中所用的标本主要有细胞标本和组织标本两大类,前者包括组织印片、细胞爬片和细胞涂片,后者包括石蜡切片和冷冻切片。其中,石蜡切片是制作组织标本最基本、最常用的方法,不仅能够较好地保持组织形态,而且能作连续切片;不仅有利于各种染色的对照观察,还能进行长期存档,供回顾性研究。但为了达到最大限度地保存抗原,首选的制片方法仍是冷冻切片。

▶▶ 二、抗原处理

在制片过程中,由于广泛的蛋白交联可使组织中某些抗原决定簇发生遮蔽,致使抗原信号减弱或消失。因此,须使组织抗原决定簇重新暴露,此即抗原修复,它是免疫组织化学技术中的重要步骤。至于哪种抗原需要进行修复,需在建立染色程序时确定。

（一）常用的抗原修复方法

1. 酶消化法　是最早的抗原修复方法，根据消化能力强弱可分为轻度消化酶（如无花果蛋白酶）、中度消化酶（如胰蛋白酶）和强消化酶（如胃蛋白酶）。此方法在免疫组化中的应用已越来越少。

2. 盐酸水解法　操作中应注意掌握盐酸浓度、水解温度及水解时间，以最大程度暴露抗原而又不破坏抗原性为目的。

3. 微波法　将石蜡切片置于缓冲液中，凭借微波辐射产生的高热效应及高速分子运动能量解开交联蛋白，暴露被掩盖的抗原决定簇。

4. 高压抗原修复法　该法利用高压和高热来促使醛键断裂。常用于一些较难修复的抗原，适用于大批切片的加热处理。

5. 煮沸法　利用热效应恢复抗原性。

1996 年迈新实验室进行了高压法、微波法、水煮法三种加热抗原修复方法的对照实验，染色强度的对照结果为高压法>水煮法>微波法。

（二）抗原修复液的选择

加热抗原修复缓冲液有多种，如枸橼酸盐缓冲液（pH 6.0）、Tris（pH 7 ~ 8）、EDTA（pH 8.0）等，目前首选枸橼酸盐缓冲液（pH 6.0），其优点是染色背景清晰，适合于大多数抗体。Tris 和 EDTA 对部分抗原修复效果较强，但其染色背景同时加深，若使用不当易造成假阳性结果。值得注意的是，目前尚无适用于所有抗体的抗原修复液，枸橼酸缓冲液（pH 6.0）可作为免疫组化常规使用的抗原修复缓冲液，但也不能除外某些抗体适用 EDTA 和 Tris 缓冲修复液。

▶ **三、抗体处理**

（一）抗体的选择

1. 单克隆抗体与多克隆抗体　在抗原抗体反应中，一般单克隆抗体特异性强，但亲和力相对小，检测抗原灵敏度相对较低；而多克隆抗体特异性稍弱，抗体的亲和力强、灵敏度高，但易出现非特异性染色（可通过封闭等有所避免）。

2. 种属来源　一般家兔来源的抗体多为多克隆抗体；而小鼠来源的抗体多为单克隆抗体。其中，一抗和二抗的选择要匹配。如一抗是小鼠来源，那二抗也应为抗小鼠的（羊、兔等来源均可）。

3. 抗体类型的选择　一般而言，一抗为 IgM，二抗须选 IgM；一抗为 IgG，则二抗选择 IgG。

（二）抗体的稀释

抗原抗体反应要求有合适的比例，抗体过量或不足均不能达到预期结果。实际操作中，需通过预实验摸索抗体的最佳稀释度，以达到最小背景染色下的最强特异性染色。

（三）抗体的保存

抗体储存容器应由不吸附蛋白质的材料制成，常用的有聚丙烯、聚碳酸酯和硼硅酸玻璃。抗体浓度越高（浓度大于 10mg/ml），越稳定，越易保存；浓度低时，应加 0.1% ~ 1.5% 的牛血清白蛋白作保护剂；必要时需要加终浓度为 0.01% ~ 0.15% 的 NaN_3 以延长保存时间。酶标记抗体不能用 NaN_3，否则会抑制酶的活性。抗体浓缩液在-20℃可保存两年;用时取出,室温融解,如一次或短时间用不完,应进行小量分装,-20℃保存,避免反复冻融;融解后抗体于 2~8℃可以保存 1 个月。稀释的抗体不能长时间保存,在 4℃下可存放 1~3天,超过 7 天效价显著降低。用作抗体的稀释液,在温度很高时,最好加入少许防腐剂如叠氮钠、柳硫汞等,以免在切片上作用时间超过 10 小时而有霉菌生长。

四、免疫组织化学的结果判断

(一) 对照的设立

设立对照的目的在于证明和肯定阳性结果的特异性,主要针对第一抗体进行设立,常用的对照有阳性对照和阴性对照。

1. 阳性对照 采用已知抗原阳性的标本与待检标本同时进行免疫组织化学染色,对照切片的阳性将证明整个染色程序的正确,特别在待检标本呈阴性结果时,阳性对照尤为重要。

2. 阴性对照 用确定不含已知抗原的标本作对照,结果应呈阴性。只有在阴性对照成立时,方可判定检测结果。主要目的在于排除假阳性。

3. 其他 空白、替代、吸收或阻断试验均为确证试验。

(1) 空白试验:用 0.01mol/L、pH 7.4 的 PBS 代替第一抗体进行免疫组织化学染色,以排除组织细胞内所含的生物素或内源性酶等的干扰。

(2) 替代试验:用与待测抗原的同一动物免疫前血清或同种动物非免疫血清,替代第一抗体进行免疫组织化学染色,以确认阳性反应不是异嗜性抗原所致的非特异性反应。

(3) 吸收试验:也称阻断试验。先用过量已知抗原(可溶性抗原)与第一抗体在 4℃下充分反应,离心后再进行免疫组织化学染色。此时的已知阳性片应呈阴性或弱阳性反应。其目的在于确认免疫组织化学的阳性反应是与天然抗原相同的抗原抗体反应。

(二) 阳性结果

阳性细胞的显色可位于细胞质、细胞核和细胞膜表面。免疫组织化学的呈色深浅可反映抗原存在的数量,作为定性、定位和定量的依据。阳性细胞可呈散在、灶性或弥散性分布。阳性表达有强弱、多少之分,哪怕只有少数细胞阳性(只要是在抗原所在部位)也应视为阳性表达。

(三) 阴性结果及抗原不表达

阴性结果不能简单地认为抗原不表达,因为染色方法的灵敏度有高有低,有时可因灵敏度不够而导致阴性反应。

(四) 特异性和非特异性显色的鉴别

1. 分布位置 特异性反应常分布于特定抗原部位,如细胞质、细胞核和细胞表面,具有结构性。非特异性反应无一定的分布规律,常为切片边缘、刀痕或皱褶部位,坏死或挤压的细胞区域,常成片均匀着色。

2. 显色程度 特异性反应由于细胞内抗原含量不同,显色强度不一。如果细胞之间显色强度相同或者细胞和周围结缔组织的着色无明显区别,常提示为非特异性反应。

3. 其他 组织块过大,中心固定不良也会导致非特异性显色,有时可见非特异性显色和特异性显色同时存在,过强的非特异性显色背景可影响结果判定。

（五）免疫组织化学结果与苏木素-伊红染色（HE）切片结果

当免疫组织化学检查结果与 HE 切片诊断不一致时,应结合临床资料,如性别、年龄、部位、X 线等影像学及实验室结果综合分析,不能简单地用免疫组织化学检查结果否定 HE 切片诊断。

> **链 接**
>
> **免疫组化染色结果的评分标准**
>
> 在免疫组化显微图像中,组织学特征常常与下列因素相关,如细胞自身的组织学结构特征、细胞的分化程度和细胞抗原表达的特定部位等,所以阳性细胞的组织学特点常表现为片块型、弥漫型、菊团型和网状型等。免疫组织化学染色结果的判定评分标准:阳性细胞在病变范围内表达的百分比＜5% 为 0 分;5%~25% 为 1 分;26%~50% 为 2 分;＞50% 为 3 分。染色强弱计分,无色为阴性 0 分;淡黄色染色为弱阳性 1 分;棕黄色染色为阳性 2 分;棕褐色染色为强阳性 3 分。按照"阳性细胞+染色强弱"计总分,总分 0 分为阴性（-）,1~2 分为弱阳性（+）,3~4 分为中等阳性（++）,5~6 分为强阳性（+++）。

▶ 五、质量控制

质量控制是取得满意的免疫组织化学染色结果的必要条件。

（一）试剂质量控制

抗体的质量是免疫组织化学染色成功的关键。使用前应了解抗体(第一抗体和第二抗体)的特异性和敏感性;通过预实验决定抗体的最佳稀释度;在已知阳性和阴性的标本上观察实验结果与实际情况相符。此外还应包括对试剂的复溶及试剂的有效性进行质量控制。此外,试剂的质量控制还包括合适的稀释度、稀释剂、孵育温度和孵育时间等。

（二）操作过程质量控制

1. 实验操作 需严格按照标准化步骤(SOP)进行,关注日间和操作人员间的变异情况。直接染色法可选择空白试验和替代试验;间接法、三步法可采用替代试验和吸收试验进行质量控制。

2. 标本的质量控制 标本的留取、保存、固定和处理对免疫组织化学染色至关重要。用于质量控制的标本包括阴性、阳性或自身组织对照三种类型。质控品的设置有助于监控标本制备、操作过程、染色步骤、试剂质量等问题引起的误差。有时需要对标本进行前处理,以消除内源性过氧化物酶对染色结果的干扰。

（三）技术设备、仪器和器具的质量控制

需定期对相关设备、仪器(含基本实验液体)和器具进行校准。与实验操作相关的工具如吸管、试管、微量移液器等需进行严格的消毒和处理,以减少对抗体污染的机会。

第 2 节 酶免疫组织化学技术

酶免疫组织化学技术是在一定条件下,应用酶标记抗体(抗原)与组织或细胞标本中的抗原(抗体)发生反应,催化底物显色,借助光镜(或电镜)观察标本中抗原(抗体)的分布位

置和性质,也可通过图像分析技术进行定量分析。酶免疫组织化学技术可分为酶标记抗体免疫组织化学技术和非标记抗体酶免疫组织化学技术两种类型。

一、标本制作

酶免疫组织化学技术主要用于标本中抗原(抗体)的定位和定性检测,其技术与荧光免疫技术相似,常用的标本有组织切片、组织印片和细胞涂片等,其固定及标本制作方法见本章第 1 节。

二、酶标记抗体的免疫组织化学染色

借助交联剂共价键将酶直接连接在抗体上,酶标记抗体与靶抗原反应后,通过酶对底物的特异性催化作用,生成不溶性有色产物,沉淀在靶抗原所在位置,达到对抗原定位、定性及定量检测的目的。常用的方法有直接法和间接法。

(一) 直接法

将酶直接标记在特异性抗体上,与组织细胞内相应的抗原进行特异性反应,形成抗原-抗体-酶复合物,最后用酶底物显色镜检。

(二) 间接法

将酶标记在第二抗体上,先将第一抗体(特异性抗体)与相应的组织抗原结合,形成抗原-抗体复合物,再用第二抗体(酶标记的抗体)与复合物中的特异性抗体结合,形成抗原-抗体-酶标记抗体复合物,最后用底物显色剂显色后镜检。

三、非标记抗体的酶免疫组织化学染色

在非标记抗体酶免疫组织化学技术中,首先用酶免疫动物,制备效价高、特异性强的抗酶抗体(第三抗体),通过免疫学反应将抗酶抗体与组织抗原联系在一起。该方法避免了酶标记时对抗体的损伤,同时也提高了方法的敏感性。它有以下几种技术类型。

(一) 酶桥法

抗酶抗体作为第三抗体,通过桥抗体(第二抗体),将特异性识别组织抗原的第一抗体与第三抗体连接起来,形成酶联的抗原-抗体复合物,加底物显色。

酶桥法较酶标法的敏感性有所提高,但操作较为复杂。在酶桥法中,如果抗酶抗体与酶结合弱,在操作中酶常被冲洗掉;如果酶标记在非特异性抗体上就会存在背景着色问题;如果抗酶抗体的非特异性成分与桥抗体结合,就会与抗酶抗体竞争桥抗体结合位点,影响方法的敏感性。

(二) 过氧化物酶抗过氧化物酶(PAP)法

PAP 法为酶桥法的改良。PAP 法首先将酶桥法的第三抗体(抗酶抗体)与酶组成可溶性复合物(PAP 复合物)。该复合物由 2 个抗酶抗体和 3 个过氧化物酶分子组成,呈五角形,非常稳定。

通过桥抗体(第二抗体),将特异性识别组织抗原的第一抗体与 PAP 复合物的抗酶抗体连接起来,此时要求特异性第一抗体与第三抗体的动物种属相同。

与酶桥法相比,PAP 法操作简单:PAP 复合物结构稳定,避免了酶桥法中标记易脱落的弊端;敏感性高;背景着色淡,即使桥联抗体存在有非特异性抗体的可能,但因其与第一抗

体并非同种属,故不能与抗酶抗体结合。并且,如果抗酶抗体中存在着非抗酶抗体,当其与桥抗体或组织成分结合时,由于其不能与酶结合,也不会产生非特异性反应。

(三) 双桥 PAP 法

该法为 PAP 法的改良。通过两次连接桥抗体和 PAP 复合物,双桥可结合更多的 PAP 复合物于抗原分子上,以增强敏感性。这种放大方式重复使用桥抗体,使桥抗体与 PAP 复合物中抗酶抗体的未饱和的 Fc 段结合,或桥抗体与特异性第一抗体尚未饱和的 Fc 段结合。如此对抗原有明显放大作用,对于组织细胞微量抗原的检测有实用价值。

(四) 碱性磷酸酶抗碱性磷酸酶(APAAP)法

HRP 是免疫组织化学的首选酶,但有些组织细胞含内源性过氧化物酶,一定程度上限制了 HRP 的广泛应用。尽管用甲醇、过氧化氢进行处理可抑制内源性过氧化物酶的活性,但同时也会影响抗原的显示。骨髓等造血组织由于含有大量的类过氧化物酶,染色时不宜使用 HRP 结合物,为此需选用其他酶免疫组织化学反应。APAAP 法就是用 ALP 代替 HRP 建立的碱性磷酸酶(ALP)-抗碱性磷酸酶(AAP)法,即简称 APAAP 法,其技术要点与 PAP 法相似。

▶▶ 四、方法评价及临床应用

(一) 方法评价

(1) 与荧光免疫技术相比,酶免疫组织化学技术具有染色标本可长期保存、可用普通光镜观察结果、可观察组织细胞的细微结构等优点,尤其是非标记抗体酶法的敏感性更优于荧光免疫技术。

(2) 酶标记抗体的免疫组织化学染色中直接法的优点在于操作简便及特异性强,缺点是敏感性低,制备的抗体种类有限。间接法的优点是敏感性高,制备一种酶标二抗可用于检测多种抗原或抗体。缺点是特异性不如直接法,操作较繁琐。

(3) 非标记抗体的酶免疫组织化学染色由于酶不是标记在抗体上,而是经抗原-抗体反应与抗酶抗体结合,避免了酶标抗体的缺点,提高了方法的敏感性。尤其是双桥 PAP 法是当今免疫组化技术中敏感性较高的方法。该技术既可检测抗原,又可检测抗体。

(二) 临床应用

由于酶免疫组织化学技术的特点,其在临床诊断中较荧光免疫技术有着更为广泛的应用前景。

1. 石蜡切片病理诊断仅仅依靠形态学的判断可能误诊。采用酶免疫组织化学技术对肿瘤特异性或相关抗原进行识别、定位,可大大提高肿瘤的诊断水平。如用免疫组织化学技术对肿瘤的组织起源进行鉴别诊断,如上皮性、间叶性、肌源性、血管源性、淋巴细胞源性等。

2. 癌基因蛋白的临床应用 癌基因(oncogene)在肿瘤生物学中的价值已为大量的研究证实,其常表现为癌基因的扩增、突变、移位等,其活性异常石蜡切片通过癌蛋白(oncoprotein)的 mRNA 及蛋白水平变化显示,采用酶免疫组织化学方法可对这些癌蛋白进行定位和定量检测,以探讨其临床意义。

3. 对肿瘤细胞增生程度的评价 肿瘤细胞增殖的活跃程度直接影响临床治疗和预后。传统方法是依靠病理组织学观察细胞分裂象的多少来决定,但由于计数不准及影响因素太多,临床应用价值有限。其他方法有核仁组成区嗜银蛋白的染色、^{3}H-胸腺嘧啶摄入放射自显影、流式细胞术等,但实践证明其中以酶免疫组织化学法对瘤细胞增生抗原进行定位、定量最为简便可靠,如利用 Ki-67、PCNA 等抗体可判断肿瘤的增生程度。

4. 发现微小转移灶 用常规病理组织学方法要在组织中辨认出单个或几个转移性肿瘤细胞是不可能的,而采用酶免疫组织化学方法则十分有助于微小转移灶的发现,这对于肿瘤的进一步治疗和预后都十分有意义。

5. 在肿瘤分期上的意义 酶免疫组织化学技术有助于临床判断肿瘤是原位还是浸润发生,以及有无血管、淋巴管转移,这对临床选择治疗方案、估计预后有十分重要的意义。

6. 指导肿瘤靶向药物治疗的意义 目前肿瘤的靶向药物治疗已经引起人们的重视,许多靶向药物逐渐应用于临床。如抗表皮生长因子受体(EGFR)嵌合性单克隆抗体 Erbitux(cetuximab)可用于治疗标准化疗无效且 EGFR 阳性的转移性结直肠癌。Herceptin 是一种人源化单克隆抗体,用于治疗 Her-2 高表达的乳腺癌和其他实体瘤如卵巢癌、前列腺癌和非小细胞肺癌。EGFR 和 Her-2 可用酶免疫组织化学技术检测。又如应用酶免疫组织化学方法,可对肿瘤内各种激素受体与生长因子进行定位、定量分析,用于判定他莫昔芬类药物对乳腺癌患者的疗效。

第3节 荧光免疫组织化学技术

荧光免疫组织化学技术是采用荧光素标记的已知抗体(抗原)作为探针,检测待测组织、细胞标本中的靶抗原(抗体),形成的抗原-抗体复合物上带有荧光素,在荧光显微镜下可分辨出抗原(抗体)所在位置及性质,并可利用荧光定量技术计算其含量,实现对抗原(抗体)定位、定性和定量分析。

一、标本制作

荧光免疫组织化学技术主要靠观察标本的荧光抗体染色结果对抗原进行鉴定和定位,因此标本的制作非常关键。在制作标本过程中,应力求保持抗原的完整性,并在染色、洗涤和包埋过程中不发生溶解、变性和脱落,也不扩散至邻近细胞或组织间隙中。标本切片要求尽量薄些,以利于抗原抗体接触和镜检。标本中干扰抗原抗体反应的物质要充分洗去,有传染性的标本要注意生物安全。

（一）标本类型

基质标本是指固定在载玻片上用作抗原的组织、细胞和微生物等。用于荧光免疫组织化学技术的基质标本有以下几种。

1. 涂片和印片 血液、细菌培养物、脑脊液、体腔渗出物和细胞悬液等均可简单地涂抹在载玻片上,干燥固定后就可用于荧光抗体染色。脑脊液、脏器(肝、脾、淋巴结等)、细菌菌落或尸体病变组织可把新鲜切面压印于载玻片上作成印片,经固定后再染色。

2. 组织切片 主要有以下两种。

（1）冷冻切片:为了使抗原最大量地保存,首选的制片方法是冷冻切片,其优点是操作简单,组织的抗原性保存好,自发荧光较少,特异荧光强,同时适用于不稳定的抗原,缺点是组织结构欠清晰。

（2）石蜡切片：是研究形态学的主要制片方法，它不但是观察组织结构的理想方法，而且可进行回顾性研究。其优点是组织细胞的精细结构显现清楚，但对抗原的保存量不如冷冻切片，并有组织自发荧光和非特异性荧光，需加酶消化处理。

3. 细胞培养标本 如 Hep-2 和 Hela 细胞，待培养的细胞在玻片上形成单层，固定后用作抗核抗体等检测的抗原片。还可使细胞单层生长在玻片上，再用病毒或患者标本感染，然后固定，用荧光抗体染色法检测病毒。

4. 活细胞 检查淋巴细胞表面抗原以及免疫球蛋白受体、癌细胞表面抗原、血清中抗癌细胞抗体等，均可用活细胞荧光抗体染色法。当同时观察细胞表面两种抗原的分布和相互关系时，可用双标记法进行染色。

（二）标本的保存

固定好的标本最好立即进行荧光抗体染色及镜检。若须保存，则应保持干燥，置 4℃ 以下保存。一般细菌涂片或器官组织切片经固定后可保存一个月以上。但病毒和某些组织抗原标本数天后就失去其抗原性，需在 -20℃ 以下保存。

▶▶ 二、荧光抗体标记及染色

（一）直接法

1. 检查抗原方法 这是最简便快速的方法，用已知的特异性抗体与荧光素结合，制成特异性荧光抗体，直接用于细胞或组织抗原的检查。此法特异性强，常用于肾穿刺、皮肤活检和病原体检查。

2. 检查抗体方法 以荧光素标记抗原，用此荧光抗原与细胞或组织内相应抗体反应，而将抗体在原位检测出来。

直接法比较简单，适合做细菌、螺旋体、原虫、真菌及浓度较高的蛋白质抗原如肾、皮肤的检查和研究。此法每种荧光抗体只能检查一种相应的抗原，特异性高而敏感性较低。

（二）间接法

1. 检查抗体（夹心法）方法 此法是先用特异性抗原与细胞或组织内抗体反应，再用此抗原的特异性荧光抗体与结合在细胞内抗体上的抗原相结合。

2. 检查抗体方法 用已知抗原细胞或组织切片，加待检血清，如果血清含有切片中某种抗原的抗体时，抗体与抗原结合，再用间接荧光抗体（抗种属特异性 IgG 荧光抗体）与结合在抗原上的抗体反应，在荧光显微镜下可见抗原抗体反应部位呈现明亮的特异性荧光。此法是检验血清中自身抗体和多种病原体抗体的重要手段。

3. 检查抗原法 此法是直接法的重要改进，先用特异性抗体与细胞标本反应，随后用缓冲盐水洗去未与抗原结合的抗体，再用间接荧光抗体与结合在抗原上的抗体结合，形成抗原-抗体-荧光抗体复合物。

（三）补体法

1. 直接检查组织内免疫复合物方法 用抗补体 C3 荧光抗体直接作用组织切片，与其中结合在抗原抗体复合物上的补体反应，而形成抗原-抗体-补体-抗补体荧光抗体复合物，在荧光显微镜下呈现阳性荧光的部位就是免疫复合物上补体存在处，此法常用于肾穿刺组织活检等。

2. 间接检查组织内抗原方法 将新鲜补体与第一抗体混合同时加在抗原标本切片上，

经 37℃孵育后,如发生抗原抗体反应,补体就结合在此复合物上,再用抗补体荧光抗体与结合的补体反应,形成抗原-抗体-补体-荧光抗体复合物,此法优点是只需一种荧光抗体可适用于不同种属来源的第一抗体的检查。

(四) 双重免疫荧光组织化学标记方法

在同一组织标本需同时检查两种抗原时需进行双重荧光染色,一般采用直接法,将两种荧光抗体(如抗 A 和抗 B)以适当比例混合,加在标本上孵育后,按直接法洗去未结合的荧光抗体,抗 A 抗体用异硫氰酸荧光素标记,发黄绿色荧光;抗 B 抗体用 TMRITC 或 RB200 标记,发红色荧光,可明确定位两种抗原。

三、方法评价及临床应用

(一) 方法评价

1. **优点**　特异性强、快速,敏感性高;可用于组织学中抗原或抗体的定位、定性检查;能在荧光显微镜下清晰地显示其形态,直观性强。

2. **缺点**　荧光容易消退,难以制备永久性标本;需借助荧光显微镜才能观察结果,不利于普及推广;结果判定人为影响因素大;技术程序相对比较复杂。

(二) 临床应用

1. **在自身免疫性疾病中的应用**　对自身免疫性疾病患者进行组织或器官的细针穿刺,用获得的组织细胞标本制片,检测组织中的自身抗体。补体荧光法等可检测免疫复合物在组织器官细胞上的沉积位置,对了解肾小球性肾炎、类风湿关节炎病变侵犯和病变基础与程度极有帮助。

2. **细菌和病毒的快速鉴定**　在细菌学诊断方面,可用于淋病双球菌、百日咳杆菌等的快速诊断。在病毒诊断领域,广泛应用于病毒和病毒抗原在感染细胞内的定位及病毒感染过程的研究。

3. **寄生虫的检测与研究**　在寄生虫研究方面应用极广,可用于疟原虫、阿米巴、利什曼、纤毛虫、滴虫、钩虫、绦虫、蠕虫等的诊断工作。近年来在血吸虫及疟原虫方面研究较多,诊断效果肯定。通常用尾蚴和成虫作血吸虫抗原,用感染的或实验动物的血清作疟疾抗原。

第 4 节　其他免疫组织化学技术

一、亲和组织化学技术

亲和组织化学(affinity histochemistry)是利用两种物质之间的高亲和力而建立的方法。一些具有双价或多价结合力的物质如外源凝集素(lectin)、生物素(biotin)和葡萄球菌蛋白 A(staphylococcal protein A,SPA)等,对某种组织成分具有高亲和力,可以与标志物如荧光素、酶、放射性核素、铁蛋白及胶体金等结合,采用荧光显微镜、酶对底物的显色反应、放射自显影或电子显微镜,在细胞或亚细胞水平进行对应亲和物质的定位、定性或定量分析。广义的亲和组织化学包括:抗原与抗体、外源凝集素与糖类、生物素与亲和素、SPA 与 IgG、阳离子与阴离子、配体与受体等。此类方法敏感性高、操作简便、省时,可对抗原进行定性、定位或定量分析,结果准确清晰。

二、免疫标记电镜技术

免疫电子显微镜(immunoelectron microscope,IEM)技术是利用高电子密度的颗粒性标志物(如胶体金、铁蛋白等)标记抗体,或用经免疫组织、细胞化学反应能产生高电子密度产物者如辣根过氧化物酶标记抗体,在电子显微镜下对抗原抗体反应中的高电子密度标记的抗原(抗体)进行亚细胞水平定位的技术。IEM较免疫组织化学在光镜下的定位更精确,可定位至细胞膜、细胞器,在探索病因、发病机制、组织发生等方面具有其独特的优点。

(梅　蕾)

 目标检测

单项选择题

1. 酶免疫组织化学检测技术中敏感性最高的是
   A. 直接法　　　　　B. 间接法
   C. 酶桥法　　　　　D. ABC 法
   E. PAP 法

2. 酶桥法免疫组化检测技术中的桥抗体是指
   A. 酶标抗体　　　　B. 抗酶抗体
   C. 抗抗体　　　　　D. 第三抗体
   E. 第一抗体

3. ABC 法免疫组化检测技术中桥是指
   A. 生物素　　　　　B. 亲和素
   C. 生物素化的抗体　D. 酶标生物素
   E. 第一抗体

4. 酶免疫组织化学技术中最常用的酶是
   A. 辣根过氧化物酶　B. 碱性磷酸酶
   C. 葡萄糖氧化酶　　D. 乳酸脱氢酶
   E. 脲酶

5. 免疫荧光标记技术与酶免疫组织化学技术比较具有的优点是
   A. 敏感性更高
   B. 可用电镜观察
   C. 便于对细胞微细结构的分辨
   D. 可同时检测多种抗原
   E. 染色标本可长期保存

6. 免疫组化技术中非特异性染色的特点不包括

   A. 细胞和细胞间质均匀染色
   B. 染色无特定部位
   C. 染色具有结构性
   D. 某一片均匀着色
   E. 无分布规律

7. 石蜡包埋材料用酶处理的目的
   A. 防止出现假阳性　B. 增大抗原的保存量
   C. 裸露抗原的决定簇　D. 分解蛋白质
   E. 消化石蜡表面

8. 下列关于酶免疫组织化学技术的叙述错误的是
   A. 敏感性比免疫荧光标记技术高
   B. 可用普通光学显微镜观察结果
   C. 不能用电子显微镜观察结果
   D. 便于对组织细胞微结构作分析
   E. 染色标本可长期保存

(9 ~ 11 题共用备选答案)
   A. 冷冻切片
   B. 石蜡切片
   C. 直接推片
   D. 冷冻切片和石蜡切片
   E. 干片法

9. 抗原破坏较大的切片是

10. 组织化学技术中最常用的制片方法是

11. 免疫组织化学技术中一般不采用

第19章　免疫细胞的分离及其功能检测

学习目标

1. 掌握:常见免疫细胞分离的原理及技术。
2. 熟悉:淋巴细胞表面标志及功能的检测技术。
3. 了解:吞噬细胞的分离及功能检测。

临床上各种类型的免疫缺陷病、自身免疫病及感染、肿瘤等疾病,均可出现淋巴细胞或淋巴亚群的数量及功能的变化。因此,用体外方法对具有免疫反应的外周血淋巴细胞及其亚群的数目、比例及功能进行检测,可判断机体细胞的免疫水平。同时,淋巴细胞的体外分离培养、功能检测对于认识临床免疫相关疾病、探讨其发病机制、观察病情变化、判断预后和疗效,以及疾病的预防与治疗等方面均有重要意义。

链 接

肿瘤细胞免疫疗法

肿瘤细胞免疫治疗是一种新兴的、自身免疫抗癌的新型治疗方法。 它是运用生物技术和生物制剂对从病人体内采集的免疫细胞进行体外培养和扩增后回输到病人体内的方法,以激发、增强机体自身免疫功能,从而达到治疗肿瘤的目的。 肿瘤细胞免疫疗法已被视为继手术、放疗、化疗之后的第四种治疗方法。 其大致治疗流程如下:①用先进的血细胞分离机采集患者自身一定量的外周单核细胞;②在 GMP 实验室里,分离单个核细胞置于培养瓶中,加入培养液和细胞因子刺激细胞活化增殖;③经过 7~14 天细胞培养,细胞数增至原有数量的几百到上千倍,免疫杀伤能力增加 20~100 倍;④采血后的第 7~14 天,开始回输 DC、CIK 细胞;⑤经过多个疗程的治疗,有效清除患者体内肿瘤细胞,促进康复,改善患者的生活质量。

第1节　免疫细胞的分离

将各种免疫细胞从外周血或者组织器官中分离、纯化出来是体外对免疫细胞作鉴定、计数和功能测定的前提。参与免疫反应的细胞主要包括淋巴细胞、巨噬细胞、中性粒细胞等。由于检测的目的和方法不同,分离细胞的需求和技术也有差异。

▶▶ 一、外周血单个核细胞的分离

外周血单个核细胞(peripheral blood mononuclear cell,PBMC)即外周血中具有单个核的细胞,包括淋巴细胞和单核细胞。外周血中各免疫细胞的密度不同,红细胞和多核白细胞密度较大,分别为 1.092 和 1.093,而淋巴细胞和单核细胞密度为 1.075~1.090,血小板为 1.030~1.035。因此,利用不同密度的液体作为分层液进行密度梯度离心,可使不同密度的血细胞按相应的梯度分层排列,从而将各种血细胞加以分离。常用的分层液有 Ficoll 和 Percoll 两种。

(一) Ficoll 分离法

1. 原理　Ficoll 分离法是一种单次密度梯度离心分离法,主要用于分离外周血中的单个核细胞。分离液的主要成分是一种合成的蔗糖聚合物称聚蔗糖(商品名为 Ficoll),分子质量为 40kDa,具有高密度、低渗透压、无毒性的特点。高浓度的 Ficoll 溶液黏性高,易使细胞聚集,故通常使用 60g/L 的低浓度溶液,密度为 1.020,通常要添加比重为 1.200 的泛影葡胺以增加密度,目前常用商品为 Hypaque,因此又称聚蔗糖-泛影葡胺(Ficoll-Hypaque)分层液。不同动物血中的单个核细胞对分离液的密度要求各不相同,分离人外周淋巴细胞以密度为 1.077±0.001 的分层液最佳,因为人的红细胞密度为 1.093,粒细胞密度为 1.092,单个核细胞密度为 1.076~1.090。

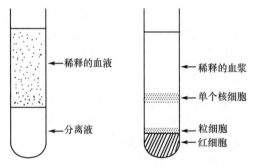

2. 技术要点　将配制好的分层液先加入试管底层,然后将肝素化全血用 Hanks 液或磷酸缓冲盐溶液(phosphate buffer saline,PBS)作适当稀释后,轻轻叠加在分层液上面,使两者形成一个清晰的界面。水平离心后,离心管中会出现几个不同层次的液体和细胞带(图19-1)。红细胞和粒细胞密度大于分层液,同时因红细胞遇到 Ficoll 而凝集成

•• 图 19-1　Ficoll 分层液离心后外周血细胞示意图 ••

串钱状而沉积于管底。血小板则因密度小而悬浮于血浆中,唯有与分层液密度相当的单个核细胞密集在血浆层和分层液的界面中,呈白膜状。用毛细吸管吸取该层细胞,洗涤离心,重悬,计数。

3. 方法评价　本法是体外获得单个核细胞进行细胞培养的常用方法。分离单个核细胞纯度可达 95%,淋巴细胞占 60%~70%,细胞获得率可达 80% 以上,获得率高低与室温有关,超过 25℃时会影响细胞获得率。

(二) Percoll 分离法

1. 原理　Percoll 分离法是一种连续密度梯度离心分离法。Percoll 是一种经聚乙烯吡咯烷酮(PVP)处理的硅胶颗粒,颗粒大小不一,经过高速离心后,可形成一个连续密度梯度,将比重不同的细胞分离纯化。Percoll 形成的梯度十分稳定,此外 Percoll 不穿透生物膜,对细胞无毒害、无刺激,因此广泛用于细胞、亚细胞成分的分离。

2. 技术要点　先将 Percoll 原液(密度 1.135)与等量的 PBS 液均匀混合,高速离心后,使分层液形成一个从管底到液面密度逐渐递减的连续密度梯度,然后再将等倍稀释的

抗凝血轻轻叠加在液面上,低速离心,可形成四个细胞层(图 19-2)。表层为死细胞残片和血小板,底层为粒细胞和红细胞,中间有两层,上层富含单个核细胞(75%),下层富含淋巴细胞(98%)。

3. 方法评价　该法是纯化淋巴细胞和单核细胞的一种较好的方法,淋巴细胞纯度高达 98%,单核细胞纯度可达 78%。Percoll 具有黏度低、对细胞无毒害等优点,是目前较理想的介质。

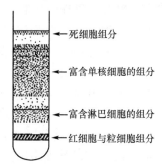

●● 图 19-2　连续密度梯度离心法分离单个核细胞中各细胞成分的分布示意图 ●●

▶▶ 二、淋巴细胞及其亚群的分离

外周血及人体组织器官中的淋巴细胞是免疫学实验最常用的细胞,高纯度、高质量的淋巴细胞也是保证 HLA 血清学分型成功的先决条件。

(一)淋巴细胞群的分离

密度梯度离心获得的 PBMC 悬液的主要成分是淋巴细胞和单核细胞,但也有数量不等的红细胞和血小板,为了获得较高纯度的淋巴细胞,应该除去红细胞、血小板及单核细胞。

1. 红细胞的去除　一般采用无菌蒸馏水低渗裂解法或 0.83% 氯化铵处理法。

2. 血小板的去除　将 PBMC 悬液通过离心洗涤 2～3 次,常可去除 PBMC 中绝大部分混杂的血小板。在某些疾病状态下,若外周血中血小板数量异常增多,可采用胎牛血清(FCS)梯度离心法去除 PBMC 中混杂的血小板。

3. 单核细胞的去除　单核细胞的去除通常是利用其在 37℃ 和 Ca^{2+} 存在条件下,能主动黏附玻璃、塑料、尼龙毛、棉花纤维或葡聚糖凝胶的特性,据此建立许多从 PBMC 悬液中去除单核细胞的方法,从而获得高纯度的淋巴细胞群。

(1)吸附法:将已制备的 PBMC 悬液倾于玻璃或塑料平皿中,移至 37℃ 温箱静置 1 小时左右,单核细胞和粒细胞均贴于平皿壁上,而未贴壁的非黏附细胞几乎为纯淋巴细胞。因 B 细胞也有贴壁现象,故用本法分离的淋巴细胞群中 B 细胞有所损失。也可将单个核细胞悬液注入装有玻璃纤维或葡聚糖凝胶 SephadexG10 的柱层中,凡有黏附能力的细胞绝大部分被吸附而黏滞在柱层中,从柱上洗脱下来的细胞则主要是淋巴细胞。此法简单易行,对细胞损害极少。

(2)磁铁吸引法:利用单核细胞具有吞噬的特性,在 PBMC 悬液中加入直径为 3μm 的羰基铁颗粒,置 37℃ 温箱内短时旋转摇动,待单核细胞充分吞噬羰基铁颗粒后,用磁铁将细胞吸至管底,上层液中含较纯的淋巴细胞。

(3)苯丙氨酸甲酯(PME)去除法:PME 具有亲溶酶体性质,能渗入细胞溶酶体内导致溶酶体破裂,释放出的酶类物质可引起细胞溶解。用该法可溶解含溶酶体的细胞,如单核细胞、粒细胞和成纤维母细胞等,B 细胞和大多数 T 细胞因缺乏溶酶体酶,因而不受影响。该法去除单核细胞后,约 99% 的单个核细胞为淋巴细胞,活性大于 95%。

(二)淋巴细胞亚群的分离

分离相当纯化的淋巴细胞亚群是细胞免疫检验的基本技术。淋巴细胞分离的方法很多,主要有直接沉淀法、密度梯度离心法、细胞分离器法和免疫磁珠法等。以前应用较多的有绵羊红细胞(SRBC)玫瑰花环形成法和尼龙棉分离法,近年来采用较多的有淋巴细胞分离剂法和免疫磁珠分离法。

1. SRBC 花环沉降法(E 花环沉降法)

(1) 原理:成熟 T 细胞表面具有独特的 SRBC 受体即 E 受体(CD2),可结合 SRBC,形成玫瑰花环样细胞团。形成 E 花环的 T 细胞团通过密度梯度离心沉降在管底,而悬浮在界面的则主要是 B 细胞,从而将 T 细胞、B 细胞分离开来。

(2) 技术要点:本法是将获得的淋巴细胞与一定比例的 SRBC 混合,待淋巴细胞形成 E 花环后,用淋巴细胞分层液分离细胞。浮悬在分层界面的细胞群富含 B 细胞,而沉降在管底的形成 E 花环的细胞用低渗法处理,使围绕细胞周围的绵羊红细胞快速裂解,则获得纯的 T 细胞。

(3) 方法评价:该法主要用于 T 细胞的分离,操作简便,获得的 T 细胞纯度可高达95% ~98%,但 SRBC 与 T 细胞结合时可引起 T 细胞活化。

2. 尼龙棉分离法

(1) 原理:B 细胞表面结构凹凸不平,在 37℃时易黏附在尼龙棉上;而 T 细胞膜表面光滑,不易黏附。利用此特性,将混合的淋巴细胞悬液加入尼龙棉柱时,B 细胞被黏附在尼龙棉上,而大多数 T 细胞则通过尼龙棉柱而流出。T 细胞流出后,再轻轻挤捏尼龙棉柱,即可分离出 B 细胞。

(2) 技术要点:取松散而经过处理的尼龙棉(聚酰胺纤维),均匀填充在内径 5~6nm 的聚乙烯塑料管内,经 Hanks 液浸透后保温,再将 PBMC 悬液加入柱内,置 37℃温箱静置 1~2 小时。用预温的含 10%~20% 灭活的小牛血清培养液灌洗尼龙棉柱,洗脱液内即含不能黏附的 T 细胞,重复灌洗几次以除去管内残留的 T 细胞。待去除 T 细胞后,再用培养液边冲洗边轻轻挤捏塑料管,得到的洗脱液内富含 B 细胞。

(3) 方法评价:该方法得到的 T 细胞纯度高达90% 以上,B 细胞纯度可达80%,但对尼龙棉柱制作的要求较高。

3. 淋巴细胞分离剂方法 具有代表性的淋巴细胞分离剂是 Lympho-Kwik™ 淋巴细胞分离液,它由单克隆抗体、补体和稳定的密度梯度液构成,用于分离特定的淋巴细胞群。

(1) 原理:利用单克隆抗体和补体对不需要的细胞进行裂解,溶解了的细胞和完整的淋巴细胞比重不同,经过离心即可获得所需的淋巴细胞。

(2) 操作要点:将获得的 PBMC 洗涤离心后,根据分离目的加入相应的淋巴细胞分离液,如要分离 T 细胞,则加入适量 T Lympho-Kwik 于沉淀细胞中,用移液器混匀,37℃孵育相应时间,每隔 10 分钟轻轻混匀一次。孵育结束后,用移液器混匀凝块,加入 PBS 离心洗涤,弃去上清和中间层,再用 PBS 重悬、离心,即可获得纯的 T 细胞。

(3) 方法评价:该法不但能获得最大的细胞量和纯度,同时又在很大程度上减少了时间。

4. 亲和层析分离法

(1) 原理:本法主要利用各种淋巴细胞亚群具有不同的表面抗原的特点,预先将相应的抗体包被于反应板上,再加入细胞悬液,抗原阳性的细胞与相应抗体结合而被吸附在反应板上,抗原阴性的细胞则留在细胞悬液中(图 19-3)。同样若用特异性抗原交联在塑料板上,则可分离到具有特异抗原受体的淋巴细胞,如用活化的 C3 包被,可分离出具有 C3 受体的细胞。

(2) 技术要点:①将已知的单克隆抗体或抗原包被于聚苯乙烯反应板上;②加入待分

离的淋巴细胞悬液,抗原阳性或受体阳性的淋巴细胞吸附于反应板上,而阴性的淋巴细胞留在细胞悬液中;③从细胞悬液中收集抗原阴性细胞;从反应板上洗脱、收集抗原阳性细胞。

（3）方法评价:该方法适用于 T 细胞、B 细胞及 T 细胞亚群即 $CD4^+$ 或 $CD8^+$ T 细胞的分离。如可用抗 CD4 或 CD8 单克隆抗体来分离 $CD4^+$ 或 $CD8^+$ 细胞,用抗 Ig 抗体则可分离 B 细胞。因本法可同时收集抗原阳性和阴性的细胞,即可进行阳性选择和阴性选择,故获取的细胞量大。但淋巴细胞受体与特异抗原或抗原抗体在反应板上结合后,可引起细胞激活,可能损伤细胞,降低细胞的

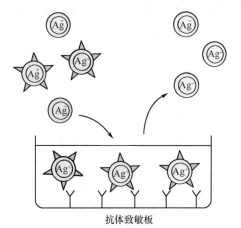

●● 图 19-3　亲和分离法图解 ●●

活性,因此本法更适用于阴性选择,即去除细胞悬液内某一细胞亚群。

5. 免疫磁珠分离法

（1）原理:免疫磁珠法与亲和层析法原理类似,也是利用不同细胞表面抗原能与特异性单抗相结合的特点。将某种单抗与磁珠结合,形成免疫磁珠;同时在外加磁场作用下,具有特异性抗原的细胞因与抗体结合被吸附而滞留在磁场中,表面抗原阴性的细胞由于不能与连接着磁珠的特异性单抗结合而没有磁性,不在磁场中停留,从而使细胞得以分离。

（2）技术要点:①向细胞悬液中加入抗体标记的磁珠;②磁珠通过特异性抗体与带有相应抗原的细胞结合;③将试管置于磁场中,与磁珠结合的细胞受磁场吸附;④吸出上清液,抗原阳性的细胞留在试管中,抗原阴性的细胞在上清液中;⑤分别收集抗原阳性细胞和抗原阴性细胞,即阳性选择和阴性选择(图 19-4)。

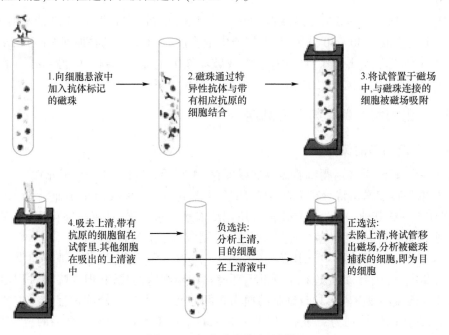

●● 图 19-4　免疫磁珠分离法图解 ●●

（3）方法评价：免疫磁珠分离法的优点是分离纯度高，达 93% ~ 99%；重复性好；分离细胞总量大，达 90% 以上；该方法也是近年来在组织配型实验室中使用最多、效果最好的一种分离方法。用这种分离方法得到的 B 淋巴细胞作 HLA-DR 血清学分型可大大提高试验的成功率和结果的准确性。

6. 流式细胞术分离法 流式细胞术是利用流式细胞仪，即荧光激活细胞分离仪来分离细胞，是目前先进的细胞分离方法。其主要原理是细胞经荧光染色后，通过高速流动系统，细胞排成单行，逐个流经检测区进行测定（详见第 14 章）。用流式细胞术分离细胞准确快速，能保持细胞活力，并可在无菌条件下进行，但仪器昂贵，检测成本高。

▶▶ 三、吞噬细胞的分离

吞噬细胞主要包括单核-巨噬细胞和中性粒细胞两大类。

（一）单核-巨噬细胞的分离

密度梯度离心法获得的 PBMC 悬液中大约有 40% 是单核细胞。分离单核-巨噬细胞的方法目前主要采用免疫磁珠分离法，其原理是利用单核细胞特异性表达 CD14 的特征，用抗 CD14 的单克隆抗体包被磁性微球形成 $CD14^+$ 免疫磁珠，利用该免疫磁珠与待分离的 PBMC 反应，表达 CD14 的单核细胞结合在磁珠上，在磁场作用下实现单核细胞与其他细胞的分离。

（二）中性粒细胞的分离

外周血中性粒细胞的制备方法有自然沉降法、多聚葡萄糖法和右旋糖酐法。常用方法为右旋糖酐法。其原理是利用红细胞、白细胞的相对密度不同，因此他们的沉降速度也不同；同时右旋糖酐能将红细胞凝聚成串加速其沉降，而白细胞则不受影响，故可实现外周血中白细胞的分离。

操作方法：取 3 ~ 10ml 肝素抗凝血，加 1/4 体积的 6% 的右旋糖酐-生理盐水溶液，混匀后在室温下直立放置 30 ~ 40 分钟；将上层液中细胞按 1∶1 的比例叠加到 Ficoll-Hypaque 分层液上，离心，去上清，再用 0.8% NH_4Cl 溶液破坏红细胞，洗涤离心，即得到纯净的中性粒细胞。用台盼蓝染色法检查细胞活力，须保证细胞存活率大于 95%。

▶▶ 四、淋巴细胞的保存与活力测定

（一）分离细胞的保存

在某些情况下，分离所得细胞需要加以保存，否则活力迅速下降，甚至死亡。

1. 短期保存技术 将分离到的细胞用适量含 10% ~ 20% 灭活小牛血清的 Hanks、Tc-199、RPMI1640 或其他培养液稀释重悬。所用培养液要求等渗，具有缓冲作用，并对细胞无毒性。通常置 4℃ 作短期保存。若需长期保存，则应置于液氮罐中保存。

2. 长期冷冻保存技术 利用液氮深低温（-196℃）环境保存细胞，是当前世界上通用的细胞长期保存技术。其原理在于深低温环境可中断细胞的代谢，但在降温过程由于冰晶的形成和渗透压的改变均可导致细胞的损伤和部分死亡，所以在冷冻过程中一定要加用冷冻保护剂，常用的保护剂为二甲亚砜（dimethylsulfoxide，DMSO）。条件合适时，冻存细胞一旦复苏，恢复 37℃ 培养，其形态和代谢活动均可恢复正常。冷冻时的降温速度和细胞解冻时的升温速度对细胞活力的保存有很大影响。因此，在进行细胞冷冻时，应遵循"慢冻快

融"的原则,即冷冻降温应慢速,升温解冻宜快速。

(二) 细胞活力测定

细胞活力常用活细胞占总细胞的百分比表示。细胞活力的测定有许多方法,最简便常用的是台盼蓝染色法。台盼蓝又称锥虫蓝,是一种阴离子型染料,这种染料不能透过活细胞正常完整的细胞膜,故活细胞不着色;而死亡细胞的细胞膜通透性增加,可使染料通过细胞膜进入细胞内,使死细胞着蓝色。通常用血细胞计数板计数200个细胞,以不着色细胞的百分率表示细胞的活力。

第2节 免疫细胞检测

临床上免疫细胞的检测主要包括淋巴细胞表面标志、数量与功能的检测以及吞噬细胞的功能检测。

▶▶ 一、淋巴细胞表面标志的检测

人体内的淋巴细胞在光学显微镜下的形态基本是一样的,但其功能各异。不同的淋巴细胞具有许多表面标志,这些标志是淋巴细胞重要的功能蛋白,也是借以对各种淋巴细胞及其亚群进行定量分类和功能检测的重要依据。

(一) T细胞表面标志的检测

T细胞是参与机体细胞免疫反应和在免疫应答反应中起主导调节作用的一组免疫细胞。所有的T细胞均有共同的标志性抗原,不同功能的T细胞亚群又具有各自的标志性抗原。CD抗原是主要的表面标志,常用的检测方法有以下几种。

1. 抗体致敏细胞花环法 用针对某种CD抗原的单克隆抗体(如抗CD3抗体)吸附于醛化的红细胞上(致敏),加入待检的细胞悬液,单克隆抗体与相应的CD抗原结合使得红细胞与阳性受检细胞结合而形成玫瑰花样的花环,计数花环形成细胞并计算其在淋巴细胞中的比率。

2. 免疫细胞化学法 该法是以酶作为抗体标志物,采用细胞酶免疫组化技术完成,并常采用生物素-链霉亲合素放大系统提高灵敏度。在普通显微镜下观察,凡着色的细胞即为相应CD抗原阳性的细胞,计算阳性细胞占总计数细胞的百分率进行定量分析。

3. 免疫荧光法 本法是采用荧光物质标记抗体,与分离得到的PBMC作用后,在荧光显微镜下观察,呈现荧光的细胞即为阳性细胞,计算阳性细胞占总计数细胞的百分率。

4. 流式细胞术 采用三色标记单克隆荧光抗体标记PBMC,用流式细胞仪进行检测分析,可对T细胞及亚群作出精确分类。

(二) B细胞表面标志的检测

1. CD分子的检测 B细胞表面有CD19、CD20、CD21、CD22和CD23等分化抗原,其中有些是所有B细胞共有的,有些仅是活化B细胞所特有的,据此可用单克隆抗体,采用与检测T细胞相同的荧光免疫法、免疫细胞化学法或流式细胞术对其进行检测。

2. SmIg的检测 B细胞表面的膜免疫球蛋白(SmIg)为B细胞所特有,是鉴定B细胞的可靠指标。常采用荧光免疫法或免疫细胞化学法,检测带有各种类型SmIg的B细胞,在人外周血中以带 SmIgM 的细胞数最多。

（三）自然杀伤细胞（NK 细胞）表面标志的检测

NK 细胞是参与机体免疫应答反应特别是肿瘤免疫应答的重要淋巴细胞。目前临床上常采用三色荧光标记单克隆抗体标记 NK 细胞，在流式细胞仪上进行计数分析。NK 细胞表面至少存在 CD2、CD16、CD56、CD69、CD94、CD96、CD158a、CD159a、CD161 和 CD244 多种抗原，但均非 NK 细胞所特有，目前多以 CD3$^-$、CD16$^+$、CD56$^+$作为 NK 细胞的典型标志。

▶▶ 二、淋巴细胞数量及功能检测

对淋巴细胞数量及功能检测可评估、判断机体的免疫水平。

（一）T 细胞及其亚群的定量和功能检测

随着细胞免疫研究的深入、细胞检测分离技术的不断改进，对 T 细胞的认识也不断加深，T 细胞亚群的分类也在不断改进。目前对 T 细胞亚群的定量检测主要是采用免疫荧光标记、流式细胞仪分析。如 CD8$^+$ T 细胞是利用双色荧光同时标记 CD8 和 CD28 两种抗体；而 CD4$^+$T 细胞因分为 Th1、Th2 两个亚型，分别用抗 Th1 和抗 Th2 细胞特异性细胞因子抗体标记，流式细胞仪检测分析。

对 T 细胞的功能检测主要有如下方法。

1. T 细胞增殖试验（淋巴母细胞转化试验）　淋巴细胞在体外受特异性抗原或非特异性抗原刺激后可发生增殖，转化为淋巴母细胞。其增殖变化主要表现为胞内蛋白质和核酸合成增加，细胞体积变大、胞质增多、核仁明显、染色质疏松等。可通过检测淋巴细胞的转化率来判断机体的细胞免疫功能。细胞免疫功能低下的人，T 细胞转化率降低。

体外可引起淋巴细胞增殖的特异性抗原有破伤风类毒素、白色念珠菌、结核纯化蛋白衍生物（PPD）等；非特异性抗原包括有丝分裂原如植物血凝素（PHA）、刀豆蛋白 A（ConA）、美洲商陆丝裂原（PWM）等。

T 细胞增殖反应的检测可以通过染色和显微镜观察淋巴细胞形态和结构的改变，了解淋巴细胞母细胞转化的情况；也可通过^{3}H-胸腺嘧啶（TdR）掺入，了解 DNA 合成情况；也可通过噻唑蓝（MTT）比色，检测被活细胞线粒体内琥珀酸脱氢酶还原成蓝黑色的 MTT-甲臜颗粒的量，了解细胞的代谢情况；还可以通过流式细胞仪对细胞周期进行分析，判断细胞的增殖情况。

（1）形态学检查法：将分离的 PBMC 与适量的 PHA 混合，置 37℃ 5% CO$_2$ 培养箱培养 72 小时后，取培养细胞作涂片染色镜检。根据细胞的大小、核与胞质的比例、胞质的染色性及有无核仁等特征，计数 200 个淋巴细胞，按公式计算转化率。正常人的 T 细胞转化率为 60%~80%，<50% 可视为降低。

淋巴细胞转化率（%）= 转化的淋巴细胞数/镜下所见的淋巴细胞总数×100%

（2）^{3}H-TdR 掺入法：T 细胞在增殖、转化为淋巴母细胞过程中，胞内 DNA 的合成增加，且细胞转化程度与 DNA 的合成呈正相关。在细胞培养液中加入^{3}H 标记的 TdR，TdR 会被增殖转化的细胞摄取、掺入新合成的 DNA 中。TdR 掺入的量可反映淋巴细胞的增殖程度。操作要点是将 PBMC 悬液加入含培养液的试管中，同时设对照管。在试管中加入适量 PHA，置 5% CO$_2$ 培养箱培养 72 小时。每管加适量^{3}H-TdR，继续培养 4 小时后，将细胞收集在玻璃纤维膜上，洗涤，用液体闪烁仪测量淋巴细胞内放射性核素量，记录每分钟脉冲数

（cpm），计算刺激指数（stimulating index，SI）。刺激指数反映淋巴细胞的转化能力。

SI=刺激管 cpm 均值/对照管 cpm 均值

（3）MTT 比色法：发生增殖的淋巴细胞能摄取可溶性黄色染料 MTT，在细胞内 MTT 被线粒体脱氢酶还原为不溶性蓝黑色甲瓒颗粒，其形成量与细胞增殖程度成正比。采用有机溶剂二甲亚砜（DMSO）将甲瓒颗粒溶解后，酶标仪波长 570nm 处测吸光度（A）值，可反映细胞增殖程度。操作要点是将制备的 PBMC 悬液按一定比例稀释后加入培养板中，同时设对照孔。试验孔中加适量 PHA，对照孔加等量培养液，置 37℃ 5% CO_2 培养箱培养 68 小时。各孔加适量 MTT，混匀，继续培养 4 小时。取出培养板，加入 DMSO，使甲瓒颗粒溶解。酶标仪 570nm 波长读 A 值，计算 SI 判定细胞增殖结果。

SI=试验孔 A 值/对照孔 A 值

（4）细胞周期分析法：刺激培养结束后，收集细胞至试管内，PBS 洗涤后加入荧光试剂碘化丙啶染色，流式细胞仪检测，再经细胞周期分析软件确定 G_0/G_1 期、S 期、G_2/M 期各时相细胞比率；其中 S 期和 G_2/M 期细胞之和反映细胞增殖状态。

注：G_0 期为静止细胞；G_1 期为 DNA 合成前期；S 期为 DNA 合成期；G_2 期为 DNA 合成后期；M 期为细胞分裂期。

2. 混合淋巴细胞培养试验（MLR）　是体外将两个个体的淋巴细胞混合培养，利用淋巴细胞表面 HLA 抗原的不同，相互刺激，使淋巴细胞转化。转化率越高，表明两者 HLA 差异越大。临床器官移植前应取受体与供体的淋巴细胞进行 MLR 试验以挑选合适的供体，结果<10% 为佳，>20% 则不宜行移植手术。MLR 分双向法和单向法。

双向法：将两个个体的淋巴细胞混合在一起培养，若两者的 HLA 分子不同，两个来源的淋巴细胞都会受到刺激而发生转化。根据转化的程度即可判断两个个体间淋巴细胞 HLA 分子的相容程度。单卵双生子间的淋巴细胞混合培养后不发生转化。

单向法：将一方淋巴细胞先用丝裂霉素或放射处理使之失去自身转化能力，但仍保留着抗原活性。用这种淋巴细胞与未经处理的另一个个体的淋巴细胞混合培养，根据后者的淋巴细胞的转化程度来判定两者淋巴细胞 HLA 分子的相容性。

> **链接**
>
> **器官移植知多少**
>
> 　　提到器官移植的时候，我们很多人都知道要进行组织配型。可是，你知道在器官移植前，供者和受者具体要做哪些配型检查吗？器官移植的组织配型是一项系统而又复杂的工作，除了我们所熟悉的 ABO 血型相容性试验外，还要进行人类白细胞抗原（HLA）的 DNA 分型、抗原分型，移植前的抗体检查和交叉配型。HLA 抗原表达在淋巴细胞上，受者血清中抗体也主要是通过与供者的淋巴细胞表面的相应抗原结合而导致排斥反应的，因此检测这些抗原、抗体可直接分离供受者的淋巴细胞，作淋巴细胞交叉配合试验和混合淋巴细胞培养。其原理都是抗原抗体结合后，能激活补体，导致淋巴细胞溶解破裂，然后通过染色、计数死细胞数量和比例来判断组织细胞的相容性。

3. T 细胞杀伤功能检测　淋巴细胞介导的细胞毒性是 $CD8^+T$ 细胞（Tc/CTL）的特性。CTL 经抗原刺激后，可特异性杀伤具有相应抗原的靶细胞，导致靶细胞的溶解和破坏。可通过检测在 T 细胞作用下，靶细胞的死亡率来判断 T 细胞的杀伤活性。

靶细胞的死亡可采用多种方法检测,如^{51}Cr释放法、LDH释放法等。

^{51}Cr释放法:将效应性CTL和用放射性核素^{51}Cr标记的靶细胞相互作用,若受检T细胞能杀伤靶细胞,则^{51}Cr从靶细胞内释放入培养液中,用γ计数仪测定培养上清液中的^{51}Cr量,计算^{51}Cr特异性释放率即可判断CTL的细胞毒性。用类似的方法也可测定NK细胞的细胞毒活性。

^{51}Cr特异释放率=(试验孔cpm均值−对照孔cpm均值)/(最大释放孔cpm均值−对照孔cpm均值)×100%

CTL细胞毒性的检测是评价机体细胞免疫功能的一个常用指标,特别是肿瘤患者CTL对肿瘤细胞杀伤能力的检测,常作为判断临床预后和疗效观察的指标之一。

4. 体内试验 将定量特异性抗原或PHA行皮肤试验,可检测受试者是否对某种抗原具有特异性细胞免疫应答能力,还可以检查受试者总体的细胞免疫状态。

特异性抗原皮肤试验(如结核菌素试验)主要根据迟发型超敏反应发生机制,检测机体T细胞免疫水平。但该试验主要检测受试者对所试抗原过去的致敏情况,若机体从未被该抗原致敏,则不会出现阳性反应,因此阴性者不一定表明细胞免疫功能低下。

目前临床上常用PHA皮肤试验来检测机体的细胞免疫水平。其原理为PHA在体内可非特异性刺激T细胞转化为母细胞,呈现以单个核细胞浸润为主的炎症反应。将定量PHA注射到受试者前臂皮内,6~12小时局部出现红斑和硬结,24~48小时达高峰,以硬结直径大于15mm者为阳性反应;反之,则为阴性反应;阴性结果表明机体的细胞免疫功能低下。

(二) B淋巴细胞功能的检测

1. B淋巴细胞转化试验 原理和方法与T淋巴细胞增殖试验相同。将人淋巴细胞和含SPA的金黄色葡萄球菌或抗Ig抗体(B淋巴细胞分裂原)一起培养,以^{3}H-TdR掺入法可测定B淋巴细胞的转化程度。

2. B细胞表达产物(抗体生成细胞)**的测定** B细胞可在抗原或丝裂原的诱导下,分化为浆细胞,产生抗体。应用多克隆诱导剂诱导B细胞分化增殖,产生抗体的试验是测定B细胞功能的重要方法。对B细胞具有多克隆诱导作用的物质有PWM、脂多糖、EB病毒等。测定多克隆抗体产生的方法有如下几种。

(1) 反向空斑形成试验(reversed hemolytic plaque assay,RHPA):是一种体外检测人类Ig分泌细胞的方法。该法将待检人的PBMC或组织来源的淋巴细胞(如扁桃体、脾细胞等)、SPA致敏的绵羊红细胞(SPA-SRBC)、抗人IgG抗体及补体4种成分在琼脂糖内混合,注入由两张玻片制成的小室内,密封小室,37℃温育3~5小时。抗人IgG抗体的Fc段与SPA-SRBC结合,而抗体生成细胞分泌的IgG可与抗人IgG结合,活化补体,介导SPA-SRBC的溶解。在分泌Ig的细胞周围形成圆形的溶血区,称为溶血空斑。每一个溶血空斑即代表一个Ig分泌细胞。

(2) 溶血空斑试验:试验原理是抗体形成细胞产生的特异性Ig与吸附在SRBC上的相应抗原结合,激活补体导致SRBC溶解,形成肉眼可见的溶血空斑。每个空斑中央含一个抗体形成细胞,空斑数目和大小分别表示抗体形成细胞数和产生抗体的量。操作方法是将吸附有已知抗原的SRBC、待检的B细胞、补体及适量琼脂糖液混合,倾注平皿,温育1~3小时后,计量肉眼可见的溶血空斑。该试验可检测针对SRBC吸附抗原的抗体形成细胞,应用广泛。

(3) 酶联免疫斑点试验(enzyme linked immunospot assay,ELISPOT):其原理是将特异性

抗原包被固相载体,再加入待检的抗体产生细胞,即可被诱导分泌抗体。分泌的抗体与包被抗原结合形成抗原-抗体复合物,随后加入相应的酶标二抗,根据底物显色深浅反映生成的抗体量,并在光镜下计数显色斑点确定抗体生成细胞数,一个显色斑点代表一个抗体生成细胞数。ELISPOT 试验是一种既可检测抗体生成细胞,又可检测抗体分泌量的方法。此外,ELISPOT 试验还可检测生成特异性细胞因子的 T 细胞。该试验目前在临床上多用于研究疾病的发病机制和患者的免疫功能状态(图 19-5)。

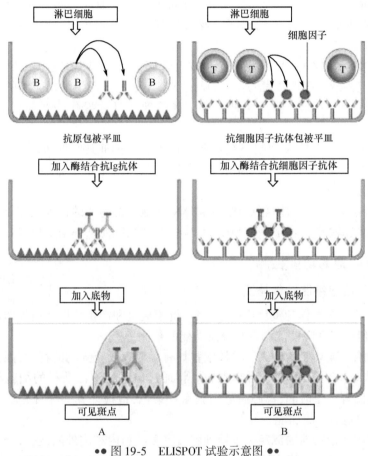

●● 图 19-5 ELISPOT 试验示意图 ●●

A. 检测 B 细胞特异性抗体;B. 检测 T 细胞产生的细胞因子

(三) NK 细胞功能的检测

NK 细胞能直接杀伤肿瘤细胞和病毒感染的靶细胞,具有细胞毒性作用,因此可将肿瘤细胞作为靶细胞测定 NK 细胞的杀伤功能。肿瘤细胞的存活率反映 NK 细胞的活性,存活率低,NK 细胞的活性高。

检测人 NK 细胞活性的靶细胞多用 K562 细胞株,体外检测 NK 细胞活性的方法多样,有如下几种。

1. 形态学法 NK 细胞对靶细胞发挥杀伤作用时,可使靶细胞膜通透性增加,染料可进入被杀伤的靶细胞内使其着色,而未被作用的活细胞则不着色。根据着色的细胞数计算靶细胞的死亡率,靶细胞死亡率与 NK 细胞的活性正相关。

2. 酶释法 乳酸脱氢酶(LDH)是存在于正常活细胞胞质内的一种酶。当 NK 细胞杀伤靶细胞后,靶细胞内的 LDH 可释放到胞外,释放量越多,表明靶细胞受损程度大、NK 细胞杀伤能力强。释放出来的 LDH 可催化反应液中的辅酶 I 由还原型变为氧化型,两者在 340nm 处吸光度显著不同,前者大,后者小,故可利用反应液吸光度的降低量表示 LDH 的释放量。

3. 荧光法 本法利用荧光素标记靶细胞,经效应细胞作用后,用荧光计检测剩余的活的靶细胞的荧光,从而确定 NK 细胞的杀伤能力。目前临床多用时间分辨荧光免疫分析,将靶细胞用镧系元素铕(Eu^{3+})的螯合物标记,按同法与效应细胞共温后,用时间分辨荧光计检测荧光,可除去非特异性荧光本底。该法具有实验时间短、检测速度快、特异性强的特点。

4. 放射性核素释放法 将效应细胞与放射性核素标记的靶细胞按一定比例混合共温后,离心,检测上清液放射性核素的量,可反映 NK 细胞的活性。根据应用的放射性核素不同,分为 ^{51}Cr 释放和 ^{125}I-UdR 释放两种方法。其原理和具体操作与 T 细胞杀伤功能检测相同。

5. 化学发光法 当效应细胞与靶细胞接触时,效应细胞呼吸暴发,生成极不稳定的 H_2O_2、O_2^- 及 OH^-,放出光子,在发光剂存在条件下,可被光电倍增管接受和计数,发光量与 NK 细胞杀伤能力相关。

6. 流式细胞术 NK 细胞、活靶细胞、被 NK 细胞杀伤的死的靶细胞都能被流式细胞仪分选出来。可通过软件计数分析受 NK 细胞作用的靶细胞死亡率来反映 NK 细胞的活性。

▶▶ 三、吞噬细胞的功能检测

(一) 单核-巨噬细胞功能检测

单核-巨噬细胞在机体免疫反应中起吞噬、抗原提呈和产生活性物质等作用。单核细胞功能检测主要包括其吞噬功能测定及分泌功能的检测等。

1. 单核细胞吞噬功能的检测 单核细胞具有吞噬大颗粒异物的特性,因此常选用鸡红细胞、白色念珠菌、酵母菌等作为吞噬颗粒。将通过斑蝥发泡法获得的细胞与鸡红细胞悬液于体外 37℃ 温育一定时间,离心后取细胞涂片染色,镜检计算吞噬百分率和吞噬指数即可评估人单核细胞的吞噬功能。

2. 单核细胞其他功能的测定 单核细胞具有多种胞内和胞外酶,也可分泌一些可溶性因子,这些物质在一定程度上可反映该细胞的功能状态。胞内酶可通过细胞化学染色法检测,如最常用的酸性磷酸酶及特异性酯酶的测定。溶菌酶是单核细胞的一种胞外酶,可在体外溶解细菌,若将血清与一定量细菌悬液混匀于比色杯内,经光电比色后记录每分钟光密度变化百分率,与标准曲线相比即可得出标本中血清溶菌酶的含量。

(二) 中性粒细胞功能检测

中性粒细胞功能检测包括中性粒细胞吞噬功能、黏附功能及趋化功能检测。

1. 中性粒细胞吞噬功能检测 在显微镜下计数吞噬细菌的中性粒细胞数,检测中性粒细胞的吞噬功能。操作方法:①制备菌液。将白色葡萄球菌接种于肉汤培养基中培养 12 小时,置水浴中加热杀死细菌,再用无菌生理盐水稀释细菌,备用。②采受试者耳垂或指血 $40\mu l$,立即加入盛有肝素溶液的凹孔内,轻轻搅动混匀,再加上述葡萄球菌菌液。③置入有盖容器内 37℃ 温箱孵育 30 分钟,每隔 10 分钟摇匀一次。④孵育完毕,取一小滴混合液推成薄片,碱性亚甲蓝染色镜检。⑤随机计数 100 个中性粒细胞,分别记录吞噬和未吞噬的白

细胞数,对有吞噬作用的白细胞,应同时记录所吞噬的细菌数。结果表示方法如下:

吞噬率(%)= 吞噬有细菌的中性粒细胞数/计数的中性粒细胞数×100%

吞噬指数 = 中性粒细胞所吞噬的细菌总数/吞噬细菌的中性粒细胞数

2. 中性粒细胞黏附功能检测 准确取尼龙纤维 70mg,插入直径 1mm 左右的巴斯德吸管 15mm,将吸管立于试管内,注入肝素抗凝血 1ml,使之通过纤维。计数通过前后中性粒细胞数,计算黏附率,正常人的黏附率为 65% ±9% 。

黏附率(%)= 100% -通过后的中性粒细胞数/通过前中性粒细胞数×100%

3. 中性粒细胞趋化功能检测 中性粒细胞可在趋化因子(如细菌产物、细胞因子等)的作用下朝炎症部位作定向移动,运动强度可反映细胞的趋化能力。测定方法有多种,主要介绍以下两种。

(1)Boyden 小室法:又称滤膜小室法,采用特殊的小盒装置,盒中以一片 3 ~5μm 孔径的微孔滤膜将盒分为上下两小室(图 19-6)。上室加受检的白细胞悬液;下室加细菌菌体或其产物、酵母菌活化的血清等趋化因子。置 37℃温育数小时。上室中的中性粒细胞因受下室内趋化因子的招引,使细胞由滤膜微孔进入滤膜内,最后取滤膜,经固定、干燥、着染、脱色等步骤,将透明后的滤膜置油镜下检测细胞在膜内通过的距离,判断其趋化功能。

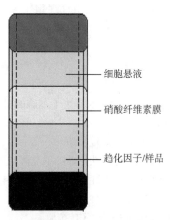

细胞悬液

硝酸纤维素膜

趋化因子/样品

•• 图 19-6　Boyden 小室 ••

(2)琼脂糖凝胶平板法:将含小牛血清的 1% 琼脂糖倾倒在玻片或平皿中制成凝胶平板,继而按图 19-6 打孔,每三孔为一组,中央孔加细胞悬液,两侧孔分别加趋化因子或对照培养液,经 37℃温育 2 ~3 小时后,用 2% 戊二醛固定,移去琼脂糖层,经染色后,测量细胞运动的距离,计算移动指数。

移动指数 = 趋化移动距离/任意移动距离

(王富英)

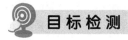

目标检测

单项选择题

1. 外周血单个核细胞是指

  A. 单核细胞

  B. 淋巴细胞

  C. 单核细胞和淋巴细胞

  D. 吞噬细胞

  E. 中性粒细胞以外的细胞

2. Ficoll 淋巴细胞分离液的密度为

  A. 1.030 ~1.035　　　B. 1.035±0.001

  C. 1.077±0.001　　　D. 1.075 ~1.092

  E. 1.092±0.001

3. Ficoll 分离法分离 PBMC 时,理想的 PBMC 层

位于

  A. 血浆层顶部

  B. 血浆与分离液交界处

  C. 局限在血浆层

  D. 分离液中部

  E. 管底

4. 将 PBMC 悬液倾于玻璃培养瓶中,37℃静置 1 小时,未贴壁的细胞主要是

  A. 淋巴细胞　　　　　B. 单核细胞

  C. B 细胞　　　　　　D. T 细胞

  E. PBMC 中混入的杂质细胞

5. Percoll 分离液法常用来分离

A. 红细胞 B. 白细胞

C. 单个核细胞 D. T 细胞和 B 细胞

E. 单核细胞和淋巴细胞

6. E 花环沉淀试验用于分离

A. 红细胞 B. 白细胞

C. 单个核细胞 D. T 细胞和 B 细胞

E. 单核细胞和淋巴细胞

7. 经台盼蓝染色后,活细胞呈

A. 不着色 B. 蓝色

C. 紫色 D. 红色

E. 天青色

8. 利用 CD3McAb 致敏红细胞作玫瑰花环试验,主要用来检测

A. T 细胞 B. B 细胞

C. 单核细胞 D. 树突细胞

E. 中性粒细胞

9. 用来鉴定、检测或计数 T 细胞的最理想的诊断试剂是

A. T 细胞标志性抗原

B. T 细胞标志性抗原的单克隆抗体

C. T 细胞标志性抗原的多克隆抗体

D. T 细胞标志性抗原的受体

E. T 细胞标志性 CD 抗原

10. B 细胞表面特有的表面标志是

A. CD4 B. CD8

C. CR3 D. SmIg

E. FcγR

11. 下列为 NK 细胞特有表面抗原的是

A. CD2 B. CD16

C. CD56 D. CD39

E. 无特异表面抗原

12. 仅作用于 T 细胞的非特异性刺激物是

A. PWM B. PHA

C. LPS D. ConA

E. EBV

13. 既作用于 T 细胞又作用于 B 细胞的非特异性刺激物是

A. PWM B. PHA

C. LPS D. 可溶性 SPA

E. EBV

14. 正常情况下,健康人外周血经 PHA 刺激后,淋巴细胞转化率为

A. <40% B. 40%~50%

C. 60%~80% D. 80%±5%

E. >90%

15. 测定人 NK 细胞毒性常根据其杀伤肿瘤细胞的功能来判断,靶细胞常选用

A. Hela B. YAC

C. K562 D. Mccoy

E. Vero

16. Ficoll 淋巴细胞分离液的主要成分是

A. 聚蔗糖 B. 泛影葡胺

C. 聚乙二醇 D. 聚蔗糖+聚乙二醇

E. 聚蔗糖+泛影葡胺

17. Percoll 分离液的主要成分是

A. 聚蔗糖 B. 泛影葡胺

C. 聚乙二醇 D. 聚乙烯吡咯烷酮

E. 经聚乙烯吡咯烷酮处理的硅胶颗粒

18. 用 MTT 法判定淋巴细胞转化情况,其评价指标是

A. 试验孔 OD 值 B. 每分钟脉冲数

C. 刺激指数 D. 着色细胞数

E. 着色细胞数与所计数的总细胞数之比

第20章 免疫学检验的质量控制

链接

　　临床检验对临床医学具有十分重要的意义,检测所提供的相关结果直接影响着临床医师对患者的诊断及治疗方案的选择。所以准确、可靠的免疫学检验分析结果是患者生命健康的重要前提。一旦检测过程中有不符合质量控制规范的情况出现,对患者造成的影响不堪设想。所以,质量控制是保障免疫检验学结果稳定、准确、可靠的重要手段。发挥质量控制的特点,为临床提供可信度高的检验结果,才能为医师的诊断、预后判断提供依据,减轻患者的痛苦,为患者提供更优质的服务。

第 1 节　免疫检验质量控制概述

　　随着医疗水平及生物技术等的发展,临床免疫学检验应用越来越广泛,随之对这些技术手段的规范越来越严格,称为质量保证(quality assurance,QA)。质量保证的目标是保证临床免疫检验结果的有效性。质量保证是为了保证临床检验科室提供给患者临床诊疗等数据的有效性而采取的措施,包含实验室内检测前后的所有活动。目前,临床免疫学检验包含人工操作,也包含全自动检测系统,是以免疫学原理为基础发展出来的新技术、新方法。

　　由于影响临床免疫检验结果的因素很多,为方便对各个流程进行逐一的质量控制,一般情况下可将检验流程分为分析前、分析中、分析后三个过程,分别对这三个过程实行质量控制,而各个进程中的侧重点不同。

　　本章主要阐述在免疫学检验进行的各个进程中需要进行的质量管理及控制,保证各检验方法数据的可靠性及稳定性,为患者及医疗进程提供有效的辅助诊断指标。

第2节 免疫检验质量控制的内容

▶▶ 一、分析前的质量控制

分析前阶段是指标本的采集。标本采集是临床检验分析前质量控制的重要环节,也是影响终末检验结果的重要因素。分析前质量保证是临床实验室质量保证体系中最重要、最关键的环节之一,是保证检验信息正确、有效的先决条件和基础,也是目前临床实验室质量管理中最薄弱的阶段。只有严格按照有关要求采集标本,才能为分析前质量保证创造条件。标本采集的要求主要包括以下几方面。

(一)患者准备

患者准备包括患者的状态、饮食、药物、体位等各个因素。样本采集前应充分了解患者的各项状态,并将相关的要求和注意事项通过合适的途径告知患者,保证所采集标本能客观真实反映当前的疾病状态。

(二)标本的采集、传送与保存

1. 标本采集 是直接关系检验结果的基本要素,如果标本采集不当,即便再好的仪器设备也难以弥补在采集标本时引入的误差和错误。

样品采集时间对标本各种成分含量稳定性有较大影响。因为体内有些化学成分的血浓度具有周期性变化,所以采集血液标本尽可能在上午九点前,并要求患者空腹取样。采集尿液标本则需留晨起第一次排出的中段尿,这样可以保证各种成分的稳定。

样品采集一定要掌握正确的采集部位。采集处应为健康皮肤部位,尤其是采集血液标本时,要保证采集处血液通畅,不引起血小板破坏和凝血因子的消耗等。

样品采集时患者的体位改变可引起许多指标发生变化。从仰卧到直立时,血中细胞及大分子物质相对增高5%,血液指标中红细胞计数、白细胞计数、血细胞比容、丙氨酸氨基转移酶、碱性磷酸酶、总蛋白、清蛋白、免疫球蛋白、载脂蛋白、三酰甘油、低密度脂蛋白、胆固醇、肾上腺素、去甲肾上腺素等都将受到影响;站立时所采的血测定总蛋白、清蛋白、血脂、胆固醇、碱性磷酸酶、丙氨酸氨基转移酶、血清铁等检测项目也略有增高。

样品采集要严格遵守操作规程。例如,静脉采血时,止血带压迫时间最好不超过30秒,压迫时间过长会导致局部淤血,采集的血液被浓缩;抽血时避免产生大量泡沫,因为大量泡沫可导致采集样本发生溶血,溶血标本会造成红细胞计数降低,血细胞比容降低,同时影响血液生化指标等;血液抽出后应立即倒置混匀,使抗凝物质与血液混匀以防止凝血;需要注意血液检查的量与抗凝剂的比例,血液过多时,标本易出现微凝血块,可阻塞血细胞分析仪,同时影响检验结果;采血至标定容量时及时拔下样本管,马上将真空采血管以轻轻地上下翻转手腕的方式翻转5~6次,用力轻柔,以免溶血。

2. 标本的传送及保存 标本自采集后到送达检验部门的过程即标本的传送。标本传送过程中应保证标本的密闭、防震、防漏、防污染,特别是血液标本。运送过程尽可能快捷,特殊标本如胰岛素、C肽等测定时,应置于低温冰盒中送检。随着医疗等辅助技术的发展,为实现标本的可靠、及时传送,很多实验室安装了气动(真空)或履带式标本智能化传送系统,方便地实现标本在病区、门诊、急诊和实验室间的传送。

（三）其他影响分析前质量的因素

分析前质量管理是获得准确实验结果的重要保证，每一个环节都不容忽视。必须要求检验工作者不断学习，强化培训，具备高度的责任心和熟练的检验技术，同时具有积极的工作态度和科学严谨的工作作风。注重与临床的相互沟通，同时也要加强对患者的宣传教育以保证其作好采集样品前的准备。

实验室要充分完善各项制度，按规范化要求严格控制好各个环节。要健全和应用激励机制，充分调动检验人员的积极性，充分发挥检验人员的主观能动性。只有这样，才能保证高质量的标本，为提高检验质量提供前提条件。

此外，试剂的稳定性也至关重要。

二、分析中的质量控制

（一）检测中的质量控制

分析中的质量控制包括收到标本后至得到检测结果的各个过程。实验室收到标本后，应立即核对检验申请单，同时检查标本是否合格，核对患者姓名、性别、住院号、床号、医生签字、标本采集人姓名等。对血清或血浆进行检测时，标本应在规定时间内检测，如不能当天检测，应按各类标本的要求进行保存。

临床免疫检验中使用的检测系统及检验仪器要定期调试保养，使其处于最佳工作状态，实验室人员要对仪器及时进行校对，检查仪器对于周围环境要求是否合适，如温度、湿度等。检测系统要进行性能的评估，内容包括精密度（批内、批间）、准确度、分析测量范围、临床可报告范围、参考区间验证等内容。必要时，针对某些特殊项目，如促甲状腺激素（TSH）、肌钙蛋白I（TnI）等，还需要确定检测系统的分析灵敏度。检测过程中严格按照操作规程操作，避免人为误差。试剂要求由有质量保证能力的单位生产提供，选择有生产批准文号的试剂。要保证所有器皿、吸头等实验用具干净。每天都要用高、中、低3个质控品对实验前、实验中、实验后的检测项目进行比对，以保证检测结果的准确性。要加强对检验人员责任心和医学质量控制理论与实践的培训。

在免疫测定中，加样、温育、洗板、显色（或测定信号激发）和测定等每一步骤均可能对测定结果产生较大影响。为了确保检测结果的可靠性，首先要考虑的是改善测定精密度，必须在实验步骤上形成标准化，并按照"标准操作程序"（standard operation procedure，SOP）严格进行操作。根据卫生部行业标准，SOP内容应包括实验原理或检验目的、标本种类及收集要求、操作步骤（加样、孵育时间、孵育方式、显色时间等）、计算方法、参考范围、临床意义、操作注意事项、参考资料等内容。

（二）标准曲线与标准品

1. 标准曲线 是指分析检测中一系列已知含量（浓度/量）的物质与仪器响应/信号之间的关系，数学处理就是曲线方程，图形表示就是标准曲线。按GB/T22554-2010《基于标准样品的线性校准》推荐：①标准曲线的浓度范围应覆盖正常操作条件下的被测量范围；②标准样品的组分尽量与被测样品组分一致；③标准样品的浓度值应等距离地分布在被测量范围内；④标准样品的个数至少应有3个浓度；⑤每个标准点至少重复2次，这个重复是指从稀释开始。

在出现如下情况时，需要对标准曲线进行校正：①标准曲线过期；②在新批号试剂使用前;③仪器相关部位经过较大维修、配件更换或缓冲液等试剂的升级。必须注意的是,室内质量控制结果超出规定范围时,需要排除其他可能,并在确认可能是由于标准曲线漂移而导致的失控的情况下才需要重新校准。

2. 标准品 传统的临床检验,要使检验结果可靠或有依据,往往有一个标准品(standard)。标准品的定值及校准值随方法而异。理想的标准品应该是纯品,但是由于特定分析物质具有同种型不均一性,所以相应的标准品也具备不均一性的特点。纯品的生产通常难以实现完全纯化,生化方法去除杂质会引起特定物质同种型的少量丢失,使用免疫亲和层析纯化,有可能会引起某些蛋白的不可逆修饰。而基因重组蛋白,一是表达产物仍需纯化和糖基化;二是糖基化可能与天然蛋白有所不同。免疫学检验中、适用于各种免疫测定的标准品的一般要求见表20-1。

表 20-1 适用于各种免疫测定的标准品的一般要求

要求	一级标准	二级标准	三级标准
来源	单一	多个	多个
使用时间	10~20 年	1~5 年	1 年至数年
制备	纯化物质于含载体蛋白的缓冲液体中	纯化材料、混合血(血清蛋白或血浆蛋白)、原始提取物于含载体蛋白的缓冲液中	人工蛋白为基质的缓冲液
定制方法	多中心合作研究	免疫测定,与一级标准对比	免疫测定,与二级标准对比
储存方式	冻干	−70℃下冰冻	冰冻或可冻干

为保证检测结果的可比性,有些检测项目已建立国际标准。在检测时,应选用检测系统的制造商提供的溯源性文件,通过校准品逐级溯源到国际参考物质(international reference material)。通常国际参考物质为一级标准品,国家标准品则为二级标准,可溯源至一级标准。二级标准可用来维持校准,三级标准品则通过与二级标准的比对而来,为通常使用的商品校准品。

从一级标准的值到最终试验所使用的校准物,几个校准步骤包括标准品和测定方法、缓冲液及其基质、稀释的控制、最终结果的统计学评价和质量控制等。不同的分析目标如血清蛋白、多肽激素或与载体蛋白结合的低分子质量激素等其校准过程有所不同。

(三) 半定量及定性免疫测定的质量控制

半定量及定性的检验方法较多,主要包括沉淀试验、凝集试验、荧光标记技术、化学发光技术和酶标技术等。各项实验的测定结果为阴性或阳性等。各类测定的质量控制要点是设定测定下限,对质量控制品进行质量控制,并与临床标本的测定同时进行,以判断检测方法的有效性。如抗自身抗体检测的荧光标记法,测定时应设置弱阳性对照,对比判断临床标本的检测结果。阴性对照的设置对于定性免疫检验来说也是必要的。

▶▶ 三、分析后的质量控制

各种试验完毕后,要认真细致、完整准确地写出质控报告,并绘制质控图,对每天质控结果进行分析,找出差距,提出整改方案。建立质量信息反馈制度,加强检验科与临床科室的沟通,找出检验质量问题所在。

（一）认真审核测定结果

目前的医学检验越来越自动化，所以检验人员之间的配合也越来越多。从患者信息的录入、标本编号到分离、审核仪器操作检验结果、发送检验报告单及检验结果的信息反馈等各个环节都是一环套一环，上述各个环节都有可能出现瑕疵或者错误，这就要求检验人员必须认真分析和核对检测结果，以便第一时间发现问题和错误并及时改正。在此基础上，还要强化检验结果的分析比较，一旦检验结果超出了医学水平，检验人员应当立刻与近期结果进行比较，有效分析各参数之间的关系，并与临床资料作分析比较，必要时还要深入临床一线，了解患者病情及标本采集的具体状况，从而真正保证检测结果的合理、准确和有效。

（二）建立报告单签收制度

建立健全严格的报告单签收制度，所有的检验报告单都应该由专人负责统一送达。检验科也要根据自身的实际情况，对检验报告单的室内保存时间、保存方法作出明确、具体的规定，以便复查和核对。

（三）结果分析和解释

一旦出现检验结果与临床诊断不相符的情况，检验人员应及时和临床医生进行沟通，找准症结，摸清情况。随着医疗知识的普及，很多患者都希望知道自己的病情和病因，所以会经常性让检验人员对自己的检验结果作出有关解释，检验人员应当有针对性地根据检验结果对病情进行客观全面的分析，这就要求检验人员在工作实践中，不断提升业务能力和专业知识。

（四）检验后标本的保存与检索

为了必要的复查，检验后标本需进行保存。临床免疫学检验后的标本保存时间和保存方法（室温、4℃冰箱、−20℃低温冷藏等）应根据工作需要（相关法规的规定，如 HIV 抗体检测后标本）及分析物的稳定性而制订。

各实验室保存的条件不尽相同，对于标本量特别大的实验室，检索一个保存标本往往需要很长时间。为便于保存标本在需要时方便地检索，可借助实验室自动化系统或自动样本前处理系统对所有检测后标本进行重新排列，并由信息系统自动记录标本和保存位置的对应关系，需要时即可查询获得相关信息。

同时，检验后标本的处理应根据有关法律法规对二级生物实验室的要求，按照潜在生物危害的物品处理方式进行处理。

第 3 节　免疫学实验常用评价指标

▶▶ 一、诊断灵敏度、特异度和正确诊断指数

诊断灵敏度性（sensitivity of diagnosis）是指将实际患病者正确地判断为阳性（真阳性）的百分率。

诊断特异性（specificity of diagnosis）是指将实际无病者正确地判断为阴性（真阴性）的百分率。

诊断效率（efficiency of diagnosis）是指能准确区分患者和非患者的能力，是所有实验结

果中正确的百分数。

阳性预测值(positive predictive value,PPV)是指特定试验方法测定得到的阳性结果中真阳性的比率。

阴性预测值(negative predictive value,NPV)是指特定试验方法测定得到的阴性结果中真阴性的比率。

下面是 Galen 和 Gambino 推荐的标准。

1. 高敏感性 当疾病是严重的并且是可治疗的,应该不能漏检;当假阳性结果不会导致严重的精神或经济创伤;当不合适治疗的后果不严重时,需要高敏感性。

2. 高特异性 当疾病是严重的,但是不能治疗;当没有疾病时具有心理或公众健康价值;或如果假阳性结果可能引起严重的精神或经济上的创伤时(如 HIV 抗体的确证实验),需要高特异性。

3. 高预测值 当不合适的治疗可能导致严重后果时,需要高预测值。

4. 高符合率 当疾病是严重的,但是可以治疗,并且假阴性或假阳性结果同样严重时,需要高符合率。

为确定以上因素的合适平衡点,应该用以下三种人群的样本进行评估分析:疾病患者、没有疾病的健康人和其他疾病的患者。由于其他疾病的患者常不在评估之列,这样的人群似乎可以开展分析,但是显示低的特异性、阳性预测值、符合率。

二、cut-off 值

cut-off 值是被检分析物的量值,用于确定结果高于还是低于临床或分析决断点。cut-off 值的设定给出了简要的敏感性和特异性组合。大多数免疫分析,来自感染和非感染人群的样本之间有一个检测结果的重叠区,这就说明一个实验一般不大可能有完全的(100%)敏感性、特异性或预测值。在选择 cut-off 值和报告检测结果时应该考虑敏感性、特异性或预测值哪个更重要。

因为不同年龄和不同人群的"正常"参考区间是不同的,所以需要确定不同人群的 cut-off 值。试剂盒厂商应该注明推荐的 cut-off 值是怎么确定的以及在什么样的人群中确定的。比较理想的是,实验室在自己的人群中确定区间和 cut-off 值。不过,偏离产品说明的标准时应该谨慎。

第4节 质量控制的方法与评价

一、质量控制数据的统计学分析

质量控制数据的统计学分析又被称为统计学质量控制。通过质量控制数据的统计学分析,可以及时发现误差的产生及分析误差产生的原因,并采取措施予以避免。为了保证常规检验工作质量,做好室内质量控制,在开展统计质量控制前,应尽量对可能产生误差的因素加以控制。

在通常的实验室条件下,获得实验变异的基线数据是质量控制数据的统计学分析的前提条件,也就是连续测定同一浓度同一批号质量控制物 20 批以上,得到一组质量控制数据,经计算可得到其均值、标本差(s)和变异系数(CV),可作为判断第 21 天数据是否在控的依据。但是,如果针对同一批次的质量控制品,20 天累计的数据获得的标准差(s)较小,容易导致质量控制结果的频繁失控,所以实验室通常会采用连续累计所有数据的方法获得更能体现实际情况的均值,通常累计到 3 个月为止。

▶▶ 二、室内质量控制评价

室内质量控制(internal quality control,IQC)是实验室采取一定的方法和步骤,连续评价本实验室工作的可靠性程度的活动。通过检测和控制实验室常规工作的精密度,提高本实验室常规工作中批内、批间样本检验的一致性,并确定当批的测定结果是否可靠,可否发出检验报告。

室内质量控制包括如下几方面。

1. 试剂的质量保证

(1)试剂应按规定的温度保存,一般含有抗体的血清和不加防腐剂的材料可冰冻保存,但一般建议最好用普通冰箱保存。

(2)抗血清和试剂细胞必须在每天使用前与相应的细胞和血清做阴、阳性对照,以检测其活性。

(3)抗人球蛋白试验阴性结果的应加入 IgG 致敏的红细胞,以检测抗人球蛋白试剂的活性。

2. 设备的质量保证

(1)必须保证所用的所有温度计的准确性和一致性,定期校正。

(2)需要温度控制的设备如水浴箱、干浴箱、孵箱等必须每天记录温度,确保在控制的温度范围内。

(3)存放血液及成分的普通冰箱和冷冻冰箱必须每 4 小时记录一次温度。

(4)血液加温器必须有一个温度计和温度报警器,将温度严格控制在 38℃内。

(5)血清学试验专用离心机应每 6 个月检查一次转速,成分分离用的离心机也必须在每次修理后校正其转速和温度。

3. 室内质量控制方法　室内质量控制是由实验室的工作人员采用一系列的方法,连续地评价本实验室工作的可靠程度,确立报告能否发出。旨在检测、控制本实验室常规工作的精密度,并检测其准确度的改变,提高本室常规工作中批间、批内标本检测的一致性。

(1)"即刻法"质控方法:有些检验项目不是每天都要进行检验,如果要用同一批质控血清常规检测 20 次以后,再画质控图进行质控,难度较大。采用"即刻法"质控统计方法,只需连续测 3 次,即可对第 3 次检验结果进行质控。

(2)x 质控图的质控方法:在计算机上计算各检测项目的均值和标准差,一般以 $x\pm2s$ 为警告限,以制作 $x\pm3s$ 为失控限,作质控框架图。具体方法在很多医学教科书上都有阐述,此不赘述。

4. 质量评估和改进计划

(1)建立书面的质量评估和改进体系计划,并规定专人负责质量管理工作。

(2)建立指示质量和完成范围的程序。

(3)建立标准的质量操作手册,应包含所执行技术程序的法规政策和指导。

(4)建立质量控制分析体系及纠正措施。

▶▶ 三、室间质量控制评价

室间质量评价(external quality assessment,EQA)是为客观地比较某一实验室的测定结果与靶值的差异,由外单位机构采取一定的方法,连续、客观地评价实验室的结果,发现误差并校正结果,使各实验室之间的结果具有可比性。通过这一评价,对实验室操作和实验方法进行回顾性评价。当 EQA 用来为实验室执业许可或实验室认证的目的而评价实验室操作时,常描述为实验室能力验证(proficiency testing,PT)。

(一) 室间质量控制的实现途径

室间质量控制可通过能力验证实验(以下简称 PT)来实现。这一方法是通过不同实验室对同一标本进行分析,取得结果后由相应的评价机构对结果进行反馈,并评价实验室检测能力的活动。目前,世界各地均有国家级的 PT 计划,以保证和评估本地医学实验室的检测质量,国际上获得公认的能力验证机构包括美国临床病理家学会(College of American Pathologist,CAP)、美国伯乐公司(Bio-Rad)的 EQAS 计划等。我国目前国家级的 PT 计划的实施者为卫生部临床检验中心。

(二) 室间质量控制的实验步骤

1. 选定适合的控制品 室间质量评价样本只要是通过主持室间质量评价的机构制备或监制,而为了达到不同分析物含量的质量控制品,可通过混合临床样本、可添加(spike)也可购自国际公认的第三方质量控制品生产商。

2. 确定靶值 为方便结果汇总后的结果判断,通常在确定室间质量控制品或获得汇总结果后,采取方法对该批次室间质量控制品的靶值进行确认。

3. 对比频率、质量控制品水平的确定和转运 根据临床免疫检测项目的方法学和重要性进行合理确定,针对不稳定的检测体系,可适当增加对比频率;而对于目前各大医院配置的比较稳定的大型自动化免疫检测系统,比对频率就不需要太高。此外,针对 HIV、肝炎标志物等可危及患者生命的检测,检测结果的偏倚会带来重大影响,针对这类检测项目,可适当增加频率。

每次室间质量控制品中,应至少包括一个水平落在 cut-off 值(定性试验)或临床决定水平(定量检测)附近;同时,一般会选择 5 个不同浓度(少数检测项目为 3 个水平)的室间质量控制品。

4. 室间质量评价结果的评价 采用国际上通行的评价方式对室间质量评价结果的评价,即靶值允许总误差。允许总误差可以是百分数,可以是固定值,也可以是多少倍的组标准差(s)。此种评价方式简便、直观,不需要经过多次的数据转换。不同学科的定量测定项目评价模式一致,利于实验室人员的理解和分析。目前,卫生部临床检验中心已全面采用类似美国临床检验能力验证计划的评价模式。部分临床免疫检测的分析质量要求,允许总误差。

5. 室间质量评价结果的发放 尽可能地缩短 PT 的反馈时间,使 PT 更加有效,PT 组织者可以在收到实验室上报结果后尽快完成统计分析、分组、总结报告并将结果反馈,从而有效地加强 PT 在对实验室教育和改进质量方面的应用价值。

(三) 室间质量控制的局限性

室间质量控制得到的 PT 评价结果是实验室的最好水平的结果,该结果反映的是实验室通过选用最好的实验人员采取多次实验的方法获得的。这一结果可受 PT 质量控制物基质效应与添加物的影响,也可受计算或换算错误、检测系统的差异(PT 统计时为根据检测系统分组)、PT 组织者靶值确定出现偏差等影响。所以,PT 成绩不好并不代表实验室质量不好。另外,室间质量控制评价的结果并不能反映分析前和分析后存在的多种问题。同时,由于获得 PT 结果的整个过程时间较长,实验室不能及时得到反馈结果而及时纠正存在的偏倚等。

第 5 节　实验室质量控制数据的管理和信息系统

▶▶ 一、质量控制数据的管理

针对质量控制数据的管理,除每天观察室内质量控制结果是否在控外,还应定期对室内质量控制数据进行汇总、分析和保存。各实验室应在每月月末对相关的信息进行汇总,统计当月的各项质量控制指标,如平均值、标准差、变异系数等,根据各项指标对这些结果进行分析,是否与累计结果间有差异,参照分析结果判断是否对质量控制图进行修改,以便更好地实现室内质量控制。在日常工作中应对各项控制结果、质量控制图等进行妥善保存,以备回顾性分析时使用。

▶▶ 二、信息系统在免疫检验质控管理中的应用

随着实验室信息系统(laboratory information system,LIS)功能的不断发展,各实验室需要根据实际情况使用报告自动审核系统(results auto-verification system),在这一系统中设定各项规则,实现部分检测结果的自动发送,降低审核者的劳动强度。在这一过程中应实现既往数据进行审核与人工审核的符合率达 95% 以上。

(王丽欣)

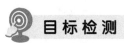 目标检测

单项选择题

1. 为产品或服务而满足质量要求提供充分可靠的有计划和系统的措施是指
   A. 质量保证　　B. 室内质控　　C. 室间质评
   D. 准确度　　E. 精密度

2. 偏倚是指
   A. 待测物测定值与真值的一致性程度
   B. 待测物测定值与可接受参考值之间的差异
   C. 独立测定结果之间的一致性程度
   D. 短时间内,同一实验室、同一方法、同一仪器、同一操作者获得的独立结果的一致性程度
   E. 即测定数据的离散程度

3. 诊断敏感性是指下列哪项的百分率
   A. 阳性　　B. 阴性　　C. 真阳性
   D. 真阴性　　E. 假阳性

4. 诊断特异性是指下列哪项的百分率
   A. 阳性　　B. 阴性　　C. 真阳性
   D. 真阴性　　E. 假阳性

5. 诊断效率是指
   A. 诊断患者的效率
   B. 区分非患者的效率
   C. 判断阳性的效率
   D. 判断阴性的效率
   E. 准确区分患者与非患者的能力

6. 通常使用的商品校准品为
   A. 一级标准品　　　　B. 二级标准品
   C. 三级标准品　　　　D. 四级标准品
   E. 以上均不是

7. 定性免疫检测进行室内质控时,每次测定都应带
   A. 阳性对照　　　　　B. 阴性对照
   C. 阳性、阴性对照　　D. 弱阳性对照
   E. 以上都不是

8. 定量免疫检测时,除对仪器校准外,还应选择以下哪种质控品
   A. 高、中、低三种浓度　B. 高浓度
   C. 中浓度　　　　　　D. 低浓度
   E. 中、低浓度

9. 通常质控符号以 AL 表示,其中 A 表示
   A. 质控测定次数
   B. 控制限
   C. 控制限的测定值
   D. 超出质量控制限测定值的个数
   E. 误差

10. 计算最佳条件下的变异时数据处理中
    A. 超出 $2s$ 的数据应删除
    B. 超出 $3s$ 的数据要删除
    C. 超出 $-3s$ 的数据要删除
    D. 所有数据不管是否超出 $3s$,要用于统计
    E. 以上都不是

第三篇 临床免疫及检验

第21章 常见感染性疾病的免疫检验

学习目标

1. 掌握:感染性疾病的检测指标和免疫检测方法。
2. 熟悉:感染性疾病免疫检测的临床意义。
3. 了解:感染性疾病病原体的生物学特性。

感染(infection)是病原体以某种传播形式从传染源传播到易感者,并在宿主体内生长繁殖,释放毒素或导致机体内微生态平衡失调的病理生理过程。大多数病原体是由外界侵入的,受病原体侵袭力、致病力及宿主免疫状态等多种因素的影响,其破坏人体内的微生态平衡后出现感染性疾病(infection diseases)。

抗感染免疫(anti-infectious immunity)是机体抵抗病原生物及其有害产物,以维持生理稳定的功能。抗感染能力的强弱,除与遗传因素、年龄、机体的营养状态等有关外,还决定于机体的免疫功能。按感染对象来分,抗感染免疫包括抗细菌免疫、抗病毒免疫、抗真菌免疫、抗寄生虫免疫等。

第1节 细菌感染性疾病的免疫检测

细菌感染后,检测宿主体内相应抗体的方法主要有:辅助诊断肠热症的肥达反应,辅助诊断立克次体病的外斐试验,诊断钩端螺旋体感染的显微镜凝集试验等直接凝集试验。此外还有酶联免疫吸附试验、胶乳凝集试验等。

检测细菌抗原的方法有:凝集试验(玻片法凝集试验、胶乳凝集法、协同凝集试验、反向间接血凝试验),免疫荧光技术(直接法、间接法),荚膜肿胀试验,酶联免疫吸附试验等。

非特异性凝集素的测定有:与原发性非典型性肺炎相关的冷凝集试验,用于诊断传染性单核细胞增多症的嗜异性凝集试验。

一、急性时相反应蛋白

(一) 生物学特性

急性时相反应蛋白(acute phase reactive protein,APRP)包括C-反应蛋白(CRP)、血清淀粉样蛋白 A(SAA)、α1-抗胰蛋白酶(α1-AT)、α1-酸性糖蛋白(α1-AG)、结合珠蛋白(HP)、铜蓝蛋白(CER/CP)、C4、C3、纤维蛋白原(FIB)等。其血浆浓度在炎症、创伤、心肌梗死、感染、肿瘤等情况下显著上升。另外有 3 种蛋白质：前白蛋白(PA)、白蛋白(Alb)及转铁蛋白(transferrin, TRF)则出现相应的降低。以上这类蛋白质统称为急性时相反应蛋白，这一现象可称为急性时相反应。这是机体防御机制的一部分，其详尽机制尚未十分清楚。

当机体处于炎症或损伤状态时，由于组织坏死及组织更新的增加，血浆蛋白质相继出现一系列特征性变化，这些变化与炎症创伤的时间进程相关，可用于鉴别急性、亚急性与慢性病理状态。例如，单纯的手术创伤，C-反应蛋白及 α1 抗糜蛋白酶在 6~8 小时内即上升，继之在 12 小时内 α1-AG 上升。在严重病例继之可见到 α1-AT、Hp、C4 及纤维蛋白原的增加，最后 C3 及 CER 增加，2~5 天内达到高峰，同时伴有 PA、Alb 及转 TRF 的相应下降。

（二）测定方法

目前临床检测较多的是 CRP 和 SAA。CRP 由肝脏合成并释放入血，SAA 在肝脏中由激活的巨噬细胞和纤维母细胞合成。检测 CRP 多采用 ELISA 法、散射比浊法和透射比浊法，检测 SAA 则采用 ELISA 法、放射免疫法和免疫比浊法。均有全套商品试剂盒。

▶▶ 二、链球菌感染的免疫检测（ASO）

（一）生物学特性

链球菌溶血素"O"是 A 群链球菌的代谢产物之一，它是一种具有酶活性的蛋白质，能溶解红细胞，也能破坏白细胞和血小板。溶血素"O"具有很强的抗原性，机体受 A 群链球菌感染后可产生抗溶血素"O"抗体(ASO)，这种抗体可以抑制溶血素"O"的溶血作用。通过测定血清中 ASO 水平，有利于 A 群链球菌感染的诊断。

A 群链球菌感染后 1 周，ASO 即开始升高，4~6 周可达高峰，并能持续数月，当感染减退时，ASO 值下降并在 6 个月内回到正常值，如果 ASO 值不下降，提示可能存在复发性感染或慢性感染。多次测定，抗体效价逐渐升高对诊断有重要意义；抗体效价逐渐下降，说明病情缓解。风湿热、急性肾小球肾炎、结节性红斑、猩红热、急性扁桃体炎等 ASO 明显升高。少数肝炎、结缔组织病、结核病及多发性骨髓瘤病人亦可使 ASO 增高。由于人们常与 A 族链球菌接触，正常人也存在低效价的抗体，通常当效价>200U/ml 时，才被认为有诊断价值。

（二）测定方法

通过胶乳凝集试验测定血清中的 ASO 抗体效价，来判断病人有无 A 族溶血性链球菌感染，就称为抗链球菌溶血素"O"试验。85%~90%的患者感染后 2 周左右到病愈后数月至年余血清中均可测到 ASO。应用 ELISA 可检测患者血清中的 IgM 型和 IgG 型 ASO 特异性抗体，IgM-ASO 多见于感染的急性期，IgG-ASO 见于恢复期。抗体效价逐步下降时为疾病缓解期，抗体恒定在高效价水平多为活动期。

▶▶ 三、伤寒沙门菌感染的免疫检测（肥达反应）

（一）生物学特性

沙门菌属肠杆菌科，可引起胃肠炎、伤寒、败血症及肠外灶性感染等多种综合征，统称为沙门菌感染。人类感染伤寒或副伤寒沙门菌后，经 1~2 周即可在血清中出现抗体，此种抗体与伤寒、副伤寒沙门菌相混合，在适当电解质参与下可出现凝集现象。肥达反应是检查患者是否被伤寒或副伤寒杆菌感染的一种检测方法，常用于伤寒、副伤寒的辅助诊断。

（二）测定方法

肥达反应是试管凝集反应，用伤寒沙门菌的 H(鞭毛)和 O(菌体)以及甲型(A)与乙型(B)副伤寒沙门菌的标准诊断菌液与病人血清做凝集试验。

机体感染伤寒、副伤寒杆菌后会在体内产生相应抗体，即 O 抗体，H 抗体，伤寒抗体常在病后一周左右出现，第 3～4 周阳性率最高，并可持续数月。正常人因隐性感染或预防接种，血清中可含有一定量的抗体。一般当 H≥1∶160、O≥1∶80、副伤寒凝集价≥1∶80 时，才有诊断意义。病程中应每周复查一次，如病人 H 与 O 的凝集价均高于参考值或较原凝集价升高 4 倍以上，则患伤寒的可能性很大。若 H 凝集价高而 O 凝集价低于正常值，则可能是以往预防接种疫苗的结果或非特异性回忆反应所致。

四、结核分枝杆菌感染的免疫检测（结核菌素试验）

（一）生物学特性

结核菌素试验是应用结核菌素进行皮肤试验来测定人体对结核杆菌是否有变态反应的一种试验，用于试验的结核菌素是结核杆菌的蛋白成分，共有两种：一种是将结核杆菌培养液浓缩后的粗制品，称为旧结核菌素(即 OT)，以此制品作皮试，又称 OT 试验；另一种是结核杆菌培养物的纯化制品，称为纯蛋白衍化物(即 PPD)。

（二）测定方法

结核菌素试验常采用芒图(Mantoux)法，即将 OT 或 PPD 用无菌生理盐水稀释成不同浓度，取 0.1ml 注射于前臂掌侧皮内，48～72 小时后检查反应情况，应注意局部有无硬节，不可单独以红晕为标准。若注射部位有针眼大的红点或稍有红肿，硬节直径 5～9mm 为弱阳性反应(提示分枝杆菌感染，也包括非典型分枝杆菌感染)；10～19mm 为阳性反应；20mm 以上或局部皮肤发生水疱与坏死者为强阳性反应，提示可能有活动性感染。

（三）评价

结核菌素皮肤反应是迟发型细胞超敏反应，表现为变态反应性炎症，在结核菌素注射部位形成硬结甚至发生水疱、坏死。阳性反应表明机体对结核杆菌有变态反应，过去曾感染过结核，但不表示患病，因接种过卡介苗的人也呈阳性反应。强阳性反应则表明可能有活动性感染，应进一步检查是否有结核病。阴性反应表明无结核菌感染，但应考虑以下情况：如受试者处于原发感染早期，尚未产生变态反应，或正患严重结核病，机体已丧失反应能力，或受试者正患其他传染病，在此类情况下，均可暂时出现阴性反应。

结核菌素试验可为接种卡介苗及测定免疫效果提供依据。结核菌素试验阴性者应接种卡介苗，接种后若反应转为阳性，即表示接种已产生免疫效果。但也有少数免疫力低下的人呈阴性或因技术原因而呈现假阴性。通常接种卡介苗后，若 PPD 皮试阴性，说明接种失败。结核菌素试验还可作为婴幼儿结核病诊断的参考，测定肿瘤患者的非特异性细胞免疫功能及在未接触过卡介苗的人群中调查结核病的流行情况。

第 2 节　病毒感染性疾病的免疫检测

病毒入侵后能引起感染，同时病毒具有较强的免疫原性，能诱导机体产生免疫应答，有助于病毒的清除并预防再次感染。机体在感染病毒或接种病毒疫苗后,能产生对病毒多种抗原成分的各类特异性抗体。

▶▶ 一、轮状病毒感染的免疫检测

(一)生物学特性

轮状病毒(rotavirus,RV)是婴幼儿秋冬腹泻的主要病原菌,常导致水电解质酸碱平衡紊乱,严重危害患儿健康甚至危及生命,因此临床越来越重视腹泻患者粪便中病原的检测。轮状病毒抗原的检测是人类轮状病毒感染的特异诊断。

(二)测定方法

轮状病毒抗原检测是诊断轮状病毒肠炎较敏感的方法,对临床诊断该病可提供有价值的依据。常用 ELISA 法、免疫酶斑点试验对轮状病毒抗原进行检测,有全套的商品试剂盒市售。

> **案例 21-1**
>
> 某成年女性,因黄疸、弥漫性上腹痛和全身瘙痒 2 周入院。尿液为暗褐色,粪便为灰白色并伴有恶臭。体格检查:表现为黄疸,右肋部有触痛,肝大。实验室检查:血浆胆红素 145μmol/L,ALP 216U/L,AST 292U/L。尿胆原(-),尿胆红素(++)。肝炎病毒分析:HAV-IgM 为阳性。
>
> **问题:**
> 结合病史,该病例是否诊为传染性甲型肝炎?

▶▶ 二、肝炎病毒感染的免疫检测

病毒性肝炎是法定传染病,具有传染性较强、传播途径复杂、流行广、发病率较高等特点,部分可演变成慢性,对人民健康危害甚大。

根据病原学诊断,常见引起感染的肝炎病毒有 5 种,即甲、乙、丙、丁、戊型肝炎病毒,分别引起甲、乙、丙、丁、戊型病毒性肝炎。其中,甲型和戊型主要表现为急性肝炎,乙、丙、丁型主要表现为慢性肝炎,并有可能发展为肝硬化和肝细胞癌。

(一)甲型肝炎病毒感染的免疫检测

甲型肝炎病毒(hepatitis A virus,HAV)是甲型肝炎的病原体,主要经粪-口途径传播感染。甲型肝炎的实验室诊断主要依赖对血清中特异性抗体的检测、抗原检测、病毒分离及分子诊断技术来作为常规诊断方法。通常采用 ELISA 和化学发光技术对 HAV IgG 及 IgM 抗体进行检测。HAV IgM 是感染的特异性标志,有助于区分现症感染和既往感染。HAV IgM 在急性感染时出现较早(发病后 1~4 周),上升快,高峰效价高,持续时间短(常于 3~6 个月后转阴),是急性 HAV 感染或者复发的可靠指标。HAV IgG 一般于感染后 4 周出现,24 周达高峰,可维持多年,甚至终生。

(二)乙型肝炎病毒感染的免疫检测

乙型肝炎病毒(hepatitis B virus,HBV)感染可导致肝脏的炎症,称为乙型病毒性肝炎(简称乙型肝炎),是威胁人类健康最重要的传染病之一。

乙型肝炎病毒的免疫学诊断主要包括:乙型肝炎表面抗原(hepatitis B surface antigen,HBsAg)、乙型肝炎表面抗体(hepatitis B surface antibody,抗-HBs)、乙型肝炎 e 抗原(hepatitis

B e antigen HBeAg)、乙型肝炎 e 抗体(hepatitis B e antibody,抗-HBe)、乙型肝炎核心抗原 (hepatitis B core antigen,HBcAg)、乙型肝炎核心抗体(hepatitis B core antibody,抗-HBc)以及 乙型肝炎病毒前 S1 抗原(HBV PreS1Ag)、抗乙型肝炎病毒前 S1 抗体(抗-PreS1Ab)、乙型肝 炎病毒前 S2 抗原(HBV PreS2Ag)、抗乙型肝炎病毒前 S2 抗体(抗-PreS2Ab)等的检测。

1. 乙型肝炎表面抗原(HBsAg)　血清 HBsAg 的检测可采用 ELISA、固相放射免疫法等 方法,用于乙型肝炎病毒感染的筛选和普查。也可采用化学发光法对血清中的 HBsAg 进行 定量检测,这对肝炎患者动态疗效观察很有价值。

2. 乙型肝炎病毒表面抗体(抗-HBs)　是一种保护性抗体,是机体感染或接种乙肝疫 苗的标志。绝大多数自愈性 HBV 感染者仅在血中 HBsAg 消失后才能检出抗-HBs,其间隔 时间可长达数月。如过去已有隐性感染,此时抗-HBs 效价较低,不能防止 HBV 的再次感 染;再次感染 HBV 后,2 周以内出现抗-HBs,且效价较高,在体内可持续多年。目前常用的 检测方法是 ELISA 法和固相放射免疫法。

3. 乙型肝炎病毒 e 抗原(HBeAg)　多存在于 HBsAg 阳性的标本中,很少有 HBeAg 单 独阳性者。HBeAg 阳性是乙肝传染性的标志,在急性乙型肝炎早期常有 HBeAg 的检出。 HBeAg 阳性尚和 HBV DNA 复制、肝脏损害程度相关。

4. 乙型肝炎病毒 e 抗体(抗-HBe)　多出现于急性肝炎恢复期的患者中,比抗-HBs 转 阳要早,常在 HBsAg 即将消失或已经消失时检出。存在于乙肝恢复期及痊愈的患者血清 中,也可出现于慢性肝炎、肝硬化或无症状的 HBsAg 携带者中,并可长期存在。

乙型肝炎病毒 e 抗原的血清学转换,即 HBeAg 含量消失同时伴抗-HBe 的出现,是目前 慢性乙型肝炎治疗的近期目标(最初目标是减少乙型肝炎病毒的 DNA 复制),对临床个体 化治疗有重要的指导意义。

5. 乙型肝炎病毒核心抗原(HBcAg)　能反映血清中 Dane 颗粒的存在及肝内 HBV 的 复制,并可与其他的 HBV 血清标志物起互相配合和补充的作用,但在血清中难以检测。

6. 乙型肝炎病毒核心抗体(抗-HBc IgM 和抗-HBc IgG)　抗-HBc IgM 是早期 HBV 感 染的特异性血清学标志,这对于急性乙肝诊断很有意义。抗-HBc IgG 出现较晚,不是保护 性抗体,检测抗-HBc IgG 有流行病学调查意义(表 21-1)。

表 21-1　不同血清标志物组合模式的临床意义

HBsAg	HBsAb	HBeAg	HBeAb	HBcAb	Pre-S1Ag	临床意义
-	-	-	-	-	-	没有乙肝病毒感染,不具备免疫力
-	+	-	-	-	-	接种疫苗,乙肝恢复,具备免疫力
+	-	-	-	-	-	表面抗原携带;急性乙肝病毒感染潜伏期后期
+	-	+	-	-	+	急性乙肝早期,病毒复制,传染性强
+	-	+	-	+	+	急慢性乙肝,病毒复制,传染性强
+	-	-	+	+	-	急慢性乙肝,没有传染性或传染性弱
+	-	-	+	+	-	急慢性乙肝,没有传染性或传染性弱
+	-	-	+	+	+	急慢性乙肝,病毒复制有传染性,乙型肝炎 e 抗原变异
-	-	-	-	+	-	乙肝核心抗隐性携带,有乙肝,既往有感染史
-	-	-	+	+	-	急性乙肝恢复期或既往有感染史
-	+	-	+	+	-	乙肝恢复期或既往有轻度乙肝病毒感染史

HBsAg	HBsAb	HBeAg	HBeAb	HBcAb	Pre-S1Ag	临床意义
+	-	-	+	-	-	慢乙肝病毒感染携带,没有传染性或传染性弱
+	-	+	+	+	+	急性乙肝趋于恢复,表面抗原携带,病毒复制,传染性强
-	-	-	-	-	+	提示乙肝病毒早期感染,有传染性

（三）丙型肝炎病毒感染的免疫检测

丙型肝炎病毒(hepatitis C Virus,HCV)是肠道外传播的非甲非乙型肝炎的主要病原体,导致丙型肝炎,是常见的慢性进行性肝炎。

丙型肝炎病毒感染的实验室检查主要包括免疫学及分子生物学检测,针对特异性抗体HCV IgG 和 HCV IgM 的免疫学检测是临床常用的诊断方法,常用 ELISA 法进行检测。抗HCV 抗体不是中和抗体,没有保护性,但它却是 HCV 感染的标志性物质,更是慢性丙型肝炎、肝硬化诊断的重要指标。

（四）丁型肝炎病毒感染的检测

丁型肝炎是由丁型肝炎病毒(hepatitis D virus,HDV)引起的急、慢性肝病。HDV 是一种缺陷病毒,只有在 HBV 已存在于肝内或与 HBV 同时侵入肝内才可能造成感染。因此,HDV 和 HBV 的感染关系决定了 HDV 的感染类型与病程。HDV 与 HBV 的同步感染可引起典型的急性肝炎,部分病例可发生急性重型肝炎。在已有慢性 HBV 感染的基础上又发生HDV 感染,称为重叠感染。重叠感染可引起 HBV 慢性携带者的急性肝炎症状,甚至引起急性重型肝炎。HDV 重叠感染也可导致患者肝炎的慢性化。

HDV 感染的实验室检查包括免疫学及分子生物学检测。目前免疫学检查主要采用ELISA 法检测抗-HDV IgG 和抗-HDV IgM。

（五）戊型肝炎病毒感染检测

戊型肝炎是一种由戊型肝炎病毒(hepatitis E virus,HEV)引起的经胃肠传播的肝脏疾病。戊型肝炎的流行绝大多数是因水源污染所致,特别是因暴雨的冲刷将粪便冲入河流或饮水井中,导致暴发流行。HEV 感染为自限性,一般无慢性化过程,也无慢性 HEV 携带者。

HEV 感染的实验室免疫学检查是针对抗-HEV IgG、抗-HEV IgM 的检测。

第3节 性传播疾病的免疫检测

一、梅毒螺旋体感染的免疫检测

（一）生物学特性

梅毒螺旋体(treponema pallidum)是梅毒的病原体,梅毒是一种广泛传播的性病,分为胎传梅毒与获得性梅毒。胎传梅毒由梅毒螺旋体通过胎盘,从脐带血循环传给胎儿,在胎儿内脏及组织中大量繁殖,造成流产或死胎;获得性梅毒主要通过性接触传染,依其传染过程可分为三期:①初期梅毒。梅毒螺旋体侵入皮肤黏膜约 3 周后,在侵入局部出现无痛性硬结及溃疡,称硬性下疳。下疳多发生于外生殖器,其溃疡渗出物含有大量梅毒螺旋体,传染性极强。下疳常可自然愈合,经 2~3 个月无症状的隐伏期后进入第二期。②二期梅毒。此期的主要表现为全身皮肤黏膜出现梅毒疹,全身淋巴结肿大,有时亦累及骨、关节、眼及其他器官。在梅毒疹及淋巴结中有大量螺旋体。不经治疗症状一般可在 3 周~3 个月后自然消退而痊愈;部分病例经隐伏 3~12 个月后可再发作。二期梅毒因治疗不当,经过 5 年或更久的反复发作,而进入三期。③三期梅毒。主要表现为皮肤黏膜的溃疡性损害或内脏器官的肉芽肿样病变(梅毒瘤),严重者在经过 10~15 年后引起心血管及中枢神经系统损害,导致动脉瘤、脊髓痨及全身麻痹等,此期的病灶中螺旋体很少,不易检出。一、二期梅毒又统称为早期梅毒,此期传染性强而破坏性小。三期梅毒又称为晚期梅毒,该期传染性小、病程长,而破坏性大。

（二）测定方法

1. 非梅毒螺旋体抗原血清学试验　是用正常牛心肌的心磷脂(cardiolipin)作为抗原,检测病人血清中的反应素。国际上常用性病研究实验室(UDRL)的玻片试验法;该法是一种简单的玻片沉淀试验,试剂及对照已标准化。另外,还可用不加热血清反应素试验(USR),其抗原是 UDRL 抗原的改良,敏感性和特异性与 UDRL 相似。反应素在第一期梅毒病变出现后 1~2 周就可测出,第二期阳性率几乎达 100%,第三期阳性率较低。本试验所用抗原是非特异的,检测抗体时应排除假阳性反应,结合病史、临床表现及多次的试验结果进行分析。

2. 梅毒螺旋体抗原血清学试验　抗原为梅毒螺旋体,以检测血清中的特异性抗体,该试验特异性高,目前常用的方法有梅毒螺旋体颗粒凝集试验(TPPA)、梅毒酶联免疫吸附试验(ELISA)、化学发光免疫分析法(CLIA)、梅毒免疫层析法-梅毒快速检测(RT)、荧光螺旋体抗体吸收试验(FTA-ABS)、梅毒螺旋体蛋白印迹试验(WB)等。

（1）TPPA 试验:检测原理是用梅毒螺旋体致敏明胶颗粒与人血清中的抗梅毒螺旋体抗体结合,产生可见的凝集反应,具有较高的敏感性和特异性。

（2）ELISA/CLIA 试验:是用重组梅毒螺旋体抗原包被固相板条,加上梅毒血清和单克隆抗体酶标志物(或化学发光物质标记抗体),形成抗原抗体复合物与酶标志物(或发光物质)结合,用酶标仪或化学发光仪判定试验阳性反应。本法可用于大样本血清检测。

（三）评价

采用密螺旋体抗原血清学试验,如 ELISA 和 TPPA 作为筛查试验。如怀疑一期梅毒,可进行特异性梅毒螺旋体 IgM 血清学试验,如有必要,可在 1~2 周后重复检测。ELISA 方法是近年来发展起来的梅毒血清学检测方法,既可用于初筛,也可用于确认,它具有结果判断客观、可实现自动化等优点。

▶▶ 二、人获得性免疫缺陷病毒感染的免疫检测

（一）生物学特性

人类获得性免疫缺陷病毒(human immunodeficiency virus,HIV)是艾滋病(AIDS)的病原体,它是一种反转录病毒,其基因为单链 RNA,可分为 HIV-1 型和 HIV-2 型。当机体感染 HIV 数周到半年后,绝大多数患者体内可出现抗-HIV 抗体。

（二）测定方法

HIV 感染者的检测方法有:抗体检测、抗原检测、核酸检测、病毒分离等,但检测体液中

病毒抗原和抗体的方法,操作简便,其中抗体检测尤为普遍。

血清中 HIV 抗体是判断 HIV 感染的间接指标。根据其主要的适用范围,可将现有 HIV 抗体检测方法分为筛检试验和确证试验。筛检试验主要用 ELISA 方法、化学发光法和免疫层析方法;确证试验包括免疫印迹检测法(Western Blot,简称 WB 法);放射免疫沉淀法(RIP)。

ELISA 和化学发光法具有很高的灵敏度和特异性,但实验室需要相应的设备如酶标仪、洗板机、化学发光仪器等,而且可以实现自动化检测,特别适合于实验室大规模筛检使用。免疫层析检测方法快速简单,结果报告时间短,适合不具备上述条件的实验室和门诊初步筛查。

人类免疫缺陷病毒抗体口腔黏膜渗出液检测试剂盒(胶体金法)基于免疫层析技术通过手工操作、肉眼读取结果、20 分钟即可定性得出检测结果的快速诊断试剂,用于检测口腔黏膜渗出液样本中的 HIV-1 型和 HIV-2 型抗体。可用于自愿咨询检测、不愿采血、晕针患者的初筛。

HIV 核酸检测可用于 HIV 感染的辅助诊断、病程监控、指导治疗方案及疗效判定、预测疾病进展等。需要特别注意的是,临床实验室的检测一般均为筛查检验,凡检测为阳性者,需经有资格的 HIV 确诊实验室进行进一步筛查确认。

(三)评价

艾滋病检测,是指采用实验室方法对人体血液、其他体液、组织器官、血液衍生物等进行人类获得性免疫缺陷病毒、人类获得性免疫缺陷病毒抗体及相关免疫指标检测。筛选试验敏感性高,但特异性不高,故有假阳性;所以筛选试验阳性时需用确诊试验证实。确诊试验阳性,特别是 RT-PCR 法检测 HIV-RNA 阳性,对肯定诊断和早期诊断颇有价值。

第 4 节 先天性感染的免疫检测

孕妇在妊娠期间受到感染而引起胎儿在子宫内被感染,称宫内感染,又称为先天性感染。引起宫内感染的病原生物按照病原体种类分为六大类:细菌、病毒、螺旋体、原虫、衣原体、支原体。

优生四项(TORCH)指可导致先天性宫内感染及围生期感染的病原体,它是一组病原生物的英文名称缩写,其中,T(Toxoplasma)是弓形虫、R(Rubella virus)是风疹病毒、C(Cytomegalo virus)是巨细胞病毒、H(Herpes virus)是单纯疱疹病毒。孕妇若被其中任何一种病毒感染后,自身症状轻微,甚至无症状,但可垂直传播给胎儿,造成宫内感染,甚至导致流产、死胎、死产,或出生后严重先天缺陷。TORCH 检测包括 IgM 与 IgG 两类抗体。优生四项可早期发现孕妇感染后,胎儿是否感染,并有针对性接受治疗或终止妊娠。

一、弓形虫感染的免疫检测

(一)生物学特性

弓形虫是一种机会性的、专性的细胞内寄生原虫。唯一确认的最终宿主是猫科动物。人类弓形虫感染分先天性感染和获得性感染两种。孕妇感染后有 30% ~ 46 % 的机会从母亲传播给胎儿引起胎儿先天感染,造成流产、死胎或先天性弓形虫病。先天性弓形虫病是人类宫内感染中最重要的疾病之一,为世界各国医学界所关注。

怀孕初期感染,多以脑部和颜面损害明显,怀孕中晚期感染,则影响胎儿发育,出现宫内胎儿发育迟缓、弱智或唐氏综合征。对本病应积极预防和治疗,远离传染源,切断传播途径,注意饮食卫生和生活习惯,并做好弓形虫病的血清学监测。对孕妇,若发现弓形虫急性感染,如在妊娠初期,应予人工流产,中晚期应予预防性治疗,确保优生优育。

(二)测定方法

现在我国有许多医院已在对孕妇普遍进行弓形虫抗体检查。采用酶联免疫吸附试验(ELISA)方法检测血清弓形虫抗体 IgG、IgM(TOX-IgG、TOX-IgM)和循环抗原(CAg)。

二、风疹病毒感染的免疫检测

(一)生物学特性

风疹是由风疹病毒引起的一种常见的急性传染病,以低热、全身皮疹为特征,常伴有耳后、枕部淋巴结肿大。由于全身症状轻,病程短,往往认为本病无关紧要。如果妊娠早期(4个月内)妇女感染风疹,可致流产、早产、死产及胎儿畸形。

孕妇感染风疹病毒后,一部分人症状较轻微,但也有一些孕妇会出现典型症状。怀孕 3 个月以内的孕妇感染风疹病毒后,风疹病毒可通过胎盘进入胎儿体内,引起胎儿畸形。而且孕妇感染风疹病毒的时间越早,致畸的可能性越大。如果孕妇在妊娠前 3 个月内确诊患了风疹,则需要考虑进行人工流产。风疹初愈的育龄妇女 6 个月内最好不要怀孕。

(二)测定方法

采用 ELISA 法测定血清抗体中抗风疹病毒特异性抗体 IgM,用于诊断病毒的急性感染。

三、巨细胞病毒感染的免疫检测

(一)生物学特性

巨细胞病毒(CMV)是一种疱疹病毒组 DNA 病毒。CMV 在人群中感染非常广泛,60%~90%的成人体内有抗-CMV IgG 抗体。病人或病毒携带者是 CMV 的传染源,CMV 长期间断性地从唾液、乳汁、尿液等分泌物中排出,人群通过密切接触或性接触而感染。CMV 所致的原发性感染多数为无症状潜伏性感染,但有些原发性胎内或围生期感染可致先天性畸形、智力低下或新生儿肝炎等巨细胞病毒感染,是引起胎儿先天性畸形的重要原因之一。

(二)测定方法

检测抗人巨细胞病毒(HCMV)抗体的方法较多,常用的有 ELISA、补体结合试验、间接免疫荧光试验、免疫印迹试验和放射免疫试验等,目前临床最常用的是用 ELISA 检测 CMV IgM 类抗体。

四、单纯疱疹病毒感染的免疫检测

(一)生物学特性

单纯疱疹病毒(HSV)是有包膜的双股 DNA 病毒。由于在感染急性期发生水疱性皮疹即单纯疱疹而得名。目前已发现 50 多种亚型,其中Ⅰ型和Ⅱ型可引起人类感染。病人和病毒携带者是唯一的传染源,皮肤疱疹、唾液、尿液、粪便均含有病毒。HSV-Ⅰ型通过皮肤黏膜直接接触或飞沫传播,HSV-Ⅱ型主要通过性生活传播。

孕妇在孕期易感染 HSV。患病后,HSV 可通过胎盘感染胎儿,也可经生殖器官上行侵袭胎膜、胎盘而感染胎儿,引起胎儿畸形、脑积水、视网膜脉络膜炎等病症,严重者可导致胎儿死亡、流产。分娩时,胎儿经产道感染会出现疱疹、脑炎、脑膜炎、肝脾肿大、血小板减少等新生儿疱疹症状。应加强预防、检测,早期发现胎儿感染,应及时终止妊娠。

（二）测定方法

目前诊断 HSV 感染的免疫学试验方法有 ELISA、补体结合试验、免疫荧光试验和放射免疫测定等,但临床最常用 ELISA 法检测抗-HSV IgM 类抗体,并有商品试剂盒供应。

（卢　杰）

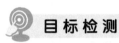 目标检测

一、单项选择题

1. 在乙肝"两对半"检测的项目中和病毒复制有关的标志物是

　A. HBsAg　　　B. 抗-HBs　　　C. HBeAg

　D. 抗-HBe　　　E. 抗-HBc

2. 乙型肝炎抗原抗体,三对指标检查中,在血中不易检出的是

　A. HBeAg　　　B. HBsAb　　　C. HBeAg

　D. HBcAg　　　E. HBcAb

3. 在我国现阶段预防艾滋病传播的最主要措施是

　A. 打击卖淫嫖娼　　　　B. 禁止同性恋

　C. 避免输血　　　　　　D. 应用疫苗

　E. 防止静脉吸毒者共用注射器和注射针头

4. 为达到预防的目的,降低人群易感性主要通过

　A. 病后免疫　　　　　B. 隐性感染免疫

　C. 人工主动免疫　　　D. 免疫人群移入

　E. 病原体的变异

5. 人轮状病毒感染时,最重要的治疗是

　A. 早期抗病毒治疗

　B. 退热治疗

　C. 轮状病毒抗体的治疗

　D. 补液为主的对症治疗

　E. 并发症的治疗

二、简答题

1. 简述 ASO 检测方法和评价。

2. 简述肥达反应的方法和临床意义。

3. 简述结核菌素试验原理和临床意义。

第22章 超敏反应性疾病的免疫检验

学习目标

1. 掌握:IgE 的检测方法、临床意义及应用评价。
2. 掌握:抗球蛋白试验的概念、技术类型及临床应用。
3. 掌握:抗原非特异性循环免疫复合物检测技术类型、方法评价及应用。
4. 熟悉:Ⅳ型超敏反应的免疫检测技术类型与应用。

超敏反应也称变态反应,是指机体再次接受相同抗原刺激后,发生的以生理功能紊乱或组织损伤为主的特异性免疫应答。它是一类异常的病理性应答,其结果可引起机体多种临床疾病,称为超敏反应性疾病。根据超敏反应发病机制和临床特征不同,可将超敏反应分为四型,即Ⅰ型、Ⅱ型、Ⅲ型和Ⅳ型超敏反应(见第7章)。引起超敏反应的抗原称变应原。它可以是完全抗原,如异种动物血清、微生物及其代谢产物,也可以是半抗原,如青霉素等药物。因此通过体内或体外实验,特别是免疫学技术检测标本中变应原及抗体对超敏反应性疾病的诊断具有重要临床意义。

案例 22-1

患儿为第一胎足月儿,顺产无窒息,体重3200g,生后母乳喂养。第二天出现黄疸,进行性加重,测总胆红素(TB)为 18.2μmol/L,患儿精神较差,有贫血貌。查体:除黄疸外,无其他阳性体征。母亲是 Rh 阴性血型,胎儿为 Rh 阳性血型。

问题:

1. 该患儿可能是什么疾病?属于哪型超敏反应?
2. 需要做哪些实验室检查?

第 1 节 Ⅰ型超敏反应的免疫检测

Ⅰ型超敏反应检验项目有激发试验、IgE 的测定、组胺含量测定、嗜酸性粒细胞计数和嗜碱性粒细胞计数。其中,免疫学方法主要检测变应原和血清 IgE。

一、变应原皮肤试验

皮肤试验简称皮试,是在皮肤进行的体内免疫学试验。当试验抗原进入致敏者皮肤时,皮肤中结合有 IgE 的肥大细胞就会与试验抗原结合,引发试验局部皮肤超敏反应。

（一）试验类型及方法

皮肤试验的最常用部位是前臂屈侧，因为此处皮肤较为光滑细腻，而且便于试验操作和结果观察。按正规作法，左右两臂一侧作试验，另一侧作对照。需要时也可选用上臂或背部皮肤。常用的有皮内试验和挑刺试验。

1. 皮内试验　将试验抗原与对照液各 0.01~0.03ml 用皮试针头分别注入皮内，使局部形成一个圆形小丘。如同时试验多种抗原时，相互间隔至少 4cm，以免强烈反应时互相混淆结果。皮内试验是检测 I 型超敏反应最常应用的方法，具有准确、应用范围广、敏感度比其他皮试方法敏感度高的特点。

2. 挑刺试验　也称点刺试验或刺痕试验。将试验抗原与对照液分别滴于试验部位皮肤上，用针尖透过液滴在皮肤上轻轻地挑刺一下，以刺破皮肤但以不出血为度，让可疑致敏原渗入皮肤，1 分钟后拭（吸）去抗原溶液。同时试验多种抗原时，千万注意不要将不同的抗原液交叉混合，以免出现假阳性。

挑刺试验主要用于 I 型超敏反应，该法虽比皮内试验法敏感性稍低，但假阳性较少，与临床及其他试验的相关性较强。

（二）结果判定及分级标准

观察结果应在皮试后的 15~30 分钟内进行，皮内试验的阳性反应以风团为主，挑刺试验的阳性反应以红晕为主，其判定标准及分级见表 22-1。

表 22-1　速发型皮肤试验的结果判定标准

分级	皮内试验	挑刺试验
-	无风团反应或小于阴性对照	无风团反应或小于阴性对照
+	风团 3~5mm、红晕<20mm	无风团，阴性对照<红晕≤20mm
++	风团 6~9mm 伴红晕	无风团，红晕>20mm
+++	风团 10~15mm 伴红晕	风团伴红晕
++++	风团>15mm 伴红晕，且有伪足	风团伴红晕，且有伪足

（三）应用与评价

皮肤试验属于活体内试验，影响因素众多，但此试验能反映机体的实际免疫状态，并且简单易行，结果的可信度大。这些优点是其他方法难以替代的，所以在临床和防疫工作中经常应用。

1. 寻找变应原　变应反应防治的重要原则之一是回避变应原，而回避的前提是明确变应原。确定变应原的常用方法是各种类型的皮肤试验。例如，支气管哮喘和荨麻疹等均可用皮肤试验来帮助诊断。但食物过敏与皮肤试验的相关性较差，这可能是因为食物的抗原提取液与肠吸收的物质有所不同，或食物过敏并非 IgE 所介导；而且食物过敏的变应原容易发现，一般不必作皮肤试验。

2. 预防用药过敏　对患者首次注射某批号的青霉素、链霉素、疫苗或其他易过敏药物之前，必须作过敏试验；如果患者呈阳性反应（即使是可疑阳性），就应更换其他抗生素。注射异种抗血清（如抗破伤风血清和抗狂犬病血清）前也必须作过敏试验，如果呈阳性反应就需要换用精制抗体，或进行脱敏治疗（采用小剂量、短间隔、连续多次注射抗毒素的方法进行脱敏，然后再大量注射进行治疗，不致发生超敏反应）。

二、血清 IgE 的测定

IgE 是介导 I 型超敏反应的主要抗体,因此检测血清总 IgE 和特异性 IgE 对 I 型超敏反应的诊断和变应原的确定很有价值。

(一) 血清总 IgE 的测定

正常情况下血清 IgE 在五类 Ig 中最低,仅在 ng/ml 水平。用常规的测定 IgG 或 IgM 的凝胶扩散法检测不出 IgE,必须用高敏感度的方法进行检测。

1. 测定方法 定量测定血清总 IgE 常用方法有:①酶联免疫吸附实验,常用双抗体夹心法,操作方便,敏感性高,在临床上最为常用。②化学发光免疫测定法是敏感性更高的自动分析技术。

2. 临床意义 正常人群血清 IgE 水平在 20～200U/ml(1U = 2.4ng)。一般认为大于 333U/ml(800ng/ml)时为异常升高。IgE 升高常见于过敏性鼻炎、外源性哮喘、花粉症、变应性皮炎、慢性荨麻疹等超敏反应性疾病、寄生虫感染以及 IgE 型多发性骨髓瘤、AIDS、非霍奇金淋巴瘤、高 IgE 综合征(Job 综合征)患者。在过敏性支气管肺曲菌病时 IgE 升高最为显著,其值可达 5000～20 000ng/ml,除了此病和特应性皮炎以及在花粉季节之外,任何血清总 IgE 水平大于 5000ng/ml 的患者均应考虑寄生虫感染的可能性。

(二) 特异性 IgE 的测定

特异性 IgE 是指能与某种变应原特异性结合的 IgE,需用纯化的变应原去检测相应的 IgE 抗体,是体外确定变应原的试验,常用于进一步确证。

1. 测定方法 ①酶联免疫吸附试验:常用间接法(详见第 12 章)。②免疫印迹法:将多种特异性变应原提取物包被在 NC 固相载体上,与待检血清进行反应,当特异性 IgE 与包被变应原结合时,再将 HRP 标记的抗人 IgE 抗体加入,形成 NC-特异性 IgE-HRP · 抗人 IgE 复合物,加底物显色,与标准膜条结果进行比对,测定出变应原。免疫印迹法操作简单,能一次测定多种变应原的特异性 IgE,所以临床已普遍采用。

2. 临床意义 上述试验特异性强、影响因素少、安全性高,但敏感性比皮试低、检测费用高、花费时间长,常用于:①皮试结果难以肯定,需进一步提供诊断证据者。②老年人、婴幼儿、孕妇、皮肤病患者,对变应原严重过敏或正服用抗过敏药物者。③观察脱敏疗效。

第2节 II 型超敏反应的免疫检测

II 型超敏反应性疾病的免疫检测,主要是血型、抗血细胞抗体、抗基膜抗体及抗甲状腺刺激素受体抗体的检测。现将 Rh 抗体的检测和抗球蛋白的检测作一简要介绍。

一、Rh 抗体的检测

为防止母婴 Rh 血型不合所致的死胎和新生儿溶血症的发生,可对孕妇血清或胎儿羊水的 Rh 抗体进行检测。Rh 抗体检测方法常有盐水介质法、酶介质法等。这里仅介绍常用的酶介质法。

酶介质法的原理是 Rh 抗体多为 IgG 类不完全抗体,当它与有相应抗原的红细胞相遇时,便与红细胞上对应的特异性抗原结合。但由于红细胞间因排斥力而产生的间距大于

IgG 类不完全抗体的两个可变区,所以 Rh 抗体不能将相邻的红细胞彼此连接形成肉眼可见的凝集颗粒。而加入的酶介质可破坏红细胞膜表面的唾液酸糖肽,降低红细胞表面负电荷,减少红细胞间排斥力,红细胞间距离缩小,利于 Rh 抗体连接两个红细胞上的抗原决定簇,从而出现肉眼可见的凝集。最常用的酶是 1% 的木瓜酶或菠萝蛋白酶。此试验既可用于 Rh IgG 类不完全抗体的检测,也可用于 Rh 血型系统抗原的检测。

▶▶ 二、抗球蛋白试验

机体受某些抗原刺激后,可产生不完全抗体,这种抗体分子较短小,多为 7s 的 IgG 类抗体,只能与某一个颗粒性抗原相结合,不出现可见的凝集现象,但能封闭抗原决定簇,使其不能再与完全抗体结合。1945 年,英国免疫学家 Coombs 等发明了能检测红细胞表面抗体的一种新试验,称之为抗球蛋白试验(antiglobulin test),又称为 Coombs 试验。Coombs 试验分为直接 Coombs 试验和间接 Coombs 试验。

(一)直接 Coombs 试验

1. 测定方法 将充分洗涤过的患者红细胞 2% 混悬液加入抗人球蛋白血清,混合后离心 1 分钟促进凝集。如果肉眼或显微镜下能见到红细胞凝集,即为阳性,说明红细胞表面有不完全抗体或补体。可用玻片法做定性试验,也可用试管法或微量法做半定量测定,基本原理见图 22-1。

2. 临床意义 本法用于检测已黏附在红细胞表面的不完全抗体。常用于新生儿溶血症、红细胞血型不合引起的输血反应、自身免疫性溶血症、特发性自身免疫性贫血和医源性溶血性疾病等的检测。

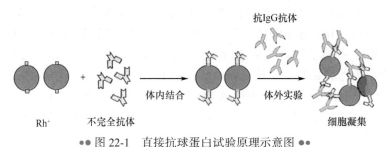

•• 图 22-1 直接抗球蛋白试验原理示意图 ••

(二)间接 Coombs 试验

1. 测定方法 将受检血清加入等量 5% 适当的正常红细胞(Rh 阳性的 O 型红细胞),在 37℃温育 30~60 分钟,以促使血清中的不完全抗体结合于红细胞上,再加入抗人球蛋白血清。如果红细胞发生凝集而正常对照(未经与受检血清温育的正常红细胞)不凝集,即为阳性,表明受试的血清中存在不完全抗体。基本原理见图 22-2。

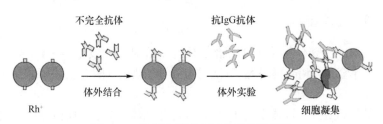

•• 图 22-2 间接抗球蛋白试验原理示意图 ••

2. 临床意义 本法用于检测游离在血清中的不完全抗体或红细胞表面的抗原。临床常用于:①RhD 确诊。②母体 Rh(D)抗体检测,以便及早发现和避免新生儿溶血症的发生。③患者因不相容的输血所产生的血型抗体检测。

第 3 节 Ⅲ型超敏反应的免疫检测

Ⅲ型超敏反应的发生主要是由循环免疫复合物(circulating immune complex,CIC)引起的,通过检测血中 CIC 或沉积于组织中的局部 IC 可以证实某些疾病是否与Ⅲ型超敏反应有关,也可帮助分析判断疾病的进程及转归。通常按抗原是否已知将 IC 分为抗原特异性和抗原非特异性两类。因为抗原往往不清楚,所以临床上主要检测抗原非特异性 CIC。

一、抗原非特异性循环免疫复合物的检测

抗原非特异性循环免疫复合物检测,仅检测血清中循环免疫复合物,方法很多,大致可分为物理法、补体法、抗球蛋白法和细胞法。CIC 的分子质量一般在 600kDa 以上,沉降系数>19s,与游离的抗原抗体相比,CIC 分子质量、分子构型、溶解度、电荷和表面特性均起变化。

(一) PEG 比浊法

聚乙二醇(polyethyleneglycol,PEG)是一种不带电荷、直链大分子结构的多糖,有强脱水作用,利用 2%~4% 浓度的 PEG 可选择性沉淀 CIC。

1. 技术要点 2%~4% 浓度的 PEG 沉淀 CIC,继而再溶于 0.1mol/L 的 NaOH 中,用分光光度计测定其 A_{280nm} 值,通常用不同浓度的热聚合人 IgG(HAHG)作为参考标准品,绘制标准曲线,进行定量测定或测定 A 值代表 CIC 相对含量。

2. 注意事项 ①2% PEG 只能沉淀大分子 CIC。②4% PEG 能沉淀较小分子 CIC。③超过5% PEG 选择性沉淀 CIC 的特性消失。④温度影响极大,需进行温差校正。⑤低密度脂蛋白可使浊度增加,故应该空腹采血。⑥高 γ 球蛋白血症和标本反复冻融浊度增加。

3. 方法评价 该法是目前最普及最简便的方法,敏感度达 20mg/L HAHG。但该法易受到多种大分子蛋白的干扰,因而特异性差。

(二) ELISA 法

ELISA 法是测定能够结合 C1q 的 IgG 类抗体与其特异性抗原形成的 CIC。方法是将聚苯乙烯包被 C1q,加入受检血清,CIC 中 IgG 的 Fc 段与 C1q 结合,再加抗人 IgG·HRP,形成 C1q-CIC-抗人 IgG·HRP 复合物,加底物显色,呈色强度反映待检血清 CIC 水平。

ELISA 法灵敏度高于 PEG 比浊法,可检测到 0.1mg/L HAHG,重复性好,但 C1q 不易精制,且纯品不稳定,只能检出与补体结合的 CIC。

(三) 细胞法——Raji 细胞法

Raji 细胞是从 Burkitt 淋巴瘤分离建株(类似 B 细胞系),体外繁殖传代时,细胞表面表达高密度 C1q、C3b、C3d 等补体受体,且不易脱落。方法是将一定量待检血清、HAHG 标准品和 Raji 细胞混合,使补体、CIC 或 HAHG 与 Raji 细胞形成复合物,加入抗人 IgG·FIC,形成 Raji 细胞-补体-CIC(或 HAHG)-抗人 IgG·FITC 复合物,检测荧光强度,从而定量测

定 CIC。

Raji 细胞法敏感度高,达 6mg/L HAHG,实用性较强;缺点需培养 Raji 细胞和同位素标记抗人 IgG,操作繁琐,Raji 细胞培养较困难,不易长期稳定保持其特性,培养条件受限。

（四）抗球蛋白技术

IgG 或 IgM 类自身抗体与 CIC 中 IgG 的 Fc 段结合而不与游离 IgG 结合,其中单克隆类风湿因子(mRF)与 CIC 亲和力较强。方法是将 mRF 和待检血清中的 CIC 在琼脂凝胶中扩散,mRF-CIC 结合形成沉淀现象,进行 CIC 定性或定量。该法敏感度低(100mg/L HAHG),mRF 来源受限,操作费时,难于常规应用。CIC 检测技术类型、原理及敏感度比较见表 22-2。

表 22-2　CIC 检测方法的原理及敏感度比较

类别	原理	方法	敏感性(mg/L HAHG)
物理法	溶解度	PEG 比浊法	20
补体法	结合 C1q	C1q 固相试验	0.1
抗球蛋白法	结合 RF	mRF 固相抑制试验	1~20
细胞法	补体受体	Raji 细胞试验	6

二、CIC 检测的方法评价及应用

（一）CIC 检测的方法评价

目前临床上大多数实验室检测 CIC 使用的是 PEG 比浊法,此法操作简便快速,易于推广。但此法干扰因素多,不能区分免疫复合物分子大小,特异性差,仅适用于 CIC 的初筛。所以,目前 CIC 检测的方法众多,但主要存在的问题有:①尚无一种对所有种类的循环免疫复合物均能有效检测的方法。②不同方法检测循环免疫复合物原理各异,检测结果有时不相关。③大多数方法易受非特异性原因造成的 Ig 聚合物或非免疫因素抵抗、补体活性等各种因素的干扰。④目前尚无理想的标准化措施。因此,要提高 CIC 的检测水平,除需提高方法的敏感性和稳定性外,还应重点提高抗原特异性 CIC 的检测水平。

（二）CIC 检测的应用

循环免疫复合物检测一般不是疾病诊断的主要指标,但在疾病发病机制研究、了解病情进展、判断治疗效果等方面能提供有意义的帮助。

目前已经明确系统性红斑狼疮、类风湿关节炎、部分肾小球肾炎和血管炎等疾病为 IC 病,CIC 检测对这些疾病仍是一种辅助诊断指标,对判断疾病活动和治疗效果也有一定意义。在发现紫癜、关节痛、蛋白尿、血管炎和浆膜炎等情况时,可考虑 IC 病的可能性,进行 CIC 和局部 IC 的检测。另外,患有恶性肿瘤时 CIC 检出率也增高,但不出现Ⅲ型超敏反应的损伤症状,称之为临床隐匿的 IC 病,然而这种状态常与肿瘤的病情和预后相关。

第4节　Ⅳ型超敏反应的免疫检测

Ⅳ型超敏反应性疾病的免疫学检验项目是皮肤试验,用于检测变应原,常用的方法有结核菌素试验和斑贴试验。

▶ 一、结核菌素试验

（一）测定方法

结核菌素试验是检测Ⅳ型超敏反应典型的例子。该法为皮内试验,用旧结核菌素(OT)或结核分枝杆菌的纯蛋白衍生物(PPD),以一定浓度于前臂内侧皮内注射,于 48~72 小时后观察结果,其判定标准见表 22-2。

（二）临床意义

结核菌素试验主要用于判断机体有无结核分枝杆菌感染和机体细胞免疫功能。

（1）检测出+~++阳性结果,说明机体细胞免疫状态良好(婴幼儿除外)。如某些重症患者如果 OT 试验呈阳性反应,说明预后尚好。

（2）在卡介苗预防接种前,应先做结核菌素试验,以确定接种对象。只有未感染过结核、结核菌素试验阴性者,方可接种卡介苗。如果 OT 试验呈阳性反应,说明接种卡介苗后已建立免疫力。

（3）受过结核菌感染者,此试验可呈+~++阳性反应,但不表明有活动性结核病灶。当出现+++及以上强阳性反应,应考虑感染或Ⅳ型超敏反应的发生。未受感染或曾受感染但时间已久、反应消失者,试验呈阴性反应。

（4）一般婴幼儿大都未受过结核菌感染,多呈阴性反应,若呈阳性反应,则表示有活动性结核灶,应作进一步检查。

（5）结核菌素试验可出现假阴性反应:如试验液失效或试验操作有误,以及以下情况使机体对结核的过敏性减弱或消失,均可造成假阴性反应。如粟粒性结核、结核性脑膜炎等重症结核病;结核伴有某种传染时,如麻疹、百日咳、猩红热、肝炎后 1~2 个月内;结核伴有其他长期慢性疾病与重度营养不良,以及结核患儿接种麻疹疫苗或牛痘短期内。

▶ 二、斑贴试验

（一）测定方法

斑贴试验是将试验抗原直接贴敷于皮肤表面的方法。试验抗原为软膏时可直接涂抹在皮肤上,如为固体物时可用蒸馏水混匀浸湿后涂敷于皮肤上,如为水溶液则浸湿纱布后敷贴于皮肤上。所用抗原浓度以不刺激皮肤为原则,涂敷范围以 0.5~1cm 为宜。涂敷后盖以油纸或玻璃纸,用纱布或绷带固定;如有明显不适感可随时打开查看,并进行适当处理。

Ⅳ型超敏反应的皮肤试验,在接触抗原后 48~72 小时内观察结果,皮内试验的阳性结果以红肿和硬结为主,斑贴试验阳性结果以红肿和水疱为主。其判定标准见表 22-3。

表 22-3　Ⅳ型超敏反应皮肤试验结果判定标准

反应程度	皮内试验	斑贴试验
-	无反应或小于阴性对照	无反应或小于阴性对照
+	仅有红肿	轻度红肿、瘙痒
++	红肿伴硬结	明显红肿,时有红斑
+++	红肿、硬结、小疱	红肿伴皮疹、水疱
++++	大疱和(或)溃疡	红肿、水疱伴溃疡

（二）临床意义

斑贴试验主要是检测Ⅳ型超敏反应,敏感程度虽然不太高,但假阳性较少,结果的可信度大。该法主要用于化妆品、染发剂、清洁剂及含汞的医用药品的变应原测试。尤其对化妆品过敏的诊断和预防有重大意义。

（蒋　斌）

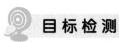 目标检测

单项选择题

1. 挑刺试验主要用于检测哪一型超敏反应
   A. Ⅰ型　　　B. Ⅱ型　　　C. Ⅲ型
   D. Ⅳ型　　　E. Ⅵ型

2. 皮试中出现假阳性的原因是
   A. 变应原抗原性丧失
   B. 患者皮肤反应较低
   C. 患者近期内使用过大量抗组胺类药物或激素类药物等
   D. 患者有皮肤划痕症
   E. 患者皮肤反应较高

3. 结核菌素皮试是检测哪一型超敏反应的典型例子
   A. Ⅰ型　　　B. Ⅱ型　　　C. Ⅲ型
   D. Ⅳ型　　　E. Ⅵ型

4. 迟发型皮试结果判定时,皮内试验仅有红肿的反应结果是

   A. 无反应(-)　　　　B. 弱阳性(+)
   C. 阳性(++)　　　　D. 强阳性(+++)
   E. 强阳性(++++)

5. 斑贴试验阳性(++)症状是
   A. 无反应或小于对照　　B. 轻度红肿、瘙痒
   C. 明显红肿,时有红斑　　D. 红肿伴豆疹、水疱
   E. 红肿、水疱、溃疡

（6~10题共用备选答案）
   A. 无反应(-)　　　　B. 弱阳性(+)
   C. 阳性(++)　　　　D. 强阳性(+++)
   E. 强阳性(++++)

6. 迟发型皮内试验无反应或小于对照为

7. 迟发型皮内试验仅出现红肿为

8. 迟发型皮内试验出现红肿伴硬结为

9. 迟发型皮内试验出现红肿、硬结、水疱为

10. 迟发型皮内试验出现大疱和(或)溃疡为

第23章 自身免疫病及检验

学习目标

1. 掌握:抗核抗体的组成、临床意义、测定方法及其评价。
2. 掌握:类风湿因子测定临床意义、测定方法及其评价。
3. 熟悉:其他自身免疫病自身抗体的特性。
4. 熟悉:抗 ENA 抗体谱的检测与应用。
5. 了解:自身免疫病的概念、发病机制、共同特征及其类型。

第 1 节 概 述

▶ 一、概念

自身免疫病(autoimmune diseases,AID)是由于某种原因使自身免疫应答过强或持续时间过久,表现为质和量的异常,所产生的自身抗体和(或)自身致敏淋巴细胞对表达自身靶抗原的细胞和组织发动攻击,导致损伤或功能障碍,并出现相应临床症状。正常情况下,机体能识别"自我",对自身的组织细胞成分不产生免疫应答,这种现象称为自身免疫耐受(self-tolerance)。免疫耐受是维持机体内环境稳定的重要因素。当机体自身耐受性受到破坏,免疫系统可对自身成分发生免疫应答,诱导产生自身抗体或自身反应性 T 淋巴细胞,这种现象称为自身免疫(autoimmunity)。正常生理情况下,机体存在微弱的自身免疫,这种自身免疫不但不会引起机体的病理损伤,反而能促进体内衰老细胞和受损组织的清除,发挥免疫稳定的作用。如正常人血清中可检出针对甲状腺球蛋白、胃壁细胞、细胞核 DNA、铁蛋白、细胞因子、激素等自身物质的微量自身抗体。

▶ 二、自身免疫病的共同特征

自身免疫性疾病种类很多,不同 AID 均有各自独特的临床表现和诊断标准,但具有以下共同特征。

(1)血中检测到高效价的自身抗体/自身应答性 T 淋巴细胞。

(2)自身抗体/自身应答性 T 淋巴细胞作用于表达自身抗原的组织细胞,造成其损伤或功能障碍。

(3)动物实验可复制与 AID 相似的动物模型,并能通过血清或致敏的淋巴细胞使疾病被动转移。

(4)大多数自身免疫病是自发性或特发性的,外因可有一定影响,病情的转归与自身免疫应答强度相关。

(5) 有遗传倾向,反复发作和慢性迁延,部分自身免疫性疾病易发于女性,应用免疫抑制剂治疗有效。

上述全部特点并非每一种 AID 都具备。一般而言,前两项最为重要,其他各项可作为临床诊断自身免疫病的参考。

▶▶ 三、自身免疫病的分类

1. 按自身抗原分布范围分类 目前自身免疫病尚无统一分类标准。常用的分类方法是按病变组织的范围进行分类,可分为器官特异性自身免疫病和非器官特异性自身免疫病。器官特异性是指病变常局限于某一特定器官或组织,可检出针对该器官组织成分的特异性自身抗体或效应性 T 淋巴细胞。非器官特异性自身免疫病是指病变累及多种组织器官的一组疾病,可检出对多种器官或组织成分的自身抗体或效应性 T 细胞(表 23-1)。

表 23-1　自身免疫病按病变及范围分类

类别	病名	自身抗原	特征性区别
器官特异性	桥本甲状腺炎	甲状腺球蛋白和甲状腺微粒体	①自身抗体和病变具器官特异性;②极少量自身抗原与淋巴样系统接触;③实质器官病变主要由Ⅳ型变态反应或自身抗体所致;④治疗原则为控制代谢缺陷;⑤有发生器官内癌症的倾向;⑥抗原与弗氏佐剂共同免疫动物,可诱导产生器官特异性抗体
	甲状腺功能亢进(Graves 病)	TSH 受体	
	Addison 病	肾上腺皮质细胞	
	自身免疫性萎缩性胃炎	胃壁细胞、内因子	
	溃疡性结肠炎	结肠黏膜细胞	
	重症肌无力	乙酰胆碱受体	
	交感性眼炎	眼晶状体蛋白	
	胰岛素依赖性糖尿病	胰岛 B 细胞	
	胰岛素抵抗性糖尿病	胰岛素受体	
	原发性胆汁性肝硬化	小胆管上皮细胞	
非器官特异性	系统性红斑狼疮	细胞核成分、细胞质成分	①自身抗体和病变无器官特异性;②大量自身抗原进入免疫系统;③病变由抗原-抗体复合物所致;④治疗原则为抑制炎症和抗体形成;⑤有发生淋巴网状内皮细胞肿瘤的倾向;⑥动物被刺激后不产生抗体
	类风湿关节炎	变性 IgG、类风湿相关的核抗原	
	干燥综合征		
	混合性结缔组织病	涎腺上皮细胞	
	自身免疫性溶血性贫血	细胞核(RNP)	
	特发性血小板减少性紫癜	红细胞	
	特发性白细胞减少症	血小板	
	硬皮病	白细胞	
	多发性肌炎	细胞核蛋白、细胞核染色体着丝点　细胞核蛋白	

一般来说,器官特异性自身免疫病预后较好,而非器官特异性自身免疫病病变广泛,预后不良。这种区分并不十分严格,因为在血清检查中常可出现两者之间有交叉重叠现象。

2. 按发病部位的解剖系统进行分类 见表 23-2。

表 23-2　自身免疫病按发生组织分类

分类	疾病
结缔组织	系统性红斑狼疮、类风湿关节炎、干燥综合征、混合性结缔组织病
内分泌系统	桥本甲状腺炎、Graves 病、Addison 病、胰岛素依赖性糖尿病
消化系统	萎缩性胃炎、溃疡性结肠炎、原发性胆汁性肝硬化、
血液系统	恶性贫血、自身免疫性溶血性贫血、特发性血小板减少性紫癜、特发性白细胞减少症
心血管系统	风湿性心肌炎
泌尿系统	肾小球肾炎
呼吸系统	特发性肺纤维化
神经系统	重症肌无力、多发性神经炎
皮肤	荨麻疹

第2节　自身免疫病的发病机制

某些情况下,机体的自身免疫耐受遭受破坏,禁忌细胞株活跃,机体免疫系统针对某些自身组织成分产生了免疫应答,就可能导致自身免疫病的发生。

案例 23-1

患者,女性,78 岁。因双侧手掌指关节活动障碍多年就诊。查体:双侧手掌指关节活动受限,手掌外观呈鹰爪状。X 线片示:手指关节增粗变形。实验室检查:RF 1∶1280。临床诊断为:类风湿关节炎。

问题:

该病是如何发生的?

▶▶ 一、自身抗原形成

病理性自身抗原形成的主要原因如下所述。

1. 隐蔽抗原的释放　隐蔽抗原(sequestered antigen)是指体内某些组织成分如精子、眼内容物、脑等,在正常情况下从未与免疫细胞接触过,其相对应的淋巴细胞克隆仍存在于机体内,并具免疫活性。一旦因手术、外伤、感染等原因破坏隔绝屏障,隐蔽抗原释放入血流或淋巴液,便与免疫系统接触。免疫系统将其误认为是"异物",引发自身免疫应答,导致自身免疫病的发生。

2. 自身成分的改变　自身成分在受到物理因素(如冷、热、电离辐射)、化学因素(如药物)或生物因素(如细菌、病毒等)作用后,均可使其抗原性发生变化。改变了的自身成分可刺激免疫系统引起自身免疫应答,导致自身免疫性疾病。

3. 共同抗原引发的交叉反应　某些细菌、病毒与正常人体某些组织细胞上有相类似的抗原决定簇,针对这些细菌、病毒抗原决定簇产生的自身抗体和致敏淋巴细胞可与自身组织细胞发生交叉反应,引起自身免疫性疾病。

二、免疫调节功能异常

(一) 淋巴细胞旁路活化

正常情况下,体内存在针对自身抗原的 T/B 淋巴细胞克隆。一般 Th 淋巴细胞对自身成分是处于耐受状态,B 淋巴细胞仍能对自身成分发生应答。由于无 Th 细胞辅助,故正常情况下不出现自身免疫应答。某些外来抗原具有与自身成分相似或相同的 B 细胞识别的决定簇,但由于 T 细胞识别的载体决定簇不同,识别自身成分载体决定簇的 Th 细胞处于耐受状态,而识别外来抗原载体决定簇的 T 细胞能被激活发生反应,故外来抗原可辅助 B 细胞产生免疫应答,即称为 Th 细胞旁路活化,从而引发自身免疫应答。

(二) 多克隆刺激剂的旁路活化

某些多克隆刺激剂如 EB 病毒和超抗原,可激活处于耐受状态的 Th 细胞或者直接向 B 细胞发出辅助信号刺激其产生自身抗体,引发 AID。常见的如 EB 病毒感染后,患者除检测到抗病毒特异性抗体外,还可检测到多种自身抗体,如抗血细胞抗体,抗平滑肌抗体和抗核蛋白抗体等。

(三) 辅助刺激因子表达异常

在免疫应答过程中,免疫活性细胞的激活,除了免疫活性细胞对抗原提呈细胞表面的抗原肽复合物识别外,还必须有两细胞间辅助刺激因子的相互作用。如抗原提呈细胞表面辅助刺激因子的异常表达,便可激活自身免疫应答的 T 细胞,引发自身免疫性疾病。

此外,Th1 和 Th2 细胞的功能失衡和自身免疫性疾病的发生也有一定关系。

三、遗传因素

人类的自身免疫性疾病常有家族遗传倾向。研究中发现多种自身免疫性疾病的发生率与 HLA 的某些基因型检出率呈正相关。大多数 HLA 系统与自身免疫性疾病的相关性表现在 HLA-B 或 DR 抗原上。最为典型的是强直性脊柱炎,患者 90% 以上为 HLA-B27。

四、自身免疫病的病理损伤机制

自身免疫性疾病的病理损伤是由自身抗体和(或)自身抗原致敏的淋巴细胞介导的自身免疫应答所引起,其免疫损伤机制类似于 Ⅱ 型、Ⅲ 型、Ⅳ 型超敏反应。

(一) Ⅱ型超敏反应引起的自身组织细胞损伤的机制

自身抗体(IgG、IgM 类)与相应的自身组织细胞表面的抗原结合后,通过三条途径破坏细胞:①激活补体,形成膜攻击复合体,最后溶解细胞。②通过 Fc 和 C3b 调理促进巨噬细胞吞噬破坏靶细胞。③通过 ADCC 作用破坏靶细胞。如自身免疫性溶血性贫血,患者体内生成了抗红细胞自身抗体,自身抗体与红细胞表面抗原结合后便可通过上述途径破坏红细胞引起疾病。

(二) Ⅲ型超敏反应引起的自身组织细胞损伤的机制

自身免疫病患者体内可产生多种自身抗体,这些自身抗体与相应抗原结合后能形成中等大小免疫复合物,沉积于小血管壁基膜上,激活补体。补体活化片段 C3a、C5a、C5b67 等,除可加重局部血管通透性外,同时使中性粒细胞趋化聚集于免疫复合物局部。中性粒细胞吞噬免疫复合物时释放溶酶体酶,加重了局部损伤。局部表现为以中性粒细胞浸润为主的炎症,即为Ⅲ型超敏反应所致损害。

如 SLE 患者体内可产生多种自身抗体,自身抗体与相应抗原结合形成的免疫复合物可沉积在肾小球、关节和多种脏器小血管壁上,激活补体,引起局部损害,故 SLE 患者常有多系统、多器官的损害。

(三)致敏 T 细胞对自身抗原应答的损伤机制

这里指的致敏 T 细胞是被自身抗原致敏的 T 淋巴细胞,主要有两类:①CD4$^+$ Th1 细胞;②CD8$^+$ CTL 细胞。它们引起自身组织细胞损伤机制如下所述。

1. CD4$^+$ Th1 细胞 当 CD4$^+$ Th1 细胞再次遇到并识别带有靶抗原的靶细胞时,可释放多种细胞因子,如 IFN-γ、IL-2、IL-3、TNF-β、GM-CSF 等。趋化性细胞因子可使单核-巨噬细胞聚集在抗原存在部位。在 IFN-γ 作用下单核-巨噬细胞活化,释放溶酶体酶等炎症介质引起局部炎症。TNF-β 活化巨噬细胞,产生 TNF-α,可直接对靶细胞及其周围组织细胞产生细胞毒作用,并促进单核细胞和淋巴细胞聚集于抗原存在部位,产生以单核细胞及淋巴细胞浸润为主的免疫损伤的炎症。

2. CD8$^+$ CTL 细胞介导的细胞毒作用 CD8$^+$ CTL 细胞识别靶细胞表面相应靶抗原后,可直接向靶细胞释放穿孔素和颗粒酶等介质,导致靶细胞溶解破坏,或诱导靶细胞表面表达 Fas,后者与 CD8$^+$ CTL 表面的 FasL 结合。

第3节 常见自身免疫病的检验

自身抗体是自身免疫病的重要标志。临床自身免疫病的检验主要检测自身抗体。测定自身抗体在自身免疫病的诊断、判断疾病的活动程度、观察治疗效果和指导临床用药等方面具有重要意义。

案例 23-2

患者,女性,23 岁。主诉"晨僵 3 个月,伴腕掌关节痛 2 个月"。患者 3 个月前无明显诱因出现晨僵,每次持续约 2 小时,后自行缓解。2 个月前出现腕、掌指关节痛。双侧腕关节、近端指关节对称性压痛、肿,右手掌指关节处见皮下结节。血清 IgG 17.0g/L,IgA 4470mg/L,IgM 3640mg/L,补体 C3 0.98g/L,补体 C4 0.24g/L,RF 360U/ml,ANA(−),抗 dsDNA(−),ENA(−),AKA(+),抗 CCP 抗体 110RU/ml(↑),CRP 116mg/L。

问题:

1. 该患者可能是哪一种自身免疫病? 该病的主要特点是什么?

2. 该病的诊断思路是什么?

▶▶ 一、抗核抗体检测

抗核抗体(antinuclear antibody, ANA)是一组抗真核细胞核抗原成分的自身抗体的总称。广义上来讲,ANA 是指抗整个真核细胞(包括核酸和核蛋白)所有抗原成分的自身抗体的总称。因此 ANA 不是一种抗体,而是一组抗体,其类别主要是 IgG,也有 IgM、IgA、IgD 和 IgE。ANA 可以与不同来源的细胞核反应,无器官特异性和种属特异性。ANA 主要存在于患者血清中,也可存在于其他体液如滑膜液、胸腔积液和尿液中。ANA 阳性的疾病很多(表 23-3),少部分正常人也可出现低滴度的 ANA。

表 23-3　常见自身免疫病的 ANA 阳性检出率

疾病	ANA(%)	疾病	ANA(%)
系统性红斑狼疮	≥95	干燥综合征	70~80
混合性结缔组织病	≥95	多发性肌炎/皮肌炎	30
进行性系统性硬化症	85~95	类风湿	20~30

(一) ANA 的类型和临床意义

细胞核成分复杂,不同的核成分的免疫原性各不相同,根据针对的细胞核内靶抗原的不同,将 ANA 分为以下类别。

1. 抗 DNA 抗体　分为抗双链 DNA(dsDNA)抗体和抗单链 DNA(ssDNA)抗体两类。抗 dsDNA 抗体对系统性红斑狼疮(SLE)有较高特异性,70%~90%的活动期 SLE 病人该抗体阳性,故该抗体阳性是 SLE 诊断标准之一。同时,该抗体还可代表疾病的活动性,SLE 活动期增高,缓解期降低。抗 ssDNA 抗体可见于 SLE、其他结缔组织病和少数非结缔组织病患者,特异性较差。

2. 抗组蛋白抗体　组蛋白是一与 DNA 结合的小分子碱性蛋白,细胞核内含量丰富,它与 DNA 结合构成了染色质。组蛋白由 H1、H2A、H2B、H3 和 H4 五个亚单位组成,其相应抗体统称为抗组蛋白抗体(anti-histonic antibody,AHA)。药物诱导性狼疮患者中 AHA 阳性率达 90%以上,SLE 患者中阳性率仅约 30%,类风湿关节炎病人为 36%。另外,不同类型的 AHA 对于 AID 的诊断和预后判断具有重要的价值,如 IgG 型 AHA 为主的 SLE 病人,其心包炎、肾炎、关节炎发生率高于以 IgM 型 AHA 为主的病人。

3. 抗 ENA 抗体　亦称可提取性核抗原抗体。可提取性核抗原(extractable nuclear antigen,ENA)是非组蛋白的核蛋白,由小分子质量的 RNA 和多肽组成,因其可溶于磷酸盐缓冲液或生理盐水而得名。目前发现的 ENA 相应抗体有十余种,其中对风湿病有特异诊断价值的主要有七种。

(1) 抗核糖核蛋白抗体(抗 nRNP 抗体):核糖核蛋白根据其含 RNA 的不同可分为 U1、U2…U6-RNP。抗 U1RNP 抗体在混合性结缔组织病(MCTD)阳性率可达 95%以上,是 MCTD 的标志抗体。该抗体在其他结缔组织病的阳性率较低。

(2) 抗 Sm 抗体:因该抗体在一名叫 Smith 的患者血中首次发现,故以其名字命名。Sm 抗原为核内小分子核糖核蛋白体(SnRNP)。抗 Sm 抗体是 SLE 的标记抗体之一,但阳性率偏低,为 30%~50%,其他疾病罕有阳性。因此,若同时检测抗 dsDNA 抗体和抗 Sm 抗体,可提高 SLE 的诊断率。

(3) 抗 SS-A 抗体:SS-A 为干燥综合征(SS)的 A 抗原,是 RNA 和蛋白质的复合物。抗 SS-A 抗体在 SS 患者的阳性率为 70%~80%,SLE 者为 30%~50%,其他结缔组织病极少阳性。

(4) 抗 SS-B 抗体:SS-B 为 SS 的 B 抗原,是 DNA 和蛋白质的混合物。抗 SS-B 抗体常伴随抗 SS-A 抗体同时出现,抗 SS-B 和抗 SS-A 抗体并存是干燥综合征的特异性标志。

(5) 抗 Scl-70 抗体:Scl-70 是 DNA 拓扑异构酶 I 的降解产物。抗 Scl-70 抗体几乎仅见于系统性硬皮病(PSS),是其特征抗体,阳性率为50%~64%。

(6)抗Jo-1抗体:Jo-1是组氨酰-tRNA合成酶。抗Jo-1抗体是多发性肌炎(PM)和皮肌炎(DM)的标记抗体,阳性率为25%~40%。

(7)抗核糖体抗体(抗Rib抗体):抗核糖体抗体阳性主要见于SLE,阳性率为20%~40%,是SLE重要的标志抗体。

4. 抗核蛋白抗体(抗DNP抗体) 核蛋白抗原(DNP)是DNA-蛋白质复合物,有不溶性和可溶性两种,分别产生相应的抗体。抗不溶性DNP抗体通常不完全被DNA和组蛋白所吸收,是形成狼疮细胞的因子,主要见于系统性红斑狼疮,活动期阳性率可达80%~90%、非活动期阳性率为20%左右,其他结缔组织阳性率低。可溶性DNP抗原存在于各种关节炎病人的滑膜液中,其相应抗体也可出现于其滑膜液中。

5. 抗核小体抗体 核小体是细胞核染色质的基本组成单位,由8个组蛋白分子聚合成核心,外绕146bp的DNA共同组成。细胞凋亡而致核小体大量蓄积,诱导B细胞产生抗核小体抗体(anti-nucleosome antibody, AnuA)。AnuA是SLE又一特异性的标志抗体,一般先于抗dsDNA和AHA产生,故对于抗dsDNA和抗Sm抗体阴性的SLE患者具有较高的诊断意义,阳性率为60%~80%,特异性>97%。

(二) ANA的检测方法

ANA检测方法有多种。目前常用的方法有间接荧光免疫法、ELISA法、免疫印迹技术和放射免疫测定法等。

1. 荧光免疫法 间接荧光免疫法是检测血清总ANA最常用的筛选试验。其原理是被检血清中的ANA与基质片中细胞核抗原结合形成抗原-抗体复合物,荧光素标记的抗人IgG再与之结合,在荧光显微镜下见到细胞核有荧光着色为阳性反应。可采用小鼠肝切片或印片或Hep-2(人喉癌上皮细胞)作为细胞核基质片。近年研究发现Hep-2细胞作为基质片较小鼠肝切片的ANA阳性检出率高10%~20%,因此目前多采用Hep-2细胞作为基质片。ANA阳性的荧光现象可呈现多种荧光核型,主要有以下五种(表23-4,图23-1~图23-4)。核型的分析可初步判断相应抗体的性质,对临床诊断自身免疫病类别有参考价值,但需进一步作特异性抗体检测以确定抗体特异性。

表23-4 ANA的核型类型及特征

核型	荧光特征	抗体性质
周边型	核周环状荧光	抗dsDNA
均质型	核呈均质荧光	抗DNA、AHA
斑点型	核内颗粒状荧光	抗ENA
核仁型	核仁有荧光	抗核仁抗体
着丝点型	核浆细小相同颗粒荧光	抗着丝点抗体

2. ELISA法 临床上主要应用ELISA间接法检测抗dsDNA抗体、抗组蛋白抗体和抗核小体抗体。可用于筛选试验和确认实验,见图23-5。其重复性好、敏感性高,利于推广,适合基层医院使用。

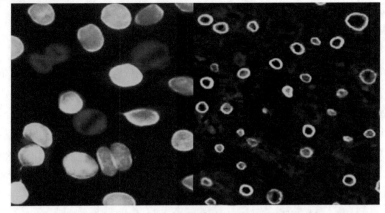

•• 图 23-1　ANA 周边型(核膜型) ••

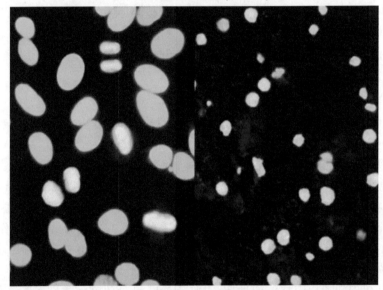

•• 图 23-2　ANA 均质型 ••

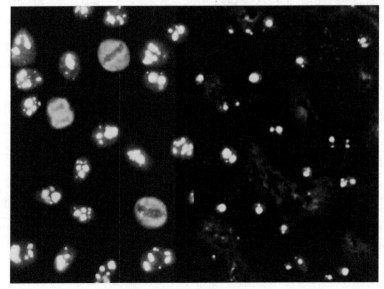

•• 图 23-3　ANA 核仁型 ••

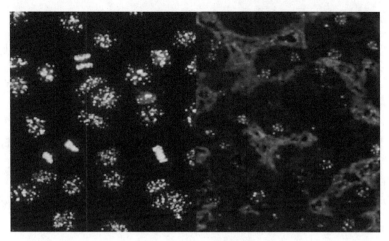

•• 图 23-4　ANA 着丝点型 ••

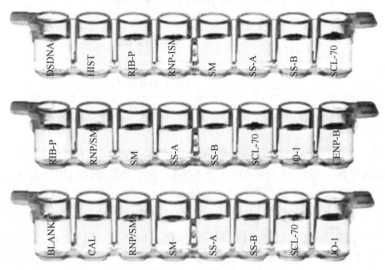

•• 图 23-5　ELISA 法检测抗 ENA 抗体 ••

3. 免疫印迹技术（IBT）　包括传统的免疫印迹法（即 Western Blot）和免疫条带法（又称免疫斑点法）。前者常使用粗抗原,操作步骤较多。后者使用免疫印迹试剂盒,高纯抗原已经包被在 NC 膜上,简单快速、灵敏度高、特异性强,且可一次性作多个特异性抗体分析,逐渐被临床广泛使用,是临床上常用的抗 ENA 抗体确认试验,可同时检测抗 Sm 抗体、抗 nRNP 抗体、抗 SS-A 抗体、抗 SS-B 抗体等 ENA 抗体,见图 23-6。

此外,还可用传统的琼脂双扩散法、对流免疫电泳法、间接血凝法和补体结合法等检测 ANA。这些试验要求的试验条件比较低,特异性强,但敏感性较低。

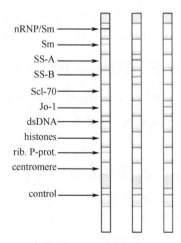

•• 图 23-6　免疫条带法 ••

二、类风湿因子检测

类风湿因子(rheumatoid factor,RF)是一种抗人或动物变性 IgG Fc 片段抗原决定簇的自身抗体。RF 有 IgG、IgM、IgA、IgE 型,但主要为 IgM 型,IgM 型 RF 也是临床免疫检验中常规测定的类型。

(一)临床意义

RF 主要见于类风湿关节炎(RA)患者,是 RA 血清中常见的抗体,其阳性率为 70% ~ 90%。但 RF 不是 RA 的标志抗体,其他自身免疫病如 SLE、干燥综合征、硬皮病、多发性肌炎等以及老年人也有一定的检出率(表 23-5),因而 RF 阳性不能作为诊断 RA 的唯一标准。尽管在多种疾病可检出 RF,但效价均较低(<40U/ml),高效价 RF 对 RA 的诊断特异性提高,可倾向支持 RA 的诊断。

表 23-5 常见 AID 的 RF 阳性检出率

疾病	RF(%)	疾病	RF(%)
干燥综合征	95	结节性多动脉炎	50
类风湿	70~90	系统性红斑狼疮	30
硬皮病/皮肌炎	80	混合性结缔组织病	25

(二)检测方法

RF 的检测方法多样,常见的有间接胶乳凝集试验、免疫比浊法和 ELISA 等方法。

1. 胶乳凝集试验 是检测 IgM 型 RF 的常用方法。该法简便,但只能定性或以效价半定量,灵敏度和特异性均不高,且只能检出血清中的 IgM 型 RF。

2. 免疫比浊法 是利用透射比浊或速率散射比浊自动化仪器测定患者血清中的 RF。该法操作简便快速、重复性好、能定量分析,测定结果的准确性和敏感性均高于胶乳凝集试验,是目前各医院逐渐替代胶乳凝集法而普及的检测方法,但仪器昂贵,且仍只能检测 IgM 型 RF。

3. ELISA 法 是以聚合的兔 IgG 作为抗原包被固相载体,与待测样品中 RF 结合,然后分别加入酶标记的抗人 IgG、IgM、IgA 抗体,反应后加入酶作用底物显色。该法可因酶标记抗体的特异性不同而测定不同 Ig 类型 RF。

三、其他自身抗体测定

除 ANA 和 RF 外,还有许多其他自身抗体。这些自身抗体在 AID 的诊断和鉴别诊断中有重要意义。其类型、检测方法及相关疾病见表 23-6。

表 23-6 自身抗体的类型、检测方法及临床意义

自身抗体类型	检测方法	相关疾病
抗中性粒细胞胞质抗体	荧光免疫法、ELISA 法	原发性小血管炎
抗角蛋白抗体	间接荧光免疫法	类风湿关节炎
抗环瓜氨酸肽抗体	ELISA 法	类风湿关节炎
抗甲状腺球蛋白抗体(A-TG)	荧光免疫法、ELISA 法、RIA	桥本甲状腺炎
抗甲状腺过氧化物酶抗体(A-TPO)	ELISA 法	桥本甲状腺炎

续表

自身抗体类型	检测方法	相关疾病
抗甲状腺刺激素受体抗体	ELISA 法、RIA	Graves 病
抗乙酰胆碱受体抗体(AchR-Ab)	ELISA 法、RIA	重症肌无力
抗平滑肌抗体(SMA)	荧光免疫法、ELISA 法、RIA	自身免疫性肝炎、慢性活动性肝炎、原发性胆汁性肝硬化
抗线粒体抗体(AMA)	荧光免疫法、ELISA 法、RIA	原发性胆汁性肝硬化、慢性活动性肝炎、长期持续性肝阻塞、RA、SS、SLE、
抗胃壁细胞抗体	荧光免疫法	恶性贫血
抗胰岛素抗体(IAA)	ELISA 法	胰岛素依赖性糖尿病
抗精子抗体(AsAb)	ELISA 法、荧光免疫法	不育症、不孕症
抗红细胞抗体	直接凝集试验、Coombs 试验	新生儿溶血症、自身免疫性溶血性贫血
抗血小板抗体	ELISA 法、ABC-ELISA 法	原发性血小板减少性紫癜、输血史
抗心磷脂抗体(ACA)	RIA、ELISA 法	SLE、血栓、自发性流产、血小板减少
抗肾小球基膜抗体(GBM-Ab)	荧光免疫法	Goodpasture 综合征、狼疮肾炎

　　自身免疫性疾病患者体内的自身抗体表现是复杂多样的,这给临床诊断带来了某些不确定性。有些自身抗体在某种 AID 中敏感性高,但特异性较差,只作为筛选试验而不能作诊断依据。而有些自身抗体在某种 AID 中敏感性虽低,但对该病的特异性诊断具有很高价值,相关性强,可作为确诊性试验。所以当疑似 AID,对自身抗体进行检测时一般应遵循如下原则:①筛选试验与确诊性试验的合理组合;②结合临床症状选择性检测相关的自身抗体;③切忌盲目地全面检测自身抗体。

(蒋　斌)

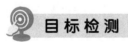 目标检测

单项选择题

1. 下列属抗细胞表面受体抗体引起自身免疫性疾病的是
　　A. Graves 病　　　B. 肺出血肾炎　　　C. ITP
　　D. AIHA　　　　　E. RA

2. SLE 主要是
　　A. 由抗血细胞表面抗原的抗体引起
　　B. 由抗细胞表面受体抗体引起
　　C. 由细胞外抗原的自身抗体引起
　　D. 由自身抗体免疫复合物引起
　　E. 由 T 细胞对自身抗原应答引起

3. 下列属于器官特异性疾病的是
　　A. 类风湿关节炎　　　B. 干燥综合征
　　C. 重症肌无力　　　　D. SLE
　　E. 混合性结缔组织病

4. ANA 检测常用方法是
　　A. 直接免疫荧光法　　　B. 间接免疫荧光法
　　C. 固相免疫电泳　　　　D. 直接凝集
　　E. ELISA 法

5. 辅助诊断类风湿关节炎最常使用的抗体是
　　A. RF　　　　　　　　B. 抗 Sm 抗体
　　C. 抗 SSB 抗体　　　　D. 抗 dsDNA 抗体
　　E. 抗 RNP 抗体

6. RA 最特异的自身抗体是
　　A. ANA　　　　　　　B. RF
　　C. 抗组蛋白抗体　　　D. 抗 ssDNA 抗体
　　E. 抗角蛋白抗体

7. 原发性小血管炎的特异性血清标志物是
　　A. 抗甲状腺球蛋白抗体
　　B. 乙酰胆碱受体抗体

C. 抗血小板抗体

D. 抗环瓜氨酸肽抗体

E. 抗中性粒细胞胞质抗体

8. 关于下列可检测出 RF 阳性的疾病,错误的是

　　A. SLE　　　　　　　B. RA

　　C. 丙型肝炎　　　　　D. 部分老年人

　　E. 孕妇

9. 怀疑原发性胆汁性肝硬化疾病应首选检测

　　A. 抗中性粒细胞胞质抗体

B. 抗线粒体抗体

C. 抗 dsDNA 抗体

D. 抗平滑肌抗体

E. 抗甲状腺刺激素受体抗体

10. 下列有关 SS 患者可检出的自身抗体,错误的是

　　A. RF　　　　　　　　B. 斑点型抗核抗体

　　C. 均质型 ANA　　　　D. 抗 SSB 抗体

　　E. 抗 Sm 抗体

第24章 肿瘤标志物的检测

学习目标

1. 掌握:肿瘤标志物的概念;常见肿瘤标志物及其意义。
2. 熟悉:肿瘤抗原的分类;肿瘤标志物的分类。
3. 了解:机体抗肿瘤的免疫效应机制;肿瘤标志物检测技术及其联合应用。

第1节 概 述

肿瘤免疫学(tumor immunology)是研究肿瘤抗原性质、机体对肿瘤的免疫应答、机体免疫功能与肿瘤发生发展的相互关系以及肿瘤的免疫诊断和免疫防治的科学。

肿瘤免疫学检验是通过免疫学方法进行肿瘤的辅助诊断、疗效观察和复发监测及对患者免疫功能状态的评估。在肿瘤诊治的各种方法和手段中,肿瘤标志物(tumor marker,TM)检测是肿瘤实验室诊断的常用手段。随着肿瘤基础理论和新检测技术的发展,新的早期筛查与预后标志物正不断地发现并逐步标准化应用于临床,肿瘤标志物成为现代肿瘤学中发展最快的一个重要分支,在肿瘤诊断和个体化医疗中具有重要的临床应用价值。

▶▶ 一、肿瘤抗原

肿瘤抗原(tumor antigen)是指细胞癌变过程中新出现的或异常表达的抗原物质,在肿瘤的发生、发展及诱导机体产生抗肿瘤免疫应答中具有重要作用,是肿瘤免疫诊断和免疫防治的分子基础。肿瘤抗原有多种分类方法,其中被普遍接受的有两类方法。

(一)根据肿瘤抗原特异性的分类法

1. 肿瘤特异性抗原(tumor specific antigen,TSA) 是肿瘤细胞特有的或只存在于某种肿瘤细胞而不存在于正常细胞的新抗原。

此类抗原乃通过肿瘤在同种系动物间的移植而被证实,故也称为肿瘤特异性移植抗原(tumor specific transplantation antigen,TSTA)或肿瘤排斥抗原(tumor rejection antigen,TRA)。化学或物理因素诱生的肿瘤抗原、自发肿瘤抗原和病毒诱导的肿瘤抗原等多属此类。

2. 肿瘤相关抗原(tumor-associated antigen,TAA) 是指非肿瘤细胞所特有的、正常细胞和其他组织上也存在的抗原,只是其含量在细胞癌变时明显增高。

此类抗原只表现出量的变化,而无严格肿瘤特异性,如胚胎性抗原是其中的典型代表。

(二)根据肿瘤诱发和发生情况的分类法

1. 化学或物理因素诱发的肿瘤抗原 其特点为特异性高而抗原性弱,表现出明显的个体特异性。同一种化学致癌剂或物理辐射诱发的肿瘤,在不同种系、同种系的不同个体甚至是同一个体的不同部位,其免疫原性各异。由于突变的肿瘤抗原间很少有交叉成分,故应用免疫学技术诊断和治疗此类肿瘤有一定困难。

2. 病毒诱发的肿瘤抗原 某些肿瘤是由病毒(包括 DNA 病毒和 RNA 病毒)引起的。如乙型和丙型肝炎病毒(HBV、HCV)与原发性肝癌有关,具有较强的抗原性。此类抗原是由病毒基因编码又不同于病毒本身的抗原,因此称为病毒肿瘤相关抗原。

3. 自发性肿瘤的抗原 是指一种无明确诱发因素的肿瘤,人类大部分肿瘤属于此类。某些类似于化学诱发,具有各自独特的抗原性;另一些则类似于病毒诱发,具有共同的抗原特异性和抗原性;某些自发肿瘤抗原是由所谓"沉默基因"(silent gene)在细胞恶变时表达。黑色素瘤抗原 MAGE-1~MAGE-12 等属自发性肿瘤抗原。

4. 胚胎抗原 是在胚胎发育阶段由胚胎组织产生的正常成分,在胚胎后期减少,出生后逐渐消失,或仅存留极微量的,但当细胞癌变时,此类抗原可重新合成。胚胎抗原是最早用于肿瘤免疫学诊断和免疫学治疗的抗原,常见的有甲胎蛋白(α-fetoprotein,AFP)和癌胚抗原(carcinoembryonic antigen,CEA)等。

5. 分化抗原 是机体器官和细胞在发育过程中表达的正常分子。恶性肿瘤细胞通常停留在细胞发育的某个幼稚阶段,其形态和功能均类似于未分化的胚胎细胞,称为肿瘤细胞的去分化(dedifferentiation)或逆分化(retro-differentiation),故肿瘤细胞可表达其他正常组织的分化抗原,如胃癌细胞可表达 ABO 血型抗原,或表达该组织自身的胚胎期分化抗原。Melan-A、gp100 和 tyrosinase 等属于此类抗原。

6. 过度表达的抗原 组织细胞发生癌变后,多种信号转导分子的表达量远高于正常细胞。这些信号分子可以是正常蛋白,也可以是突变蛋白,其过度表达还具有抗凋亡作用,可使瘤细胞长期存活。这类抗原包括 ras、c-myc 等基因产物。

7. 细胞突变产生的独特性抗原 如正常人 T 细胞和 B 细胞表面分别表达 TCR 和 BCR,TCR 和 BCR 可变区具有独特型抗原决定簇,属正常细胞成分。但在特殊情况下此类抗原仅表达于少数肿瘤细胞表面,例如,T 细胞白血病和慢性 B 细胞白血病的恶变细胞可分别表达 TCR 和 BCR 独特型决定簇,可作为各自的诊断标志物和治疗的靶分子。

▶▶ 二、肿瘤标志物

(一)概述

肿瘤标志物是指在肿瘤的发生和发展过程中,由肿瘤细胞合成、分泌或是由机体对肿瘤细胞反应而产生的一类物质,一般存在于血液、尿液、其他体液、细胞和组织中,包括蛋白质、激素、酶(同工酶)及癌基因产物等。它们的存在或量变可以提示肿瘤的性质,借以了解肿瘤的组织发生、细胞分化、细胞功能,以帮助肿瘤的诊断、分类、预后判断及治疗指导。

理想的肿瘤标志物特点:敏感性高,能早期检测出肿瘤患者;特异性好,能准确鉴别肿瘤或非肿瘤患者;有器官特异性,方便对肿瘤的定位;血清中水平与肿瘤体积大小、临床分期相关,用以判断预后;半衰期短,可反映肿瘤的动态变化,监测治疗效果、复发和转移;测定方法精密度、准确性高,操作方便。

(二)分类

肿瘤标志物用于临床诊断的有许多种,大致分为两类:一类为血清肿瘤标志物;另一类为组织肿瘤标志物。

1. 血清肿瘤标志物 包括胚胎抗原类、糖蛋白类、激素类、酶和同工酶类。

（1）胚胎抗原类：如 AFP、CEA 等，是从肝癌、结肠癌的组织中发现的，而胚胎期的肝、胃肠管组织也能合成并存在于胎儿的血液中，因此称为胚胎抗原。

（2）糖蛋白类：是用各种肿瘤细胞株制备单克隆抗体来识别的肿瘤相关抗原，大多数是糖蛋白或黏蛋白，如 CA125、CA15-3、CA19-9 等。

（3）激素类：正常情况下不产生激素的某些组织，在发生恶变时能产生和释放一些肽类激素（异位内分泌激素）并导致出现相应的综合征，因此这些异位内分泌激素升高也可作为肿瘤相关的标志物，如患甲状腺髓样癌时降钙素升高，患绒毛膜细胞癌时人绒毛膜促性腺激素（human chorionic gonadotropin，hCG）明显升高。

（4）酶和同工酶类：当机体某些部位发生肿瘤时，肿瘤细胞代谢异常，使某些酶或同工酶合成增加；或由于肿瘤组织的压迫和浸润，导致某些酶的排泄受阻，使肿瘤患者血清中酶活性异常升高。酶是较早发现并用于临床诊断的一类肿瘤标志物，如患肝癌时谷氨酰氨转移酶升高，患前列腺癌时前列腺特异抗原升高等。

2. 组织肿瘤标志物 检测细胞与组织内的肿瘤标志物对于认识肿瘤的类型及形成治疗的生物靶位均有帮助，组织肿瘤标志物可粗略地分为以下 4 类。

（1）分化标志：激素受体，如雌二醇受体（ER）、孕酮受体（PR）等。

（2）增殖标志：细胞周期相关抗原（Ki67）、PCNA、生长因子及其受体，周期素（cyclin），周期素依赖的蛋白激酶（CDKs）及 CDKs 的抑制蛋白（CKIs）等。

（3）转移潜在性标志：蛋白酶-脲激酶-血纤维蛋白溶酶原激活剂与组织蛋白酶 D，nm23 基因产物以及细胞黏附因子等。

（4）癌基因及抗癌基因：癌基因如 *myc*、*H-ras*、*erbB2* 等，抗癌基因如 *p53*、*bcl-2*、视网膜母细胞瘤克隆出的基因（*Rb*）及结肠癌抑癌基因（*DCC*）等。

虽然，这些组织肿瘤标志物将来有希望在肿瘤临床中成为诊断、预后判断及调整治疗的工具，但绝大多数在目前还仅处于研究观察阶段。目前，正式用于临床的只有乳腺激素受体的测定，对决定乳腺癌的治疗方案具有重要意义。

第2节 机体抗肿瘤的免疫效应机制

▶ 一、抗肿瘤的细胞免疫机制

（一）T 淋巴细胞的抗肿瘤作用机制

1. CD4⁺T 细胞（辅助性 T 细胞，Th） 此类 T 细胞不能直接识别肿瘤细胞，而是依赖抗原提呈细胞，提呈相关的肿瘤抗原对其进行特异性激活后才分泌淋巴因子，激活 B 细胞、巨噬细胞、NK 细胞发挥抗肿瘤作用。①释放 IL-2 促进 CTL 增殖、激活 NK 细胞；②释放 IL-4、IL-5 促进 B 细胞活化、分化和抗体形成；③分泌肿瘤坏死因子等发挥抗肿瘤作用；④少数 CD4⁺T 细胞识别某些 MHC Ⅱ类分子与抗原肽复合体直接杀伤肿瘤。

2. CD8⁺T 细胞（cytotoxic T lymphocyte，CTL 细胞毒 T 细胞） CTL 是机体重要的抗肿瘤效应细胞，可直接杀伤带有致敏抗原的肿瘤细胞。CTL 杀伤肿瘤靶细胞的过程分为三阶段。

（1）与靶细胞结合：CTL 与肿瘤靶细胞结合，CTL 的 TCR 和 CD8 分子与靶细胞表面的抗原肽-MHCⅠ类分子复合物结合。

（2）致死性打击：①分泌途径，穿孔素和颗粒酶介导；②非分泌途径，又称配体诱导的受体介导的凋亡激活途经，激活的 CTL 表达 FasL（Fas 配体）与肿瘤细胞上的 Fas/APO-1 分子结合，促进肿瘤细胞凋亡。

（3）靶细胞裂解：①细胞坏死，CTL 作用使靶细胞膜溶解；②细胞凋亡，核浓缩、碎裂。

（二）自然杀伤细胞的抗肿瘤作用

自然杀伤（NK）细胞不经致敏可直接杀伤敏感的肿瘤细胞，研究表明 NK 细胞可能是宿主抗原发肿瘤的第一道防线。NK 细胞杀伤靶细胞的主要机制：通过释放穿孔素和颗粒酶引起细胞溶解；通过配体诱导的受体介导的凋亡激活途经引起靶细胞的凋亡；释放细胞因子（NK 细胞细胞毒因子、NK 细胞肿瘤坏死因子）杀伤靶细胞；抗体依赖细胞介导的细胞毒作用（ADCC）。

（三）单核-巨噬细胞的抗肿瘤作用

巨噬细胞抗肿瘤作用的最大特点是对肿瘤细胞的杀伤有选择性，不损伤正常细胞。主要机制：直接杀伤肿瘤细胞，巨噬细胞与肿瘤细胞膜相互融合，溶酶体等直接进入靶细胞，致靶细胞溶解；产生 TNF-α，是巨噬细胞杀伤肿瘤细胞的重要机制；ADCC 作用；分泌单核细胞因子，调节其他免疫细胞的功能，促进抗肿瘤免疫反应。如 IL-1、IL-2、IFN-r 等因子可刺激 B 细胞活化、增殖，促进抗体产生，促进 T 细胞增殖，增强 NK 细胞的杀伤作用。

（四）树突状细胞的抗肿瘤作用

树突状细胞（dendritic cell，DC）是主要的抗原提呈细胞，未成熟的 DC 经吞噬和胞饮作用捕捉抗原，成熟后失去吞噬功能。它虽然不参与直接杀伤肿瘤，但在诱导特异性抗肿瘤免疫中起关键作用。

▶▶ 二、抗肿瘤的体液免疫机制

B 细胞及其衍生的浆细胞主要通过抗体介导体液免疫，但在抗肿瘤方面不起主要作用，甚至有免疫促进作用。抗体抗肿瘤作用机制：补体依赖性细胞毒活性；抗体依赖性细胞介导的细胞毒活性；抗肿瘤抗体与肿瘤抗原结合改变肿瘤细胞生物学特性。如抗 *erbB/neu* 基因产物抗体可抑制肿瘤的增殖。

第3节　常见肿瘤标志物

▶▶ 一、胚胎抗原类肿瘤标志物

（一）甲胎蛋白（AFP）

AFP 是早期诊断原发性肝癌最敏感、最特异的指标，适用于大规模普查，如果成人血 AFP 升高，则表示有患肝癌的可能。

AFP 含量显著升高一般提示原发性肝细胞癌，70%～95% 患者的 AFP 升高，越是晚期，AFP 含量越高，但阴性并不能排除原发性肝癌。AFP 水平在一定程度上反映肿瘤的大小，其动态变化与病情有一定的关系，是显示治疗效果和预后判断的一项敏感指标。AFP 异常高者一般提示预后不佳，其含量上升则提示病情恶化。通常手术切除肝癌后 2 个月，AFP

应降至 20ng/ml 以下,若降得不多或降而复升,提示切除不彻底或有复发、转移的可能。在转移性肝癌中,AFP 一般低于 350~400ng/ml。

生殖腺胚胎癌、卵巢内胚窦癌 AFP 也会明显升高。AFP 中度升高也常见于酒精性肝硬化、急性肝炎及 HBsAg 携带者。某些消化道癌也会出现 AFP 升高的现象。孕妇血清或羊水 AFP 升高提示胎儿脊柱裂、无脑症、食管 atresia 或多胎,AFP 降低(结合孕妇年龄)提示未出生的婴儿有 Down 综合征的危险性。

（二）癌胚抗原（CEA）

在正常成人的血液中很难测出 CEA,CEA 是一种重要的肿瘤相关抗原,70%~90% 的结肠腺癌患者 CEA 高度阳性,在其他恶性肿瘤中的阳性率顺序为胃癌(60%~90%)、胰腺癌(70%~80%)、小肠腺癌(60%~83%)、肺癌(56%~80%)、肝癌(62%~75%)、乳腺癌(40%~68%)、泌尿系统癌肿(31%~46%)。胃液(胃癌)、唾液(口腔癌、鼻咽癌)以及胸腔积液和腹水(肺癌、肝癌)中 CEA 的阳性检测率更高,因为这些肿瘤“浸泡液”中的 CEA 可先于血中存在。CEA 含量与肿瘤大小、有无转移存在一定关系,当发生肝转移时,CEA 的升高尤为明显。

在对恶性肿瘤进行手术切除时,连续测定 CEA 将有助于疗效观察。手术完全切除者,一般术后 6 周 CEA 恢复正常;术后有残留或微转移者,可见下降,但不恢复正常;无法切除而作姑息手术者,一般呈持续上升。CEA 浓度的检测也能较好地反映放疗和化疗疗效。其疗效不一定与肿瘤体积成正比,只要 CEA 浓度能随治疗而下降,则说明有效;若经治疗其浓度不变,甚至上升,则须更换治疗方案。

CEA 检测还可对经手术或其他方法治疗使 CEA 恢复正常的病人,进行长期随访,监测其复发和转移。通常采用以下方案:术后第六周一次;术后 3 年内,每月一次;3~5 年每 3 个月一次;5~7 年每半年一次;7 年后一年一次。若发现升高,两周后再测一次,两次都升高则提示复发和转移。

（三）胰胚胎抗原（POA）

POA 是胰腺癌的又一新型、敏感、特异的新标志物,胰腺癌的 POA 的阳性率为 95%,其血清含量大于 20U/ml,当发生肝癌、大肠癌、胃癌等恶性肿瘤时也会使 POA 升高,但阳性率较低。

▶▶ 二、糖蛋白抗原类肿瘤标志物

（一）CA50

CA50 是一种唾液酸酯和唾液酸糖蛋白,正常组织中一般不存在,当细胞恶变时,糖基化酶被激活,造成细胞表面糖基结构改变而成为 CA50 标志物。它是胰腺和结、直肠癌的标志物,是最常用的糖类抗原肿瘤标志物,因其广泛存在胰腺、胆囊、肝、胃、结直肠、膀胱、子宫,它的肿瘤识别谱比 CA19-9 广,因此它又是一种普遍的肿瘤标志相关抗原,而不是特指某个器官的肿瘤标志物。CA50 在多种恶性肿瘤中可检出不同的阳性率,对胰腺癌和胆囊癌的阳性检出率居首位,占 94.4%;其他依次为肝癌(88%)、卵巢与子宫癌(88%)和恶性胸腔积液(80%)等。可用于胰腺癌、胆囊癌等肿瘤的早期诊断,对肝癌、胃癌、结直肠癌及卵巢肿瘤诊断亦有较高价值。

值得指出的是,CA50 在 80% AFP 阴性的肝细胞癌中呈阳性结果,作为手术治疗彻底与否的指标也有较大的正确性。另外,CA50 对恶性胸腔积液有很高的阳性检出率,而良性胸腔积液尚无阳性报道,故 CA50 的检测对鉴别良、恶性胸腔积液亦有较大的应用价值。

（二）CA125

CA125 是卵巢癌和子宫内膜癌的首选标志物,如果以 65U/ml 为阳性界限,Ⅲ~Ⅳ期癌变准确率可达 100%。CA125 是迄今为止用于卵巢癌的早期诊断、疗效观察、预后判断、监测复发及转移的最重要指标。CA125 测定和盆腔检查的结合可提高试验的特异性。对输卵管癌、子宫内膜癌、子宫颈癌、乳腺癌和间皮细胞癌诊断的符合率也很高,良性病变阳性率仅为 2%。CA125 水平的升高是女性生殖系统肿瘤复发的信号。

动态观察血清 CA125 浓度有助于卵巢癌的预后评价和治疗控制,经治疗后,CA125 含量可明显下降,若不能恢复至正常范围,应考虑有残存肿瘤的可能。95%的残存肿瘤患者的血清 CA125 浓度大于 35U/ml。当卵巢癌复发时,在临床确诊前几个月便可出现 CA125 增高,卵巢癌发生转移的患者血清中 CA125 更明显高于正常参考值。

（三）CA15-3

CA15-3 是乳腺癌的最重要的特异性标志物。30%~50%的乳腺癌患者的 CA15-3 明显升高,其含量的变化与治疗效果密切相关,是乳腺癌患者诊断和监测术后复发、观察疗效的最佳指标。CA15-3 动态测定有助于 Ⅱ 期和 Ⅲ 期乳腺癌患者治疗后复发的早期发现;当 CA15-3 大于 100U/ml 时,可认为有转移性病变。

肺癌、胃肠癌、卵巢癌及子宫颈癌患者的血清 CA15-3 也可升高,应予以鉴别,特别要排除部分妊娠引起的含量升高。

（四）CA19-9

CA19-9 为唾液酸化的乳-N-岩藻戊糖 Ⅱ,是一种类黏蛋白的糖蛋白成分,与 Lewis 血型成分有关。CA19-9 是胰腺癌、胃癌、结直肠癌、胆囊癌的相关标志物,大量研究证明 CA19-9 浓度与这些肿瘤大小有关,是至今报道的对胰腺癌敏感性最高的标志物。胰腺癌患者 85%~95% 为阳性,CA19-9 测定有助于胰腺癌的鉴别诊断和病情监测。当 CA19-9 小于 1000U/ml 时,有一定的手术意义,肿瘤切除后 CA19-9 浓度会下降,如再上升,则可表示复发。对胰腺癌转移的诊断也有较高的阳性率,当血清 CA19-9 水平高于 10 000U/ml 时,几乎均存在外周转移。胃癌、结直肠癌、胆囊癌、胆管癌、肝癌的阳性率也会很高,若同时检测 CEA 和 AFP 可进一步提高阳性检测率。

胃肠道与肝的多种良性和炎症病变,如胰腺炎、轻微的胆汁淤积和黄疸,CA19-9 浓度也可增高,但往往呈"一过性",而且其浓度多低于 120U/ml,必须加以鉴别。

（五）CA549

CA549 也是乳腺癌的标志物,它是一种酸性糖蛋白,大部分健康女性<11U/ml,异常升高者比例并不高,可见于 50% 乳腺癌和卵巢癌、40% 前列腺癌、33% 肺癌患者。由此,作为乳腺癌的早期诊断,CA549 则还较欠缺,应联合应用其他 TM。

（六）CA72-4

CA72-4 是目前诊断胃癌的最佳肿瘤标志物之一,对胃癌具有较高的特异性,其敏感性可达 28%~80%,若与 CA19-9 及 CEA 联合检测可以监测 70% 以上的胃癌。CA72-4 水平与胃癌的分期有明显的相关性,一般在胃癌的 Ⅲ~Ⅳ 期增高,对伴有转移的胃癌病人,CA72-4

的阳性率更远远高于非转移者。CA72-4 水平在术后可迅速下降至正常。在 70% 的复发病例中,CA72-4 浓度首先升高。与其他标志物相比,CA72-4 最主要的优势是其对良性病变的鉴别诊断有极高的特异性,在众多的良性胃病患者中,其检出率仅为 0.7%。

CA72-4 对其他胃肠道癌、乳腺癌、肺癌、卵巢癌也有不同程度的检出率。CA72-4 与 CA125 联合检测,作为诊断原发性及复发性卵巢肿瘤的标志,特异性可达 100%

(七) 鳞状细胞相关抗原(SCC)

SCC 是由子宫颈癌细胞中提纯的,是子宫颈癌较好的肿瘤标志物。SCC 在正常鳞状上皮细胞内也存在,随着鳞状上皮细胞的增殖(恶性)而释放入血。正常人血清水平 $<2\mu g/L$。异常升高可见于子宫颈鳞癌,21% 子宫颈腺癌也有升高。肺鳞癌有较高的阳性率,各家报道从 40% ~ 100% 不等,而小细胞肺癌阳性率则较低(3.7%)。食管鳞状上皮癌、口腔鳞状上皮癌皆有较高的阳性率,且随肿瘤的分期呈现不同变化(20% ~ 80%)。

(八) CA242

CA242 是一种新的肿瘤相关抗原,当消化道发生肿瘤时,其含量升高。对胰腺癌、结直肠癌有较高的敏感性与特异性,其灵敏度与 CA19-9 相仿,但特异性、诊断效率则优于 CA19-9,分别有 86% 和 62% 的阳性检出率,对肺癌、乳腺癌也有一定的阳性检出率。用于胰腺癌和良性肝胆疾病的鉴别诊断及预后,也用于结直肠癌病人术前预后及复发的鉴别。

CEA 与 CA242 联合检测可提高敏感性,与单独采用 CEA 检测相比,对结肠癌可提高 40% ~ 70%,对直肠癌提高达到 47% ~ 62%。CEA 与 CA242 无相关性,具有独立的诊断价值,且两者之间具有互补性。

(九) NMP22

系核基质蛋白(NMP22)是膀胱癌的一种新的标志物,检测尿 NMP22 可鉴别良恶性膀胱疾病。

▶▶ 三、酶和同工酶类肿瘤标志物

(一) 神经元特异性烯醇化酶(NSE)

NSE 被认为是监测小细胞肺癌的首选标志物,60% ~ 80% 的小细胞肺癌患者 NSE 升高。在缓解期,80% ~ 96% 的患者 NSE 含量正常,如 NSE 升高,提示复发。小细胞肺癌患者首轮化疗后 24 ~ 72 小时内,由于肿瘤细胞的分解,NSE 呈一过性升高。因此,NSE 是监测小细胞肺癌疗效与病程的有效标志物,并能提供有价值的预后信息。

血清 NSE 水平的测定对于神经母细胞瘤的监测疗效和预报复发均具有重要参考价值,比测定尿液中儿茶酚胺的代谢物更有意义。

另外,对胺前体摄取脱羧细胞瘤、精原细胞瘤及其他脑肿瘤的诊断也有重要意义。

(二) α-L-岩藻糖苷酶(AFU)

AFU 是对原发性肝细胞性肝癌检测的又一敏感、特异的新标志物。原发性肝癌患者血清 AFU 活力显著高于其他各类疾病(包括良、恶性肿瘤)。血清 AFU 活性动态曲线对判断肝癌治疗效果、估计预后和预报复发有着极其重要的意义,甚至优于 AFP。但是值得提出的是,血清 AFU 活力测定在某些转移性肝癌、肺癌、乳腺癌、卵巢或子宫癌之间有一些重叠,甚至在某些非肿瘤性疾病如肝硬化、慢性肝炎和消化道出血等也有轻度升高,在使用 AFU 时应与 AFP 同时测定,可提高原发性肝癌的诊断率,有较好的互补作用。

四、激素类肿瘤标志物

（一）β-hCG

β-hCG 是一种存在于胎盘中的糖蛋白激素，相对分于质量为 45 000，当怀孕时血与尿中水平上升，正常血中只含微量。以特殊的免疫试验可测定 hCG 的 β 亚单位。由于 60% 以上的非精原细胞瘤患者体内 hCG 上升，所以 β-hCG 的测定可监视非精原细胞瘤的治疗反应及复发状况，甚至有些肿瘤复发可在临床体征出现前几周或几个月通过测定 hCG 查出。对于妇科恶性肿瘤，除了测定完整的 hCG、游离的 β 亚单位外，还可测定尿与血中的促性腺激素的片段，称之为 β 核心（β-core）。联合测定尿中 β-core 与血中 CA125 可对临床卵巢癌的诊断提供有意义的信息。

（二）胃泌素前体释放肽（PROGRP）

PROGRP 是一种新的小细胞肺癌标志物。PROGRP 是脑肠激素的一种，是小细胞肺癌增殖因子胃泌素释放肽的前体。PROGRP 作为小细胞肺癌标志物有以下特点：针对小细胞肺癌的特异性非常高；较早期的病例有较高的阳性率；健康者与患者血中浓度差异很大，因而检测的可靠性很高。

五、特殊蛋白质类肿瘤标志物

（一）β₂-微球蛋白

β_2-微球蛋白（β_2-microglobulin，β_2-MG）是恶性肿瘤的辅助标志物，也是一些肿瘤细胞上的肿瘤相关抗原。在恶性血液病或其他实质性癌瘤中，突变细胞合成和分泌 β_2-MG，可使病人血清中浓度显著上升，在淋巴系统肿瘤如慢性淋巴细胞白血病、淋巴细胞肉瘤、多发性骨髓瘤等中尤为明显，在肺癌、乳腺癌、胃肠道癌及子宫颈癌等中也可见增高。由于在肿瘤早期，血清 β_2-MG 可明显高于正常值，故有助于鉴别良、恶性肿瘤。有报道发现恶性疾病时 β_2-MG 在腹水中与血清中的比例明显相关，若两者比值大于 1.3 时，即考虑为癌肿的表现。

血清 β_2-MG 不但可以在肾衰竭、多种血液系统疾病及炎症时升高，而且在多种疾病中均可增高，故应排除由于某些炎症性疾病或肾小球滤过功能降低所致的血清 β_2-MG 增高。脑脊液中 β_2-MG 的检测对脑膜白血病的诊断有特殊的意义。

（二）本周蛋白

本周蛋白（Bence-Jones protein，BJP）检测主要用于多发性骨髓瘤（multiple myeloma，MM）、原发性淀粉样变性、巨球蛋白血症及其他恶性淋巴增殖疾病的诊断和鉴别诊断。BJP 也见于恶性淋巴瘤、慢性淋巴细胞白血病、转移癌、慢性肾炎、肾盂肾炎、肾癌等患者尿中。20% "良性" 单克隆免疫球蛋白血症可查出 BJP，但尿含量低，多小于 60mg/L。

（三）铁蛋白（SF）

铁蛋白升高可见于急性白血病、霍奇金病、肺癌、结肠癌、肝癌和前列腺癌。检测铁蛋白对肝脏转移性肿瘤有诊断价值，76% 的肝转移病人铁蛋白含量高于 400μg/L，当肝癌时，AFP 测定值较低的情况下，可用铁蛋白测定值补充，以提高诊断率。在色素沉着、炎症、肝炎时铁蛋白也会升高。升高的原因可能是由于细胞坏死，红细胞生成被阻断或肿瘤组织中合成增多。

（四）细胞角蛋白 19

细胞角蛋白是细胞体的中间丝,根据其分子质量和等电点不同可分为 20 种不同类型,其中细胞角蛋白 19 在肺癌诊断中有很大价值,是小细胞肺癌的重要标志物。在肺癌的血清浓度阈值为 $2.2\mu g/L$,其敏感性、特异性及准确性分别为 57.7%、91.9% 和 64.9%。从组织学角度看,鳞癌的敏感性(76.5%)较腺癌(47.8%)为高,也高于 SCC 对两者的诊断率。细胞角蛋白 19 与 CEA 联合应用,诊断非小细胞肺癌符合率已可达 78%。

（五）前列腺特异性抗原

前列腺特异性抗原(PSA)是前列腺癌的特异性标志物,也是目前公认的唯一具有器官特异性的肿瘤标志物。血清 TPSA 升高一般提示前列腺存在病变(前列腺炎、良性增生或癌症)。血清 PSA 是检测和早期发现前列腺癌最重要的指标之一,血清 TPSA 定量的阳性临界值为大于 $10\mu g/L$,前列腺癌的诊断特异性达 90%~97%。

TPSA 测定还可用于监测前列腺癌患者或接受激素治疗患者的病情及疗效,90% 前列腺癌术后患者的血清 TPSA 可降至不能检出的痕量水平,若术后血清 TPSA 升高,提示有残存肿瘤。放疗后疗效显著者,50% 以上患者在 2 个月内血清 TPSA 降至正常。

六、其他常用的肿瘤标志物

nm23 基因是目前研究较多的转移抑制基因。*nm23* 编码的产物具有抑制肿瘤转移的功能,*nm23* 在分化良好的肿瘤中呈高水平表达,且 *nm23* 基因表达与淋巴结转移呈负相关,与整个生存期呈正相关,因此检测 *nm23* 基因的表达高低,可以作为判断肿瘤有无转移的一个重要指标。到目前为止,*nm23* 已在胃癌、骨肉瘤、膀胱癌、乳腺癌、肠癌等具有转移潜能的肿瘤细胞中呈低表达,在大肠癌中 *nm23* 的低表达与肿瘤状态和远距离转移紧密相关,因此检测 *nm23* 表达程度可以判断肿瘤有无转移,对临床治疗具有普遍意义。

第 *4* 节　肿瘤标志物的检测及其联合应用

一、肿瘤标志物的检测技术

同一个标志物可用不同方法进行检测,如可以从血清学水平、免疫组化检测 CEA 或 P-gp 等,也可以用 FCM 或 RT-PCR 来检测。

（一）血清学水平

除传统的放射免疫分析(RIA)和酶联免疫分析(ELISA)外,目前在国内主要有三类全自动免疫化学分析系统(化学发光免疫分析系统、荧光免疫分析系统和电化学发光免疫分析系统)广泛地应用于临床,对血清肿瘤标志物检测具有快速、准确、定量或半定量的特点。可检测 AFP、CEA、CA19-9、CA72-4、CA125、CA15-3、NSE、Cyfra21-1、PSA、f-PSA 等。

（二）组织学水平

常规标本中 5%~15% 疑难病例或恶性肿瘤需采用免疫组化进行鉴别诊断和预后分析。

免疫组化和原位分子杂交组化技术是近年发展起来的一门新兴边缘学科。它将免疫学技术和分子生物学技术同组织病理学制片方法巧妙地结合在一起,在组织细胞原位显示某些化学成分和特定基因片段。

Porter D. 利用 mRNA 原位杂交检测细胞水平基因表达,在组织芯片上免疫组织化学检测乳房导管原位癌和浸润癌病理学特征和临床意义。

图像分析技术可以定量测定组织切片上肿瘤细胞 DNA 含量和形态学分析,对判断肿瘤恶性度及预后具有重要临床价值。

(三) 细胞学水平

流式细胞术(FCM)是利用 FCM 对细胞和细胞器的结构和某些功能进行定量检测,并利用细胞表面特异性标志对特定细胞亚群进行分析和分选的先进技术方法。检测白血病和淋巴瘤标志物(CD 系列)利于诊断和鉴别诊断;用 FCM 检测恶性肿瘤细胞的 P-gp 可为临床选择化疗药物提供依据;我们用 FCM 检测消化道肿瘤外周血 CD44 水平。

(四) 电镜

电镜酶细胞化学技术、免疫电镜技术、原位杂交电镜技术。

(五) 分子学水平

聚合酶链反应法(PCR)是一种极为简单、敏感、高效、特异和快速的能在体外进行扩增DNA 的技术。

目前,国内外用 RT-PCR 方法检测外周血中的肿瘤细胞的主要标记基因有:细胞角蛋白19(CK19 mRNA)和细胞角蛋白 20(CK20 mRNA)用于上皮性恶性肿瘤;癌胚抗原(CEA mRNA)用于结直肠癌、胃癌、胰腺癌、乳腺癌等 CEA 分泌性肿瘤;甲胎蛋白(AFP mRNA)用于肝细胞癌微转移的检测。

(六) 生物芯片分析系统

其包括基因芯片、组织芯片和蛋白芯片。

二、肿瘤标志物的联合应用

(一) 联合应用的意义

(1) 单细胞克隆时存在着亚群。在肿瘤发生、发展过程中,遗传基因不稳定,易发生变异;肿瘤还存在组织多态性。同一种肿瘤,其标志物可能有所不同,不同的发展时期,其标志物也有可能发生改变,因此联合检测可以提高敏感度和准确性。

(2) 肿瘤标志物器官特异性较差,除 PSA 外,大部分存在于一种以上的肿瘤中。联合检测可以提高敏感性和特异性,如卵巢癌单独检测 CA125 时阳性率较低,妊娠时也会增高,造成假阳性,如同时检测 CA125 和 CEA,根据 CA125/CEA 值,敏感性和特异性都会大大增加。

(3) 广谱肿瘤标志和多肿瘤标志都是当前肿瘤标志物联合应用的常用策略,可提高检测灵敏度,有较多机会发现肿瘤,对治疗监测、预后判断、指导治疗、监视复发都有一定帮助。

(二) 联合应用的组合(表 24-1)

表 24-1 常见肿瘤的标志物联合检测

肿瘤	联合检测项目
肝癌	AFP、CA19-9、CEA、γ-GT、SF
胃癌	CEA、CA19-9、CA724、CA242、CA50、CA125、AFP

续表

肿瘤	联合检测项目
结、直肠癌	CEA、CA50、CA242、CA19-9、CA724、TPA、SF、CA125
乳腺癌	CA15-3、CEA、BR27-29、SF、TPA、CA125
卵巢癌	CA125、CEA、CA724、CA19-9、CA15-3、AFP、hCG、CA125/CEA
子宫颈癌	hCG、CEA、SCCA、CA125、CA19-9、AFP、CA15-3、Cyfra21-1
子宫内膜癌	CA125
绒毛膜上皮细胞癌、葡萄胎	hCG
前列腺癌	PSA、fPSA、PAP
肺癌	NSE、Cyfra21-1、CEA、SCCA、CA125、CA50、ACTH、CT
胰腺癌	CEA、CA19-9、CA242、CA50、CA125
睾丸癌	hCG、CEA、AFP
膀胱癌	TPA、CEA、NMP22、SCCA
甲状腺滤泡细胞癌	TG
甲状腺髓样癌	CT、CEA、NSE
垂体瘤	PRL、LH、FSH、ACTH、TSH、GH
白血病、淋巴瘤	β_2-MG

案例 24-1

患者,男性,38 岁。乙型肝炎病史 10 年,2011 年 4 月 10 日突发高热,对症治疗无效,且持续高热,并出现黄疸症状,住院进一步检查,确诊为原发性肝癌。4 月 20 日行肝癌大叶切除术,病理诊断为原发性肝癌并淋巴结转移。4 月 19 日进行血液检验,结果为:HBV DNA 5.0×10^7U/ml,总胆红素 68.7μmol/L,结合胆红素 48.5μmol/L,非结合胆红素 20.2μmol/L,血清 AFP 680.5ng/ml,CA19-9 42.5U/ml,CEA 5.9ng/ml;术后一周(4 月 27 日)再次进行血液检验,结果为:HBV DNA 3.5×10^7U/ml,总胆红素 43.6μmol/L,结合胆红素 25.3μmol/L,非结合胆红素 18.3μmol/L,血清 AFP 29.5ng/ml,CA19-9 32.1U/ml,CEA 5.3ng/ml。

问题:

1. 该患者应该选择哪种血清肿瘤标志物作为原发性肝癌复发检测指标? 为什么?

2. 为什么不用血清 HBV DNA 作为原发性肝癌的复发检测指标?

（梅 蕾）

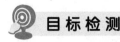 目标检测

单项选择题

1. 不是肿瘤标志物的是

A. CA125   B. CA19-9

C. CA15-3   D. NSE

E. CRP

2. 检测浆膜腔积液何种肿瘤标志物有助于胰腺癌的诊断

A. CEA   B. AFP

C. CA19-9   D. CA125

E. CA724

3. 在下列疾病的诊断中,AFP 可作为其最灵敏、最特异指标的是
   A. 胃癌　　　　　　　　　B. 肝癌
   C. 卵巢癌　　　　　　　　D. 直肠癌
   E. 甲状腺肿瘤

4. 下列关于肿瘤标志物叙述错误的是
   A. 由肿瘤细胞合成的特异性物质
   B. 可以使肿瘤细胞释放的物质
   C. 不同的肿瘤可有相同的肿瘤标志物出现
   D. 与某种肿瘤有一一对应关系
   E. 恶性肿瘤发生时,肿瘤标志物含量明显高于良性肿瘤

5. 关于 AFP,不正确的是
   A. 是胚胎时期的重要血清成分
   B. 由胚胎细胞产生
   C. 原发性肝细胞癌者均升高
   D. 妊娠、急慢性肝炎等有一过性升高
   E. 消化道肿瘤有部分升高

6. 关于 CEA,不正确的是
   A. 可作为成人结肠癌辅助诊断的重要指标
   B. 有助于疗效评价和预后监测
   C. 可作为结肠癌的特异性诊断指标
   D. 可作为胰腺癌、乳腺癌的诊断指标
   E. 可采用 ELISA 法定量检测

7. 关于肿瘤标志物免疫测定的临床意义不正确的是
   A. 早期普查　　　　　　　B. 辅助肿瘤的诊断
   C. 肿瘤的确定诊断　　　　D. 监测治疗效果
   E. 判断预后

8. 有关 CEA 的叙述,错误的是
   A. CEA 是器官特异性肿瘤相关抗原
   B. 分泌 CEA 的肿瘤大多位于空腔脏器
   C. CEA 增高多见于结肠癌、胃癌和肺癌
   D. 一般肿瘤切除术后 6 周,CEA 水平恢复正常,

否则提示有残存肿瘤
   E. 当 CEA 持续不断升高时,提示预后不良

9. 多发性骨髓瘤属于
   A. T 细胞异常　　　　　　B. B 细胞异常
   C. 裸细胞异常　　　　　　D. 单核细胞异常
   E. 中性粒细胞异常

10. 临床常见的检测肿瘤标志物的方法有
   A. 酶学方法　　　　　　　B. EIA 和 RIA
   C. 电泳法　　　　　　　　D. 化学法加酶学法
   E. 免疫电泳

11. 常用于诊断小细胞肺癌的酶类肿瘤标志物是
   A. 乳酸脱氢酶
   B. 神经元特异性烯醇化酶
   C. 碱性磷酸酶
   D. 谷胱甘肽-S-转移酶
   E. 酸性磷酸酶

12. 被称为胃肠癌相关抗原的是
   A. CYFRA21-1　　　　　　B. HE4
   C. CA125　　　　　　　　D. CA19-9
   E. CA72-4

13. 被称为卵巢癌相关抗原的是
   A. HE4　　　　　　　　　B. CA15-3
   C. CA125　　　　　　　　D. CA19-9
   E. CA72-4

14. 乳腺癌患者 CA15-3 比原来水平升高多少时,预示病情进展或恶化
   A. 15%　　　　　　　　　B. 20%
   C. 25%　　　　　　　　　D. 30%
   E. 35%

15. 常用 CA19-9 作为诊断标志物的恶性肿瘤是
   A. 胰腺癌　　　　　　　　B. 乳腺癌
   C. 卵巢癌　　　　　　　　D. 胃癌
   E. 结直肠癌

第25章 器官移植的免疫学检验

学习目标

1. 掌握：移植的概念及其类型。
2. 熟悉：移植排斥反应的主要类型，理解移植排斥反应的发生机制。
3. 熟悉：排斥反应的免疫监测项目。
4. 了解：如何对排斥反应进行预防与治疗。

第1节 概 述

一、器官移植

器官移植是指应用健康的组织器官替换衰竭的组织或器官。在组织器官移植中，被移植的器官、组织或细胞称移植物（graft）；提供移植物的个体称供体（donor），接受移植物的个体称受体（recipient）。根据移植物的来源及其遗传背景不同，可将移植分为四类（图25-1）。

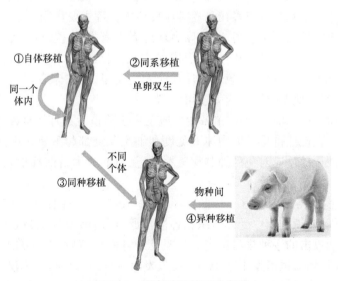

①自体移植

同一个体内

②同系移植
单卵双生

③同种移植

不同个体

物种间

④异种移植

●●图 25-1 器官移植的四种类型 ●●

1. **自体移植**（autograft） 是指移植物来源于受者自身。
2. **同系移植**（isograft） 是指遗传背景完全相同或基本近似的个体间的移植。例如，同卵双生之间的移植或同系动物之间的移植。

3. 同种异体移植（allograft） 是指同一种属不同的个体间的移植,临床移植大多属于此类。

4. 异种移植（xenograft） 是指不同种属个体间的移植,如将猪的心脏移植给人。

▶▶ 二、移植排斥反应

移植排斥反应是移植物与宿主之间诱导产生的免疫应答,从而导致移植物功能丧失或受者机体损害的一种免疫损伤。移植排斥反应的强弱决定着器官移植的成败,排斥反应的发生是以受体和供体间组织细胞上表达的抗原差异为基础的,抗原的差异性越大,排斥反应就越强烈,器官移植就越不容易成功,这也是移植免疫学研究者致力克服的难题。根据排斥反应发生的时间、免疫损伤的机制和组织病理改变等,移植排斥反应的临床类型和发生机制有所差异。

（一）移植排斥反应的类型

1. 宿主抗移植物反应（host versus graft reaction,HVGR） 是宿主体内的效应细胞和抗体对移植物进行攻击,导致移植物被排斥。临床上一般见于器官移植。根据排斥反应发生的时间、强弱,以及免疫损伤机制和组织病理改变等,大致分为三种类型,即超急性排斥反应、急性排斥反应、慢性排斥反应。

（1）超急性排斥反应（hyperacute rejection）:是指移植器官与受者的血管接通后立即或1~2天内发生的不可逆转的排斥反应。其原因是受者体内存在针对移植物抗原的预存天然抗体,如 ABO 血型抗体、Rh 血型抗体、HLA 抗体等,随血液进入移植物,通过与血管内皮细胞结合,激发一系列的免疫应答损伤,以体液免疫应答为主。排斥反应强烈,目前尚无治疗超急性排斥反应的有效手段,一旦发现当立即切除移植物。

（2）急性排斥反应（acute rejection）:是指移植后数天至 2 周左右出现的免疫排斥反应,一旦发生进展迅速。细胞免疫应答在急性排斥反应中发挥主要作用。

急性排斥反应的发生概率极高,其临床表现患者多有发热、全身不适、移植部位肿大疼痛并伴有移植器官功能减退等症状;取决于供、受者之间组织相容性程度、移植后的免疫抑制方案及诱发因素等。一般而言,急性排斥反应发生越早,其临床表现越严重,及时给予恰当的免疫抑制剂治疗,此型排斥反应大多可缓解。

（3）慢性排斥反应（chronic rejection）:一般发生于移植后数月甚至数年,属于迟发型超敏反应,病程缓慢,在慢性排斥反应中体液免疫和细胞免疫都起重要作用,但其具体机制尚未完全清楚。慢性排斥反应对免疫抑制疗法不敏感,从而成为目前移植物不能长期存活的主要原因。

2. 移植物抗宿主反应（graft versus host reaction,GVHR） 是由于移植物中含有大量的抗原特异性淋巴细胞,识别宿主受体组织相容性抗原,而后增殖分化为效应细胞,对宿主受体的组织器官发动攻击的一种排斥反应。主要见于骨髓移植后,以及胸腺、小肠、脾脏的移植,新生儿接受大量输血也可发生。GVHR 一旦发生,一般难以逆转,不仅导致移植失败,还可危及受者的生命,造成严重后果。GVHR 的发生依赖于下列条件:①移植物与宿主间组织相容性抗原不符;②移植物中含有数量足够多的免疫细胞,特别是 T 细胞;③移植受体处于免疫功能极低或免疫无能的状态。

免疫排斥反应情况复杂,不同器官、不同部位的移植排斥反应也不尽相同。某些特殊的部位,如角膜、脑、胸腺等,接受同种或异种移植后可以不发生或仅发生轻微排斥反应。骨髓移植中供、受体之间遗传背景的差异,可以同时导致 GVHR 和 HVGR 发生。但由于接受骨髓移植的患者多伴有严重的免疫缺陷,所以很少发生明显的 HVGR。

（二）引起移植排斥反应的靶抗原

自身移植和同种同基因的移植均不发生排斥反应。以下着重介绍同种异型移植的排斥反应机制。在不使用免疫抑制药物的情况下,同种异型间的移植一般均会发生排斥反应。排斥反应本质上是一种特殊的免疫应答。同种不同个体间移植后,由于供、受体之间的组织相容性抗原不同,所以移植物刺激受体的免疫系统产生免疫应答,导致排斥反应,称为同种异型移植排斥反应。供、受体间组织相容性抗原的差异程度、受体的免疫状态、移植物种类与排斥反应防治措施等因素决定移植排斥是否发生及其发生的强弱。能引起移植排斥反应的抗原主要有以下几种。

1. 主要组织相容性抗原 同种异型移植时,引起排斥反应最强的组织相容性抗原当为人类白细胞抗原(HLA)。在不同类型的 HLA 分子中,Ⅰ、Ⅱ类分子是引发移植排斥反应的首要抗原,特别是 HLA-DR 位点的抗原分子。体外实验显示,T 细胞对带有同种异型基因 HLA 的细胞表现出超常的反应性和有效的细胞毒作用。HLA 广泛的组织分布和特殊的分子结构,使得 HLA 具有强烈的引发移植排斥反应的生物学效应。

2. 次要组织相容性抗原 供、受体 HLA 完全配型时,发生的轻度、缓慢的移植排斥反应与个体之间存在着的次要组织相容性抗原密切相关,在某些组织器官移植时甚为明显。主要、次要组织相容性抗原均不相同时,移植排斥的发生显然会更加强烈。次要组织相容性抗原是相对于主要组织相容性抗原而言的,究竟为哪些基因所编码,至今为止尚无定论。尽管为次要组织相容性抗原,但其在某些组织器官移植时同样发挥着重要作用,尤其是骨髓移植。

3. 其他参与排斥反应发生的抗原

（1）人 ABO 血型抗原:是红细胞膜表面的一类糖蛋白,与人类器官移植的关系已经被确认,是一种重要的组织相容性抗原。ABO 血型抗原分布极为广泛,几乎人体所有组织器官的血管内皮细胞表面均含此类抗原。ABO 血型抗体系天然抗体,预存于供体的血型抗体,可针对存在于移植物血管内皮表面的 ABO 抗原发生血管排斥,导致移植失败。其机制为抗体介导的免疫病理损伤。当受体血清中的血型抗体与供体移植物血管表面 ABO 抗原结合时,通过激活补体而引起血管内皮细胞损伤和血管内凝血,导致超急性排斥反应的发生。因此,在进行组织器官移植时,应力求供、受体间 ABO 血型保持一致。除 ABO 血型抗原系统外,表达于供体血细胞的其他血型物质,都可以构成触发移植排斥反应的靶抗原。

（2）组织特异性抗原:是一类特异地表达于某一器官、组织或细胞表面的抗原,属独立于 HLA 抗原和 ABO 血型抗原之外的一类抗原系统。此类抗原在移植排斥反应中的作用越来越受到重视,然而对其研究深度有待提高。目前,已被关注的组织特异性抗原有:血管内皮细胞特异性抗原、肾特异性抗原、肝脏特异性抗原、胰腺特异性抗原、心脏特异性抗原、骨髓特异性抗原等。各种组织特异性抗原的确切生物学特性、作用机制及其与 HLA 的关系仍待进一步研究。组织特异性抗原尚未作为器官移植前组织配型的必要项目。

第 2 节　组织配型及方法

一、HLA 分型

人类 HLA 抗原的不合是引起器官移植后排斥反应的主要原因,移植物的存活率很大程度上取决于供者与受者之间 HLA 型别相合的程度。从 20 世纪 60 年代开始 HLA 抗原的分型采用了血清学和细胞学检测的方法,但是 HLA 的高度多态性或个体遗传差异的本质决定了必须在编码 HLA 抗原分子的 DNA 水平上才能最准确地解决 HLA 抗原的分型问题。从 20 世纪 80 年代开始 HLA 的基因分型技术得到了迅速的发展,与血清学和细胞学检测方法相比它具有更为直接、可靠、操作简便、迅速等优点。目前,以 PCR 为基础的 HLA 基因分型技术已全面代替传统的血清学分型方法。

HLA 抗原的血清学分型在临床的应用已达 30 多年,而且血清学分型技术与方法在长期的临床实践中也得到了很大的发展和完善,但是由于 HLA 遗传特性的限制,血清学方法本身存在着难以弥补的缺陷。主要表现在:由于分子生物学技术的普及对各个地区和民族 HLA 分子结构研究的不断深入,新的等位基因逐年增加,能够分辨出所有特异性的标准抗血清的获得已变得不可能。由于 HLA 等位基因序列的高度同源性,血清学的交叉反应增加,结果的准确性下降,各血清学亚型的判定更加困难。HLA 抗原 Ⅱ 类分型血清一般较弱,容易出现假阴性,而且由于抗体纯度的原因也会影响结果的准确性。HLA-C 抗原至今缺乏单特异性的抗血清。HLA 个体遗传学差异的本质是在编码 HLA 抗原的 DNA 序列上,而不是在血清学所能检测的基因产物上,血清学表型的相同并不能代表 DNA 序列的完全一致。

根据目前的发展和使用情况,HLA 基因分型技术主要分为以下几大类:限制性片段长度多态性分析法(restriction fragment length polymorphism,PCR-RFLP);序列特异的寡核苷酸探针分析法(sequence specific oligonucleotide probes,PCR-SSO);序列特异性引物聚合酶链反应(sequence specific primers,PCR-SSP);多荧光微球免疫分析。不同的 HLA 基因分型技术是根据鉴定通量、鉴定时间和分辨率要求进行设计的。不同的 HLA 基因分型技术各有特点,也各有其局限性,要根据不用的研究目的进行选择。

(一) 限制性片段长度多态性分析法

PCR-RFLP 法是最早被用于研究 HLA 多态性的 DNA 分型技术,因为 HLA 抗原的特异性取决于其 α 链和 β 链氨基酸的组成和序列,由于氨基酸的组成和序列是根据基因中碱基序列的差异决定的,这些碱基序列的差异可造成限制性内切酶识别位点和数目的改变,因而可产生长度和数量均不同的酶切片段。用 RFLP 法电泳、选择适当的 cDNA 探针用 Southern 法可以将 HLA-Ⅰ 类抗原和 HLA-Ⅱ 类抗原分型。此法特别适用于小量标本的研究和异基因骨髓移植供者的选择。由于有些 PCR 扩增产物不能被内切酶作用,较难选择能够消化和区分所有等位基因的内切酶。但由于更为简便、可靠的 HLA 基因分型方法的问世,目前该方法多用于基础研究中。

(二) 序列特异性引物聚合酶链式反应分析法

PCR-SSP 法的基本原理是通过设计出一整套等位基因的序列特异性引物,特异性扩增目的 DNA 序列,HLA 基因序列已基本清楚,通过分析各位点基因序列,设计出一系列引物具有等位基因特异性、型特异性或序列特异性,直接扩增出各种有序列差异的等位基因特异性片段。此技术的关键是特异性引物的设计,引物必须具有独一无二的序列,才能特异性扩增某一 HLA 等位基因,设计 SSP 时应注意将这些特异性序列放在 3′端,这样才能保证在退火阶段引物能与模板 DNA 完全匹配。HLA 基因扩增的特异性包括:座位特异性,如 HLA-A、HLA-B、HLA-DRB1 等;组织特异性,如 DRB1-01、DRB1-02 等;等位基因特异性,如 DRB1-0401、DRB1-0402 等。PCR 扩增产物的特异性取决于引物的序列和扩增条件,应在设计试验时避免假基因共扩增的可能。此法可在 2~4 小时作出分型结果,特别适用于实体器官移植配型,也是唯一针对临床急诊和尸体器官移植而设计的 HLA 基因分型技术,是一种低“分辨率”的分型方法。

(三) 序列特异性寡核苷酸探针分析法

PCR-SSO 法是以 PCR 为基础,将凝胶上扩增的 HLA 基因 DNA 转移至硝酸纤维膜或尼龙膜上,进而用放射性核素或酶、地高辛等非放射性物质标记的寡核苷酸探针与之进行杂交,从而对扩增产物作出 HLA 型别判断。具体来说,就是以 HLA 等位基因的超变区为基础用 PCR 法扩增这些特异性片段,并用合成的顺序特异性寡核苷酸(SSO)探针,通过杂交技术对扩增片段进行分析鉴定,不但能决定相应的抗原特异性基因寡核苷酸,还可以精确地分辨出相应抗原基因特异性座位上等位基因序列的多态性。该技术方法稳定、敏感度高、样本用量少、结果精确可靠。探针可用同位素标记,也可用非放射线如生物素、地高辛、过氧化物酶等标记检测。其操作过程包括待测细胞 HLA 基因片段扩增、扩增的 DNA 变性后移至固相支持物、基因杂交和杂交部位的显示。根据固相支持物所载成分的不同,通常将 PCR-SSO 分为两类:①斑点印迹法,即用扩增的待测 DNA 印渍或点至固相支持物上,再与探针进行杂交试验;②反向斑点或印迹法,系将已知 DNA 印迹或点至固相支持物上,然后与扩增的待测 DNA(预先标记)杂交,前者利于大量标本的分型,后者则主要用于少量标本的测定。

PCR-SSO 分析法有正向杂交法和反向杂交法两种。正向杂交法是将待测的 PCR 产物固定在杂交膜或玻片等其他载体上,然后与各种探针进行杂交。反向杂交法是先将非标记的 HLA 等位基因的序列特异性寡核苷酸探针固定在杂交膜或其他载体上,然后与带有生物素等荧光标志物或标志底物的 PCR 产物杂交,分析待测标本 HLA 各抗原的等位基因。原则上用反向杂交法的 PCR-SSO 检测试剂盒进行 HLA 各抗原的基因分型时,厂商应提供已固定有特异性寡核苷酸探针的膜,操作者仅需要进行 PCR 产物的生物素标记,生物素化 PCR 产物与膜结合寡核苷酸探针的杂交反应,洗膜、杂交信号的检测和 HLA 等位基因的分析就可完成整个分析过程。但是,普通的 PCR-SSO 法虽然具有上述的一些优点,但也具有分型时间较长等缺点,一般需要 3 个工作日才能完成。目前临床常用的 PCR-SSO 分析法以反向杂交法为多,但正向杂交法也不失为一种稳定、准确的方法。

(四) 多荧光微球免疫分析

多荧光微球免疫分析是建立在 SSO 基础上采用流式细胞仪技术为检测手段的新型 HLA 分型技术,有取代 SSO 和 SSP 的趋势。其原理是将用于检测 HLA 抗原等位基因的特异性寡核苷酸探针预先包被微磁珠表面,在检测时先用带有生物素标记的引物对特定的外显子进行扩增,如 HLA-A,B 位点的第 2、3 外显子,HLA-DRB1 位点的第 2 外显子等,对扩增后生物素化的 PCR 产物进行变性、中和,将预先包被有特异性探针的微球加入生物素化的

PCR产物中进行杂交反应,洗脱没有杂交上的DNA,与探针结合的标记有生物素的DNA片段与荧光素标记的亲和素结合,多荧光微球在LUMINEX 200流式细胞仪上进行结果判读。

流式细胞仪SSO技术进行结果分析是通过对微球的光谱分析而实现的,如目前临床常用的Luminex系列的流式细胞仪SSO技术体系中,经荧光标记液后,每一个微球都具有独特的光谱特征,在结果分析时通过分析流动的微球独特光谱特征,每一个微球被精确地归类到不同的亚群,同时通过识别微球表面探针上生物反应的荧光特征就可判断被检测标准HLA各抗原的基因分型。同其他技术相比较,其最独特的优势是可在几秒内同时检测上千个分子,对HLA多个位点进行高、中、低分辨率的分型。

二、红细胞血型抗原的检查

人红细胞血型抗原是一种引起超急性排斥反应的重要抗原,所以供体的ABO、Rh血型抗原必须与受体相同,或者至少符合输血原则。而供体淋巴细胞和受体血清必须作交叉细胞毒试验,检测出受体血清中是否含有针对供体淋巴细胞的抗体,以防止超急性排斥反应的发生。

三、交叉配型

交叉配型即交叉细胞毒实验,应用补体依赖性淋巴细胞实验(complement dependent cytotoxicity,CDC),用受体血清与供体外周血淋巴细胞共同孵育,在补体的作用下,如果受体血清中存在抗供体淋巴细胞的HLA抗体,可将供体的淋巴细胞杀死,交叉配型阳性,即使组织配型好,也不可进行移植,否则将会发生超急性排斥反应。如果受体血清中没有抗供体HLA抗体,供体淋巴细胞则能很好地保持活力,交叉配型阴性,即使组织配型差,仍可进行移植。为了避免组织相容性抗原配型中的遗漏,或由于某些同种异型间的差异,应用目前的HLA配型技术尚难以检出,因而有必要进行交叉配型。

第3节 排斥反应的免疫监测

排斥反应的判断主要依靠症状和体征、移植物功能状态及实验室检测等综合指标。免疫监测是在排斥反应发生时检查受体体内参与反应的免疫细胞和某些免疫分子的变化,对判断患者是否发生排斥反应有重要的参考意义。移植后对受者进行免疫监测,有助于排斥反应的早期诊断,以便及时采取措施。

一、细胞免疫和体液免疫的监测

(一)细胞免疫水平的监测

1. 外周血T细胞及其亚群的测定 移植排斥反应主要是由受体的T细胞介导,因此T细胞的监测在器官移植时起到重要作用。用单克隆抗体免疫荧光法或者流式细胞仪测定T细胞及其亚群,在急性排斥反应时,外周血T细胞CD4/CD8值升高,可早于临床症状1~5天出现,进行抗排斥治疗后该比值可降低。巨细胞病毒感染时CD4/CD8值会倒置。临床实验表明,其比值大于1.2时,预示着急性排斥反应即将发生;而值小于1.08时则感染的可能性很大。若能进行动态监测,对感染和急性排斥的鉴别诊断有重要价值。

2. 杀伤细胞活性测定 移植后由于免疫抑制剂的应用,杀伤细胞的活性受抑制。试验时,供者的淋巴细胞经灭活作为刺激细胞,受者的淋巴细胞为反应细胞,两种细胞混合反应后观察刺激细胞被破坏的情况,通过检测 NK 细胞和 CTL 来判断、动态监测则意义更大。

3. 细胞因子测定 移植排斥反应的发生和多种细胞因子的参与密切相关,如 IL-2、IL-1、IL-4、IL-6、IFN-γ 等,这些因子的检测在器官移植排斥反应中极其重要。移植排斥反应的发生往往使这些因子水平升高。细胞因子与移植排斥的关系不仅仅表现在细胞因子量的变化,其基因多态性和受体急性排斥反应的发生有一定的关系。

4. 黏附分子的检测 黏附分子则可通过抗原提呈介导效应细胞和靶细胞的识别从而参与排斥反应。黏附分子主要为血管细胞黏附分子-1(VCAM-1)和细胞间黏附分子(ICAM-1),目前 ICAM-1 在临床中应用较多。

(二)体液免疫水平的监测

1. 抗体水平的检测 一些抗体的存在可导致针对移植物的免疫反应从而引发超急性排斥反应,使移植失败或是降低移植物的存活率。相关抗体有:ABO 及其他血型、冷凝集素、HLA 抗体、血管内皮细胞抗体、抗供体组织细胞抗体等。检测的方法可根据抗原的特异性,采取淋巴细胞毒试验、交叉配型等。群体反应性抗体(PRA)的检测在提高移植成功率方面优点更为明显。受体体内的各种抗 HLA 抗体情况可通过 PRA 的检测进行了解,以此来预测移植后发生排斥反应的概率。

2. 补体水平的检测 移植物的抗原和受体抗体结合,使补体活化,补体的活化和急性排斥反应的发生有关。补体的降解产物 C4d 在移植排斥发生时变化最为明显。通常用免疫标记、免疫电泳等技术进行检测。

▶▶ 二、相关蛋白分子的监测

C-反应蛋白(CRP)是第一个被认识的急性时相反应蛋白,不仅与炎症反应有关,而且同移植排斥的发生也密切相关,目前临床上主要是通过免疫比浊法来测定 CRP。

在急性肾小管损伤患者的尿中检测出 AST 和 β2 微球蛋白(β2-M)量升高,β2-M 可提示肾小管损伤。此外,α1-微球蛋白是能较早反映肾功能损害的指标,尿 α1-微球蛋白和尿 hCG 与肾移植受者短期肾功能关系密切。因此尿微量蛋白用于检测肾移植排斥的指标。

由于移植排斥反应涉及范围广泛、情况较为复杂,至今仍未找到最为合适的检测指标,探索建立起敏感特异的客观指标和检测方法,对预测和诊断排斥反应具有重要意义。

第 *4* 节 移植排斥反应的预防

临床器官移植术的建立已有数十年的历史。从肾移植到心肺、肝脏移植;从完整的器官移植到部分组织器官甚至是细胞的移植;从单一的器官移植到器官的联合移植。经历了各种考验后,逐步走向成熟并被越来越多的人接受。临床上开展较多的移植有:肾移植、心脏移植、肺移植、肝移植、胰腺移植、皮肤移植、角膜移植、骨髓移植等。移植排斥反应是临床移植所面临的重要问题,有效地进行排斥反应的预防是移植成功的重要手段。

一、HLA 抗原配型

大量的临床实验证明，器官移植的成败主要取决于供受体间的组织相容性。因此，必须进行 HLA 抗原配型，以选择较为理想的供体。HLA 等位基因的匹配程度是决定供受体间组织是否相容的关键因素。不同 HLA 基因座位的产物对移植排斥的影响各异。在 HLA 配型时，主要进行 HLA-A、HLA-B 和 HLA-DR 三对位点的配型，只有供受体的 HLA 配型几乎相同时方可进行移植。在同种肾移植中，HLA-DR 座位对移植排斥最为重要，其次为 HLA-B 和 HLA-A 座位。倘若供受体间 HLA 配型好，则可减少免疫抑制剂的治疗需要量，减少感染等并发症的发生。中华造血干细胞捐献者的资料库统一采用 DNA 分型，至少对 HLA-A 位点 58 个等位基因、HLA-B 位点的 95 个等位基因、HLA-DRB1 位点 59 个等位基因直接检测。先抽取骨髓捐献者少量外周血，鉴定出 HLA 的型别，将个人资料输入计算机数据库。

二、其他组织相容性抗原配型

次要组织相容性抗原型别鉴定包括供体的性别选择和其他次要组织相容性抗原的分型。在 MHC 型别相符的情况下，雌性受体可能排斥雄性供体的移植物，但同性别个体之间的移植一般不会发生排斥。在分子水平对次要组织相容性抗原进行分型，对选择骨髓移植供体具有肯定的意义。

三、受体的预处理

在受体符合相应器官移植适应证的前提下，除进行必要的组织配型或交叉配型外，对将接受器官移植的患者，于移植前应用一定剂量的免疫抑制剂、清除预存抗体和其他免疫抑制方法，抑制受体的免疫应答，可有效地提高移植的成功率。其中免疫抑制剂的应用，大大推动了临床器官移植的进展。包括化学类免疫抑制剂、激素、真菌代谢产物和中草药类免疫抑制剂。

1. 化学类免疫抑制剂　用于免疫抑制治疗的化学类免疫抑制剂大部分来源于抗肿瘤物，主要有抗代谢药和烷化剂两大类。

抗代谢药主要有嘌呤、嘧啶的类似物，以及叶酸拮抗剂两大类。前者如硫唑嘌呤，主要通过抑制肌苷的代谢，干扰 DNA 合成，减少 T 细胞的增殖，从而达到免疫抑制的作用。后者有甲氨蝶呤，主要通过影响蛋白质的合成起作用。硫唑嘌呤对淋巴细胞有较强的选择性抑制作用，因此在器官移植方面应用较多。

常用的烷化剂有：环磷酰胺、氮芥、苯丁酸氮芥等。他们的主要作用是破坏 DNA 的结构，阻断 DNA 复制，从而导致细胞死亡，因此处于增殖期的细胞对烷化剂较为敏感。在烷化剂中，环磷酰胺的毒性相对较小，应用最为广泛，分裂速度快的 B 细胞比 T 细胞对其更加敏感，因此使用适当剂量的环磷酰胺可明显抑制抗体的产生，达到抑制免疫应答的作用。

2. 激素　多种激素都可参与免疫应答的调节。糖皮质激素有明显的免疫抑制作用，对中性粒细胞、单核-巨噬细胞、T 细胞、B 细胞有较强的抑制作用。临床上广泛应用于抗炎和超敏反应疾病的治疗。

3. 真菌代谢产物　主要有环孢素 A 和 FK-506，临床上它们的应用极大推动了器官移植的发展。环孢素 A（Cyclosporine A，CsA）是从真菌培养液中分离出来的一种环形多肽。

对 T 淋巴细胞活化和增殖的抑制作用有较高的选择性,主要抑制 T 辅助细胞合成分泌 IL-2,阻止 T 细胞激活、分化为细胞毒性 T 细胞。FK-506 也可选择地作用于 T 细胞,且作用比环孢素 A 强数十甚至百倍。FK-506 与环孢素 A 联合使用具有明显的协同作用。

4. 中草药类免疫抑制剂　某些中药有不同程度的免疫抑制作用,如雷公藤和冬虫夏草。实验表明,雷公藤能明显抑制免疫功能,延长移植物的存活时间,且毒副作用低。其作用机制与干扰 T 细胞的转化、抑制 IL-2 的分泌和 IL-2R 的表达不无关系。

(张　凯)

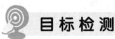 **目标检测**

单项选择题

1. 排斥反应的发生及其严重程度和供受者间高度相关的指标是
   - A. 年龄差距
   - B. ABO 血型配合程度
   - C. 血缘关系
   - D. 组织相容性抗原配合程度
   - E. 组织特异性抗原配合程度

2. 在宿主抗移植物反应中,排斥最严重的是
   - A. 急性排斥　　　　　B. 超急排斥
   - C. 亚急性排斥　　　　D. 慢性排斥
   - E. 以上均不是

3. 超急排斥主要的排斥因素是
   - A. 移植物供血不足　　B. 中性粒细胞浸润
   - C. ABO 血型抗体　　　D. T_{DTH} 细胞
   - E. 抗体增强

4. 在临床开展最多、效果最好的器官移植是
   - A. 心脏移植　　　　　B. 肝移植
   - C. 脾移植　　　　　　D. 肺移植
   - E. 肾移植

5. 通过激活补体参与移植排斥的主要抗体是
   - A. IgG　　　　　　　B. IgA
   - C. IgM　　　　　　　D. IgE
   - E. IgD

6. 移植排斥反应主要介导的细胞为
   - A. B 淋巴细胞　　　　B. T 淋巴细胞
   - C. 巨噬细胞　　　　　D. NK 细胞
   - E. 粒细胞

7. 异种移植成功的最大障碍是
   - A. 超急性排斥反应　　B. 细菌感染
   - C. 病毒感染　　　　　D. Ⅰ型超敏反应
   - E. 迟发性异种移植排斥反应

8. 肾移植组织配型中,HLA 哪个位点的相容性对移植后果影响最大
   - A. A　　　　　　　　B. B
   - C. C　　　　　　　　D. DR
   - E. DQ

9. 排斥反应中受损伤的靶器官主要是
   - A. 移植物的内皮细胞　B. 移植物的实质细胞
   - C. 移植物的内微血管　D. 宿主的供血微血管
   - E. 宿主的免疫系统

10. 异种移植的首要障碍是
    - A. 供器官来源的选择
    - B. 器官大小和功能的匹配
    - C. 超急性排斥反应
    - D. 伦理道德问题
    - E. 人畜共患病

11. 兄弟姐妹间交换的移植均称为
    - A. 同种移植　　　　　B. 异种移植
    - C. 同系移植　　　　　D. 自体移植
    - E. 原位移植

12. 同种异基因移植排斥反应的本质是
    - A. 免疫耐受　　　　　B. 免疫应答
    - C. 负免疫应答　　　　D. 免疫缺陷
    - E. 免疫低下

实　验

实验 1　豚鼠过敏反应试验

豚鼠过敏试验属于 I 型超敏反应,发生迅速,具有严格的特异性及明显的个体差异特点。

【实验目的】

1. 掌握 I 型超敏反应的机制、临床表现及特点。

2. 了解豚鼠实验性过敏性休克的方法及结果观察。

【实验原理】　豚鼠过敏反应属 I 型超敏反应,其发生机制为:经变应原刺激的动物机体可产生 IgE 类抗体,此抗体可与肥大细胞、嗜碱性粒细胞表面的 IgE Fc 受体结合,使机体处于致敏状态。当相同的变应原再次进入致敏机体时,即可与吸附在上述细胞表面的 IgE 结合,导致细胞脱颗粒,释放组胺、缓激肽、白三烯等生物活性介质,作用于效应器官,引起 I 型超敏反应的发作。

【实验材料】

1. 健康豚鼠(体重 200g 左右)3 只。

2. 正常马血清。

3. 生理盐水,鸡蛋清。

4. 无菌注射器,针头,酒精棉球,解剖用具等。

【实验步骤】

1. 取 3 只豚鼠,以甲、乙、丙编号,其中甲、乙两只经腹腔或皮下注射 1 : 10 马血清 0.1ml,丙注射 0.1ml 生理盐水作为对照。

2. 经 14~21 天,甲豚鼠心脏注射鸡蛋清 1~2ml,乙、丙两只豚鼠经心脏注入马血清 1~2ml。

3. 注射后密切观察动物状态,在数分钟动物是否出现不安,用前爪搔鼻、咳嗽、打喷嚏、耸毛、痉挛、大小便失禁、呼吸困难、站立不稳,最后窒息而死等,属于过敏性休克(轻型者可逐渐恢复而不死亡,此时动物处于脱敏状态,在一定时间内注射同种变应原,则不出现过敏症状)。

4. 将死亡豚鼠解剖,可见肺气肿。

【实验结果】

1. 乙豚鼠发生超敏反应,注射后数分钟,动物出现兴奋、不安、躁动、鼻翼翕动,前爪搔鼻、耸毛、咳嗽等现象,继而发生气急及呼吸困难,站立不稳,痉挛性跳跃,大小便失禁,倒地挣扎而死。解剖见肺极度气肿,胀满整个胸腔,这是支气管平滑肌痉挛的表现。

2. 甲、丙豚鼠均不出现过敏症状。

【注意事项】

1. 心脏内注射时,要固定好动物,以避免划破心脏。

2. 当看见到注射器内有回血时再注入变应原。

【方法评价】 此试验是一个经典的动物过敏性休克试验,重复性好,易观察。

实验 2 伤寒沙门菌抗血清制备

【实验目的】

1. 掌握伤寒沙门菌 O 抗血清的实验原理、方法、操作步骤。

2. 熟悉伤寒沙门菌 O 抗原(颗粒性抗原)的制备方法。

【实验原理】 用颗粒性抗原接种合适动物,可直接刺激动物产生相应抗体。为获得足够量抗体,可将颗粒性抗原经合适途径多次免疫动物,通过采血分离动物血清,可获得含高效价抗体的抗血清。

【实验材料】

1. 抗原及培养基 伤寒沙门菌 O 901 标准株、普通培养基。

2. 试剂 无菌生理盐水、1%氯化钡溶液、1%硫酸溶液。

3. 动物 家兔。

4. 手术器材 家兔解剖台、止血钳、手术刀、手术剪。

5. 仪器及其他 离心机、离心管、恒温箱、冰箱、消毒棉球、无菌克氏瓶、无菌毛细滴管等。

【实验步骤】

1. 基本步骤见实验图 2-1。

2. 实验操作

(1)菌体(O)抗原制备:取伤寒沙门菌 O 901 标准菌株接种于斜面培养基上,置 37℃温箱 24 小时增菌,用无菌生理盐水洗刮下菌苔,移入无菌含玻璃珠的三角烧瓶中,充分振摇混匀菌体,将菌液置 100℃水浴 2～2.5 小时杀菌并破坏鞭毛抗原。将细菌悬液移入离心管,4000r/min 离心 10～20 分钟,弃上清,将菌液接种于平板作无菌试验,若无菌生长,则用麦氏标准比浊法测定菌液的浓度。

(2)麦氏比浊管的制备:先分别配制 1%硫酸溶液和 1%氯化钡溶液,然后取质地和大小均一的中号试管 10 支,按实验表 2-1 所示配制比浊液,用酒精喷灯封口,标明各管号码,于暗处保存、备用。

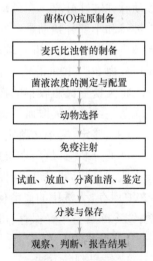

•• 实验图 2-1 伤寒沙门菌 O 抗血清制备基本步骤 ••

实验表 2-1 麦氏标准比浊管的配制

	1号	2号	3号	4号	5号	6号	7号	8号	9号	10号
1%氯化钡(ml)	0.1	0.2	0.3	0.4	0.5	0.6	0.7	0.8	0.9	1.0
1%硫酸(ml)	9.9	9.8	9.7	9.6	9.5	9.4	9.3	9.2	9.1	9.0
相当细菌数(10^9/ml)	3	6	9	12	15	18	21	24	27	30

（3）菌液浓度的测定与配置：将 0.5ml 待测菌液加入与标准比浊管口径相同的试管中，用 9.5ml 生理盐水稀释，与麦氏标准管比浊，所得标准管的相当细菌数乘以稀释倍数，即为该菌液所含细菌的近似值。再进一步按免疫用菌液所需浓度算出应加入的稀释液量，用无菌生理盐水稀释成 $1×10^9/ml$，即为 O 抗原。

（4）动物选择：2~3kg 健康雄性家兔。

（5）免疫注射：按实验表 2-2 进行免疫注射。

实验表 2-2　伤寒沙门菌 O 抗原的免疫方案

次序	日序（天）	注射途径	注射剂量（ml）
1	1	多点皮内	1.0
2	6	静脉	0.5
3	11	静脉	0.5
4	16	静脉	1.0
5	19	静脉	2.0

（6）试血：末次免疫注射 7 天后，从家兔耳静脉采集少量血液，用试管凝集法测定免疫血清抗体效价。凝集效价>1：1600 可放血，如效价未达要求，再作加强注射。

（7）放血和分离血清：一般采用颈动脉放血法。将家兔仰卧固定于解剖台上，头部略放低以暴露颈部，剃毛并消毒后，沿颈部正中线从下颌到胸骨柄切开皮肤约 10cm，钝性分离皮下组织，直至暴露出气管两侧的胸锁乳突肌，分离胸锁乳突肌与气管间的疏松组织，暴露颈动脉并钝性分离。在颈动脉近心端和远心端分别用一止血钳夹住，再用一止血钳固定迷走神经和小部分颈动脉。在远心端两止血钳间剪断血管，持中间止血钳将近心端断端放入无菌克氏瓶口，放开近心端的止血钳，血液流入无菌克氏瓶内，动物流血至死，一般一只家兔可放血 80 ~100ml。

将无菌克氏瓶收集的血液于室温下凝固后，置37℃ 2 小时，再置4℃ 12 小时析出血清，用无菌毛细滴管吸取血清，于 3000r/min 离心 15 分钟离心去除残留的红细胞即得抗血清。

（8）鉴定：凝集法鉴定抗血清效价，供使用时参考。

（9）分装与保存：在抗血清中加入 0.01% 硫柳汞或 0.1% 叠氮钠或者加入等量甘油，分装小瓶。分装后的抗血清保存可选择：①4℃保存，液体状态可保存 3 个月至半年；②-70~ -20℃保存，为常用的血清保存方法，一般保存 5 年抗体效价无明显下降，但要避免反复冻融；③冷冻真空干燥保存，可在冰箱中保存5~10 年。

【实验结果】

1. 结果判断方法

（1）细菌抗原悬液应呈乳白色均匀浑浊，无菌块。

（2）合格抗血清外观应澄清，无溶血，无残留红细胞及无细菌污染。

2. 结果报告

（1）伤寒沙门菌 O 菌液的外观及浓度。

（2）伤寒沙门菌 O 抗血清的效价为 1：_____。

【注意事项】

1. 细菌性抗原制备过程中，应严格无菌操作，保证其纯度并避免实验者的感染。

2. 用于免疫的动物接受抗原刺激后产生抗体的个体差异较大,因此每次免疫时最好选择 2~4 只家兔。

3. 免疫动物的接种部位与剂量要准确,免疫期间营养应充足。

4. 颈动脉放血法时如放血速度快,动物会很快死亡,取血量就少。如在放血大约为总量的一半时,暂时将动脉夹住片刻,再继续放血,得血量可以多些。

5. 抗血清分装量不宜过大,以免使用时反复开启而致污染,加之反复冻融会致抗体破坏。分装保存的抗血清应注明名称、效价、制备日期及包装量。

【方法评价】

1. 方法应用　常用于伤寒沙门菌诊断试剂的制备。

2. 方法评价　此实验方法简单易行,效果好,所获的抗体效价高,特异性高,亲和力强。本实验包含了抗原的制备、免疫动物、抗血清的采集、抗体的鉴定、抗体的效价检测等内容,是一项综合性实验,是免疫学及免疫学技术的浓缩。通过实验既能提高学生的理论水平,又能培养学生发现问题、分析问题和解决问题的能力。

实验 3　直接凝集试验——玻片法

【实验目的】

1. 掌握直接凝集试验的原理、方法、操作步骤和结果观察。

2. 熟悉直接凝集试验的临床意义。

【实验原理】　颗粒性抗原(细菌、红细胞等)与相应的抗体结合,在适量电解质(通常是 0.85% NaCl)存在的条件下出现凝集现象,称为凝集反应。在玻片上将细菌等颗粒性抗原与其相应抗体混合,如出现凝集块者为阳性反应。混合后均匀浑浊,无凝集块出现者为阴性反应。本试验可应用于已知抗体(免疫血清)检测未知抗原,是定性试验,如细菌鉴定和人类 ABO 血型鉴定等。

【实验材料】

1. 1：20 痢疾免疫血清,1：20 伤寒免疫血清。

2. 伤寒沙门菌菌液,痢疾志贺菌菌液。

3. 生理盐水,玻片,微量移液器,消毒缸等。

【实验步骤】

1. 取洁净玻片 2 张,各用记号笔划分成三等份,如实验图 3-1 所示。

2. 在玻片的左下角分别标记 1 和 2。

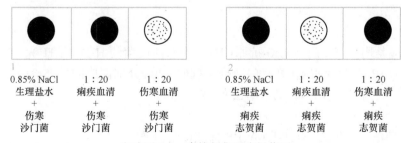

•• 实验图 3-1　直接凝集反应操作图 ••

3. 用微量移液器分别吸取生理盐水、1∶20 伤寒免疫血清、1∶20 痢疾免疫血清各 20μl 按实验图 3-1 位置放在玻片上,注意在换取另一种血清时要更换移液器的吸头,以免混乱血清产生错误结果。使用过的吸头放入消毒缸内。

4. 用微量移液器分别吸取伤寒沙门菌菌液 20μl 加入 1 号玻片的生理盐水、伤寒免疫血清和痢疾免疫血清中,混匀。如前述,每次更换移液器吸头。

5. 同法分别吸取痢疾志贺菌菌液 20μl 加入 2 号玻片上的生理盐水、伤寒免疫血清和痢疾免疫血清中,使用过的吸头放入消毒缸内。

6. 轻轻摇动玻片,1~2 分钟后观察结果。

【实验结果】 上述混合悬液由均匀混浊状变为出现大小不等的乳白色凝集块者即为阳性(+);如混合物仍呈均匀混浊状则为阴性(−)。如肉眼观察不够清楚,可将玻片置于显微镜下用低倍镜观察(实验图 3-2)。

（阴性）　　（阳性）

●● 实验图 3-2　实验结果 ●●

【注意事项】

1. 伤寒沙门菌和痢疾志贺菌均为肠道致病菌,实验过程中应严格无菌操作。使用过的微量移液器吸头必须放入消毒缸内。结果观察后,将玻片放入盛有消毒液的容器内,切忌任意存放或冲洗。

2. 诊断血清与菌液必须充分混匀,混匀摇动玻片时,须注意不能污染桌面。

3. 诊断血清须保存于 4℃ 冰箱中,使用时应注意用微量移液器,不能以瓶盖直接蘸取于玻片上,以免污染和造成效价降低。诊断血清若超过使用期限则不宜再使用,以免造成误诊。

4. 在换取另一种血清或菌液时要更换移液器的吸头,以免混乱血清或菌液产生错误结果。

【方法评价】

1. 方法应用　常用于细菌分型鉴定和人类 ABO 血型鉴定。

2. 方法评价　本实验属定性实验,操作简便快捷,目前仍广泛使用。

实验 4 肥达反应

▶▶ 一、试管法

【实验目的】

1. 掌握肥达反应的实验原理、方法、操作步骤、结果观察。

2. 熟悉肥达反应的临床意义。

【实验原理】

肥达反应是用伤寒沙门菌的 O 抗原(TO)、伤寒沙门菌的 H 抗原(TH)、甲型副伤寒沙门菌鞭毛抗原(PA)和乙型副伤寒沙门菌鞭毛抗原(PB)分别制成的标准诊断菌液,与患者血清作凝集试验,临床上用于辅助诊断伤寒、副伤寒。

【实验材料】

1. 诊断菌液　市售的 TO、TH、PA、PB 标准诊断菌液。

2. 被检血清　可以不加温灭活。

3. 其他材料　生理盐水、器材试管、试管架、吸管、恒温水浴箱等。

【实验步骤】

1. 基本步骤见实验图4-1。

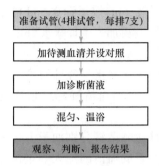

准备试管(4排试管，每排7支)

↓

加待测血清并设对照

↓

加诊断菌液

↓

混匀、温浴

↓

观察、判断、报告结果

●● 实验图4-1　肥达反应试管法基本步骤图 ●●

2. 实验操作见实验图4-2。

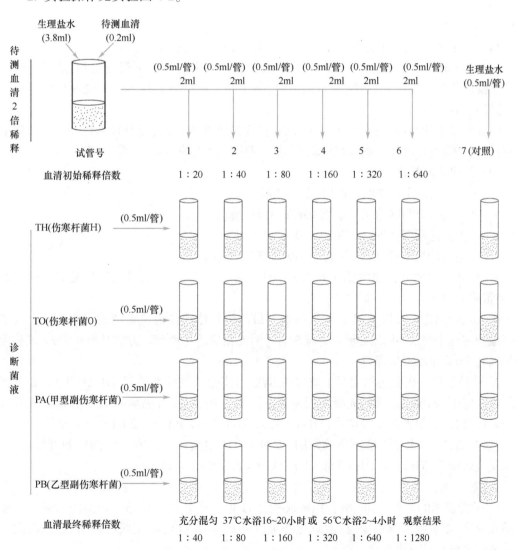

生理盐水　待测血清
(3.8ml)　(0.2ml)

待测血清2倍稀释

(0.5ml/管) (0.5ml/管) (0.5ml/管) (0.5ml/管) (0.5ml/管) (0.5ml/管)　生理盐水
2ml　2ml　2ml　2ml　2ml　2ml　(0.5ml/管)

试管号　1　2　3　4　5　6　7(对照)

血清初始稀释倍数　1:20　1:40　1:80　1:160　1:320　1:640

诊断菌液

TH(伤寒杆菌H)　(0.5ml/管)

TO(伤寒杆菌O)　(0.5ml/管)

PA(甲型副伤寒杆菌)　(0.5ml/管)

PB(乙型副伤寒杆菌)　(0.5ml/管)

血清最终稀释倍数　充分混匀　37℃水浴16~20小时 或 56℃水浴2~4小时　观察结果
1:40　1:80　1:160　1:320　1:640　1:1280

●● 实验图4-2　肥达反应试管法实验操作示意图 ●●

（1）排管并作标记：准备 4 排试管，每排 7 支，标明记号。

（2）稀释被检血清用平行稀释法，具体操作如下。

1）取试管 1 支，用吸管加入生理盐水 3.8ml，被检血清 0.2ml 混匀，使血清稀释成 1：20。

2）吸取上述 1：20 血清稀释液 2ml，按每管 0.5ml 液量分别加入各排的第 1 管。

3）在试管内余下的 2ml 血清中，再加入生理盐水 2ml 并混匀。此时血清经 2 倍稀释则成 1：40 稀释度。再吸取此 1：40 血清稀释液 2ml，按每管 0.5ml 液量分别加入各排的第 2 管。

4）如此连续稀释到各排的第 6 管为止。各排的第 7 管只加生理盐水 0.5ml，不加血清作为抗原对照，稀释后各排第 1~6 管的血清稀释度依次为 1：20、1：40、1：80、1：160、1：320、1：640。

（3）加诊断菌液：将前述 4 种诊断菌液分别加于 1、2、3、4 各排的第 1~6 管及抗原对照管，每管 0.5ml。此时各排第 1~6 管的血清因加入等量菌液而又稀释 1 倍。血清最后稀释度已成为 1：40、1：80、1：160、1：320、1：640、1：1280。

（4）振摇混匀保温：将所有试管振摇混匀后，置于 37℃温箱或水浴过夜，观察结果。

【实验结果】

1. 结果判断方法

（1）取出试管从温箱或水浴箱中轻轻取出试管架，不要摇动试管。

（2）观察现象方法是把试管举起，以观察试管内的上清液和下沉凝集物，然后再轻摇试管使凝块从管底升起，最后按液体的清浊、凝块的大小记录。观察时应先看抗原的对照管，此管应为不凝集。

H 凝集呈絮状，以疏松大团样沉于管底，轻摇试管即能荡起，而且极易散开。O 凝集呈颗粒状，以坚实凝片沉于管底，轻摇试管不易荡起而且不易散开。

（3）结果判断标准

＋＋＋＋　上清完全透明，细菌全部形成凝块。

＋＋＋　上清透明度达 75%，大部分细菌形成凝块。

＋＋　上清透明度达 50%，约 50% 细菌形成凝块。

＋　上清透明度只达 25%，仅有小部分细菌形成小凝块。

－　液体均匀浑浊，无凝集块（有部分菌体因静止而沉于管底，经摇后细菌如云烟状升起，但很快就消失）。

（4）效价判定一般以呈现 ++ 凝集的血清最高稀释倍数作为该血清的凝集效价。为了更好地判定这个终点，可以配制 1 支与 50% 透明度相应的比浊管。方法是取 0.25ml 试验菌液加入 0.75ml 盐水混匀即可。

2. 结果报告　按上述判定凝集效价的方法，分别报告被检血清对 TH、TO、PA、PB 的凝集效价。但是，如果第 1 管仍无凝集现象应报告 <1：20，第 6 管仍呈 ++ 或更强凝集现象应报告 > 1：1280。如肥达试验结果，TH：1：320；TO：1：160；PA<1：20；PB<1：20。

【参考范围】　由于隐性感染等原因，很多正常人血清中可以有一定滴度的凝结价，即参考凝集效价为：TH<1：160；TO<1：80；PA<1：80；PB<1：80。

【注意事项】

1. 吸管使用的要求　1ml 吸管用橡胶头，5ml 以上吸管用洗耳球。观察液面时应将吸管垂直观察，如果吸液量很少时，注意拭净吸管外壁，并在注液时把吸管插入试管底部，以防注液过多黏于试管内壁。

2. 液体混合的要求　将 2 种液体混合时,需用吸管连续吸取注液 3 次。吸液时吸管应入液面下,以防吸进空气。注液时应离开液面,以防产生气泡或使液面溢出试管。为此,可连续上下移动容器,配合注吸的需要。

3. 液体的稀释　在血清学检验中,以连续 2 倍稀释为例,首先在系列试管内分别加注等量稀释液,然后在第 1 管内注入等量原液,混合稀释后吸取此已经 2 倍稀释的混合液的半量移至第 2 管,然后再混合稀释、再移液……此时原液浓度逐管递减。实际工作中常用1:20、1:40、1:80……或用 1/20、1/40、1/80……表示其相应的稀释度。上述肥达试验,因同时需要 4 排稀释度递增的血清稀释液,逐排作连续 2 倍稀释较繁琐,故采用在原液管内稀释后,取其一半分至各管,再于原液管内稀释,此即平行稀释。

4. 当向一系列已有血清(或抗原)的试管内连续加注抗原(或血清)时,一般应先加对照管,然后再从高稀释度液管依次向低稀释度的液管加注,而且要避免吸管尖端触及试管内原有反应物。

5. 抗原抗体加入后应充分摇匀,以增加彼此间的接触。同时反应的温度、电解质等的离子强度均可影响试验结果。

【方法评价】

1. 方法应用　常用于伤寒、副伤寒的辅助诊断。

2. 方法评价　试管凝集实验为经典的定量凝集实验,虽然灵敏度不高,但由于其操作简便,对于实验条件要求低,目前采用微量反应板替代试管后,仍在广泛应用。

▶▶ 二、微量板法

【实验目的】

1. 掌握肥达反应的实验原理、方法、操作步骤、结果观察。

2. 熟悉肥达反应的临床意义。

【实验原理】

用标准伤寒,副伤寒甲、乙、丙菌液与稀释的待测血清反应,根据凝集效价判断待测血清中有无抗伤寒杆菌的抗体。与传统肥达反应不同,此试验在微量血凝反应板上操作。

【实验材料】

1. 诊断菌液　取伤寒 O、H 诊断菌液(70 亿菌/ml),分别用生理盐水稀释成 10 亿菌/ml。为便于观察,每 10ml 此种稀释菌液中加入苯酚复红(抗酸染色用染液)10μl,或加20.0g/L 亚甲蓝溶液 50μl。

2. 被检血清　可以不加温灭活。

3. 其他材料　生理盐水、U 形或 V 形 96 孔微量反应板、恒温水浴箱等。

【实验步骤】

1. 于血凝反应板孔内稀释待测血清,用每滴 25μl 的校正滴管滴加生理盐水 9 滴于孔内,再加待测血清 1 滴混匀(1:10 稀释)。

2. 于 8×12 孔 U 形孔血凝反应板上操作,每份待测血清用 5 排孔,分别标以 O、H、甲、乙、丙,每排自第 2 孔开始每孔注加生理盐水 25μl 至第 8 孔。

3. 吸取 1:10 稀释待测血清,分别滴入各排第 1、2 孔中各 1 滴(25μl),用稀释棒从第 2孔开始作双倍连续稀释至第 7 孔,第 8 孔不加血清,留作菌液对照。

每批试验可用伤寒、副伤寒诊断血清作阳性对照,同法稀释。

4. 各排分别滴入相应的染色菌液,每孔 1 滴(25μl),此时各孔液体总量为 50μl,第 1~7 孔血清最终稀释度为 1:1280~1:20。

5. 于混匀器上混匀 1 分钟,血凝反应板加盖,37℃ 6 小时后观察结果。

【实验结果】 阳性结果表现为液体澄清,有红色或蓝色细颗粒,均匀平摊于整个孔底;阴性表现为蓝或红色菌体集中一点,沉积于孔底,与菌液对照相同。以出现 50%(++)凝集的血清最大稀释倍数的倒数为待检血清滴度。

【参考范围】 与传统肥达反应相同,即在一般情况下,O 凝集价 ≥1:80,H 凝集价 ≥1:160 才有诊断价值。但在高发区,许多正常人因既往感染亦可有较高滴度,此时最好首先检查当地人群免疫水平,确定正常值。如双份血清效价有 4 倍以上增长更有意义。

【注意事项】 凝集反应是抗原与抗体反应,受许多因素的影响,试验中应注意以下方面。

1. 防止被检血清冻结和受热,以免影响凝集价。

2. 某些细菌(如 R 型细菌)当制成细菌悬液时很不稳定,在没有特异性抗体存在下,亦可发生凝集,谓之自凝。某些理化因素亦可引起非特异性凝集,pH 降至 3.0 以下时,即可起抗原悬液的自凝,称为酸凝集。因此,试验时必须设置阳性血清、阴性血清和抗原等对照。

3. 试管凝集反应时,凝集价高的血清在最初一两管往往由于抗体还剩而抑制凝集,即前带现象。

4. 试验中所用吸管、微量板等必须清洁。

实验 5 梅毒 TRUST 试验

【实验目的】

1. 掌握 TRUST 实验的原理、方法、操作步骤和结果观察。

2. 熟悉 TRUST 实验的临床意义。

【实验原理】 采用正常牛心肌的心磷脂(cardiolipin,二磷酸酰甘油衍生物)作为抗原,重悬于含有特制的甲苯胺红溶液中,在白色卡片上与梅毒患者血清中的反应素结合,出现肉眼可见的凝集现象,根据凝集现象判断结果。

【实验材料】

1. 标本 患者血清。

2. 实验试剂 商品试剂盒提供的甲苯胺红溶液重悬的心磷脂抗原、阳性对照血清、阴性对照血清。

3. 实验材料 试剂盒提供的专用滴管、反应卡纸、生理盐水。

4. 实验仪器 水平旋转仪、20~200μl 移液器。

【实验步骤】

1. 试剂准备 试剂及待检血清置室温下平衡 10 分钟。

2. 定性试验

(1) 编号:在反应纸卡上编注标本号、阴阳性对照位置。

(2) 加样:取 50μl 待检血清或血浆、阴阳性对照均匀铺加于纸卡圆圈中。

(3) 加抗原:用专用滴管及针头垂直分别滴加 TRUST 试剂 1 滴于圈内血清中。

（4）反应：在23~29℃条件下，按（100±5）r/min在水平旋转仪上摇动8分钟，肉眼观察结果。

3. 定量试验

（1）编号：在反应纸卡上编注标本号、稀释倍比数、阴阳性对照位置。

（2）样品稀释：见实验表5-1。

实验表5-1　样品稀释

	原液	稀释倍数				
		1:2	1:4	1:8	1:16	
生理盐水(μl)		50	50	50	50	最后吸出的50μl弃去
样品(μl)	50	50→	50→	50→	50→	
甲苯胺红试剂(约17μl)	1滴	1滴	1滴	1滴	1滴	
		置于水平旋转仪，反应8分钟				

（3）反应：在23~29℃条件下，按（100±5）r/min在水平旋转仪上摇动8分钟，肉眼观察结果。

【实验结果】

阳性反应：可见的红色凝集物。

阴性反应：可见红色均匀分散的沉淀物而无凝集物。

阳性标本进行滴度分析。将待检血清用生理盐水作倍比稀释，然后按上述定性方法进行试验，以呈现明显凝集反应的最高稀释度作为该血清的凝集效价。

【参考范围】

正常值：阴性。

【注意事项】

1. 本试验在23~29℃条件下进行。

2. TRUST试剂使用前应充分摇匀。

3. 本试验系非特异性反应，需结合临床进行综合分析，必要时需作梅毒螺旋体特异性抗体检测。

【临床意义】　TRUST法利用牛心磷脂为抗原来检测梅毒患者血清中非特异性的抗心磷脂抗体（反应素），可用于初步筛查梅毒螺旋体感染。反应素在初期梅毒病灶出现后1~2周就可测出，在二期梅毒滴度最高，三期梅毒较低。所用抗原不具有特异性，除梅毒病人外，一些非梅毒疾病也可暂时或长期地存在反应素。例如，麻风、结核、传染性单核细胞增多症、红斑狼疮、类风湿关节炎、回归热以及一些发热性疾病。此外，在孕妇、老年人和吸毒者有生物学假阳性反应。TRUST滴度与病情活动呈正相关，并且可作为判断复发或再感染的指征，滴度≥1:8应考虑为现症梅毒患者，并结合临床症状给予治疗。

【方法评价】　TRUST为非梅毒螺旋体抗原试验，该试验敏感性很高，而特异性较差，一些非梅毒性疾病也可暂时或长期存在反应素，因此单纯的反应素阳性不能作为诊断梅毒的依据，而仅作为筛查，即阴性结果不能排除梅毒感染，阳性结果需进一步作抗梅毒螺旋体抗体实验确认。

实验 6 抗链球菌溶血素"O"(ASO)和类风湿因子(RF)的检测(定性和定量)

【实验目的】

1. 掌握间接胶乳凝集试验检测血清中 ASO 和 RF 的实验原理、方法、操作步骤和结果观察。

2. 了解 ASO 及 RF 的临床意义。

【实验原理】 用溶血素"O"或纯化加热聚合后的人 IgG 与羧化的聚苯乙烯胶乳共价结合制成颗粒性的抗原胶乳,此致敏的抗原胶乳颗粒在分别与血清中的 ASO 和 RF 相遇时,于一定时间内发生肉眼可见的凝集。

【实验材料】

1. ASO 测定试剂盒(胶乳凝集法)和 RF 测定试剂盒(胶乳凝集法)有商品供应。

2. 被检血清。

【实验步骤】

1. 定性实验 按试剂说明书操作。试剂从冰箱取出后恢复至室温;核对阴阳性对照;在反应板孔中加一滴待测血清(ASO 为 50μl;RF 为 20μl);轻轻混匀胶乳试剂,滴加一滴相应检查项目的胶乳试剂于待测血清中;搅匀,轻轻摇动反应板,2 分钟观察结果。阴性和阳性对照同上法操作。

2. 半定量实验 按试剂说明书操作。检测 ASO 时先将待测血清以生理盐水作 1∶8～1∶2 的倍比稀释,检测 RF 时,待测血清作 1∶16～1∶2 的倍比稀释,各稀释度血清分别检测,步骤同定性实验。

【实验结果】

1. 定性实验结果判断方法

(1) 阳性:2 分钟内出现肉眼可见的凝集(RF≥20U/ml;ASO≥200U/ml)。

(2) 阴性:2 分钟内不出现肉眼可见的凝集(RF<20U/ml;ASO<200U/ml)。

(3) 无效:阴阳性对照结果显示不正确。

2. 半定量实验结果判断方法

(1) 1∶2 出现凝集表示 RF>40U/ml;ASO>400U/ml。

(2) 1∶4 出现凝集表示 RF>80U/ml;ASO>800U/ml。

(3) 1∶8 出现凝集表示 RF>160U/ml;ASO>1600U/ml。

(4) 1∶16 出现凝集表示 RF>320U/ml。

3. 结果报告 按上述结果判断方法,报告阴性或阳性;若为阳性标本,可进行半定量检测,根据出现凝集的稀释倍数报告相应被测物浓度范围。

【参考范围】

正常参考值:ASO 为阴性(<200U/ml);RF 为阴性(<20U/ml)。

【注意事项】

1. 血清标本应新鲜,置于 2～8℃在 48 小时内使用,时间过长需置-20℃保存。

2. 检查试剂盒储存条件是否适当,是否在有效期内。

3. 使用前需摇匀试剂,无肉眼可见的絮状物出现方可使用。

4. 加试剂和待测血清、阴性或阳性对照,应保证液滴大小一致。

5. 在规定时间内进行结果观察。

6. 观察结果时,先进行阴、阳性对照结果观察,若出现异常,排除人为操作失误,则试剂不可使用。

【方法评价】

1. 方法应用　RF 常用于类风湿关节炎的辅助诊断;ASO 常用于链球菌感染及风湿热是否处于活动期的辅助诊断等。

2. 方法评价　间接胶乳凝集实验,虽然灵敏度不高,但由于其操作简便,对于实验条件要求低,结果易于观察,仍在应用,但随着多种定量检查方法的出现,现在应用不及以前广泛。

实验 **7**　对流免疫电泳技术

【实验目的】

1. 熟悉对流免疫电泳的原理和方法。

2. 了解对流免疫电泳的用途。

【实验原理】　带电的胶体颗粒可在电场中移动,其移动方向与胶体颗粒所带电荷有关。在 pH 8.6 的缓冲液中,多数蛋白质抗原物质带负电荷,故在电场力的作用下由阴极向阳极移动;而抗体大部分属 γ 球蛋白,等电点较高,只带微弱的负电荷,且分子质量较大,电泳速度较慢,在电场中由于电渗力的作用而倒向负极。当抗原与抗体在琼脂两孔间相遇时,在两者比例适当处形成白色沉淀线。此种在双向扩散基础上加电泳的方法,称为对流免疫电泳。由于抗原、抗体在电场中定向移动,限制了抗原、抗体的多方向自由扩散的倾向,因而提高了试验的敏感度,一般沉淀线达到最大强度需 30~90 分钟,故可用于定性鉴别抗原、抗体,或用于快速诊断。本实验以检测血清甲胎蛋白(AFP)为例。

【实验材料】

1. 待检血清　常规取静脉血,并分离血清。

2. 甲胎蛋白诊断血清、肝癌病人 AFP 阳性血清。

3. 巴比妥缓冲液(0.05mol/L,pH 8.6)。

4. 电泳仪、电泳槽、琼脂板打孔器(直径 3mm)、载玻片、微量加样器、吸管等。

【实验步骤】

1. 制备琼脂板　用 0.025mol/L、pH 8.6 巴比妥缓冲液配制 1.5% 琼脂。水浴中加热溶化琼脂,用吸管吸取 3.5ml 浇注于洁净载片上,制成厚薄均匀的琼脂板。

2. 打孔　待琼脂凝固后用打孔器打孔。孔径 3mm,孔间距 4~5mm。

3. 加样　于抗体侧(阳极端)1、3 孔内分别加入 AFP 诊断血清 10μl,于抗原侧(阴极端)2 孔内加入已知肝癌病人 AFP 阳性血清,于 4 孔内加入待检病人血清。加样时注意不要溢出孔外和产生气泡。

4. 电泳　将加好样品的琼脂板置于电泳槽上,抗原侧置阴极端,抗体侧置阳极端。琼脂板两端分别用 4 层湿纱布(或滤纸)与 0.05mol/L、pH 8.6 的缓冲液相连,接通电源,控制电流强度在4mA/cm宽,端电压为4~6V/cm长,电泳45~60分钟。电泳毕,关闭电源,取出琼脂板,观察结果(实验图7-1)。

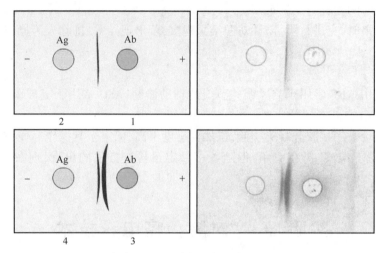

●● 实验图 7-1　对流免疫电泳示意图 ●●

【实验结果】　观察两孔间抗原-抗体复合物形成的白色沉淀线,待检孔与抗体孔之间出现沉淀线为阳性,否则为阴性。若沉淀线不够清晰,可在37℃放置数小时,以增强线条清晰度。

【注意事项】

1. 对流免疫电泳测定AFP的灵敏度较双向免疫扩散试验高近16倍,但由于电泳时缓冲液的离子强度、pH、电场强度和电泳时间等因素的影响,有时可能出现假阳性反应。

2. 电泳时,要注意抗原端、抗体端的正负极,如果电极接反,两孔之间将不会出现沉淀线,无法判断结果。

3. 电泳时间随着孔间距的增大需要适当延长。

4. 抗原、抗体比例必须适合,否则常因抗原相对过量而导致假阴性。通常需将抗原适当稀释以提高阳性检出率。

【方法评价】　本试验简便、快速,灵敏度比双向免疫扩散法高8~16倍,可测出蛋白质的浓度达μg/ml,但分辨率低于双向免疫扩散试验。

实验 8　血清 IgG、IgM 和 IgA 定量检测(透射比浊法)

【实验目的】

1. 掌握血清IgG、IgM和IgA定量检测(透射比浊法)的实验原理、方法、操作步骤和结果观察。

2. 熟悉血清IgG、IgM和IgA定量检测的临床意义。

【实验原理】　样本中的IgG、IgM和IgA与试剂中相应的抗体相遇,立即形成抗原抗体免疫复合物,在特定的缓冲环境中形成浊度,其浊度在合适的抗体浓度存在时与抗原含量成正比,与相同条件下操作的标准品比较,即可求出样品中IgG、IgM和IgA的含量。

【实验材料】　标准Ig参考血清、待检人血清、羊抗人IgG、IgM和IgA抗血清、PEG-NaF

缓冲液、分光光度计、离心机、吸管、滴管、微量加样器、试管等。

【实验步骤】

1. 待测血清标本稀释　测 IgG,血清按 1∶10 用生理盐水稀释;测 IgM、IgA 时血清不稀释。

2. 抗血清的稀释　按厂家说明书稀释。

3. 按实验表 8-1 加样。

实验表 8-1　血清加样表

管号	测 IgG	抗体空白管
PEG-NaF 稀释液(ml)	1.0	1.0
抗血清(μl)	12.5	－
待测血清(μl)	1.0	1.0

混匀,37℃水浴 30 分钟,340mm 波长以抗体空白管调零,按终点法读取各管光密度。

4. 绘制标准曲线　将标准 Ig 参考血清稀释成 5 个不同浓度的标准管,其稀释倍数分别为 1∶1、1∶2、1∶4、1∶8、1∶16;按上述操作步骤进行,测定各管吸光度,以光密度对浓度进行回归处理,作标准曲线。由测定管 A 值再计算出待测血清中的免疫球蛋白的含量。

【实验结果】

1. 观察、记录　请将各测定管的 A 值记录于实验表 8-2 中。

实验表 8-2　各测定管的 A 值记录表

测定项目	标准品1	标准品2	标准品3	标准品4	标准品5	待测血清
IgG						
IgM						
IgA						

2. 结果报告

IgG:_____g/L;IgM:_____g/L;IgA:_____g/L。

【参考值范围】

IgG:7.6~16.6g/L;IgM:0.48~2.12g/L;IgA:0.71~3.35g/L。

【注意事项】

1. 测定管的条件和空白管的要相同。

2. 测 IgG 要用生理盐水稀释,而测 IgM 和 IgA 血清不稀释。

【方法评价】

1. 方法应用

Ig 显著减低:①见于先天性低丙种球蛋白血症。②见于获得性低丙种球蛋白血症(如肾病综合征、蛋白质丢失性肠病、先天性风疹病等)以及瑞(Swiss)氏胸腺发育不全伴无丙种球蛋白血症。

Ig 明显增高:①见于免疫性疾病,如系统性红斑狼疮急性期、慢性活动性肝炎、类风湿关节炎活动期等。②见于多发性骨髓瘤。③见于感染,如慢性化脓性感染、肺结核、肝脓肿、血吸虫病、瘤型麻风等,可见 IgG 升高。④某些恶性肿瘤 IgA 及 IgM 增多。

2. 方法评价　透射比浊操作简便,适用于普通的自动生化分析仪和普通的分光光度计,几乎所有的实验室均能开展。不足的是灵敏度和精密度均不够理想,所需的抗血清量大,检测的周期较长。

实验 9 补体 C3、C4 定量检测(免疫比浊法)

【实验目的】

1. 掌握免疫比浊法检测补体 C3、C4 定量的实验原理、方法、操作步骤和结果观察。

2. 熟悉补体 C3、C4 定量检测的临床意义。

【实验原理】 人血清中补体 C3、C4 与抗血清试剂中的 C3、C4 抗体形成抗原-抗体复合物,使反应液出现浊度,在 340nm 下检测吸光度的变化与标准品比较测得血清中补体 C3、C4 的浓度。

致敏胶乳颗粒(一般为 0.2μm)的抗体与相应抗原相遇时,颗粒表面的抗体与抗原特异性结合,导致胶乳颗粒凝聚。单个胶乳颗粒在入射光波长之内,光线可透过,两个或两个以上胶乳颗粒凝聚时,则使透过光减少,其减少的程度与胶乳颗粒凝聚的程度呈正比,即与待测抗原量呈正比,由此可检测样本中的特定抗原含量。

【实验材料】

1. 待检血清。

2. 试剂

(1) R1 试剂:Tris 缓冲液 pH 7.6,PEG,0.095% 的叠氮化钠。

(2) R2 抗血清:羊抗人 C3、C4 抗血清,Tris 缓冲液 pH 7.6,0.095% 的叠氮化钠。

(3) 校准品:正常人血清(HBsAg、抗 HIV、抗 HCV、梅毒血清学检测均为阴性),含防腐剂。

3. 半自动生化分析仪、温箱、移液管、微量加样器、试管、试管架等。

【实验步骤】 以 C3 测定为例:

1. 多点定标 按实验表 9-1 加蒸馏水或生理盐水稀释高值标准液,形成系列标准液。

2. 按实验表 9-2 进行操作。

实验表 9-1 多点定标法

	管号				
	1	2	3	4	5
稀释比例(标准原液:水)	蒸馏水	1:3	1:1	2:1	原液
标准液 C3 浓度	0	X/4	X/2	2X/3	X

实验表 9-2 免疫比浊法检测补体 C3 操作步骤

样本管	标准管(各稀释度分别作)	空白管
2μl 样本	2μl 标准液	2μl(蒸馏水)
225μl 试剂 1(R1)	225μl 试剂 1(R1)	225μl 试剂 1(R1)
37℃保温 5 分钟,放入生化分析仪中,分别记录样本及各稀释度标准管的吸光度值 A1(主波长 340nm),加入 R2		
75μl 试剂 2(R2)	75μl 试剂 2(R2)	75μl 试剂 2(R2)
在 37℃保温 5 分钟,同上分别记录样本及各稀释度标准管的吸光度值 A2		

【实验结果】

1. 分别计算各稀释度标准液的吸光度的差值($A2-A1$),建立标准液吸光度差-浓度工作曲线。

2. 计算样本的吸光度差值,并在工作曲线上读取浓度值(g/L)。如样本的吸光度差值大于标准液最高值的吸光度差值,则需稀释样本后重新测量。

【参考范围】

C3 含量:$0.79 \sim 1.52 g/L$。

C4 含量:$0.16 \sim 0.38 g/L$。

【注意事项】

1. 待测血清在室温($18 \sim 25℃$)不得超过 6 小时,$2 \sim 8℃$不得超过 24 小时,故应于抽血分离血清后立即测定。若不能及时测定,请尽快置于$-20℃$保存,避免反复冻融。

2. 不同厂家、不同批号试剂不可混用。

3. 轻度脂血、溶血等的标本不影响本法的测定。极度溶血和脂血可能会影响测定结果。

4. IgA 或 IgM 型的单克隆丙种球蛋白病的血清可能会干扰 C3、C4 的测定。

【方法评价】　C3、C4 含量检测,早期多用单向环状免疫扩散法,现多用散射或透射比浊法。免疫胶乳比浊度法是一种带载体的免疫比浊法。其技术要点是将抗体致敏胶乳溶液分别和稀释后的待检抗原、不同浓度的抗原标准品反应一定时间后,测吸光度值。然后以抗原标准品量为横坐标、吸光度值为纵坐标绘制标准曲线,查出待检抗原量。该技术的精确度和灵敏度都达到放射免疫测定法。但其操作简便,稳定性好,试剂价格低廉,且所用仪器可与普通分光光度计、自动生化分析仪通用。

实验 10　循环免疫复合物(CIC)检测

▶▶ 一、聚乙二醇(PEG)沉淀比浊法测定循环免疫复合物

【实验目的】

1. 掌握 PEG 沉淀比浊法测定循环免疫复合物的原理、实验步骤、影响因素、结果判断标准和计算方法。

2. 熟悉循环免疫复合物检测的临床意义。

【实验原理】　CIC 相对分子质量较大,相互结合的抗原抗体的构象发生改变,易被低浓度 PEG 自液相析出。低浓度($2\% \sim 5\%$)的 PEG 能选择性沉淀免疫复合物。在受检血清中加入 PEG,使最终浓度为 3.5%,可将血清中免疫复合物沉淀下来,需用分光光度计测定沉淀量。PEG 还可抑制 CIC 解离,促进 CIC 进一步聚合成更大的凝聚物而被沉淀。利用透射比浊法或散射比浊法可测出 CIC 的存在与含量。

【实验材料】　购买专用商品试剂盒。以下试剂供参考。

1. 0.1mol/L pH 8.4 硼酸盐缓冲液(BB)　硼砂($Na_2B_4O_7 \cdot 10H_2O$)4.29g,硼酸 H_3BO_3 3.40g,蒸馏水加至1000ml,溶后用 G3 或 G4 号玻璃滤器过滤。

2. PEG-NaF 稀释液　PEG 6000 40.9g,NaF 10.0g,BB 加至1000ml,溶后用 G3 或 G4 号

玻璃滤器过滤。

3. 热聚合人 IgG 将人 IgG(10mg/ml)置 63℃加热 20 分钟后立即冰浴致冷制成。用时以不含 CIC 的正常人血清配成不同浓度。

【实验步骤】 按试剂盒说明书操作,以下步骤供参考。

1. 取待测血清 0.15ml,加 BB 0.3 ml(1∶3 稀释)。

2. 按实验表 10-1 所示,加入各液(待测血清最终稀释倍数为 1∶33,PEG 最终浓度为 36.4g/L)。

3. 热聚合人 IgG(12.0μg/ml、60.0μg/ml、30.0μg/ml、15.0μg/ml、7.5μg/ml)按测试管操作。

4. 用分光光度计在波长 495nm 处读取吸光度。商品试剂盒可在与试剂配套的散射比浊仪或透射比浊仪上测定。

实验表 10-1 PEG 沉淀比浊法测定 CIC 操作步骤

试剂	测定管	标本管
1∶3 稀释血清(ml)	0.2	0.2
PEG-NaF 稀释液(ml)	2.0	–
BB(ml)	–	2.0

【实验结果】

1. 结果判断方法

定性试验:待测血清浊度值=(测定管吸光度−对照管吸光度)×100。以大于正常人浊度值均值加 2 个标准差为 CIC 阳性。

定量测定:以热聚合人 IgG 浓度为横坐标,相应的吸光度为纵坐标,制备标准曲线。待测血清中 CIC 浓度可从标准曲线得出。

2. 结果报告 血清 CIC 正常参考值:4.3±2.0,以≥8.3 为 CIC 阳性。或以不同浓度热聚合人 IgG 按以上方法操作制备标准曲线,根据待测血清吸光度值查标准曲线,即可得 IC 含量(相当于热聚合人 IgG 的 μg/ml)。

【参考范围】 按试剂盒说明书规定的参考值,或检查一定数量正常人群建立自己实验室的参考值。

【注意事项】

1. 低密度脂蛋白可引起浊度增加,故应空腹取血。

2. 高球蛋白血症及血清标本反复冻融,均易造成假阳性。

【方法评价】 此法快速简便,不但可检测 IC,还可获得 IC(收集沉淀),简单、快速,但不能反映小分子免疫复合物的情况,可靠性易受非特异原因所致的 Ig 聚合物的影响;重复性和特异性较差,一般常作为 IC 检测的初筛试验。

▶▶ 二、ELISA 法测定循环免疫复合物

【实验目的】

1. 掌握 ELISA 法检测循环免疫复合物测定的原理、实验步骤、影响因素、结果判断标准和计算方法。

2. 熟悉循环免疫复合物检测的临床意义。

【实验原理】　将聚苯乙烯反应板微孔包被上 C1q,使形成固相,加入待测血清后 CIC 中的 IgG(抗体)以其 Fc 段与 C1q 结合,洗涤后加入酶标记的抗人 IgG 抗体,在固相上反应生成 C1q-CIC-酶标记抗人 IgG 复合物,洗去未反应物后,加入酶底物/色原溶液呈色,呈色强度反映待测血清中 CIC 水平。此法灵敏度优于 PEG 沉淀比浊法,可达 0.1μg/ml 热聚合 IgG。

【实验材料】　购置成套商品试剂盒,包括已包被 C1q 的可拆分微孔板条,人 CIC(可结合 C1q)标准品(2RU/ml、20RU/ml、200RU/ml),阳性与阴性对照血清,酶(HRP)标记兔(或山羊)抗人 IgG,酶底物/色原(H$_2$O$_2$/TMB)溶液,稀释液、洗涤液、终止液(0.5mol/L H$_2$SO$_4$)等。

【实验步骤】　按试剂盒说明书操作如下。

1. 自冷藏处取出试剂盒,恢复至室温(18~25℃);配制各种试剂,稀释待测血清。将已包被人 C1q 微孔反应板条按需要量拆下,用洗液洗 1 次。

2. 将待检血清、不同浓度的人 CIC 标准品、阳性与阴性对照分别加至相应微孔中,每孔 100μl,室温温育 30 分钟。

3. 甩尽孔内液体,用洗涤液洗孔(每孔 300μl,浸洗 30~60 秒,共 3 次),在吸水纸拍干。

4. 每孔加入工作浓度的酶标记抗人 IgG 100μl,室温温育 30 分钟,同上法洗孔。

5. 每孔加入酶底物/色原溶液 100μl,室温避光反应 15 分钟呈色,每孔加终止液 100μl,终止反应后 30 分钟内于酶联仪 450nm 波长读取吸光度值(参考波长为 620~650nm)。

【实验结果】

1. 结果判断方法

cut off(CO)的计算:CO=阴性对照 OD 均值×2.1。

阴性对照 OD 均值低于 0.05 时,以 0.05 计算,高于 0.05 按实际 OD 值计算。

样品 OD 值 S/CO≥1 者,结果阳性。

样品 OD 值 S/CO<1 者,结果阴性。

2. 结果报告　以 CIC 标准品浓度为横坐标,相应吸光度为纵坐标,绘制标准曲线。待测血清中 CIC 浓度可根据所测吸光度从标准曲线得出。通常由酶联仪自动计算结果并报告。

【参考范围】　按试剂说明书参考值。

【注意事项】

1. 试剂盒应在有效期内使用;不同厂家、不同批号试剂不可混用;试剂应保存于 2~8℃,不可冰冻。复溶后的标准血清和对照血清分装保存于-20℃,于 2~8℃只能保存 24 小时。

2. 待测血清(血浆)于 2~8℃可保存 3 天。长期保存需置-20℃,取出后室温中自然融化,轻轻混匀,勿强烈振摇。避免反复冻融。待测血清不要加热灭活。

3. 待测血清、试剂、废弃物均应视为"生物危险品",按规定防护和处理。

【方法评价】　酶联免疫(ELISA)是目前检验科常用的免疫学检测方法之一,其操作简单,无需特殊设备,酶免疫技术已与形式各异、各具特点和用途的定位、定量和超微量测定的标记免疫分析技术融合发展,在医学和生物学中的应用日益广泛。ELISA 法检测循环免疫复合物灵敏度优于 PEG 沉淀比浊法,可达 0.1μg/ml 热聚合 IgG。

实验 *11* 乙型肝炎病毒感染检查（"两对半"试验 ELISA 法）

【实验目的】

1. 掌握 ELISA 法检测乙肝"两对半"的实验原理、方法、操作步骤和结果判断。

2. 熟悉乙肝"两对半"检测的临床意义。

▶▶ 一、乙型肝炎病毒表面抗原（HBsAg）的检测（双抗体夹心法）

【实验原理】 用抗-HBs 包被反应板，用 HRP 标记的抗-HBs 为酶标志物，以四甲基联苯氨（TMB）和过氧化物为底物。当血清标本中含有乙肝病毒表面抗原（HBsAg）时，HBsAg 分别与固相抗体、酶标记抗-HBs 结合形成固相抗体-抗原-酶标抗体复合物，加入酶底物时，底物被酶催化产生有色反应；反之，则无显色反应。

【实验材料】 购买专用商品试剂盒。以下试剂及操作步骤供参考。

1. 试剂

（1）包被有抗-HBs 的酶标板。

（2）洗涤缓冲液（使用时作一定的稀释）。

（3）酶标志物，即 HRP 标记的抗-HBs。

（4）显色液 A（H_2O_2）、显色液 B（TMB）。

（5）终止液（H_2SO_4）。

（6）阴性和阳性对照血清。

2. 器材

（1）20~200μl 移液器，配套吸头。

（2）吸水纸。

（3）37℃恒温箱或水浴箱。

（4）振荡器。

（5）洗板机。

（6）酶标仪。

【实验步骤】

1. 准备 将待检样本编号，根据需要安排所需的酶标板条数。

2. 洗涤液配制 将浓缩洗涤液按 1：20 配制成工作洗涤液（25ml 浓缩洗涤液加 475ml 去离子水）备用。

3. 加样 加入待测标本每孔 100μl，并设阴性、阳性对照各 1 孔，分别加入阴性、阳性对照血清 100μl，置 37℃孵育 60 分钟。

4. 加酶标志物 从孵育箱取出板条后，不洗板，每孔加 50μl 酶标志物（1 滴），充分混匀，置 37℃孵育 30 分钟。

5. 洗板 ①手工洗板：弃去孔内溶液，在吸水纸上拍干；将稀释后的洗涤缓冲液注满每孔，静置 30 秒，弃去孔内洗涤液拍干，如此反复 5 次，拍干。②洗板机洗板：选择洗涤 5 次程序洗板，洗液应注满每孔，并确保每次吸净无残留，最后吸水纸上拍干。

6. 加底物液显色　于反应孔中加入 A、B 显色液各 50μl(1 滴),37℃避光孵育 30 分钟。

7. 终止反应　每孔加入终止液 50μl(1 滴),混匀。

8. 比色　酶标仪双波长比色,主波长为 450nm,参考波长 630nm,读取各孔 OD 值(注:双波长比色无空白对照)。

【实验结果】

cut off 值计算:COV＝阴性对照平均 OD 值×2.1。

样品 OD 值≥COV 值者为阳性,样品 OD 值<COV 值者为阴性。

注:阴性对照 OD 值低于 0.05 作 0.05 计算,高于 0.05 按实际 OD 值计算。

【注意事项】

1. 操作前所有试剂需在室温下平衡 30 分钟。

2. 未使用的抗原包被板条应置于封口袋中,2~8℃保存。

3. 滴加试剂时,应先摇匀,并弃去 1~2 滴后,垂直滴加。加样时应避免试剂溅出孔外。

4. 反应板需放入有盖的湿盒内再放入孵育箱中温育。

5. 洗涤时各孔均应加满洗液,以防孔内有游离酶残存不能洗净。若使用洗板机,则应设定 30~60 秒的浸泡时间。

6. 显色时底物液先加 A 液,后加 B 液,以免显色过低。

7. 酶标仪读取结果时,应擦干酶标板底部,且孔内不能有气泡。不要触碰孔底部的外壁,指印或划痕均可影响板孔的读值。

8. 标本较多时应分批操作,以免造成延时误差。

9. 不同批号或不同厂家的试剂成分不可混用。

10. 所用样品、废弃物等都应按传染物处理。终止液为硫酸,使用时注意安全。

【方法评价】

1. 操作简单,敏感性高,特异性强;酶标志物有效期较长。

2. 本方法的局限性在于所有高敏感性的免疫试验系统都存在潜在的非特异性反应,所以重复的阳性结果应以一个适当的方法进行确认。

(1) 阴性结果表明样本中不含 HBsAg,或样本中的 HBsAg 含量低于本方法检测的范围。

(2) 阳性结果表明样本中含有 HBsAg,或非特异性反应因素。

(3) 阳性结果的样本需要再重复试验,只有经过重复或再重复试验仍为阳性结果的样本,可认为是 HBsAg 阳性。

阳性结果的样本如复检为阴性结果应被认为是阴性标本,重复不出现阳性结果可能是由于下列一个或多个技术问题引起。

1) 仪器或加样器造成的交叉污染。

2) 显色剂被金属离子污染。

3) 试剂滴漏造成的交叉污染。

4) 不充分的洗板或最后吸弃不彻底。

▶▶ 二、乙型肝炎病毒表面抗体(抗-HBs)的检测(双抗原夹心法)

【实验原理】　用 HBsAg 包被反应板,用 HRP 标记的 HBsAg 为酶标志物,以四甲基联苯氨(TMB)和过氧化物为底物。当血清标本中含有乙肝病毒表面抗体(HBsAb)时,HBsAb

分别与固相抗原、酶标记 HBsAg 结合形成固相抗原-抗体-酶标抗原复合物,加入酶底物时,底物被酶催化产生有色反应;反之,则无显色反应。

【实验材料】

1. 试剂

(1)包被有 HBsAg 的酶标板。

(2)洗涤缓冲液(使用时作一定的稀释)。

(3)酶标志物,即 HRP 标记的 HBsAg。

(4)显色液 A(H_2O_2)、显色液 B(TMB)。

(5)终止液(H_2SO_4)。

(6)阴性和阳性对照血清。

2. 器材 同 HBsAg 检测。

【实验步骤】

1. 准备 将待检样本编号,根据需要安排所需的酶标板条数。

2. 加样 加入待测标本每孔 50μl,并设阴性、阳性对照各 1 孔,分别加入阴性、阳性对照血清 50μl。

3. 加酶标志物 将加好样本的酶标板条每孔再加 50μl 酶标志物(1 滴),充分混匀,置 37℃ 孵育 30 分钟。

4. 洗板 ①手工洗板:弃去孔内溶液,在吸水纸上拍干;将稀释后的洗涤缓冲液注满每孔,静置 30 秒,弃去孔内洗涤液拍干,如此反复 5 次,拍干。②洗板机洗板:选择洗涤 5 次程序洗板,洗液应注满每孔,并确保每次吸净无残留,最后吸水纸上拍干。

5. 加底物液显色 于反应孔中加入 A、B 显色液各 50μl(1 滴),37℃ 避光孵育 30 分钟。

6. 终止反应 每孔加入终止液 50μl(1 滴),混匀。

7. 比色 酶标仪双波长比色,主波长 450nm,参考波长 630nm,读取各孔 OD 值。

【实验结果】

cut off 值计算:COV=阴性对照平均 OD 值×2.1。

样品 OD 值≥COV 值者为阳性,样品 OD 值<COV 值者为阴性。

注:阴性对照 OD 值低于 0.05 作 0.05 计算,高于 0.05 按实际 OD 值计算。

【注意事项】 同乙型肝炎表面抗原检测。

【方法评价】 参考乙型肝炎病毒表面抗原检测。

▶▶ 三、乙型肝炎病毒 e 抗原(HBeAg)的检测(双抗体夹心法)

与乙型肝炎病毒表面抗原(HBsAg)的检测相同,所用试剂中的抗原为 HBeAg,抗体为 HBeAb,不再赘述。

▶▶ 四、乙型肝炎病毒 e 抗体(抗-HBe)的检测(中和竞争法)

【实验原理】 用单抗-HBe 包被反应板,用 HRP 标记的多抗-HBe 为酶标志物,以四甲基联苯胺(TMB)和过氧化物为底物。加入待测标本,同时加入基因工程 HBeAg 和多抗-HBe-HRP,当血清标本中 HBeAb 含量高时,则抗-HBe-HRP 与 HBeAg 结合后形成游离物被洗涤掉,加入 TMB 底物时显色淡;反之,显色深。

【实验材料】

1. 试剂

（1）包被有抗-HBe 的酶标板。

（2）洗涤缓冲液（使用时作一定的稀释）。

（3）酶标志物，即 HRP 标记的抗-HBe。

（4）中和试剂，即基因工程 HbeAg。

（5）显色液 A（H_2O_2）、显色液 B（TMB）。

（6）终止液（H_2SO_4）。

（7）阴性和阳性对照血清。

2. 器材　同 HBsAg 检测。

【实验步骤】

1. 准备　将待检样本编号，根据需要安排所需的酶标板条数。

2. 加样　加入待测标本每孔 50μl，并设阴性、阳性对照各 1 孔，分别加入阴性、阳性对照血清 50μl。

3. 加酶标志物　将加好样本的酶标板条每孔再加 50μl 酶标志物（1 滴）。

4. 加中和试剂　将加好酶标志物酶标板条每孔再加 50μl 中和试剂（1 滴），充分混匀，置 37℃ 孵育 30 分钟。

5. 洗板　①手工洗板：弃去孔内溶液，在吸水纸上拍干；将稀释后的洗涤缓冲液注满每孔，静置 30 秒，弃去孔内洗涤液拍干，如此反复 5 次，拍干。②洗板机洗板：选择洗涤 5 次程序洗板，洗液应注满每孔，并确保每次吸净无残留，最后吸水纸上拍干。

6. 加底物液显色　于反应孔中加入 A、B 显色液各 50μl（1 滴），37℃ 避光孵育 30 分钟。

7. 终止反应　每孔加入终止液 50μl（1 滴），混匀。

8. 比色　酶标仪双波长比色，主波长 450nm，参考波长 630nm，读取各孔 OD 值。

【实验结果】

cut off 值计算：COV＝阴性对照平均 OD 值×0.2。

样品 OD 值≥COV 值者为阴性，样品 OD 值<COV 值者为阳性。

注：非原倍血清样品（稀释血清、质控血清）COV＝阴性对照平均 OD 值×0.5。

【注意事项】　同乙型肝炎表面抗原检测。

【方法评价】　参考乙型肝炎病毒表面抗原检测。

▶▶ 五、乙型肝炎病毒核心抗体（抗-HBc）的检测（竞争抑制法）

【实验原理】　用基因工程重组 HBcAg 包被反应板，用 HRP 标记的抗-HBc 为酶标志物，以四甲基联苯胺（TMB）和过氧化物为底物。加入待测标本，同时加入抗-HBc-HRP，与抗原形成竞争结合，当标本中抗-HBc 含量高时，则抗-HBc-HRP 与 HBcAg 结合少，加入 TMB 底物显色淡；反之，显色深。

【实验材料】

1. 试剂

（1）包被有 HBcAg 的酶标板。

（2）洗涤缓冲液（使用时作一定的稀释）。

（3）酶标志物，即 HRP 标记的抗-HBc。

（4）显色液 A（H_2O_2）、显色液 B（TMB）。

（5）终止液（H_2SO_4）。

（6）阴性和阳性对照血清。

2. 器材 同 HBsAg 检测。

【实验步骤】

1. 准备 将待检样本编号，根据需要安排所需的酶标板条数。

2. 样本稀释 将样本作 30 倍稀释，50μl 血清+1.5ml 生理盐水稀释。

3. 加样 加入稀释后标本每孔 50μl，并设阴性、阳性对照各 1 孔，分别加入阴性、阳性对照血清 50μl。

4. 加酶标志物 将加好样本的酶标板条每孔再加 50μl 酶标志物（1 滴），充分混匀，置 37℃ 孵育 30 分钟。

5. 洗板 ①手工洗板：弃去孔内溶液，在吸水纸上拍干；将稀释后的洗涤缓冲液注满每孔，静置 30 秒，弃去孔内洗涤液拍干，如此反复 5 次，拍干。②洗板机洗板：选择洗涤 5 次程序洗板，洗液应注满每孔，并确保每次吸净无残留，最后吸水纸上拍干。

6. 加底物液显色 于反应孔中加入 A、B 显色液各 50μl（1 滴），37℃ 避光孵育 30 分钟。

7. 终止反应 每孔加入终止液 50μl（1 滴），混匀。

8. 比色 酶标仪双波长比色，主波长 450nm，参考波长 630nm，读取各孔 OD 值。

【实验结果】

cut off 值计算：1:30 稀释血清 COV=阴性对照平均 OD 值×0.5。

样品 OD 值≥COV 值者为阴性，样品 OD 值<COV 值者为阳性。

【注意事项】 同乙型肝炎表面抗原检测。

【方法评价】 参考乙型肝炎病毒表面抗原检测。

1:30 稀释血清检测结果代表临床意义；原倍血清检测结果代表流行病学意义。

实验 *12* 抗-HAV-IgM 检测（ELISA 捕获法）

【实验目的】

1. 掌握抗-HAV-IgM 抗体检测原理、操作步骤和结果判断。

2. 熟悉抗-HAV-IgM 抗体检测的临床意义。

【实验原理】 采用兔抗人 IgM μ 链包被在微孔板上，加入待测标本，孵育后，使标本中 IgM 结合到酶标板上。然后加入 HAV-Ag、抗 HAV-HRP 酶结合物，孵育后，使标本中可能存在的抗 HAV-IgM 抗体和 HAV-Ag、抗 HAV-HRP 结合成复合物，加入 TMB 产生显色反应；反之，则无显色反应。

【实验材料】 购买专用商品试剂盒，以下试剂及操作供参考。

1. 器材 移液器（1~10μl、20~200μl 各一只）、量筒、洗涤瓶、恒温水温箱、酶标仪。

2. 试剂 甲肝 IgM 抗体检测试剂盒（试剂盒组成包括：包被有兔抗-人 IgMμ 链微孔板、HRP 标记的抗-HAV 抗体酶结合物、HAV-Ag、阳性对照血清、阴性对照血清、浓缩洗涤液、显色剂 A、显色剂 B 和终止液）。

3. 检测标本 血清。

4. 其他 去离子水、吸水纸、记号笔。

【实验步骤】

1. 准备 将待检样本编号,根据需要安排所需的酶标板条数。

2. 洗涤液配制 将浓缩洗涤液按1:20配制成工作洗涤液(25ml浓缩洗涤液加475ml去离子水)。

3. 加样 待测标本用生理盐水1:1000稀释,每孔加入稀释后标本100μl,设阴、阳对照各1孔,每孔加入阴性对照(或阳性对照)各2滴。充分混匀,封板,置37℃孵育20分钟。

4. 洗板 甩弃板内标本,每孔加满配制的洗液,浸泡30秒,弃去。重复洗涤操作3次后在吸水纸上拍干。

5. 加酶结合物和抗原 空白对照孔除外,每孔加入HAVAg 1滴、酶结合物1滴,充分混匀,封板,置37℃孵育20分钟。

6. 洗板 操作同3,选择洗涤3次洗板后拍干。

7. 显色 每孔加显色剂A液、显色剂B液各1滴,充分混匀,封板,置37℃孵育10分钟。

8. 终止 每孔加入终止液1滴,混匀。

9. 比色 酶标仪双波长比色,主波长450nm,参考波长630nm,读取各孔OD值。

【实验结果】

结果判断方法:

(1) 阈值=阴性对照OD值×2.1。

阴性对照OD值低于0.05按0.05计算,高于0.05按实际OD值计算。

阴性对照OD值≤0.05,阳性对照OD值≥1.0,检测结果有效;反之,实验无效,应重新实验。

(2) 阳性:样品OD值≥cut off值;阴性:样品OD值<cut off值。

【注意事项】

1. 从冷藏环境中取出的试剂盒各组分平衡至室温(18~25℃),余者应及时封存于冰箱中以备使用。

2. 使用前试剂应充分摇匀,并弃去1~2滴后垂直滴加。

3. 封片不能重复使用。

4. 结果判断须在反应终止后10分钟内完成。

5. 不同批号的试剂不可混用。

6. 使用本试剂盒应视为有传染性物质,应按传染病实验室检查规定。

【方法评价】

1. 方法应用 本法用于甲型肝炎的辅助诊断。

2. 方法评价 此方法仅适用于个体的血清或血浆样品检测,不适用于混合血清或血浆及其他体液样品。试剂盒中的阳性对照不能作为灵敏度的考核指标,阳性对照仅用于验证试剂盒的有效性。本方法灵敏度高,但操作步骤较多,严格按操作步骤实验,以保证结果的稳定和一致性。

实验 *13* 抗 HIV(1/2型)检测(ELISA法)

【实验目的】

1. 掌握人血清或血浆样本中人类免疫缺陷病毒(HIV-1/HIV-2)抗体ELISA检测法的

原理、操作步骤和结果观察。

2. 熟悉抗 HIV(1/2 型)检测的临床意义。

【实验原理】 采用特异性 HIV-1/HIV-2 抗原包被在微孔板上,实验时先加入待测标本,孵育后,样品中如存在 HIV 抗体则与抗原反应,加入 HIV-1/HIV-2 抗原-HRP 结合成复合物,加入 TMB 产生显色反应;反之,则无显色反应。

【实验材料】 购买专用商品试剂盒,以下试剂及操作供参考。

1. 标本 待检血清。

2. 试剂 检测试剂盒(试剂盒组成:微孔反应板、酶结合物、阳性对照血清、阴性对照血清、浓缩洗涤液、显色剂 A 、显色剂 B 和终止液)。

3. 仪器 移液器(20~200μl 一只)、量筒、洗涤瓶、恒温水温箱、酶标仪。

4. 其他 去离子水、吸水纸、记号笔。

【操作步骤】

1. 准备 将待检样本编号,根据需要安排所需的酶标板条数。

2. 洗涤液配制 将浓缩洗涤液按 1:20 配制成工作洗涤液(25ml 浓缩洗涤液加 475ml 去离子水)备用。

3. 加样 加入待测标本每孔 100μl,并设阴性、阳性对照各 1 孔,分别加入阴性、阳性对照血清 100μl,置 37℃孵育 60 分钟。

4. 洗板 ①手工洗板:弃去孔内溶液,在吸水纸上拍干;将稀释后的洗涤缓冲液注满每孔,静置 30 秒,弃去孔内洗涤液拍干,如此反复 5 次,拍干。②洗板机洗板:选择洗涤 5 次程序洗板,洗液应注满每孔,并确保每次吸净无残留,最后吸水纸上拍干。

5. 加酶标志物 从孵育箱取出板条后,不洗板,每孔加 50μl 酶标志物(1 滴),充分混匀,置 37℃孵育 30 分钟。

6. 洗板 同步骤 4。

7. 加底物液显色 于反应孔中加入 A、B 显色液各 50μl,37℃避光孵育 30 分钟。

8. 终止反应 每孔加入终止液 50μl(1 滴),混匀。

9. 比色 主波长 450nm(双波长酶标仪比色,参考波长 630nm),比色读取各孔 OD 值。

【结果报告】

1. 阈值(COV)= 阴性对照平均 OD 值+0.12。

2. 阳性判定 样品 OD 值≥临界值(COV)者判为阳性。

3. 阴性判定 样品 OD 值<临界值(COV)者判为阴性。

阴性对照 OD 值≤0.10,阳性对照 OD 值≥0.8,否则实验无效。

若有 1 孔阴性对照大于 0.1 应舍弃;若两孔或两孔以上阴性对照大于 0.1,实验无效。

【参考范围】 正常人血清抗 HIV(1/2 型)阴性。

【注意事项】

1. 从冷藏环境中取出的试剂盒各组分平衡至室温(18~25℃),余者应及时封存于冰箱中以备使用。

2. 使用前试剂应充分摇匀,并弃去 1~2 滴后垂直滴加。

3. 封片不能重复使用。

4. 结果判断须在反应终止后 10 分钟内完成。

5. 不同批号的试剂不可混用。

6. 使用本试剂盒应视为有传染性物质,应按传染病实验室检查规定。

7. 此方法仅适用个体的血清或血浆样品检测,不适用于混合血清或血浆及其他体液样品。

【方法评价】

1. 方法应用　如经确证试验证实 HIV 抗体阳性,提示如下。

(1) 感染了 HIV,可作为传染源将 HIV 传播他人。

(2) 抗 HIV 阳性者(除外 18 个月的婴儿),5 年之内将有 10%~30% 的人发展为艾滋病。

(3) 对抗 HIV 阳性的母亲所生婴儿,如 18 个月内检测血清抗 HIV 阳性,不能诊断为 HIV 感染,尚需用 HIV 核酸检测或 18 个月后的血清抗体检测来判断。

2. 方法评价　HIV 1/2 抗体检测方法包括筛查试验和确证试验。筛查试验包括 ELISA 法、化学发光法或免疫荧光试验、快速检测(斑点 ELISA 和斑点免疫胶体金或胶体硒快速试验、明胶颗粒凝集试验)等。临床以 ELISA 法最为常用,该法敏感度高,但部分标本会有假阳性。所以,ELISA 法检测 HIV 抗体阳性仅提示可能为 HIV 感染,须经有关权威部门确认并结合流行病学史和现病史诊断,同时送有国家认可资格的确认实验室采用免疫印迹法(WB)等确证试验进行确认。

实验 *14* 抗 HCV-IgG 检测(ELISA 法)

【实验目的】

1. 掌握 ELSIA 间接法检测抗 HCV-IgG 的实验原理、方法、操作步骤、结果观察。

2. 熟悉抗 HCV-IgG 检测的临床意义。

【实验原理】　采用间接 ELISA 法。包被抗原为 HCV 的基因工程抗原和人工合成多肽抗原的最佳比例组合物(含 HCV 的核心蛋白,NS3、NS4 和 NS5 蛋白)。待测血清中如有抗 HCV,将与包被抗原结合,待加入酶结合物(HRP-抗人 IgG)和酶底物/色原溶液后即可产生呈色反应。

【实验材料】

1. 标本　待检血清。

2. 试剂　包被 HCV 抗原(基因工程抗原和人工合成多肽抗原的组合物)的酶标反应板、质控血清(阴性对照血清、阳性对照血清)、HRP 标记抗人 IgG 抗体、显色底物(A、B)、浓缩洗液、终止液、蒸馏水等。

3. 器材　酶标仪、洗板机、微型振荡器、恒温水浴箱、吸水纸、移液器、微量加样器吸头。

【实验步骤】　按试剂盒说明书操作,一般步骤如下。

1. 加样　将已包被 HCV 抗原的板条固定于板架上。每次试验设阴、阳性对照各 1 孔,分别加入阴、阳性对照每孔 100μl;设空白对照 1 孔,只加样品稀释液 100μl,其余孔加入 100μl 样品稀释液,再加入 10μl 待测血清。

2. 温育　振荡混匀,置 37℃ 温育 60 分钟。

3. 洗涤　弃去孔内液体,将洗液注满各孔,静置 30~60 秒,弃去孔内洗液,重复洗 5 次,在吸水纸上拍干。

4. 加酶结合物　每孔加入酶结合物 100μl，置 37℃温育 30 分钟。

5. 洗涤　弃去孔内酶结合物，重复洗 5 次（同操作步骤 3）。

6. 显色　每孔加入酶底物/色原溶液（过氧化脲/TMB）100μl，振荡混匀，置 37℃温育 10 分钟。

7. 终止反应　每孔加入 2mol/L H_2SO_4 终止液 50μl（1 滴），轻轻混匀。在双波长 450nm/630nm 下，用空白孔校零，再读取各孔吸光度（OD）值。

【实验结果】

1. 临界值（COV）计算　COV＝0.12 + 阴性对照平均 OD 值。要求阳性对照 OD 值应≥0.50，阴性对照 OD 值应≤0.12。

2. 判定　待测样本 OD 值≥COV 为抗 HCV 抗体阳性；OD 值<COV 为抗 HCV 抗体阴性。

【参考范围】　正常人血清抗 HCV-IgG 阴性。

【注意事项】

1. 从冷藏环境中取出的试剂盒应平衡至室温（18~25℃）后方可使用。

2. 未使用的抗原包被板条应置于封口袋中，2~8℃保存。

3. 浓缩洗液出现结晶，应放置 37℃至溶解。

4. 滴加试剂时，应先摇匀，并弃去 1~2 滴后，垂直滴加。

5. 洗涤时各孔均需加满洗液，防止孔口有溢出的酶结合物不能洗净。

6. 结果判读须在 15 分钟内完成。

7. 不同批号或不同厂家的试剂成分不可混用。

8. 试剂盒应按含有传染性材料（生物危险品）对待。

9. 由于试剂和技术操作上的原因，本法不能排除假阳性和假阴性的可能。阳性结果或对结果有争议时，最好进行抗 HCV 抗体的确认试验。

【方法评价】

1. 方法应用　丙型肝炎病毒（HCV）是输血后肝炎和散发性非甲非乙型肝炎的主要病原体。HCV 感染后，可导致慢性肝炎、肝硬化和肝细胞癌等多种肝脏疾病。HCV 感染的特异性血清学标志是抗 HCV 抗体。该方法目前被广泛运用于献血人员的 HCV 感染筛查和临床实验室检测，抗 HCV 检测阳性提示感染过 HCV；对大部分病例而言，抗 HCV 阳性常伴有 HCV RNA 的存在。因此，抗 HCV 是判断 HCV 感染的一个重要标志。抗 HCV 阳性而血清中没有 HCV RNA 提示既往感染。有极少数病例抗 HCV 阴性仍可检测到 HCV RNA。另外，某些慢性 HCV 感染者的抗 HCV 可持续存在。

2. 方法评价　HCV 感染的特异性血清学标志是抗 HCV 抗体。检测抗 HCV 抗体最常用的方法为 ELISA 法，常用双抗体夹心法和间接法。该试验是 HCV 感染的筛查方法，主要检测抗 HCV-IgG 类抗体。抗 HCV 的确诊试验多采用重组 HCV 抗原建立的重组免疫印迹试验（RIBA），该法特异性强。

第 1 代 HCV ELISA 诊断试剂所使用的抗原是由酵母表达的重组融合蛋白 HCV C100 抗原。第 2 代 HCV ELISA 诊断试剂含有 HCV 的核心蛋白、NS3（C33）和 NS4（C-200）抗原。目前市售检测抗 HCV 的 ELISA 试剂盒大都属于第 3 代试剂，包被抗原内含有 HCV 的核心蛋白、NS3、NS4 和 NS5 抗原，使敏感性和特异性显著提高。

实验 15 抗核抗体(ANA)检测

▶▶ 一、间接荧光法

　　荧光免疫技术是免疫标记技术的一种,是以荧光物质标记特异性抗体或抗原作为诊断试剂,可对组织、细胞等样品中相应的抗原或抗体进行检测。作为标记技术的一种,本方法是将抗原或抗体等特异性反应物质和荧光标记技术结合,通过荧光物质的检测而设计的一种免疫分析技术。根据标志物和反应程序的不同,荧光免疫技术可分为直接法、间接法、补体结合法和双标记法等。本试验利用荧光抗体免疫技术(间接法)检测抗核抗体(ANA)。

　　【实验目的】

　　1. 掌握免疫荧光技术的基本原理。

　　2. 熟悉 ANA 检测的方法及临床意义。

　　【实验原理】　系统性红斑狼疮(SLE)是一种较常见的自身免疫性疾病,患者血清中常出现 ANA。本实验是以小鼠肝细胞核作为抗原基质,加入病人血清(第一抗体),再加入荧光物质标记的抗人 IgG(第二抗体)而进行的间接免疫荧光试验。若患者血清中有 ANA,ANA 便与肝细胞核抗原发生结合,再与荧光标记的抗人 IgG 结合,抗人 IgG 上面标记的荧光物质在荧光显微镜下发光,可检测到样本中与细胞核结合的荧光物质(FITC)显示黄绿色特异荧光(实验图 15-1)。

　　【实验材料】

　　1. 标本　待检血清。

　　2. 试剂　小鼠肝组织印片或冷冻切片、阳性对照血清、阴性对照血清、FITC 标记抗人 IgG、缓冲甘油(PBS 加等量甘油,混匀)、丙酮。

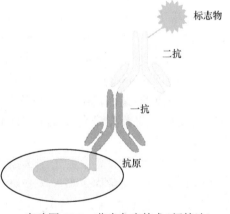

●● 实验图 15-1　荧光免疫技术(间接法)示意图 ●●

　　3. 器材　荧光显微镜、湿盒、吸管、培养箱、染色缸等。

　　【实验步骤】

　　1. 将小鼠肝组织印片浸于丙酮中固定 5 分钟,再用 PBS 漂洗 3 次,每次 3 分钟,取出晾干,-20℃保存备用。

　　2. 用 PBS 稀释病人血清,采用 1∶5、1∶10、1∶20…1∶1280 倍比稀释度。

　　3. 将不同稀释度的病人血清 10μl 分别加入鼠肝切片上,同时作阳性对照(已知 ANA阳性血清)和阴性对照(正常人血清),放湿盒内,置 37℃ 30 分钟。

　　4. 用 PBS 洗去切片上未结合的病人血清、阳性对照血清和阴性对照血清,然后再用PBS 漂洗 3 次,每次 3 分钟,晾干。

　　5. 分别滴加稀释的荧光标记-抗人 IgG(1∶10)10μl。放湿盒内 37℃ 30 分钟。同上法用 PBS 洗涤 3 次,晾干。

　　6. 在染好的玻片上滴加 50% 缓冲甘油盐水,加盖玻片后荧光镜检。

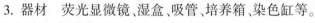

【实验结果】 ANA 阳性者细胞核发黄绿色荧光,胞质不发荧光。阳性被测血清连续稀释后可测定效价。根据细胞核着染荧光的图像,可区分均质型、周边型、颗粒型和核仁型等。

整个肝细胞核着色发出黄绿色荧光者为阳性,不发荧光者为阴性。

【参考范围】 正常人血清中 ANA 阴性(不同试剂盒判定阳性的滴度不同,有的为>1∶40,有的定为>1∶80,有的则定为>1∶100。

【注意事项】

1. 滴加的血清或荧光抗体要覆盖满抗原基质。

2. 反应在湿盒内进行,防止干燥。

3. 每次漂洗应彻底,防止出现非特异性荧光。

4. 荧光染色后及时观察,一般不超过 24 小时,若不能及时观察,应注意低温避光保存。

【方法评价】

1. 方法应用 抗核抗体(ANA)对很多自身免疫病有诊断价值,ANA 阳性已被美国风湿病学会列为 SLE 的诊断标准之一。在不同疾病中,特别是风湿性疾病,其抗体谱有一定的特征性。重要的有全身性红斑狼疮(SLE)、药物诱导的狼疮、混合性结缔组织病(MCTD)等,ANA 检出率可达 95% ~ 100%;干燥综合征检出率为 70% ~ 80%;进行性全身性硬化症(PSS)检出率可达 85% ~ 95%。用荧光抗体法检查 ANA 时常见呈现 6 种荧光染色模型。

(1) 均质型:又称弥散型。核质染色体均匀一致,中期细胞染色质阳性(亦呈均质型),此染色型与抗 dsDNA 抗体、抗组蛋白抗体有关,常见于 SLE。

(2) 斑点型:又称颗粒型、核斑块型。核质染色呈斑点状、斑块状,核仁阴性,中期细胞染色质阴性。此荧光染色型与抗 ENA 抗体有关,见于 SLE、干燥综合征(SS)、硬皮病(Scl)等。

(3) 核仁型:核仁着染荧光,中期细胞染色质阴性、见于 Scl 等。

(4) 核膜型:又称周边型。荧光染色在核膜周围,中期细胞染色质阴性。此荧光染色型与膜孔复合物和核层蛋白抗原相关,见于 SLE、慢性自身免疫性肝炎的活动期等。

(5) 着丝点型:又称散在斑点型。核内均匀散布大小较一致的着染荧光细颗粒(40~60 个),无核膜结构,中期细胞染色质着丝点密集排列。如中期细胞阳性,可判断抗着丝点抗体阳性,见于 Scl 等。

(6) 胞质型:细胞胞质荧光染色阳性,见于原发性胆汁性肝硬化(PBG)。

2. 方法评价 间接免疫荧先(IIF)法是目前最为广泛检测总 ANA 的筛查试验,也是检测总 ANA 的"金标准"。

▶▶ 二、抗核抗体谱(IgG)检测(欧蒙印迹法)

免疫印迹法又常称 Western blot,是一综合性的免疫学检测技术。该法灵敏度高,可达到放射免疫的分析水平。由于传统免疫印迹法操作步骤较多,近年来免疫条带法(又称免疫斑点法)发展迅速,该法利用高纯抗原包被在 NC 膜上,简单快速、灵敏度高、特异性强,且可一次性作多个特异性抗体分析,逐渐被临床广泛使用。

【实验目的】

1. 掌握免疫印迹法检测 ANA 的基本原理。

2. 熟悉免疫印迹法进行 ANA 检测的方法及临床意义。

【实验原理】　免疫印迹法是 SDS-PAGE 电泳与免疫检测相结合的一种蛋白质检测方法。强阴离子去污剂 SDS 与还原剂并用,通过加热使蛋白质解离,大量的 SDS 结合蛋白质,使其带相同密度的负电荷,核抗原的各种成分依据相对分子质量的不同经 SDS 聚丙烯酰胺凝胶电泳,不同核抗原的迁移率仅取决于分子质量。然后将核抗原转移到膜上,如果血清中存在抗 ANA 自身抗体,就会与膜条上的相应核抗原结合。加入酶(HRP)标记抗人 IgG 抗体,可与该自身抗体结合。待加入酶底物/色原后,结合自身抗体的核抗原条带特异呈色,与试剂盒提供的标准条带相比,可测定出患者血清中的特异自身抗体。

【实验材料】

1. 标本　人血清或 EDTA、肝素或枸橼酸盐抗凝的血浆。

2. 试剂　已转印核抗原的 NC 膜条、酶标记抗人 IgG、阳性对照血清和阴性对照血清、缓冲甘油(PBS 加等量甘油,混匀)、洗涤液、酶底物溶液。

3. 器材　摇摆摇床、温育槽、湿盒、吸管、培养箱、染色缸等。

【实验步骤】

1. 预处理　取出所需的模条,将其放入温育槽内,膜条上有编号的一面朝上,在温育槽中分别加入 1.5ml 样本缓冲液,于室温在摇摆床上温育 5 分钟后,吸去温育槽中的液体。

2. 血清温育　在温育槽中分别加入 1.5ml 已稀释的血清样本,在摇摆摇床上室温(18~25℃)温育 30 分钟。

3. 洗涤　吸去槽内液体,在摇摆摇床上用 1.5ml 清洗缓冲液清洗膜条 3 次,每次 5 分钟。

4. 酶结合物温育　在温育槽中加入 1.5ml 已稀释的酶结合物(HRP 或 ALP 标记的抗人 IgG),于摇摆摇床上室温温育 30 分钟。

5. 洗涤　吸去槽内液体,在摇摆摇床上用 1.5ml 清洗缓冲液清洗膜条 3 次,每次 5 分钟。

6. 加底物温育　在温育槽中分别加入 1.5ml 底物液,于摇摆摇床上室温(18~25℃)温育 10 分钟。

7. 终止反应　吸去槽内液体,用蒸馏水清洗膜条 3 次,每次 1 分钟。

【实验结果】　将检测膜条放置在结果判定模板中,风干后判断结果。

1. 传统目测判读法　各抗原带的位置固定,与试剂盒提供的标准条带比对。膜条上质控带着色表明实验各步操作正确。阴、阳性结果容易区分,抗原带着色的深浅与相应抗体的滴度相关。

2. 仪器判读　利用欧蒙印迹法自动操作仪(EURO blot master),软件可完全自动鉴别抗原带的位置,定量测定阳性条带的着色强度和判断条带的特异性。

【参考范围】　正常人血清抗 ANA 抗体阴性。

【注意事项】

1. 从冷藏环境中取出的试剂盒应平衡至室温(18~25℃)后,平衡 30 分钟方可使用。

2. 检测物为人血清或 EDTA、肝素或枸橼酸盐抗凝血浆。

3. 样本混匀要用漩涡混匀器充分混匀。

4. 试剂盒中所有试剂应该视作潜在传染源小心处理。

5. 患者标本、质控血清和温育过的膜条应视作传染源处理。

【方法评价】

1. 方法应用　欧蒙印迹法 ANA 谱 3,可检测针对如下 15 种抗原的抗体:nRNP/Sm、Sm、SS-A、Ro-52、SS-B、Scl-70、PM-Scl、Jo-1、着丝点蛋白 B、PCNA、dsDNA、核小体、组蛋白、核糖体 P 蛋白、AMA-M2,用于多种自身免疫病诊断。

2. 方法评价　Western blot 灵敏度特别高,可达到放射免疫的分析水平。该法检测技术检测时,不要求被检测蛋白可溶,也不要求抗体效价高、亲和力高和特异性强。欧蒙印迹法采用德国欧蒙试剂公司的印迹法试剂盒,可同时检测自身免疫疾病、传染性疾病和变态反应性疾病的抗体谱。在实际工作中,在病人经济条件许可时,间接免疫荧光法检测 ANA 和欧蒙印迹法检测抗 ENA 等抗体同时检测对风湿性疾病的尽快确诊、减少漏诊有重要意义。

实验 *16* 尿液 hCG 检测(斑点金免疫层析法)

【实验目的】

1. 掌握胶体金免疫层析法检测尿 hCG 的实验原理、操作步骤和结果观察。

2. 熟悉胶体金免疫层析法检测尿液 hCG 的临床意义。

【实验原理】　本实验采用双抗体夹心一步法技术,在金标试剂条下端粘贴有金标抗 α-hCG 单克隆抗体(鼠)复合物干片,抗 β-hCG 单克隆抗体和抗小鼠 IgG 分别包被在测试区和质控区的 NC 膜上。测试时,将试纸条下端浸入尿液,下端的吸水材料吸取液体标本向上端移动,流经干片时,使金标抗 α-hCG 单克隆抗体复溶,若尿液中存在 hCG,则其 α 亚基与金标抗体结合,形成金标抗 α-hCG 单克隆抗体-hCG 复合物,此复合物及多余的金标抗 α-hCG 单克隆抗体继续向上端移动,至检测区时,复合物中 hCG 的 β 亚基被抗 β-hCG 单克隆抗体捕获,形成金标抗 α-hCG 单克隆抗体-hCG-抗 β-hCG 单克隆抗体复合物,金颗粒被固定下来,形成一条紫红色条带,当多余的金标抗 α-hCG 单克隆抗体移至质控区时,被相应二抗(抗小鼠 IgG)结合,呈现出紫红色的质控条带;反之,如标本中无 hCG,则仅出现质控条带(实验图 16-1)。

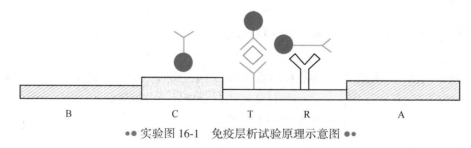

B　　　　　C　　　　T　　R　　　　　A

●● 实验图 16-1　免疫层析试验原理示意图 ●●

【实验材料】

1. 标本　待检尿液。

2. 试剂　人绒毛膜促性腺激素(hCG)检测试剂条(早早孕妊娠诊断试纸)有商品供应(一般尿液中 hCG 浓度≥25mU/ml 时出现阳性)。

3. 其他　一次性尿液收集杯。

【实验步骤】

1. 取出试剂条,将试剂条按箭头方向插入尿液标本中。

2. 至少 5 秒后取出平放于干净平整的台面上,或者一直放在尿杯中等待判断结果。

3. 待紫红色条带出现,检查结果 5 分钟左右判断,10 分钟后判读无效。

【实验结果】

1. 结果判断方法

(1) 阳性:试剂条上出现两条紫红色条带,一条位于测试区,一条位于质控区。

(2) 阴性:试剂条上出现一条紫红色条带,位于质控区。

(3) 无效:质控区未出现紫红色条带或测试区出现一条紫红色条带。

2. 结果报告　根据试剂条上条带的显示情况,按上述方法判读结果,若出现无效情况,请检查试纸是否合格后重新测试。

【参考范围】

正常人:阴性。

【注意事项】

1. 检测前,试剂和标本恢复至室温,标本以晨尿最佳。

2. 试剂条下端浸入尿液标本时,尿液液面高度不能超过试剂条 MAX 标记线。

3. 测试时,浸液量应足够,在规定时间内观察结果(具体时间以试剂说明书为准)。

4. 如质控区无红色条带出现,则表明检测失败或试剂条无效,需重新测试。

【方法评价】

1. 方法应用　孕妇、子宫肌瘤、葡萄胎或更年期病人可出现阳性(一般尿液中 hCG 浓度≥25mU/ml)。

2. 方法评价　斑点金免疫层析技术常用于检测正常体液中不存在的物质(如 HBsAg 等)以及正常含量极低而在特殊情况下异常升高的物质(如 hCG 等)。本法操作简单、显示结果快速,除试剂外,无需任何特殊仪器设备,试剂稳定,易于保存,应用广泛,特别适合急诊检验,但此类试验不能准确定量。

实验 17　血清 AFP 和 CEA 检测(化学发光免疫技术)

▶▶ 一、CLIA 法测定 AFP

【实验目的】

1. 掌握化学发光法测定 AFP 的实验原理、方法、操作步骤和结果观察。

2. 熟悉 AFP 测定的临床意义。

【实验原理】　采用 CLIA 法的竞争法。在反应体系中,过量的标记抗原和未标记抗原与相应的抗体竞争结合。首先用纯 AFP 制备鼠抗人 AFP 单克隆抗体(Ab);以提纯的鼠 IgG 制备羊抗鼠 IgG 抗体,将羊抗鼠 IgG 抗体联结在磁性颗粒上,然后将碱性磷酸酶(ALP)与 AFP 联结,制备酶结合物(ALP-AFP);另需合成发光底物 AMPPD。

在反应体系中,ALP-AFP 和待测抗原(AFP)与 Ab 竞争性结合,ALP-AFP 和 Ab 定量,ALP-AFP-Ab 的量与待测抗原 AFP 的量间存在竞争抑制的函数关系,即待检 AFP 的量越多,形成 AFP-Ab 的量越多,相应地形成 ALP-AFP-Ab 的量就越少。当反应达到平衡时,加入联结羊抗鼠 IgG 抗体的磁性颗粒,后者即与 ALP-AFP-Ab 结合形成大的抗原-抗体复合物并在磁场的作用下自行沉淀,分离吸弃上清液中游离的 ALP-AFP、AFP。洗涤吸弃废液后加入发光底物 AMPPD,后者在 ALP 的作用下迅速发出稳定的光量子,光子的产出量与 ALP-AFP-Ab 的量成正比,与待测 AFP 的量成反比。

【实验材料】 购买与仪器配套的商品成套试剂。

【实验步骤】 按仪器操作说明书或 SOP 进行,分离血清上机即可完成检测。加样、分离、搅拌、温育、打印结果等各项操作均由仪器自动进行。

【实验结果】 以光量子的产出作为纵坐标,AFP 的浓度作为横坐标绘制标准曲线,待测标本同样处理即可于标准曲线上查得待测 AFP 的浓度,常由仪器自动进行。

【参考范围】 正常成人血清 AFP<20ng/ml。由于各厂商的产品不同及各地区的实验室差异,各实验室应自行建立 AFP 的正常参考值。

【注意事项】

1. 标本严重溶血会影响检测结果;标本应置−20℃存放且避免反复冻融。

2. 不同批号的试剂不能混用,每批试剂应分别制备标准曲线。检测试剂在使用前应先平衡至室温(18~25℃)。

3. 洗涤须彻底,以免血清中其他来源的过氧化物酶类物质产生非特异性吸附,影响检测结果。

【方法评价】

1. 方法应用

(1) 血清 AFP 水平升高持续 4 周超过 400ng/ml 或 200~400ng/ml 持续 5 周以上,排除其他因素并结合影像学检查,可高度提示肝细胞性肝癌。20%~30% 原发性肝细胞肝癌血清 AFP 不升高。胃癌、胚胎细胞癌、胰腺癌、胆管癌和肺癌 AFP 增高常<200ng/ml。

(2) 其他疾病,如酒精性肝炎、肝硬化、急性病毒性肝炎及慢性活动性肝炎等,血清 AFP 也可呈中、低水平和暂时性升高。

(3) AFP 是监测疗效或患者临床变化的良好指标。若术后血清 AFP 水平升高,提示存在转移灶或肿瘤未完全切除;治疗后血清 AFP 水平下降或升高,可确定治疗成功与否。慢性乙型病毒性肝炎及慢性丙型病毒性肝炎可定期测定血清 AFP 进行筛查。

(4) 羊水 AFP 水平与胎儿身长及孕周呈负相关。AFP 水平高于正常,提示胎儿畸形、死胎、无脑儿和开放性神经管缺损等。羊水 AFP 水平的 95% 正常值上限在 24~25 孕周时为 5500ng/ml,28~29 孕周为 2000ng/ml,32~33 孕周为 800ng/ml,36~37 孕周为 310ng/ml,40~41 孕周为 200ng/ml。

2. 方法评价 该法继承了放射免疫法灵敏度高的优点,但无放射性污染。检测采用自动化仪器完成,实验条件易于标准化,试剂有效期长,操作简便,人为影响小。AMPPD 发光稳定,持续时间较长,便于记录和检测。与 ELISA 检测 AFP 比较,有特异性好、灵敏度高、线性范围宽等优点。

▶▶ 二、CLIA 法测定 CEA

【实验目的】

1. 掌握 CLIA 法测定 CEA 的实验原理、方法、操作步骤和结果观察。

2. 熟悉 CEA 测定的临床意义。

【实验原理】　与 CLIA 法测定 AFP 相同。

【实验材料】　购买与仪器配套的商品成套试剂。

【实验步骤】　同 CLIA 法测定 AFP。

【实验结果】　待测 CEA 从制备的标准曲线上查找。

【参考范围】　正常人血清 CEA <5ng/ml。各实验室应建立自己的正常参考值。

【注意事项】　同 CLIA 法检测 AFP。

【方法评价】

1. 方法应用　血清 CEA 浓度>20ng/ml 常提示有恶性肿瘤,如结直肠癌、肺癌、胃癌、乳腺癌、胰腺癌、卵巢癌和子宫癌等,CEA 水平升高率为 25% ~ 70%。首次治疗成功后,CEA 水平下降至正常水平并持续稳定,CEA 水平再次缓升提示癌的复发。非癌症良性疾病患者的 CEA 浓度也可升高,如肝硬化、肺气肿、直肠息肉、肠胃道炎症等,一般<10ng/ml。CEA 可适用于一般人群中的肿瘤筛查。

2. 方法评价　同 CLIA 法检测 AFP。

实验 *18* 外周血单个核细胞的分离技术

【实验目的】

1. 掌握聚蔗糖-泛影葡胺(Ficoll-Hypaque)密度梯度离心法分离外周血单个核细胞(peripheral blood mononuclear cell,PBMC)技术。

2. 熟悉分离外周血单个核细胞的意义。

【实验原理】　血液中各有形成分的比重存在差异,利用比重为 1.077、近于等渗的 Ficoll-Hypaque 液作密度梯度离心时,各种血液成分将按密度梯度重新聚集。血浆和血小板由于密度较低,故悬浮于分层液的上部;红细胞与粒细胞由于密度较大,故沉于分层液的底部;PBMC 因密度稍低于分层液而密集在血浆层和分层液的界面间,呈云雾状混浊状态,收集该细胞带即可获得 PBMC。

【实验材料】

1. 试剂　pH 7.2 Hanks 液、生理盐水、Ficoll-Hypaque 淋巴细胞分层液、RPMI 1640 培养液、0.2% 台盼蓝染液等。

2. 器材　肝素抗凝真空采血管、水平离心机、显微镜、血细胞计数板等。

【实验步骤】

1. 静脉取血 2ml,加入含肝素溶液(10~50U/ml 血样本)的真空采血管中,混匀,使血液抗凝。用 pH 7.2 Hanks 液将抗凝血稀释 1 倍。

2. 吸取 2ml 淋巴细胞分层液置于刻度离心管中,然后将离心管倾斜 45°角,用毛细滴管将稀释的全血沿管壁缓慢加至分离液上面,应注意保持两者界面清晰。

3. 在 18~20℃下,用水平离心机以 2000r/min 离心 20 分钟。离心后细胞分布见实验图 18-1。

4. 用毛细吸管轻轻插到云雾状混浊带,沿管壁轻轻吸出此层细胞,移入另一支离心管中。既要吸取所有单个核细胞,又要避免吸取过多的分层液或血浆,以免混入其他细胞成分。

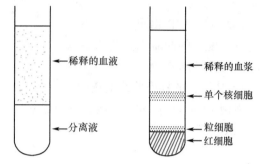

●● 实验图 18-1　Ficoll 分层液离心后外周血细胞示意图 ●●

5. 用 Hanks 液洗涤细胞 3 次。第一次 2000r/min,10 分钟,第 2~3 次 1500r/min,10 分钟,可去掉大部分混杂的血小板。

6. 末次离心后,弃上清,加入 RPMI 1640 培养液 1ml,重悬细胞。

7. 取 1 滴细胞悬液置血细胞计数板内计数。

8. 取两滴细胞悬液与一滴 0.2% 台盼蓝染液混匀,5~10 分钟后,取 1 滴加在载玻片上,盖上盖玻片,显微镜观察、计数。死细胞被台盼蓝着上蓝色,活细胞无色。

【实验结果】

单个核细胞浓度(细胞数/细胞悬液毫升数)= 4 个大方格内细胞总数/$4 \times 10^4 \times 2$(稀释倍数)

细胞活率(%)= 100-蓝色细胞数/100 个单核细胞

【注意事项】

1. 实验所用玻璃器皿应该洁净。如果制备的单个核细胞悬液用于细胞培养时,上述操作过程都要在无菌条件下进行,所用器材、试剂都应为无菌。

2. 实验中的细胞得率与室温及分层液比重等有关。分层液应避光 4℃ 保存。

3. 往淋巴细胞分层液中加入稀释全血时,不得将血液冲入分离液中,须保持两层液体的清晰界面。

【方法评价】　用此方法分离 PBMC 纯度可达 95%,淋巴细胞约占 90%,细胞活率可达 95% 以上。

实验 *19* T 淋巴细胞转化试验(微量全血法)

【实验目的】

1. 掌握淋巴细胞转化实验的临床意义。

2. 熟悉淋巴细胞转化实验的操作方法。

3. 了解转化的淋巴细胞及未转化的淋巴细胞的形态。

【实验原理】　T 淋巴细胞在体外受到非特异性的有丝分裂原(植物血凝素 PHA 等)的刺激,可转化为淋巴母细胞,并进行有丝分裂。转化的淋巴母细胞,在形态上出现了幼稚化,光镜下很容易识别,可通过淋巴细胞转化率反映机体 T 淋巴细胞的免疫功能。

【实验材料】

1. 试剂　1640 培养液(内含青霉素 100U/ml,链霉素 100μg/ml)、灭活小牛血清、PHA、吉姆萨-瑞氏染液等。

2. 器材　离心机、显微镜等。

【实验步骤】

1. 无菌操作采静脉血,分别注入 0.2ml 于 2 个预先加有 3ml 含 20% 小牛血清的 1640 营养液(内含 10U 肝素)的无菌小瓶中,其中一瓶再加入 50U PHA 0.1ml,另一瓶不加 PHA 作为对照。

2. 塞紧瓶塞混合后置 37℃ 72 小时,每天都要轻轻振摇 1~2 次。

3. 培养结束后,将其吸到清洁小试管中,2000r/min,离心 10 分钟,弃去大部分上清,把余下的 0.2ml 红、白细胞悬液 1000r/min,离心 10 分钟,取上清与红细胞交界处悬液推两张片,自然干燥后用吉姆萨-瑞氏染液染色,水洗后镜检。

4. 将涂片的样本分三部分,头、中、尾进行检查,共需计数 200 个淋巴细胞,计算出淋巴细胞转化的百分比。

【实验结果】　观察涂片,参考实验表 19-1 所列转化前后细胞形态特点,以实验图 19-1 所示方式观察涂片,计数 200 个细胞。计算淋巴细胞转化率。

实验表 19-1　淋巴细胞转化前后的形态特点

形态特征	细胞部位	转化的淋巴细胞		未转化的淋巴细胞
		淋巴母细胞	过渡型	
大小(直径 μm)		12~20	12~16	6~8
位置	胞	多偏一侧,少往中央	中央或稍偏	多位于中央
染色质		细松、呈网状	较细松	致密团聚
核仁	核	清晰、可见 1~3 个	有或无	无
有丝分裂		有时可见	无	无
量	胞	丰富,核之一侧较宽	稍宽	较少,常呈窄环
嗜碱性		++++	+++~++++	++~+++
空泡	质	常可见	有或无	无
伪足		常可见	有或无	无

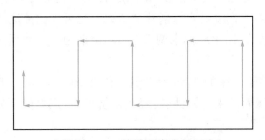

•• 实验图 19-1　镜检顺序由尾至头 ••

【参考范围】　正常人淋巴细胞转化率为 60%~80%,小于 50% 可视为降低。

$$淋巴细胞转化率 = \frac{转化的淋巴细胞(包括典型和过渡型)}{淋巴细胞总数(200个)} \times 100\%$$

【方法评价】 此形态计数法简便易行,便于基层实验室推广采用,但判读结果受主观因素影响较大,有些细胞形态难以确认,因此重复性和可靠性较差。

实验 20 吞噬细胞吞噬试验

【实验目的】

1. 掌握中性粒细胞吞噬功能试验的原理与操作方法。

2. 熟悉中性粒细胞吞噬功能试验的临床意义。

【实验原理】 中性粒细胞具有吞噬细菌和异物颗粒的能力,在体外将中性粒细胞与细菌或异物颗粒共同孵育后,显微镜观察可见中性粒细胞内有细菌或异物颗粒。计算吞噬有细菌或异物颗粒的中性粒细胞数占中性粒细胞总数的百分率和每个中性粒细胞平均吞噬的细菌或异物颗粒数,可反映中性粒细胞的吞噬功能。该试验常用白色葡萄球菌作为中性粒细胞的吞噬物。

【实验材料】

1. 待测样本 新鲜抗凝静脉血。

2. 被吞噬物 白色葡萄球菌。

3. 试剂 肉汤培养基,琼脂,无菌生理盐水,肝素溶液(浓度为 20U/ml,以生理盐水配制),甲醇,吉姆萨-瑞氏染液。

4. 器材 血红蛋白吸管、试管、0.5ml EP 管、平皿、采血针、75%酒精棉球、载玻片、恒温箱、显微镜。

【实验步骤】

1. 白色葡萄球菌液的制备 将白色葡萄球菌接种于 5ml 肉汤培养基中,置 37℃温箱中培养 12 小时后,取 0.1ml 用作细菌计数。

2. 菌液计数 取 0.1ml 白色葡萄球菌液,加肉汤培养基 0.9ml 稀释 10 倍,再取其 0.1ml,加肉汤培养基 0.9ml 再稀释 10 倍,同法稀释至最终稀释 10 000 倍/1ml,加入 75mm 平皿,立即加入已溶解的温度在 45℃左右的 2%琼脂溶液 9ml 肉汤培养基,水平晃匀使细菌均匀分布于琼脂溶液中,待琼脂凝固后倒扣平皿,置 37℃温箱中培养。待长出菌落后计数,每个菌落算一个细菌,再计算原菌液每毫升细菌数。也可用比浊法测细菌数。

3. 计算每毫升细菌数,用生理盐水调整至 6×10^8 细菌/ml,然后置 100℃水浴中 10 分钟杀死细菌,置 4℃备用。

4. 待测样本制备 于洁净的 0.5ml EP 管内加 20μl 肝素溶液,用 75%酒精棉球对受试者耳垂或指腹消毒,干燥后用采血针针刺,轻轻揉挤出血,用血红蛋白吸管吸取 40μl,与 EP 管内的肝素溶液轻轻吹吸混匀。

5. 孵育 待测样本中加入白色葡萄球菌液 20μl,轻轻吹吸混匀,放入恒温箱 37℃孵育 30 分钟,期间每隔 10 分钟摇匀一次。

6. 制片 取一小滴孵育后的待测样本于洁净载玻片上推成薄涂片,晾干后甲醇固定 4~5 分钟。

7. 吉姆萨-瑞氏染色　滴加吉姆萨-瑞氏染液染色 3 分钟,流水轻轻冲洗,自然晾干,油镜检查。

【实验结果】　计数 200 个中性粒细胞,分别记录吞噬细菌的细胞数和每个中性粒细胞吞入的细菌数,按下式计算吞噬率和吞噬指数。

$$吞噬率 = 200 个中性粒细胞中吞噬细菌的细胞数 ÷ 200 × 100\%$$

$$吞噬指数 = 200 个中性粒细胞中吞噬细菌的总数 ÷ 200 × 100\%$$

【注意事项】

1. 所用器材要清洁。

2. 如细菌数太多可增加稀释倍数作平皿培养后计数。

3. 越接近推片末梢,细胞数越多。计数时应取玻片前、中、后三段计数,以提高准确率。

【方法评价】　本方法简便、易行。

实验 *21*　变应原测定(免疫印迹法)

【实验目的】

1. 掌握免疫印迹技术的实验原理、方法、操作步骤和结果观察。

2. 熟悉免疫印迹技术进行变应原测定的临床意义。

【实验原理】　采用斑点酶免疫印迹法,用硝酸纤维素膜(NC 膜)作为固相支持物,检测区的不同区域包被有特异性的变应原,质控区包被有兔抗鼠 Ig 抗体。检测时将稀释的患者血清加入反应槽内,血清中的 IgE 与 NC 膜上的相应变应原结合。通过洗涤去掉未结合的游离物质,再加入酶标记的抗人 IgE 抗体,此抗体会与检测区 NC 膜上的 IgE 结合,同时会与质控区上的兔抗鼠 Ig 抗体结合。如标本中无 IgE,酶标记抗体不能结合在检测区相应变应原区带上。通过洗涤去掉未结合的标志物,然后加入底物显色。通过显色区带确定血清中含有哪种 IgE,进而判断待检者对哪种变应原过敏。

【实验材料】

1. 检测试剂盒　市售的变应原 IgE 检测(免疫印迹法)试剂盒。

2. 被检血清　使用生化管采新鲜血标本 3ml,37℃ 孵育 30 分钟,3000r/min,离心 5 分钟,分离血清(无溶血、脂血)。

3. 其他材料　蒸馏水或去离子水、镊子、一次性试管、量瓶、微量移液器、吸头、试管架、封板膜、吸水纸、摇床等。

【实验步骤】

1. 用不锈钢镊子将制备好的检测条依次放于反应槽中(保持标记面朝上),加入稀释好的洗液(每槽 800μl),放在摇床上摇 10 分钟,注意检测条要充分浸透。

2. 倒掉洗液(多余水分用吸水纸吸干),每槽依次加入稀释好的测试者血清(10 倍稀释)500μl,要保证检测条被全部浸透,放于摇床上室温反应 1.5 小时。

3. 倒掉小槽中的血清,依次加入 800μl 的洗液,震荡 10 分钟,重复 3 次(每次应将洗液尽量倒干)。

4. 每槽加入 500μl 碱性磷酸酶标记的抗人 IgE 抗体,放于摇床上室温反应 30 分钟。

5. 将碱性磷酸酶标记的抗人 IgE 抗体倒掉,用 800μl 的洗液洗 3 次,每次 10 分钟。每次尽量倒干。

6. 加入碱性磷酸酶底物,每槽 500μl,放于摇床上,避光反应约 10 分钟。

7. 去掉底物溶液,每次用 1ml 的纯水洗 3 次,每次 5 分钟。

8. 将检测条放在干燥纸上,等到检测条完全干燥后再判定检测结果。

【实验结果】

1. 观察、记录　结果判断请参看标准谱带图,零位线(蓝线)下约 2mm 处的第一条显色带为试剂质控线。

2. 结果报告　阴性:质控线存在,显色区带不出现显色;阳性:质控线存在,显色区带出现显色。

【参考值范围】

1. 质控线存在,为试剂正常,可正常使用。

2. 阴性或阳性。

【注意事项】

1. 浓缩洗涤液需临用前稀释,整个过程中,洗涤液用量大约为每人份 10ml,未用完的洗涤液弃之,不可留作下次用。

2. 加入的量较小,所以要更为准确。

【方法评价】

1. 方法应用　对过敏性疾病的诊断、治疗及预后判定均具有重要意义。

2. 方法评价　该实验方法为免疫印迹法,具有分析容量大、敏感度高、特异性强等优点,是检测蛋白质特性、表达与分布的一种最常用的方法。

实验 22　优生优育抗体检测(弓形虫、风疹病毒 IgM 抗体检测)

【实验目的】

1. 掌握优生优育 IgM 抗体检测的实验原理、方法、操作步骤和结果观察。

2. 熟悉优生优育抗体检测的临床意义。

【实验原理】　采用鼠抗人 IgM(抗 μ 链)单克隆抗体包被微孔,辣根过氧化物酶(HRP)标记基因工程表达的特异性抗原为示踪物,TMB 显色系统,捕获法检测人的血清或血浆中 IgM 抗体。

【实验材料】

1. 检测试剂盒　市售的弓形虫、风疹病毒等 IgM 抗体检测(ELISA)试剂盒。

2. 被检血清　血清样本按照常规方法静脉采集,血浆标本可采用常规用量的肝素或枸橼酸钠抗凝。5 天内测定的标本可放置 4℃保存,标本放置在−20℃至少可保存 3 个月。标本避免溶血或反复冰冻。混浊或有沉淀的标本应离心或过滤澄清后再检测。需保存的血清在采集保存过程中应注意无菌操作。

3. 其他材料　蒸馏水或去离子水、量瓶、微量移液器、吸头、试管架、封板膜、洗瓶、吸水纸、恒温水浴箱、酶标仪等。

【实验步骤】　按试剂盒说明书操作,以下步骤供参考。

1. 平衡　从冷藏环境中取出试剂盒,在室温下平衡 30 分钟后使用。

2. 配制　将浓缩洗涤液用蒸馏水或去离子水作 20 倍稀释备用。

3. 设定　每次试验应预设阴性对照 1 孔,阳性对照 1 孔,样本孔若干。

4. 加样　按顺序在各板孔中分别加入 20μl 待测标本和阴、阳性对照。

5. 加酶　依次向每孔加入 100μl 酶结合物(空白孔不加),震荡混匀。

6. 温育　在反应板上盖封板膜,置 37℃温箱或水浴锅中,反应 60 分钟。

7. 洗板　将孔内液体甩干,在各反应孔加入稀释后的洗涤液 300μl,静止 15 秒,甩弃洗涤液,如此洗涤 5 次,最后一次扣干反应板。

8. 显色　每空依次加底物 A、B 液各 50μl(包括空白对照孔),加盖封板膜,震荡混匀。37℃避光显色 15 分钟。

9. 终止　每孔加入终止液各 50μl(包括空白对照孔),震荡混匀终止反应。

10. 比色　酶标仪双波长 450/630nm 比色,测定各孔 OD 值。

【实验结果】

结果判断方法:

(1)临界值 = 0. 10+阴性对照 OD 值

阴性对照 OD 值低于 0.05 按 0.05 计算,高于 0.05 按实际 OD 值计算。

阳性对照 OD 值≥1.0 且阴性对照 OD 值≤0.1 时试验有效,否则需重新检验。

(2)阳性:样品 OD 值≥临界值时为抗 IgM 抗体阳性。

阴性:样品 OD 值<临界值时为抗 IgM 抗体阴性。

【注意事项】

1. 检测标本尽量避免反复冰冻、溶血或长菌,否则可能会影响检测结果。

2. 不同批号不同品种的试剂不能混用;封板膜不能重复使用。

3. 各种试剂使用前要混匀;部分溶液(如洗液等)如有结晶析出,轻微加热或摇匀溶解后不影响结果。

4. 请严格按照说明书操作,严格控制反应时间和反应温度,各种反应也均需用加液器加注,并经常矫对其准确性。

5. 反应板开封后不能一次性用完时,将剩余板条和干燥剂同时放入塑料袋内封好,置 2~8℃可短期保存。

6. 处理标本、废液、阳性对照等均应按传染性污染物处理(试剂盒内的对照血清已进行灭活处理),121℃高温蒸汽灭菌 30 分钟或用 5.0g/L 次氯酸钠等消毒剂处理 30 分钟后废弃。

【方法评价】

1. 方法应用　常用于优生优育辅助诊断。

2. 方法评价　该实验方法仅适用于检测 IgM,易受 RF 和其他非特异性 IgM 的干扰,只能对优生优育起到辅助诊断作用,确认感染时须同时结合患者的临床表现或进一步结合其他方法。

参 考 文 献

曹雪涛. 2013. 医学免疫学. 第6版. 北京:人民卫生出版社

陈芳梅,夏金华. 2013. 病原生物与免疫学. 北京:人民卫生出版社

陈淑增. 2010. 病原微生物学与免疫学. 武汉:华中科技大学出版社

陈兴保. 2009. 病原生物学和免疫学. 第6版. 北京:人民卫生出版社

丛玉隆. 2009. 实用检验医学. 第2版. 北京:人民卫生出版社

甘晓玲,郑凤英. 2012. 免疫学检验技术. 武汉:华中科技大学出版社

甘晓玲,郑凤英. 2013. 免疫学检验技术. 第2版. 北京:人民卫生出版社

龚非力. 2014. 医学免疫学. 北京:科学出版社

胡圣尧,孟凡云. 2012. 医学免疫学. 第3版. 北京:科学出版社

金伯泉. 2013. 医学免疫学. 第6版. 北京:人民卫生出版社

林逢春. 2015. 免疫学检验. 第4版. 北京:人民卫生出版社

林文棠,朱平. 2003. 实用临床免疫学. 西安:第四军医大学出版社

刘辉. 2010. 免疫学检验. 第3版. 北京:人民卫生出版社

吕世静. 2010. 临床免疫学检验. 第2版. 北京:人民卫生出版社

皮至明. 2014. 免疫学及免疫检验技术. 北京:高等教育出版社

寿佩琴. 2012. 免疫检验技术. 北京:人民军医出版社

谭建明. 2002. 组织配型技术与临床应用. 北京:人民卫生出版社

王丁泉. 2012. 放射免疫分析技术的发展现状与展望. 标记免疫分析与临床,19(4):249-251

王兰兰,吴健民. 2007. 临床免疫学与检验. 第4版. 北京:人民卫生出版社

王玉兰,许化溪. 2012. 临床免疫学检验. 第5版. 北京:人民卫生出版社

吴俊英. 2008. 免疫学检验. 北京:高等教育出版社

夏穗生. 2011. 现代器官移植学. 北京:人民卫生出版社

叶应妩. 2006. 全国临床检验操作规程,第3版. 南京:东南大学出版社

张晓红. 2013. 免疫学检验技术. 北京:中国中医药出版社

郑柳. 2010. 放射免疫检测技术面临的现状与前景. Contemporary Medicine,16(3):31-32

祖淑梅,潘丽红. 2012. 医学免疫学(案例版). 北京:科学出版社

Duffy MJ,O'Donovan N,Crown J. 2011. Use of molecular markers for predicting in cancer response patients. Cancer Treat Rev, 37(2):151-159

Ma J. Ma J,Meng Q, et al. 2013. Prognostic value and clinical pathology of MACC-1 and c-MET expression in gastric carcinoma. Pathol Oncol Res,19(4):821-832

Sturngeon CM,Duffy MJ,Hofmann BR,et al. 2010. National acadrmy of clinical biochemistry laboratory medicine practice guidline for use of tumor marker in lives,bladder,cervical and gastric cancer. Clin Chem,56(6):e1-48

《免疫检验技术》教学大纲

▶▶ 一、课程的性质和任务

《免疫检验技术》课程是医学检验技术专业的专业核心课程之一,在医学检验技术人才核心技能培养中发挥重要作用。课程主要包含免疫学基础知识、免疫检验基本技术以及常见免疫性疾病的检测与诊断。其主要任务是通过本课程的学习,使学生掌握免疫学的基本理论与免疫检测基本知识和操作技能,为临床诊断、治疗、预防疾病提供科学依据。

▶▶ 二、课程教学目标

(一) 知识目标

(1) 掌握免疫的概念,免疫学的基础知识、基本理论及其与临床疾病的相关性;常用免疫检验技术的基本原理、类型、技术要点和方法学评价。

(2) 熟悉免疫检测指标的临床应用。

(3) 了解免疫性疾病的发病机制。

(二) 能力目标

(1) 通过实训教学,使学生具备规范、熟练的基本操作技能。

(2) 具备用免疫学的相关知识和技术,正确分析判断免疫检测结果,为临床初步诊断疾病的能力。

(3) 学会基本的实验室质量控制;发现问题、分析和解决问题的能力;终生学习、自学能力。

(三) 素质目标

(1) 培养学生一丝不苟、实事求是的严谨学习和工作态度。

(2) 具有良好的职业道德、人际沟通能力和团队协作精神。

▶▶ 三、教学内容和要求

教学内容	了解	熟悉	掌握	教学活动参考	教学内容	了解	熟悉	掌握	教学活动参考
绪论				理论讲授 多媒体演示 案例分析	第3节 免疫学检验技术的临床应用	√			
第1节 免疫学的基本知识			√		第1章 免疫系统				理论讲授 多媒体演示
第2节 免疫学及检验技术的发展	√				第1节 免疫器官		√		

313

续表

教学内容	了解	熟悉	掌握	教学活动参考	教学内容	了解	熟悉	掌握	教学活动参考
第2节　免疫细胞			√	案例讨论	第5节　免疫耐受与免疫调节	√			
第3节　免疫分子	√				第7章　超敏反应				理论讲授
第2章　抗原				理论讲授	第1节　Ⅰ型超敏反应			√	多媒体演示
第1节　抗原的概念、特性与分类			√	多媒体演示	第2节　Ⅱ型超敏反应		√		案例讨论
第2节　决定抗原免疫原性的因素	√				第3节　Ⅲ型超敏反应		√		
第3节　抗原的特异性与交叉反应		√			第4节　Ⅳ型超敏反应		√		
第4节　医学上重要的抗原物质		√			第8章　免疫学防治				理论讲授
第3章　免疫球蛋白与抗体				理论讲授	第1节　免疫预防		√		多媒体演示
第1节　免疫球蛋白的结构与类型			√	多媒体演示 案例讨论	第2节　免疫治疗		√		案例讨论
第2节　各类免疫球蛋白的特性与功能		√			第9章　抗原抗体反应				理论讲授
第3节　抗体的人工制备及其应用	√				第1节　抗原抗体反应的基本原理	√			多媒体演示
第4章　补体系统				理论讲授	第2节　抗原抗体反应的特点			√	
第1节　概述			√	多媒体演示 案例讨论	第3节　抗原抗体反应的影响因素		√		
第2节　补体系统的激活与调节		√			第4节　抗原抗体反应的基本类型		√		
第3节　补体的生物学作用		√			第10章　免疫原和免疫血清的制备				理论讲授
第4节　血清补体异常与疾病	√				第1节　免疫原的制备		√		多媒体演示
第5章　主要组织相容性复合体及其编码分子				理论讲授	第2节　免疫血清的制备		√		
第1节　概述		√		多媒体演示 案例讨论	第3节　单克隆抗体的制备	√			
第2节　HLA的结构、分布与功能			√		第11章　凝集反应				理论讲授
第3节　HLA在医学上的意义	√				第1节　直接凝集试验			√	多媒体演示
第6章　免疫应答				理论讲授	第2节　间接凝集反应			√	
第1节　概述			√	多媒体演示 案例讨论	第3节　其他凝聚试验	√			
第2节　固有性免疫应答		√			第12章　沉淀反应				理论讲授
第3节　适应性免疫应答——B细胞介导的体液免疫应答		√			第1节　液相内沉淀试验			√	多媒体演示
					第2节　凝胶内沉淀试验		√		
第4节　适应性免疫应答——T细胞介导的细胞免疫应答		√			第3节　凝胶免疫电泳技术	√			
					第4节　沉淀反应的方法评价与临床应用		√		
					第13章　酶免疫分析技术				理论讲授
					第1节　酶标记技术——酶标志物的制备	√			多媒体演示
					第2节　酶联免疫吸附试验			√	
					第3节　其他酶免疫检测技术		√		

教学内容	了解	熟悉	掌握	教学活动参考
第14章　荧光免疫技术				理论讲授 多媒体演示
第1节　荧光及荧光标记物的制备		√		
第2节　荧光免疫显微技术			√	
第3节　荧光免疫分析	√			
第4节　流式细胞术	√			
第5节　免疫芯片技术	√			
第15章　放射免疫技术				理论讲授 多媒体演示
第1节　放射性核素标志物的制备	√			
第2节　放射免疫分析			√	
第3节　免疫放射分析	√			
第16章　金免疫技术				理论讲授 多媒体演示
第1节　胶体金与免疫金的制备	√			
第2节　斑点金免疫渗滤技术		√		
第3节　斑点金免疫层析技术			√	
第17章　化学发光免疫技术				理论讲授 多媒体演示
第1节　概述		√		
第2节　化学发光剂和标记技术	√			
第3节　发光免疫分析技术			√	
第4节　方法评价与临床应用		√		
第18章　免疫组织化学技术				理论讲授 多媒体演示
第1节　免疫组织化学技术要求		√		
第2节　酶免疫组织化学技术			√	
第3节　荧光免疫组织化学技术		√		
第4节　其他免疫组织化学技术	√			
第19章　免疫细胞的分离及其功能检测				理论讲授 多媒体演示
第1节　免疫细胞的分离			√	
第2节　免疫细胞检测		√		
第20章　免疫学检验的质量控制				理论讲授 多媒体演示

教学内容	了解	熟悉	掌握	教学活动参考
第1节　免疫检验质量控制概述		√		
第2节　免疫检验质量控制的内容			√	
第3节　免疫学实验常用评价指标			√	
第4节　质量控制的方法与评价		√		
第5节　实验室质量控制数据的管理和信息系统	√			
第21章　常见感染性疾病的免疫检验				理论讲授 多媒体演示 案例讨论
第1节　细菌感染性疾病的免疫检测			√	
第2节　病毒感染性疾病的免疫检测			√	
第3节　性传播疾病的免疫检测			√	
第4节　先天性感染的免疫检测			√	
第22章　超敏反应性疾病的免疫检验				理论讲授 多媒体演示 案例讨论
第1节　Ⅰ型超敏反应的免疫检测			√	
第2节　Ⅱ型超敏反应的免疫检测		√		
第3节　Ⅲ型超敏反应的免疫检测		√		
第4节　Ⅳ型超敏反应的免疫检测	√			
第23章　自身免疫病及检验				理论讲授 多媒体演示 案例讨论
第1节　概述		√		
第2节　自身免疫病的发病机制		√		
第3节　常见自身免疫病的检验			√	
第24章　肿瘤标志物的检测				理论讲授 多媒体演示 案例讨论
第1节　概述		√		
第2节　机体抗肿瘤的免疫效应机制	√			

续表

教学内容	了解	熟悉	掌握	教学活动参考	教学内容	了解	熟悉	掌握	教学活动参考
第3节 常见肿瘤标志物			√		第1节 概述		√		案例讨论
第4节 肿瘤标志物的检测及其联合应用			√		第2节 组织配型及方法		√		
第25章 器官移植的免疫学检验				理论讲授多媒体演示	第3节 排斥反应的免疫监测			√	
					第4节 移植排斥反应的预防	√			

本课程教学内容分为三篇。第一篇:免疫学基础;第二篇:免疫检验技术;第三篇:临床免疫及检验。具体内容及学时分配如下表。

理论课教学内容与建议时数

模块	章节	内容	建议时数
第一篇:免疫学基础		绪论	2
	第1章	免疫系统	2
	第2章	抗原	2
	第3章	免疫球蛋白与抗体	2
	第4章	补体系统	2
	第5章	主要组织相容性复合体及其编码分子	1.5
	第6章	免疫应答	4
	第7章	超敏反应	4
	第8章	免疫学防治	1
合计			20.5
第二篇:免疫检验技术	第9章	抗原抗体反应	2
	第10章	免疫原和免疫血清的制备	2
	第11章	凝集反应	4
	第12章	沉淀反应	4
	第13章	酶免疫分析技术	5.5
	第14章	荧光免疫技术	4
	第15章	放射免疫技术	2
	第16章	金免疫技术	2
	第17章	化学发光免疫技术	4
	第18章	免疫组织化学技术	2
	第19章	免疫细胞的分离及其功能检测	4
	第20章	免疫学检验的质量控制	2
合计			37.5

续表

模块	章节	内容	建议时数
第三篇:临床免疫及检验	第21章	常见感染性疾病的免疫检验	4
	第22章	超敏反应性疾病的免疫检验	2
	第23章	自身免疫病及检验	4
	第24章	肿瘤标志物的检测	2
	第25章	器官移植的免疫学检验	2
合计			14
总计			72

实践课教学内容与建议时数

序号	实训项目	内容	时数
1	实验1	豚鼠过敏反应试验	2
2	实验2	伤寒沙门菌抗血清制备	2
3	实验3	直接凝集试验——玻片法	2
4	实验4	肥达反应	2
5	实验5	梅毒TRUST试验	2
6	实验6	抗链球菌溶血素"O"(ASO)和类风湿因子(RF)的检测(定性和定量)	2
7	实验7	对流免疫电泳技术	2
8	实验8	血清IgG、IgM和IgA定量检测(透射比浊法)	2
9	实验9	补体C3、C4定量检测(免疫比浊法)	2
10	实验10	循环免疫复合物(CIC)检测	2
11	实验11	乙型肝炎病毒感染检查("两对半"试验ELISA法)	2
12	实验12	抗-HAV-IgM检测(ELISA捕获法)	2
13	实验13	抗HIV(1/2型)检测(ELISA法)	2
14	实验14	抗HCV-IgG检测(ELISA法)	2
15	实验15	抗核抗体(ANA)检测	2
16	实验16	尿液hCG检测(斑点金免疫层析法)	2
17	实验17	血清AFP和CEA检测(化学发光免疫技术)	2
18	实验18	外周血单个核细胞的分离技术	2
19	实验19	T淋巴细胞转化试验(微量全血法)	2
20	实验20	吞噬细胞吞噬试验	2
21	实验21	变应原测定(免疫印迹法)	2
22	实验22	优生优育抗体检测(弓形虫、风疹病毒IgM抗体检测)	2
合计			44

▶▶ 四、教学大纲相关说明

1. 参考学时 总学时为116,其中理论教学72学时、实践教学44学时。可根据实际情况进行调整学时数。

2. 教学要求

（1）本课程对理论教学部分要求有掌握、熟悉、了解三个层次。掌握是指对免疫学及检验技术中所学的基本知识、基本理论具有深刻的认识，并能灵活地应用所学知识分析、解释临床检测问题。熟悉是指能够领会概念的基本含义，对操作的原理、步骤和关键技术要点明了。了解是指能够简单理解、记忆所学知识。

（2）本课程突出以培养能力为本位的教学理念，在实践技能方面分为熟练掌握和学会两个层次。熟练掌握是指能够独立娴熟地进行正确的实践技能操作。学会是指能够在教师指导下进行实践技能操作。

3. 教学建议

教学方式：在教学中采用理论与实践相结合、大班讲授与小班实训、个人操作相结合的方法。充分利用多媒体教学课件，组织学生开展必要的临床案例分析讨论，加强直观教学，以加深学生对有关内容的理解和记忆。

教学方法：本课程学习的基本方法为理论教学与实验教学穿插进行，理论讲授采用启发诱导、案例分析、课堂讨论等多种形式，突出重点和难点；实验教学以教师示范、学生独立操作为主，要求操作规范、标准，强化学生的动手能力和专业实践技能操作。

教学评价：通过课堂提问、布置作业、单元目标测试、案例分析讨论、实验结果分析与讨论、期末理论考试和操作考试等多种形式，对学生进行学习能力、实践能力和应用新知识能力的综合考核，以期达到教学目标提出的各项任务。

▶▶ 五、其他

本教学大纲编写参照医学检验资格考试大纲，以高职教育特点，教学内容本着"必需、够用"为度，遵循"校企合作、工学结合"等要求，在内容偏重免疫学检验方法与技能的教学。

目标检测选择题参考答案

绪论

1. D 2. E 3. C 4. E 5. B

第1章

1. C 2. B 3. B 4. D 5. C 6. D 7. B 8. A

第2章

1. B 2. B 3. E 4. C 5. C 6. A 7. C

第3章

1. C 2. C 3. A 4. B 5. A 6. C 7. A 8. A 9. A 10. E 11. D 12. B 13. D 14. B
15. A 16. E 17. C 18. A 19. D 20. C 21. B 22. B 23. B 24. A 25. C 26. D
27. B 28. A 29. D 30. B 31. C 32. E

第4章

1. C 2. A 3. D 4. D 5. D 6. E 7. A 8. C 9. B 10. C

第5章

1. D 2. D 3. C 4. B 5. D 6. D 7. D 8. B 9. B 10. D

第6章

1. B 2. B 3. D 4. A 5. B 6. C 7. E 8. E 9. A

第7章

1. C 2. E 3. D 4. B 5. D 6. C 7. A 8. D 9. B 10. D 11. D 12. C 13. C 14. A
15. D

第8章

1. E 2. C 3. D 4. B 5. B 6. B 7. A 8. D 9. D 10. B 11. B 12. A 13. B 14. C
15. E 16. A 17. D 18. D 19. D

第9章

1. D 2. E 3. A 4. D 5. E 6. C 7. E 8. A 9. B 10. E

第10章

1. B 2. A 3. D 4. A 5. C 6. E 7. B 8. D 9. E 10. B 11. C

第11章

1. C 2. C 3. D 4. D 5. D 6. D 7. D 8. B 9. DE 10. ABDE 11. AE 12. BCDE
13. ABCE 14. ACD 15. BCE

第12章

1. C 2. D 3. D 4. C 5. B 6. B 7. A 8. A 9. B 10. D

第13章

1. A 2. C 3. A 4. B 5. A 6. D

第14章

1. B 2. A 3. B 4. D 5. D 6. A 7. C 8. D 9. E 10. B 11. D 12. E 13. A 14. C
15. D 16. A 17. E 18. C

第15章

1. A 2. C 3. A 4. C 5. D 6. A 7. C 8. A 9. E 10. D

第16章

1. A 2. C 3. A 4. A 5. B 6. B 7. A 8. B 9. C 10. E

第17章

1. D 2. B 3. D 4. E

第18章

1. D 2. C 3. B 4. A 5. D 6. C 7. C 8. C 9. B 10. D 11. E

第19章

1. C 2. C 3. B 4. A 5. E 6. D 7. A 8. A 9. B 10. D 11. E 12. B 13. A 14. C
15. C 16. E 17. E 18. C

第20章

1. A 2. B 3. C 4. D 5. E 6. C 7. D 8. A 9. D 10. D

第21章

1. C 2. D 3. E 4. C 5. D

第22章

1. A 2. D 3. D 4. B 5. C 6. A 7. B 8. C 9. D 10. E

第23章

1. A 2. D 3. C 4. B 5. A 6. E 7. E 8. C 9. B 10. D

第24章

1. E 2. C 3. B 4. D 5. C 6. C 7. C 8. A 9. B 10. B 11. B 12. D 13. C
14. C
15. A

第25章

1. D 2. B 3. C 4. E 5. A 6. B 7. A 8. D 9. C 10. A 11. A 12. B